临床护理技术规范:急危重症护理

主编 赵雪红 潘向滢 王华芬

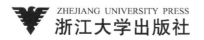
ZHEJIANG UNIVERSITY PRESS
浙江大学出版社

图书在版编目(CIP)数据

　　临床护理技术规范:急危重症护理 / 赵雪红,潘向滢,王华芬主编. —杭州：浙江大学出版社,2021.6(2022.10 重印)
　　ISBN 978-7-308-21291-5

　　Ⅰ.①临…　Ⅱ.①赵…②潘…③王…　Ⅲ.①急性病—护理—技术操作规程②险症—护理—技术操作规程
　　Ⅳ.①R472.2-65

　　中国版本图书馆 CIP 数据核字(2021)第 077105 号

临床护理技术规范:急危重症护理

主编　赵雪红　潘向滢　王华芬

策　　　划	张　鸽
责任编辑	张　鸽
责任校对	季　峥
封面设计	续设计－黄晓意
插　　　图	潘向滢
出版发行	浙江大学出版社
	（杭州市天目山路 148 号　邮政编码 310007）
	（网址：http://www.zjupress.com）
排　　　版	浙江时代出版服务有限公司
印　　　刷	浙江省邮电印刷股份有限公司
开　　　本	889mm×1194mm　1/16
印　　　张	28
字　　　数	760 千
版 印 次	2021 年 6 月第 1 版　2022 年 10 月第 3 次印刷
书　　　号	ISBN 978-7-308-21291-5
定　　　价	139.00 元

浙江大学出版社市场运营中心联系方式:0571-88925591;http://zjdxcbs.tmall.com

《临床护理技术规范：急危重症护理》
编委会

主　编：赵雪红　潘向滢　王华芬

编　委（按姓名拼音排序）：

前　言

　　近些年来，医学和科技发展非常迅速，护士所承担的角色也越来越多样，从护理评估到护理问题的甄别，从疾病救护到身心需求的全面关注。在急危重症领域，护理方法也变得越来越复杂，急危重症护士需要应对的挑战也越来越多。因此，作为急危重症护士，需要有更多更全面的知识和技能应对这些挑战，更加科学地实施临床护理，以提高急危重症患者救治的成功率和护理质量。

　　《临床护理技术规范：急危重症护理》是浙江省护理中心最新编撰的"护理管理与临床护理技术规范系列"之一。本书在充分总结急危重症护理临床经验的基础上，结合新知识、新技能和新进展，阐述了急危重症护士的职责、国内外各种预检分诊系统的特点、镇痛镇静治疗、水电解质平衡和肠外肠内营养支持等，并系统阐述了神经系统、心血管系统、呼吸系统、消化系统、泌尿系统、内分泌系统、血液和免疫系统等解剖结构和功能、评估、辅助检查、治疗、急危重症和相关护理等。作为急危重症临床护理的指导用书，本书通过系统讲解并配以图、表等形式，力图将复杂问题清晰呈现，帮助读者知其然，更知其所以然。

　　由于编者经验及学识有限，本书内容中难免有疏漏或不妥之处，希望广大读者给予批评指正。

浙江省护理中心

目　录

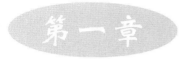

急危重症护理基础

急危重症护理学是以挽救患者生命、提高抢救成功率、促进患者健康、降低伤残率、提高生命质量为目的，以现代医学科学、护理学专业理论为基础，研究急危重症患者抢救、护理和科学的一门综合性应用科学。

常见的急症及危重症有如下几个方面。

1. 各种原因引起的外伤，如交通事故伤、高处坠落伤等。

2. 神经系统疾病，如脑出血、脑梗死等。

3. 呼吸系统疾病，如急性呼吸衰竭、肺栓塞等。

4. 心血管系统疾病，如心力衰竭、急性冠脉综合征(不稳定型心绞痛和心肌梗死)等。

5. 消化系统疾病，如急性胰腺炎、急性消化道出血、急性肝功能损害、消化道穿孔等。

6. 泌尿系统疾病，如肾衰竭、尿路结石等。

7. 各种休克，如低血容量性休克、心源性休克、分布性休克、梗阻性休克等。

8. 食物或药物引起的中毒。

9. 各类癌症引起的全身多脏器功能不全或衰竭。

第一节　急危重症护士的角色和职责

急危重症护士需要提供专业有效的护理，以确保患者得到最好的抢救、治疗与护理。

一、急危重症护士的角色

在急危重症患者护理中，护士承担着多种角色，如分诊护士、责任护士、护理管理者、护理教育者、护理研究者等。

二、急危重症护士的素质要求

作为一名急危重症护士，首先需要获得执业资格。在工作实践中，需要不断学习和巩固知识技能，提高自身修养。同时，还需要具备以下素质。

1. 有高度的责任心和使命感，热爱本职工作。

2. 有敏锐的观察力和良好的临床判断力。

3. 有再学习的能力，及时更新、巩固各种急危重症知识与技能。

4.有良好的沟通、协作能力,成为患者、家属与医疗团队其他成员之间的联络人。

5.有实施急救护理的能力,熟练掌握抢救、监护技术,熟悉各类药品和各类设备器材的使用。

6.有对文化多样性的理解能力,维护患者的利益,对患者及家属进行健康教育。

三、急危重症护士职责

专业的急危重症护士将参与患者的抢救、治疗、护理的全过程,包括分诊、病情评估、护理计划制订、实施干预、效果评价。专业、迅速、正确、全面、细心是对一名急危重症护士的基本要求。

(一)分 诊

急诊分诊是接待患者的第一窗口。分诊护士要主动、热情地接待患者,在接诊时应做到谨慎、仔细、认真,并对每一位就诊的患者负责,不能因患者的就诊方式不同而让自己的思维和判断受干扰。分诊护士根据患者的主诉及主要症状和体征对疾病做出初步的判断,以辨别疾病的轻重缓急,为患者分配优先权和治疗区域,使患者得到及时、有效的诊治。同时,通过分诊疏导和管理,使诊疗环境、过程有序,确保急诊患者的安全。

PQRST 是一种常用且能全面了解患者主诉的方法,在询问患者时,应按 PQRST 的内容鼓励患者详细地描述自己的症状(见表 1-1-1)。

表 1-1-1   PQRST 评估方法

诱发或缓解的因素（provoking/palliating factors，P）	性质（quality，Q）	范围或放射（region/radiates，R）	严重程度（severity，S）	时间（time，T）
询问患者： 1.是什么原因诱发症状? 2.紧张、愤怒或其他情况能诱发症状吗? 3.是什么原因加重或缓解症状?	询问患者： 1.你的症状,感觉、看上去、听起来像什么? 2.现在有症状吗?如果有症状,比平时重还是轻? 3.症状到什么程度会影响你的日常活动?	询问患者： 1.症状出现在你的什么部位? 2.症状还出现在其他部位吗?如果有,在什么部位?	询问患者： 1.症状严重程度如何? 2.症状减轻、加重还是无变化?	询问患者： 1.症状是从什么时间开始的? 2.症状是突然出现还是渐进性的? 3.症状多长时间出现一次? 4.症状持续多长时间?

(二)病情评估

对于急危重症患者,由于疾病的特殊性,病情会随时发生变化,所以需要持续监护。急危重症护士需要掌握各项疾病的专业知识,熟练运用各种监护设备,采用非主观方法,通过评估患者主诉、症状体征、监护数据、实验室检查结果等客观资料,及时发现病情变化。

(三)护理计划制订

所制订的护理计划要能解决现存的和潜在的问题,帮助患者达到治疗目的;应该同时考虑患者的身心需求,最终达到可实现和个体化的目的。为了与一般患者区分,在制订急危重症患者的护理计划时,应先考虑威胁患者生命、需要立即采取行动进行解决的首优问题。

（四）实施干预

正确、迅速地实施干预,有助于解决急危重症患者现存的和潜在的问题。急危重症护士应该熟练掌握各种干预手段,如血流动力学参数评估、静脉输液、正确用药、氧疗、气道管理、疼痛管理、压力性损伤预防、VTE 预防及功能锻炼等。

（五）效果评价

在整个护理过程中,急危重症护士需要不断地评估干预措施是否有效,根据患者病情变化或患者的感受,协同医疗团队其他成员,调整患者的护理计划,以确保达到预期的治疗目标。

第二节　多学科团队协作

急危重症患者的护理工作常常需要由各类医务人员组成的多学科团队协作完成,这种模式能够使护士的工作更好地满足不同患者的不同需求。

患者治疗过程中的多学科团队由许多专业人员组成,一般包括注册护士、医生、呼吸治疗师、康复师、营养师、药师、医技人员等。

在急危重症病房紧张的工作环境中,团队协作是非常重要的,通过与各种专业人员的合作,可以全面有效地解决诊疗过程中遇到的各种问题。

一、护士间的协作

在治疗疾病的过程中,临床护理工作需要多个岗位的护士密切合作才能完成。良好的合作可保证护理工作有序、高效地开展。

护理团队中的高年资护士可以帮助和指导普通护士制订护理计划,并在实施过程中给予一定的帮助,以提高护理质量。此外,高年资护士还可以协助护理管理者确定针对临床实际的研究项目,解决存在的问题。

二、与医生的协作

医生接触患者的时间有限,护理人员作为患者病情的直接观察者,可以及时、准确地向医生汇报病情,能够更有效地帮助医生了解患者的病情变化,从而有助于医生随时调整治疗方案。护理人员在与医生的沟通中,可采用 SBAR 模式(见图 1-2-1),以提高沟通的有效性。

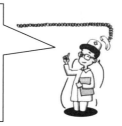

SBAR 模式是一种简洁、逻辑性强的有效沟通模式。
为了达到有效沟通,成为患者的真正"代言人",
护理人员可以将SBAR模式作为基础工具:
S（situation，基本情况）
B（background，背景）
A（assessment，评估）
R（recommendation，建议）

图 1-2-1　SBAR 模式

三、与呼吸治疗师的协作

呼吸治疗师可为急危重症患者实施各种通气治疗措施和氧疗，提供各种医疗气体的使用方法并进行监测，进行肺康复治疗以及监测肺功能等。

呼吸治疗师和护理人员紧密合作，可以更有效地帮助患者恢复呼吸功能。例如：护理人员和呼吸治疗师可以共同监测患者的生命体征及脱机反应，确保患者顺利脱离呼吸机。

四、与其他人员的协作

对急危重症患者的评估和治疗离不开医护团队每位成员的参与。护理人员为患者实施康复筛查和营养筛查，康复师和营养师根据筛查结果给予患者有针对性的治疗与支持。同时，患者病情的准确评估离不开实验室及影像学检查的帮助，而合理用药则需要药师的共同参与。急危重症护士需要与医技人员密切合作（如正确留取标本），为患者做好健康教育，并确保患者顺利进行影像学检查以及正确用药等。

第三节　急危重症患者及其家庭的常见问题

一个家庭通常由两个或两个以上的人员组成，他们共同生活，分享情感，家庭成员的健康状况可影响家庭内部的每位成员。

一、常见问题

当家庭成员由于急危重症而被送入医院诊治时，家庭的平衡系统被破坏，家庭成员的压力增加，内心也会对患者的预后产生担忧，甚至对可能的死亡产生恐惧，从而导致家庭成员感到无助和无望。同时，急危重症患者不能再完成某些角色的责任，如确保家庭收入稳定的经济角色、作为配偶或家长的社会角色等，患者的家庭责任突然转移，使家庭出现混乱，其他家庭成员的角色也随之发生变化。

二、护理职责

（一）心理支持

急危重症疾病极大地影响患者及其家庭成员。在危急时刻，护士可以指导他们向心理咨询团队求助，鼓励、帮助他们说出存在的问题，借鉴以往其他人应对压力的办法，寻找应对问题的方法。同时，还应鼓励他们表达自己的感受，如大哭或倾诉，讨论与之相关的问题。这些措施能帮助家庭成员把注意力集中在现有的问题上，减轻压力，也有助于他们解决问题。

（二）提供信息

在患者重病期间，家属需要专家的意见，他们需要在其理解范围之内的可靠信息。而护士正是医疗团队中提供这些信息的成员之一。护士应该有预见性地为家属提供其可能关心的问题的答案,使用可以被理解的语言,主动提供信息,并随时评估家属的理解度及是否有误解产生。

1.鼓励家属触摸患者

触摸是一种无声的语言,可以体现关心、体贴、理解、安慰和支持等情感。但是,许多人会担心干扰监测设备等而害怕触摸急危重症患者。护士要让家属知道触摸患者是一种情感支持。同时,床旁的仪器应适当安置,并告知家属必要的注意事项。

2.鼓励家属与患者交流

告知家属虽然有些患者看似无反应,但其实可能听见周围的各种声音。因此,每个人在患者面前应注意讲话的内容,并应积极与患者交流。

3.让家属知道如何探视

许多家属将探视时间花费于观察仪器和询问患者疾病情况。护士应让家属知道如何探视,不要经常提醒患者病重、正在住院等,而是要多与患者交流"外面"的情况,给予更多的正能量。

4.指定家属发言人

若患者家庭比较庞大,则指定一人为家属发言人,这也是非常重要的。发言人是获取患者病情最新变化信息的人,也是向其他家庭成员传递信息的人。

第四节　处理伦理决定时应考虑的问题

一、常见伦理学问题

在急危重症救治过程中,护士常常需要面对许多伦理学困境。常见的有:多种解决问题的措施没有明确的"对"与"错"之分、传统的医学人道主义和生命质量观的争议等。

二、临终决定

在急危重症病房,患者常常面临死亡的威胁;而临终问题的决定对于患者、家属和医护人员来说都是很困难的。护士应协助患者及其家属解决这一问题。在面对放弃治疗还是继续维持生命等问题时,护士不应将自己的价值观强加给患者,切记每个人都有自己的价值观,应尊重患者本人的选择。

三、器官捐献

器官捐献,是指自然人生前自愿捐献或未明确表示反对,而经专业医生评估后达到捐献条件时,相关亲属和(或)监护人书面同意其逝世后捐献部分器官应用于临床器官移植或科学研究,挽救其他终末期器官衰竭患者生命的社会公益行为。器官捐献在我国现处于发展的初级阶段,尚面临脑死亡立法、法律法规尚待完善、社会认识不足等一系列问题。

在患者达到脑死亡诊断标准或存在不可逆性重度脑损伤而完全依赖生命支持系统时,在捐献协调员征得相关亲属和(或)监护人书面同意的前提下,应尽力准确评估和维护潜在捐献者的生命体征和器官功能。

遗体捐献与器官捐献不同。遗体捐献是指自然人生前未明确表示反对，而其死亡后由其执行人将遗体的全部或者部分捐献给医学研究的社会公益行为。

(一)接受捐献的前提

任何捐献器官的患者必须首先被宣布为脑死亡或不可逆性重度脑损伤而完全依赖生命支持系统。

(二)器官捐献的基本条件

1.患者身份明确，其相关亲属和(或)监护人同意在患者死亡后捐献器官。

2.患者符合脑死亡的诊断标准，或存在其他不可逆性重度脑损伤，预计撤除生命支持系统后 1 小时内心跳停止。

3.患者年龄一般不超过 65 岁。

4.无人类免疫缺陷病毒感染或合并其他全身严重感染性疾病。

5.无恶性肿瘤(部分中枢神经系统肿瘤或早期恶性肿瘤已成功治愈者除外)。

6.血流动力学和氧合状态基本稳定。

7.捐献的器官功能基本正常。

(三)器官捐献供者的护理

器官捐献潜在供者的护理有其特殊性，为了保障捐献器官的质量，需维持供者的血流动力学和体温稳定、水电解质平衡，并保证其氧合。通过密切的监护、及时的医护处置，预防呼吸机相关性肺炎、导管相关性血流感染、皮肤软组织损伤和感染。

参考文献

[1]彭蔚,王利群.急危重症护理学[M].武汉:华中科技大学出版社,2017.

[2]赵小玉.急危重症护理学[M].北京:中国协和医科大学出版社,2017.

[3]中华医学会器官移值学分会.中国心脏死亡器官捐献工作指南(第 2 版).中华器官移植杂志,2011,32(12):756—758.

[4][美]Springhouse 工作室.轻松危重症护理[M].北京:北京大学医学出版社,2009.

急诊预检分诊

急诊预检分诊是指快速对急诊患者进行分类以确定治疗或进一步处理的优先次序的过程。急诊预检分诊工作直接关系到急诊服务的质量、患者的救治效果及其对医院的满意度。预检工作的有效运行取决于预检评估方法的选择、预检系统的设立、有能力的预检护士的配备等,其中高效预检系统的设置尤其重要。目前,美国、加拿大、澳大利亚、中国等均有不同类型的预检分诊系统。从 2000 年起,各国开始陆续开展研究并实施急诊预检分诊系统。本章将对国内外预检分诊系统的概况和进展做一介绍。

第一节 概 述

一、预检分诊的含义

急诊预检分诊是指在患者到达急诊室的当时,快速予以分类的过程,其目的是在正确的时间、正确的地点对正确的患者实施正确的医疗帮助。预检的"Triage"一词来源于法语,意思是"进行分类",其最早在第一次世界大战中被用于确定患者治疗的优先次序。最初,在战场上使用军用预检分诊的主要目的是让尽可能多的战士重新投入战斗,因此最不严重的伤员可能获得最优先的诊治权。而在民间医疗救护中,预检分诊的首要原则是让最多数量的人员获得生存的机会,因此,最严重而又有实际挽救希望的患者常常得到优先治疗。预检分诊不仅是分类,更重要的目标是分流,通过固定流程来实施管理,以取得最好的成效。分诊时,不仅要决定谁优先得到救治,还应考虑在患者的救治过程中需要哪些医疗资源。在医疗资源对于需求而言相对丰富时,预检分诊的目标是给每个患者以最佳的治疗;在医疗资源严重短缺时,预检分诊的目标是给最多的人以最力所能及的治疗。前者用于日常的急诊分诊;而后者常用于灾害急救的分诊,以使更多的人能存活。

当就诊人数不断增加,急诊室空间与医疗资源有限,无法很好地满足急诊医疗服务的需求时,运用预检分诊系统可以确保患者的安全,并提高医院的工作效率。高效的预检分诊系统可以在患者到达急诊室时立即进行快速分类,使病情较重的患者能得到优先救治;能帮助医护人员在日益拥挤的急诊科内快速识别需立即救治的患者,以保证安全;还能缩短患者的等待时间,合理地分配和利用急诊室的空间和医疗资源;同时,能防止就诊高峰时的分检不足或分检过度,避免急诊资源的提前耗竭。

二、国内预检分诊系统概况

目前,国内大多数医院的急诊室采用为急危重症患者开通绿色通道优先救治、一般患者根据护士初步判断安排相关科室就诊的方式进行分诊。也有一些医院借鉴国外的先进理念,设立了有医院特色的分诊系统。如2006年,北京协和医院制定了急诊分诊标准,成为国内首家将患者的病情分级要求明确归纳为文字的医院;有些医院试行了按病情危急程度分类的一至五级分诊系统;有些医院实行四级五类的分级标准,并逐步将分诊标准与信息系统相结合,对提高分诊准确率和抢救床位利用率产生了积极作用。2006年,中华护理学会发布急诊分诊标准。这些分诊系统降低了急危重症患者的漏诊率,使急危重症患者能得到及时救治;但其受护士分诊能力的影响,护士分诊能力将直接影响患者的救治效果。目前,国内尚未形成统一的、标准化的预检分诊机构体系以及具体的操作程序或流程,各地区所尝试使用的分诊工具也无信效度方面的研究。因此,分诊护士是决定分诊准确与否和预检分诊质量的主要因素。在实际工作中,有些护士对预检分诊工作的认识与重视度不够,或业务知识缺乏,常导致分诊的准确率不高。护士要提高分诊能力,需掌握分诊技巧,熟悉抢救技能并经常参加业务培训等。而建立一个高效、便捷的预检分诊体系是保证预检分诊质量的关键,也是提高护士分诊准确率的基本保障。

中国急诊预检分诊专家共识

中国急诊预检分诊的标准共分4级。其依据客观指标联合人工评级指标共同确定疾病的急危重程度,每级均设定相应的响应时限和分级预警标识。此标准按病情危急程度分为4级,每位患者的分诊级别不是固定不变的,分诊人员需要密切观察患者的病情变化,尽早发现影响临床结局的指标,并有权限及时调整患者的分诊级别和相应的诊疗流程。其分级依据患者生命体征、即时检验与检查等参数(包括心率、呼吸、血压、氧合、心电图、血糖、心肌酶等)进行,将患者的症状和体征按疾病严重程度进行划分,在患者主要症状体征的基础上确定级别,以气道(airway)、呼吸(breath)、循环(circulation)、意识(disability)为主进行评估定级。

三、国际预检分诊系统概况

(一)美国预检分诊系统

1.发展概况

早在20世纪50年代末,美国医院的急诊室就正式引入了预检分诊的概念。当时,预检分诊的主要作用是区分需立即干预和可以等待的患者,并保持急诊室良好的就诊秩序。20世纪80年代起,急诊预检被列入医疗保险的项目,并成为医院质量认证必须具备的服务内容。目前,美国96%的医院急诊科应用某一类型的分诊系统。25%以上的急诊科应用"快速观察"型的分诊系统,即护士通过简短评估,在患者来院的2~3分钟内将其分为危急、紧急和非紧急类别,其优点是能及时识别高危患者。而大多数急诊室采用的标准预检系统是综合分检,由受过特殊训练的、有经验的注册护士基于患者生理和心理需求等做出治疗优先权的决定。但完成综合分检,至少需要 5 分钟,且在实际工作中进行详细的分级有一定难度。由于护士短缺、患者数量增加,医院和患者对优质服务也日益关注,所以许多急诊室形成了一些新的预检模式。如 2 级预检系统,即先快速分检出需立即干预的患者,再将其余患者转至第 2 位预检护士处实施综合或全面的分检,包括一些诊断性的实验室和影像学检查等。其他的模式还有在预检时对某些特殊患者测量生命体征等。

2.预检敏度系统

美国大多数医院的急诊科采用敏度等级系统来确定来院急诊患者的优先就诊权,其中使用较为广泛的是三级分诊法。三级分诊法即根据患者来院时的表现分为非常紧急(红色,需立即处理)、紧急(黄色,需在 1 小时内处理)和不紧急(蓝色,可等待 1 小时以上进行处理)三级。其他还有四级法、五级法等。敏度级别可用于精确预测急诊资源的消耗和患者的预后情况,如入院率、急诊就诊时间、死亡率等。敏度等级系统还可用于质量控制、研究以及作为建立相关制度时的参考。不同预检敏度系统的比较见表 2-1-1。

表 2-1-1　不同的预检敏度系统

二级分诊法	三级分诊法	四级分诊法	五级分诊法
—紧急	—非常紧急	—危及生命	—复苏
—不紧急	—紧急	—非常紧急	—非常紧急
	—不紧急	—紧急	—紧急
		—不紧急	—不紧急
			—常规咨询

3.5 级预检分诊系统:急诊严重指数

急诊严重指数(emergency severity index,ESI)是由美国一组急诊医生和护士在 20 世纪 90 年代末创立的 5 级预检流程或敏度系统,已在美国和欧洲的一些医院成功实施。近年来,它已成为美国国内使用最广泛且最有价值的急诊分诊系统。ESI 有其独特的方法,将敏度分级与资源利用相结合,其除了对最紧急的患者(ESI 1 级和 2 级)进行评估与识别外,还指导预检护士对处理患者可能需使用的资源进行预估,并分配相应的级别。

自 2000 年 Wuerz 等首次发表关于 ESI 的研究成果以来,针对该分诊系统的临床测试、改进与研究一直持续至今。ESI 在不同的急诊室均具有可行性,且有很好的内在可靠性。ESI 的级别还与患者的预后(包括入院率和死亡率、医疗资源的消耗和住院时间的长短等)密切相关。与 3 级分诊系统比较,ESI 分诊不足的发生率更低,护士也认为 ESI 的操作更简便、实用。ESI 概念系统流程见图 2-1-1,ESI 5 级预检分诊流程见图 2-1-2。

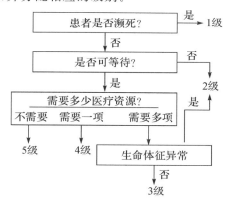

图 2-1-1　ESI 概念系统流程

(1)ESI 各级别的分级标准及患者表现:

1 级:危及生命的状态;患者无反应;呼吸骤停和(或)窒息或已进行气管插管;无脉搏。

2 级:高度危险状态;新出现的意识混乱、嗜睡或定向力丧失;严重的疼痛或痛苦;患者

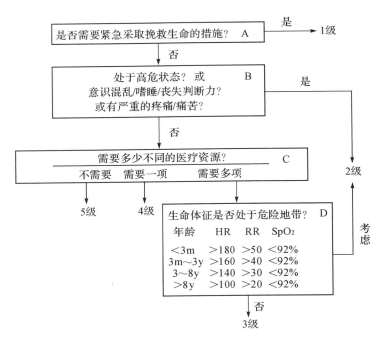

图 2-1-2　ESI 5 级预检分诊流程（注：HR 和 RR 的单位为次/分钟）

需要 2 个或更多的医疗仪器支持正常功能，或心率、呼吸或氧饱和度处于危险地带。一旦确定为 1、2 级情况，预检流程即行终止，患者将直接被送入抢救室，护士立即通知医生参与抢救。

3 级：患者需要 2 个或更多的医疗仪器支持，但生命体征未处于危险地带。

4 级：患者只需要 1 个医疗仪器的支持治疗。

5 级：患者不需要医疗仪器的支持。

（2）对 ESI 分诊流程中相关内容的说明：

1）需要立即采取挽救生命的措施：采取气道支持、使用急救药物或其他针对血流动力学方面的措施（但静脉通路、吸氧、心电监护或化验检查等常规措施不包括在内）；存在以下任何情况：气管插管，窒息或呼吸停止，脉搏缺失，严重的呼吸窘迫，$SpO_2 < 90\%$，急性意识状态改变或无反应。无反应是指患者有下述情况之一：急性发作的无言语反应和无法遵从指令；或使用 AVPU 量表评定 P（对疼痛刺激有反应）或 U（无反应）。

紧急措施和非紧急措施的区别见表 2-1-2。

2）高危状态：是指患者处于紧急的危及生命或器官的状态，应保留科室可用的最后一张床给该患者；通过临床观察做出"严重的疼痛或痛苦"的判断，或使用 0～10 分疼痛评分量表评价患者的疼痛陈述达到或超过 7 分。

3）医疗资源：计算所需要的不同类型医疗资源的数目。有关医疗资源的类别见表2-1-3。

对 ESI 3～5 级患者医疗资源的预测案例说明见表 2-1-4。

表 2-1-2　紧急措施与非紧急措施的区别

	紧急救命措施	非紧急救命措施
气道/呼吸	➤球囊面罩通气（BVM） ➤气管插管 ➤手术建立气道 ➤紧急持续气道正压通气（CPAP）/双水平气道正压通气（BiPAP）	给氧 ➤鼻导管 ➤无重吸气面罩
电学治疗	➤除颤 ➤紧急电复律 ➤体外起搏	心电监护
操作	➤胸腔穿刺减压 ➤心包穿刺术 ➤开胸手术 ➤骨髓腔通路建立	诊断性检查 ➤心电图 ➤实验室检查 ➤腹部创伤定点超声检查（FAST）
血液动力学	➤大量静脉液体复苏 ➤输血 ➤大出血控制	➤建立静脉通路 ➤留置通路以备用药
药物	➤纳络酮 ➤50％葡萄糖 ➤多巴胺 ➤阿托品 ➤肾上腺素	➤阿司匹林 ➤静脉用硝酸甘油 ➤抗生素 ➤肝素 ➤止痛药 ➤用 β-激动剂进行呼吸治疗

表 2-1-3　医疗资源说明

医疗资源	非医疗资源
＊实验室检查（血、尿） ＊心电图/X 线 ＊CT/MRI/超声/血管造影术	＊病史和体格检查（包括骨盆检查） ＊与治疗相关的检查
＊静脉输液（补充水分）	＊用液体维持通路或肝素帽放置
＊经静脉/肌肉或雾化吸入用药	＊口服给药 ＊破伤风免疫接种 ＊续用处方药
＊特殊专科会诊	＊电话咨询私人医生
＊简单的操作为 1 项（撕裂伤修复，插 Foley 导尿管等） ＊复杂的操作为 2 项（清醒患者的镇静）	＊简单的伤口护理（换药、复诊） ＊拐杖、夹板、悬吊固定带等

注：单个化验或放射检查不算 1 个医疗资源（如血细胞计数、电解质和凝血试验三者为 1 个医疗资源；血细胞计数加上胸片为两个医疗资源）。

表 2-1-4　ESI 3－5 级患者所需医疗资源的预测

ESI 级别	患者表现	措施	医疗资源需求
5	52 岁健康男性,因需配抗高血压药而来院,血压 150/92mmHg	需要检查和用药	无
4	19 岁健康男性,因咽喉痛和发烧来院	需要检查,咽拭子和用药	实验室检查
4	29 岁健康女性,因尿路感染来院,否认阴道流血	需要检查,尿液分析(培养/HCG)和用药	实验室检查(尿常规/HCG)
3	22 岁男性,因晨起右下腹痛伴恶心、食欲缺乏来院	需要检查,化验,静脉输液和外科会诊	2 个以上
3	45 岁肥胖女性,因 2 天前经 12 小时驾车后出现左腿下部疼痛、肿胀来院	需要检查,化验,下肢无创性血管试验	2 个以上

　　4)生命体征:如有任何处于危险地带的生命体征,应考虑分诊为更高级别的 ESI(1～2级)。

　　5)儿童发热时需特别关注的要点:出生 1～28 天的新生儿,如体温＞38.0℃,应至少分为 ESI 2 级;1～3 个月的婴儿,如体温＞38.0℃,应考虑分为 ESI 2 级;3 个月～3 岁的儿童,如体温＞39.0℃或免疫功能不全或无明显的发热诱因,应考虑分为 ESI 3 级。

　　ESI 各级别患者在分诊时是否要求测量生命体征的标准见表 2-1-5。

表 2-1-5　ESI 生命体征测量标准

ESI 级别	是否需要在预检时全面测量生命体征	评价计划
1	否	患者需要针对性处理,生命体征是二期评估的一部分,可在多个抢救人员到位时实施(危及生命情况)
2	否	患者需要针对性处理,生命体征是二期评估的一部分,可在多个抢救人员到位时实施(高危状况)
3	是	护士应判断患者的心率、呼吸、氧饱和度及体温(年龄＜3 岁的儿童),决定是否需提高分诊及分诊级别
4	否	患者为单个系统问题,只需 1 个医疗资源,故分诊时不需要全面测量生命体征,但应作为治疗区域评估的一部分
5	否	患者为单个系统问题,不需要医疗资源,故分诊时没有必要全面测量生命体征,但应作为治疗区域评估的一部分
2,3,4,5在等待处	是	生命体征的评估对确保患者安全有益

(二)澳大利亚预检系统

　　首个澳大利亚预检系统是由 Pink 和 Brentnall 于 1977 年提出的 Box Hill 预检标尺,它不考虑具体的救治时间,而是通过语言描述将患者分为立即、紧急、及时、非紧急和常规 5 个级别。Fitzgerald 在 1989 年对该系统进行了改良,并创建了 Ipswich 预检标尺,它是根据患者应实施的救治时间(数秒至数天内),用 5 种颜色来区分不同类型的。该系统在正式测试中具有较好的内在可靠性,可作为急诊科预后监测的一个临床指标。1994 年,澳大利亚急诊医学院对其进行了改良并创立了国家预检标尺(National Triage Scale,NTS),后更名为澳大利亚预检标尺(Australasian Triage Scale,ATS)。ATS 根据患者可以等待医疗救治的最长时间而分为 5 个级别,分别为立即-需复苏、危急-10 分钟、紧急-30 分钟、亚紧急-1 小时和不紧急-2 小时。在随后的几年中,ATS 被广泛采纳并获得了所有州政府的认可。它将分诊规则与预后测量方法(如住院时间长短、ICU 入住率、死亡率等)以及资源消耗(如员工时间和成本)直接相联系,提供了分析急诊科执行力参数(如运行效率、利用率回顾、结果的有效性和开支等)的机会。而分诊护士的经验、所获得的培训机会以及质量控制项目的缺乏会影响预检工作的质量。因此,尚需用系统的方法进一步研究、探讨并解决其存在的问题,使预检系统能满足患者、护士和医疗机构的需求。

(三)加拿大急诊预检标尺

加拿大急诊预检标尺(The Canadian Triage and Acuity Scale,CTAS)是于 20 世纪 90 年代中期由新布伦兹维克的一组医生在 ATS 的基础上创立的。它将急诊患者分为"需复苏"(1 级,需立即干预)、"紧急"(2～3 级,15～30 分钟内实施干预)、"非紧急"(4～5 级,60～120 分钟内实施干预)5 个级别,根据患者的临床表现和严重程度对其进行分诊,并按所属级别决定立即救治或等待一定时间进行处理。CTAS 保证了所有病情较重的患者在所有时间段(包括就诊高峰期)都能得到优先救治,并确保患者在就诊等待期间能得到救治需求的评估。经过几年的实践,其可靠性得到了证实。最初,指南中患者主诉所涵盖的内容较有限,护士还需根据患者的其他表现进行推断,从而影响了分诊的标准化。2004 年,加拿大急诊医师协会对其进行了修订,增加了 1 级(从生命体征开始,包括血流动力学稳定性、血压、体温、意识水平和呼吸窘迫程度的改变,以及疼痛严重度和损伤机制)和 2 级(血糖水平和妊娠患者的产科情况等)调节指标,从而保证不同人员对患者分诊的同一性。CTAS 是对患者实施快速评估的灵敏、精确而可靠的工具,也是预测患者住院时间、在院时间长短以及是否需要使用诊断性设施的有效工具。但运用 CTAS 来识别非紧急的 4～5 级患者时需谨慎,将此类患者分流至其他部门以缓解急诊室拥挤的方法是不安全的,有可能导致需住院患者的不恰当分流和治疗的延误。因此,通过充分培训,提高护士的分诊技巧和能力是有效运行该系统的保证。

(四)曼彻斯特预检标尺

曼彻斯特预检标尺(Manchester Triage Scale,MTS)也是一种 5 级预检标尺。自 1997 年以来,英国的大多数急诊室采用此种预检系统。它有独特的方法和 52 个流程表来辅助完成对不同主诉患者的分检(如头部外伤和咳嗽等)。每个流程描述了"危及生命、疼痛、出血、急性起病、意识水平和体温"6 个关键性的鉴别指标。该系统要求护士选择其中一个流程表并基于关键指标对患者实施评估。目前,尚缺乏对其效度和信度进行测量的足够资料。

常用 5 级预检系统在不同国家使用情况的总结见表 2-1-6。

表 2-1-6　常用 5 级预检分诊系统

预检分诊系统	采用的国家	分类级别	患者等待医疗救治的时间
澳大利亚预检标尺（ATS）	澳大利亚 新西兰	1级—复苏 2级—危急 3级—紧急 4级—亚紧急 5级—不紧急	1级—0分钟 2级—10分钟 3级—30分钟 4级—60分钟 5级—120分钟
曼彻斯特预检标尺（MTS）	英格兰 苏格兰	1级—立即（红） 2级—非常紧急（橙） 3级—紧急（黄） 4级—常规（绿） 5级—不紧急（蓝）	1级—0分钟 2级—10分钟 3级—60分钟 4级—120分钟 5级—240分钟
加拿大预检标尺（CTAS）	加拿大	1级—复苏 2级—危急 3级—紧急 4级—亚紧急 5级—不紧急	1级—0分钟 2级—15分钟 3级—30分钟 4级—60分钟 5级—120分钟

（五）其他 5 级预检分诊系统

意大利、日内瓦等均有一些本土医院使用 5 级预检标尺。Ozucelik 等也报道了土耳其一项专为过度拥挤的急诊室设计的基于症状的 Hacettepe 急诊 5 级分诊系统（HETS），经过对 308 名患者的临床实践，及急诊医生、护士、非医疗秘书、院前急救技术员等不同人员使用的比较，证实其在观察者间一致性很好，分诊不足和过度分诊率较低，而且使用者无论是未受过培训的无医疗背景的秘书还是急诊医生，一致性均非常高。但这些预检分诊系统并非都有杂志报道的外部同事评价流程，故而其可靠性尚待研究。

第二节　常见预检分诊系统分析与应用前景

在急诊医疗服务较为发达的国家，5 级预检分诊系统已被广泛用于各地区的急诊室。近年来，各国对 5 级分诊系统用于急诊患者分诊的准确性、灵敏度、信度和效度做了大量的研究与分析。

一、常用分诊系统应用比较

（一）灵敏度与信度

Worster 等对 486 名患者的观察性研究显示，ESI 与 CTAS 的灵敏度与信度差异无统计学意义。有研究显示，CTAS、ESI 和 MTS 三种分诊系统在应用中，识别 1 级、2 级和 5 级患者的准确性较好，而识别 3 级和 4 级患者的准确性较差。Platts-Mills 等对 782 名 64 岁以上急诊患者分诊的实践显示，使用 ESI 仅能识别不到 1/2 的 1 级老年患者，故而将其用于危及生命的老年人时灵敏度较低，可能导致对该人群的分诊不足。关于不同人员实施分诊行为的研究,Burstrom 等发现由医生主导的分诊在行为和质量指标上明显优于护士。Durand 等的研究也显示,对于紧急和非紧急患者(尤其泌尿系统疾病患者)是否需要住院的判断,医生的敏感度(94%)和特异性(89.5%)均高于护士(43.1%与30.9%)。Kahveci 等进行的一项由急诊住院医师和院前急救技术员实施分诊的研究显示,两类人员应用 3 级分诊系统时的判断一致性为 47%,而使用 5 级分诊系统时的一致性为 45%。Kahveci 认为,如能发明一种新的简便易行的预检分诊标尺,以便所有未经培训的医护人员均能使用,那是最理想的。

关于 3 级预检分诊系统的可靠性,各国的研究显示其内在信度为较合理至中度可靠;但 Wuerz 等的研究发现,其灵敏度较差。2 所大学附属医院的 87 名急诊护士用 3 级分诊法对标准化患者案例进行分诊时发现,护士对相同案例的认同率仅为 35%,同一案例前后分诊的一致性为 25%。4 级分诊系统的信度为较差至中度认可。5 级系统是目前临床上最为常用的一种预检评分方法,对 CTAS 与 ESI 的持续性研究均显示其有较高的信度。但所有的研究均采用回顾性分析或对真实案例进行书面再测试的方式进行,对于拥挤场景中真实患者的前瞻性评估研究尚待开展。

(二)效 度

目前,尚无"黄金标准"来比较与测量各种预检标尺的效度。研究者所选择的替代指标有住院率、死亡率、医疗资源使用情况和医生工作负荷等一些相对有价值的部门测量方法。研究显示,ATS 和 ESI 分级与住院率、急诊开支、员工工作时间和院内死亡率相关。关于 MTS 效度的研究显示,MTS 具有检测危重症患者的能力。目前,尚无针对 CTAS 用于成年急诊患者的效度的研究。关于 ESI 的研究显示,其可以预测入院需求、医疗资源利用、医疗费用(评估与管理)编码、医院收费和患者 6 个月死亡率。

二、标准化预检系统设置的利与弊

(一)实施标准化预检系统的益处

实施标准化预检系统能改进医疗服务质量、增加患者安全和提高急诊科的运行能力。对患者服务的改进包括能精确描述患者敏度和给予急危重症患者优先诊治权来确保患者的安全。标准化预检系统能将相对较轻的患者分流至非紧急治疗区域,从而促进急诊科的高效运行。它还支持建立预检分诊的标准措施,并监督各项措施的实施效果;采纳标准化预检系统还有助于进一步开展相关研究,如了解患者敏度系统与急诊室过度拥挤的关系,从而确保患者安全;同时,其能提供标准化的资料以促进标准的建立等。

(二)实施标准化预检系统可能存在的弊端

实施标准化预检系统可能存在的弊端包括开支增加、具体实施标准流程中的困难以及信息更新的需求。其他弊端还包括后果超越预期,如在医疗筛查之前将患者分流出急诊室等。同时,还有一个重要的挑战是,在不同的临床人员与医院之间要保持较好的预检系统的内在效度。

三、展　望

医疗环境的飞速变换和急诊医疗服务的发展,要求急诊科的运行能更好地适应整个医疗服务体系,需要其重新认识预检分诊的目的、方式,预检护士的配备、患者就诊优先权的确定等。急诊预检已从当初对患者的"目测"发展为由注册护士提供全面、综合性的分诊。所有预检系统设置的目的都是为了在患者到达急诊室时,能立即按治疗的优先次序快速对其进行分类,从而保证病情较重的患者得到优先救治,缩短患者等待时间,并合理地分配和利用急诊医疗资源与空间。因为急诊室日益拥挤,所以低水平的预检系统已不能快速有效地分诊患者,同时也降低了急诊科的运行效率并潜在地威胁患者的安全。因此,我们需要寻找普遍通用、易于实施的新方法,以确保预检分诊护士准确且快速地实施分诊。

大量的研究显示,使用标准化的、有良好信度和效度的急诊预检标尺或敏度分级系统,可以对护士劳动力成本、工作负荷等进行一致性分析;能跟踪和改善结果效应(包括部门开支和患者/员工的满意度);随着标尺的改进,还可在不同医院之间进行比较,从而加强急诊科的有效管理,提高患者服务的质量。

5级预检分诊标尺已成为全球急诊医疗领域的金标准。基于目前对5级预检系统的研究,ATS、CTAS、MTS和ESI均在有效性和可靠度方面具有较满意的结果。尽管5级预检标尺非常有效,但对医生和护士进行全面、系统的培训也是必不可少的,否则可导致分诊准确率与有效性下降。决定分诊准确率的关键性因素有参与分诊的护士的经验、获得培训的程度、是否富有同情心以及评判性思维的能力等。护士可通过网络或其他方式学习相关知识与课程。设计需运用评判性思维能力来解决的问题,以提高护士对最新预检系统的认识,改进临床分诊的技巧。同时,可由专业机构提供预检指南/手册或选择针对特殊人群的辅助分诊工具,如创伤分诊指南、急腹症分诊流程、精神疾病分诊决策流程等,帮助护士做出分诊的决策。

当然,尚需对5级预检系统继续深入进行临床实践和研究,包括对目前使用或尚在完善中的所有5级预检分诊系统进行回顾分析;进一步测定当前所采用的预检系统的效度和信度;探讨易于计算机整合的方法等,使标准化的预检系统能在更广的范围内付诸实施。

综上所述,面对国内各医院愈来愈拥挤的急诊室环境、高密度的急诊就诊人群以及急危重症患者长时间滞留于急诊室的现状,医院尤其急诊室的管理层应充分考虑选择一套合适的预检分诊体系,帮助急诊科医护人员快速、准确地对急诊患者进行分诊,以提高急诊科的运行效率并确保患者的安全,保证现有的医疗资源和有限的急诊空间得以充分利用。

参考文献

[1]急诊预检分诊专家共识组.急诊预检分诊专家共识[J].中华急诊医学杂志,2018,27(6):599-604.

[2]卢一悦,毋庆琳,肖辉,等.五级预检分类系统急诊应用评价[J].临床急诊杂志,2013,14(5):225-227.

[3]陆丽芬,潘向滢,柏云娟,等.智能化急诊分诊标准信息系统的设计和应用[J].中华护理杂志,2015,(11):1335-1338.

［4］Burström L，Engström ML，Castrén M，et al．Improved quality and efficiency after the introduction of physician-led team triage in an emergency department［J］．Upsala Journal of Medical Sciences，2016，121(1)：38-44．

［5］Buschhorn HM，Strout PD，Sholl JM，et al．Emergency medical services triage using the Emergency Severity Index：Is it reliable and valid？［J］．Journal of Emergency Nursing，2013，39(5)：e55-e63．

［6］Christ M，Grossmann F，Winter D，et al．Modern triage in the emergency department［J］．Dtsch Arztebl Int，2010，107(50)：892-898．

［7］Dippenaar E．Reliability and validity of three international triage systems within a private health-care group in the Middle East［J］．International Emergency Nursing，2020，51：100870．

［8］Durand AC，Gentile S，Gerbeaux P，et al．Be careful with triage in emergency departments：interobserver agreement on 1,578 patients in France［J］．BMC Emergency Medicine，2011，31：11-19．

［9］Kahveci FO，Demircan A，Keles A，et al．Efficacy of triage by paramedics：a real-time comparison study［J］．Journal of Emergency Nursing，2012，38(4)：344-349．

［10］Ozucelik DN，Kunt MM，Karaca MA，et al．A model of complaint based for overcrowding emergency department：Five-level Hacettepe Emergency Triage System［J］．Turkish Journal of Trauma & Emergency Surgery，2013，19(3)：205-214．

［11］Platts-Mills TF，Travers D，Biese K，et al．Accuracy of the Emergency Severity Index Triage instrument for identifying elder emergency department patients receiving an immediate life-saving intervention［J］．Academic Emergency Medicine，2010，17：238-243．

［12］World Health Organization．Paediatric emergency triage，assessment and treatment：care of critically ill children．2016．

［13］Worster A ，Gilboy N，Fernandes CM，et al．Assessment of inter-observer reliability of two five-level triage and acuity scales：a randomized controlled trial［J］．CJEM，2004，6(4)：240-245．

镇痛镇静

第一节 概 述

医护人员在对急危重症患者实施抢救生命、治疗疾病的过程中,必须同时注意尽可能减轻患者的痛苦与恐惧感,使患者无感知或遗忘其在危重阶段的多种痛苦,并且不让这些痛苦加重患者的病情或影响其接受治疗。死亡的威胁、陌生的隔离环境、侵入性的治疗措施、呼吸机、护理活动、失眠、疼痛等均可给急危重症患者造成压力。压力反应使患者变得焦虑、躁动,导致患者发生非计划性拔管或急性谵妄,致使病情恶化(见图 3-1-1)。机体应对压力源所产生的反应包括如下两个方面。

1. 导致中枢交感神经兴奋,释放儿茶酚胺,患者临床表现为心率加速、血压升高、消化系统活力下降、尿量减少、肌肉紧绷等。

2. 刺激脑垂体前叶分泌促肾上腺皮质激素,作用于肾上腺皮质,使肾上腺皮质激素和醛

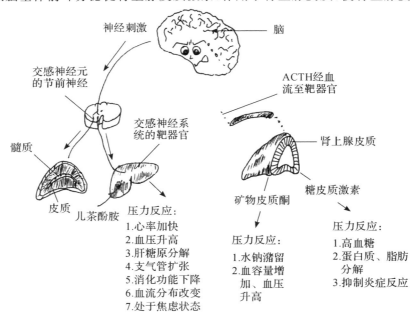

图 3-1-1 压力反应

固酮分泌增加,临床表现为血糖升高、蛋白质分解,患者处于代谢异常状态,伤口愈合受影响,并导致水钠潴留。

镇痛与镇静治疗是指应用药物消除患者疼痛,减轻患者焦虑和躁动,催眠并诱导顺行性遗忘,从而减轻压力反应对患者造成的不良影响。

镇静镇痛的适应证包括:①减轻疼痛;②改善患者肺部的换气与氧合状态;③治疗焦虑,抑制躁动,促进睡眠。

一、疼　痛

国际疼痛研究协会(International Association for the Study of Pain,IASP)对疼痛的定义:疼痛是一种令人不快的感觉和情绪上的主观感受,伴有现存的和潜在的组织损伤。疼痛作为第五生命体征,与体温、脉搏、呼吸、血压一起,是生命体征的重要指标。因为对疼痛的恐惧是很多急危重症患者关注的主要问题,所以对疼痛的管理也是护理内容的重要组成部分。创伤、炎症、缺血、内脏扩张、肌肉痉挛及术后伤口等均会导致疼痛。

疼痛可导致机体应激反应、睡眠不足和代谢改变,还可导致心动过速、组织耗氧增加、凝血过程异常、免疫抑制和分解代谢增加等。疼痛还可刺激疼痛区周围肌肉的保护性反应,导致全身肌肉僵直或痉挛等限制胸壁和膈肌运动,进而造成呼吸功能障碍。

二、焦　虑

焦虑是指一种强烈的忧虑、抑郁、害怕或恐惧的心理,以及高度警觉的敏感状态。患者焦虑的常见原因如下。

1.病房环境因素,包括噪音(如仪器报警、大声呼喊和设备运行的声音等)、灯光刺激、室温过高或过低。

2.患者对自己病情和生命安全的担忧。

3.高强度的医源性刺激,如频繁的监测、治疗以及被迫更换体位等。

4.各种疼痛。

5.原发疾病本身的损害。

6.患者对诊断和治疗措施不了解和有恐惧感。

7.患者对家人和亲友的思念等。

有研究显示,50%以上在ICU的危重症患者可能存在焦虑。焦虑可引起患者生理及行为的改变,如肌肉张力增加、语速加快、愤怒或害怕的行为以及失眠等。交感神经兴奋还可导致患者心率增快、呼吸加快、血压升高、出汗等。

三、躁　动

躁动是指一种伴有不停动作的易激惹状态,或者一种伴随挣扎动作的极度焦虑状态。引起患者焦虑的原因均可以导致躁动。另外,躁动的常见原因还包括某些药物的副作用、休克、低氧血症、低血糖、酒精及其他药物的戒断反应、机械通气不同步等。

躁动可导致患者与呼吸机对抗,增加机体耗氧量,还可导致患者身上的各种监测装置和导管被意外拔除而危及患者生命安全。医护人员应及时发现患者的躁动情况,积极寻找诱因,纠正其紊乱的生理状况,向患者解释病情及所做治疗的目的和意义,尽可能使患者了解自己的病情,参与治疗并积极配合,营造安全、舒适的人性化诊疗环境。

四、谵妄

谵妄是由多种原因引起的一过性的意识混乱状态。其临床特征是患者短时间内出现意识障碍和认知功能改变。诊断谵妄的关键是患者意识清晰度下降或觉醒程度降低。脑部感染、缺氧、代谢性疾病、呼吸衰竭、心肌梗死等,均会引起谵妄;噪音、睡眠剥夺、陌生环境,及某些镇静镇痛药物、类固醇、抗生素等也会导致谵妄发生。谵妄常表现为精神状态的突然改变或情绪波动,注意力不集中,患者思维紊乱和意识状态改变,伴或不伴有躁动状态,睡眠清醒周期失衡或昼夜睡眠周期颠倒;也可以表现为情绪过于低沉或过于兴奋,或两者兼有。

五、睡眠障碍

睡眠是人体不可缺少的生理过程。睡眠障碍可能延缓组织修复,降低细胞免疫功能。睡眠障碍的类型包括失眠、过度睡眠和睡眠-觉醒节律障碍等。在危重症患者诊治期间,失眠或睡眠被打扰极为常见。导致睡眠障碍的原因有来自仪器的报警、工作人员和设备的持续性噪音、灯光刺激、高强度的医源性刺激、疾病本身的损害,以及患者对自身疾病的担心和不了解。

有研究表明,ICU内危重症患者睡眠的特点是睡眠短暂,觉醒和快速动眼睡眠交替,睡眠质量下降。睡眠质量下降的状态可增加患者的焦虑、抑郁或恐惧,甚至引起躁动,从而延缓疾病的恢复。尽管采取了各种非药物措施,如减少环境刺激、给予音乐和按摩治疗等,但ICU内的许多患者仍有睡眠困难,多数患者需要结合镇痛、镇静药物来改善睡眠。

第二节　评估工具的应用

与全身麻醉的患者不同,急危重症患者的镇静镇痛治疗更加强调"适度"的概念,"过度"与"不足"都可能给患者造成损害。为此,需要对急危重症患者的疼痛与意识状态以及镇痛镇静的疗效进行准确评估。对患者进行疼痛程度和意识状态的评估是镇痛镇静的基础,是合理、恰当地实施镇痛镇静治疗的保证。

一、疼痛评估

在对急危重症患者进行疼痛评估时,需要护士具备良好的评估技能,并选取合适的评估工具。在评估时,护士需要询问患者疼痛的部位(可能不止一个部位)、强度、性质(钝痛、刺痛、锐痛、烧灼痛)、发作时间、持续时间和频率,减轻或加重疼痛的因素及伴随症状等。患者的自我描述是最可靠、有效的评估指标。

(一)数字评分法(Numerical Rating Scale,NRS)

1.NRS适用于意识清醒、具备抽象思维能力的患者,不适用于老年和文化程度低的患者。

2. 在采用 NRS 进行评估时,需要携带数字评分疼痛尺(见图 3-2-1),评分由患者完成。

3. NRS 用 0～10 代表不同程度的疼痛,0 为无痛,10 为剧痛。要求患者说出或指出一个最能代表自身疼痛程度的数字。

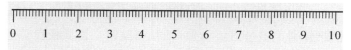

无(0) 轻度(1～3) 中度(4～6) 或者 重度(7～10)

图 3-2-1 数字评分疼痛尺

(二)视觉模拟评分法(Visual Analog Scale,VAS)

1. VAS 适用于具备良好视力和肢体运动能力的患者,也可用于意识清醒的有人工气道的患者。

2. 在进行 VAS 评估时,需要携带视觉模拟疼痛尺(见图 3-2-2),评分由患者完成。

3. 视觉模拟疼痛尺正面是一条长约 10cm 的游动标尺,0～10 分之间有一个可以滑动的标定物,0 为无痛,10 为剧痛,背面有对应的 0～10 刻度(见图 3-2-2)。要求患者根据自身疼痛程度在标尺上定位。

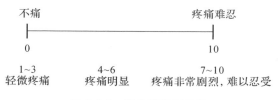

图 3-2-2 视觉模拟疼痛尺

(三)语言描述法(Descriptive Pain Intensity Scale,DPIS)

1. DPIS 适用于文化程度较低的清醒患者。

2. 评估时不需携带疼痛尺,评分由患者完成。

3. 护士向患者解释 4 级疼痛程度,要求患者说出自身疼痛的程度。

0 级:无疼痛。

Ⅰ级(轻度):有疼痛但可忍受,生活正常,睡眠无干扰。

Ⅱ级(中度):疼痛明显,不能忍受,要求使用镇痛药物,睡眠受干扰。

Ⅲ级(重度):疼痛剧烈,不能忍受,需使用镇痛药物,睡眠受严重干扰,可伴有自主神经紊乱或被动体位。

4. 轻度、中度和重度疼痛相对应的数字评分值分别为 1～3、4～6 和 7～10。

(四)疼痛强度评分 Wong-Baker 脸谱法(Faces Pain Scale-Revised,FPS-R)

1. FPS-R 适用于学习或语言表达能力薄弱者(儿童或成年人均可)及老年人。

2. 评估时,护士需携带疼痛脸谱标尺至患者床边(见图 3-2-3),评分由患者完成。

3. 护士向患者解释每一张脸孔所代表的感受到疼痛的程度,要求患者选择能够代表其疼痛程度的表情。

请选择最能描绘出您疼痛程度的脸谱并告诉护士：

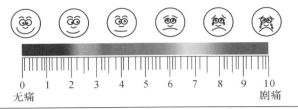

癌痛评估脸谱：0：无痛；1～3：轻度疼痛（睡眠不受影响）；
4～6：中度疼痛（睡眠受影响）；7～10：重度疼痛（严重影响睡眠）。

图 3-2-3　疼痛强度评分 Wong-Baker 脸谱法

（五）改良面部表情评分法（The Face，Legs，Activity，Cry and Consolability Pain Assessment Tool，FLACC）

1. FLACC 适用于昏迷、镇静的患者，以及缺乏语言交流能力者（如 4 岁以下儿童、老年痴呆患者等）。

2. FLACC 评分由护士完成。具体内容见表 3-2-1。

表 3-2-1　改良面部表情评分法

项目	0	1	2
脸部肌肉和表情	脸部肌肉放松	脸部肌肉紧张、皱眉，脸部肌肉扭曲	经常或一直皱眉，咬紧牙关
休息	安静，表情安详，肢体活动正常	偶尔休息不好并改变体位	经常休息不好，频繁改变体位
肌紧张	肌张力正常，肌肉放松	肌张力增加，手指或足趾屈曲	肌肉僵硬
发声	无异常发声	偶尔发出呻吟声、哼声或啜泣声	频繁或持续地发出呻吟声、哼声或啜泣声
安抚	满足的、放松的	通过谈话分散注意力能得到安抚	很难通过谈话、抚摸得到安抚

（六）重症监护患者疼痛评分量表法（The Critical-Care Pain Observation Tool，CPOT）

1. CPOT 适用于意识不清或接受镇静治疗的建立人工气道的危重症患者。

2. CPOT 评分由护士完成。具体内容见表 3-2-2。

表 3-2-2　重症监护患者疼痛评分量表法

指标	描述	评分	
面部表情	未观察到肌肉紧张	自然、放松	0
	表现出皱眉、眉毛放低和眼眶紧绷	紧张	1
	以上所有面部变化加眼睑紧紧闭合（患者可能张开嘴或咬气管插管）	扮怪相	2

续表

指标	描述	评分	
身体动作	不动(并不表示不存在疼痛)	无身体动作	0
	缓慢、谨慎地活动,触碰或抚摸疼痛部位	保护性动作	1
	拉拽管道,试图坐起来,移动四肢/猛烈摆动,	躁动不安	2
	不遵守指令、有攻击行为		
肌肉紧张(通过被动地弯曲和伸展上肢来评估)	对被动运动不做抵抗	放松	0
	对被动运动做抵抗	紧张和肌肉僵硬	1
	对被动运动做剧烈抵抗,无法完成运动	非常紧张和僵硬	2
对呼吸机的顺应性(气管插管患者)	无报警发生,舒适地接受机械通气	耐受机械通气	0
	呼吸机报警能自动停止	咳嗽但是耐受	1
	不同步:机械通气阻断,频繁报警(需要护士介入)	对抗呼吸机	2
发声(拔管后的患者)	用正常腔调讲话或不发声	正常讲话或不发生	0
	叹息、呻吟	叹息、呻吟	1
	喊叫、啜泣	喊叫、啜泣	2

二、镇静评估

定时评估患者的镇静程度,有利于调整镇静药物及其剂量,以达到预期目标。目前,临床常用的镇静评分系统有 Ramsay 评分、镇静躁动评分(Richmond Agitation-Sedation Scale,RASS)等主观性镇静评分方法,以及脑电双频指数(Bispectral Index,BIS)等客观性镇静评估方法。

(一)镇静和躁动的主观性评估

1. Ramsay 评分

Ramsay 评分是临床上应用最为广泛的镇静评分标准,分为 6 级(见表3-2-3)。Ramsay 评分是可靠的镇静评分标准,但缺乏特异性的指标来区分不同的镇静水平。

2. 镇静躁动评分

镇静躁动评分(Richmond Agitation-Sedation Scale,RASS)是目前镇静、镇痛、谵妄治疗指南推荐的首选镇静评估量表(见表3-2-4)。

表 3-2-3 Ramsay 评分标准

评分	意识状态	标准
1分	清醒	焦虑、激动不安
2分	清醒	合作、清醒安静
3分	嗜睡	只能对指令有反应
4分	入睡	轻扣眉或对强声刺激反应灵敏
5分	入睡	轻扣眉或对强声刺激反应迟钝
6分	深睡	无反应

表 3-2-4　RASS 评估表

评分	状态	标准
+4	有攻击性	有暴力行为
+3	非常躁动	试着拔出呼吸管、胃管或静脉输液管
+2	躁动焦虑	身体激烈移动，无法配合使用呼吸机
+1	不安焦虑	焦虑紧张，但身体只有轻微的移动
0	清醒平静	清醒自然状态
−1	昏昏欲睡	没有完全清醒，但可保持清醒 10s 以上
−2	轻度镇静	无法维持清醒 10s 以上
−3	中度镇静	对声音有反应
−4	重度镇静	对身体刺激有反应
−5	昏迷	对声音及身体刺激都无反应

RASS 评估步骤分为以下 3 步。

(1)观察患者，患者清醒、烦躁不安或躁动不安，得分：0～4 分。

(2)假如患者没有清醒，呼叫患者的名字，让患者睁开眼睛与评估者对视。患者能与评估者对视 10s 以上，得分：−1 分。患者能与评估者对视，但时间小于 10s，得分：−2 分。患者在声音刺激后有睁眼，但无法与评估者对视，得分：−3 分。

(3)如果患者对声音刺激无反应，则采用推摇患者的肩膀和(或)按摩胸骨的方法进行身体刺激。患者在身体刺激后出现任何动静，得分：−4 分。患者对任何刺激都没有反应，得分：−5 分。

ICU 患者理想的镇静水平是，保证患者既能安静入睡，又容易被唤醒。应在明确患者所需的镇静水平后再开始镇静治疗。同时，应定时、系统地对患者镇静水平进行评估和记录，并随时调整镇静药物的使用剂量，以达到并维持所需的镇静水平。

(二)镇静的客观性评估

客观性评估是镇静评估的重要组成部分。但现有的客观性镇静评估方法的临床可靠性尚待进一步验证。目前，评估方法有脑电双频指数、心率变异系数及食管下段收缩性等。应为 ICU 患者制定个体化的镇静目标，及时评估镇静效果。同时，选择有效的评估方法对镇静程度进行评估。

三、谵妄的评估

对谵妄的诊断主要依据临床检查及病史。目前，推荐采用 ICU 谵妄诊断的意识状态评估法(The Confusion Assessment Method for the Diagnosis of Delirium in the ICU，CAM-ICU)对患者是否发生谵妄进行评估(见表 3-2-5)，评估的内容主要包含以下几个方面：患者突然出现的意识状态改变或波动；注意力不集中；思维紊乱或意识清晰度下降。

表 3-2-5 ICU 患者意识模糊评估单(CAM-ICU)

特征 1:意识状态的急性改变或反复波动, 1A 或 1B 回答"是"为阳性	阳性	阴性
1A:与基线状况相比,患者的意识状态是否不同? 或 1B:在过去的 24 小时内,患者的意识状态是否有任何波动?表现为镇静量表(如 RASS)、GCS 或既往谵妄评估得分的波动	是	否
特征 2:注意缺损 2A 或 2B 的得分小于 8 分为阳性 如果患者不能完成数字法,则应用图片法进行特征 2 的评估	阳性	阴性
2A:ASE 数字法,记录得分(如果没有测试,则标上 NT) 指导语:跟患者说,"我要给你读 10 个数字,任何时候当你听到数字 1,捏一下我的手表示。"然后用正常的语调朗读下列数字 8 1 7 5 1 4 1 1 3 6 评分:如果读到数字 1,患者没有捏,或读到其他数字时患者做出捏的动作,均为错误	得分(总 10 分): ————	
2B:ASE 图片法,记录得分(如果没有测试,则标上 NT) 指导语在图片部分注明(见图 3-2-4)	得分(总 10 分): ————	
特征 3:思维紊乱 如果 3A 和 3B 相加总分小于 4 分,则为阳性	阳性	阴性
3A:是非题(回答是或不是) (应用 A 组或 B 组进行测试;必要时,每天可以交替使用): A 组 B 组 1.石头是否浮在水面上? 1.叶子是否浮在水面上? 2.海里是否有鱼? 2.海里是否有大象? 3.1 斤是否比 2 斤重? 3.2 斤是否比 1 斤重? 4.你是否能用榔头钉钉子? 4.你是否能用榔头切割木头? 得分:———— (总共 4 分,患者每答对 1 题得 1 分) 3B:指令 跟患者说: 1.伸出这几个手指(检查者在患者面前伸出 2 根手指) 2.现在伸出另一只手的同样手指(这次检查者不重复手指数) (注:如果患者的两只手不能都动,则第二个指令改成要求患者"再增加 1 根手指") 得分:———— (如果患者能够成功地完成全部指令,就得 1 分)	相加总分(3A+3B): ———— (总共 5 分)	
特征 4:意识清晰度的改变 如果 RASS 的实际得分不是"0"(零)分,则为阳性	阳性	阴性
CAM-ICU 总体评估(特征 1 和 2 均为阳性,加上特征 3 或 4 阳性,为阳性)	阳性	阴性

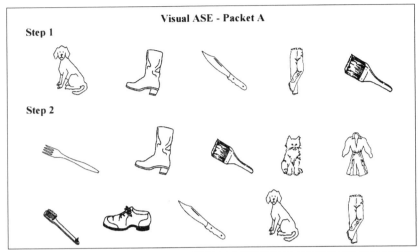

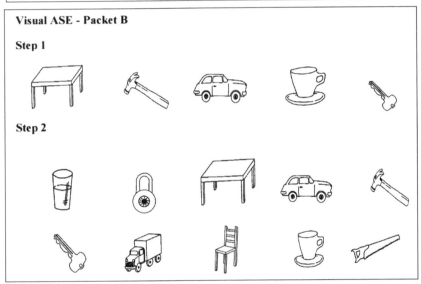

图 3-2-4　ASE 图片法

备注：先给患者看前 5 张图片，再给患者看后面 10 张图片。后面 10 张图片中，若是在之前 5 张图片中有看到过的，可叫患者捏一下评估者的手。若患者没有捏或对没有看到过的图片做出捏手的动作，则均为错误。共有 2 套图片，可交替使用。

四、睡眠评估

患者对睡眠状态的主诉是评估患者睡眠是否充分的最重要指标，应仔细观察患者的睡眠状态和聆听患者主诉。如果患者没有自述能力，那么由护士系统地观察患者的睡眠时间不失为一种有效的措施，也可采用图片示意等方式来评估患者的睡眠质量。对于患者的睡眠质量和影响因素，可应用理查兹-坎贝尔睡眠量表（见表 3-2-6）进行评估。

表 3-2-6 理查兹-坎贝尔睡眠量表(中文版)

在最能描述您昨晚睡眠状态的位置上用符号"×"来回答每个问题。

1.昨晚我的睡眠是: □深睡眠 □浅睡眠

2.昨晚,我最开始入睡时,我: □几乎立刻入睡 □无法入睡

3.昨晚我是: □很少醒过来 □整夜醒着

4.昨晚,当我醒来或者被唤醒时,我: □能立即入睡 □无法再次入睡

5.我描述我昨晚的睡眠是: □很好 □很差

可选的噪音条目:

6.我描述昨晚的噪音水平是: □非常安静 □非常吵

得分细则:

1.视觉模拟评分量表评分基线范围为 0(表示可能出现的最差睡眠)~100(表示最佳睡眠)。

2.患者在基线上划"×"表示睡眠感受,每个问题得分为 0 点至"×"的距离(用 mm 表示)。

3.总的 RCSQ 睡眠评分为第 1—5 个条目得分总和的平均值。

4.第 6 条并非原始 RCSQ 的一部分,但可用来评估噪声,此条目应单独计分。

注意:复印或使用不同大小的字体可能会改变视觉模拟量表中基线的长度,请在使用量表前测量并确保直线刚好为 100mm。

第三节 镇痛镇静治疗的方法及药物的选择

一、疼痛治疗

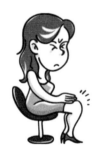

如有疼痛,解除病因是关键噢!

疼痛治疗包括药物治疗和非药物治疗两个方面。ICU 患者非神经性疼痛首选阿片类镇痛药物,如吗啡、芬太尼、瑞芬太尼、舒芬太尼、二氢吗啡酮、布托啡诺及地佐辛等。阿片类药物的不良反应主要是引起呼吸抑制、血压降低和胃肠蠕动减弱。为了减少阿片类药物的用量及不良反应,可以联合应用非阿片类药物,如氯胺酮、非甾体抗炎药(NSAIDs)及局麻药等。非药物治疗主要包括心理治疗和物理治疗。

(一)药物治疗

1.治疗剂量的吗啡对血容量正常患者的心血管系统一般无明显影响;对低血容量患者则容易造成低血压;在肝、肾功能不全时,其活性代谢产物可造成延时镇静和副作用增加。

2.芬太尼具有强效镇痛效应,其镇痛效价是吗啡的100～180倍,静脉注射后起效快,作用时间短,对循环的抑制较吗啡轻。急性疼痛患者短期镇痛可选用芬太尼。瑞芬太尼起效快,作用时间短,快速静脉注射可造成胸壁、腹壁肌肉僵硬而影响通气。舒芬太尼镇痛作用很强,为芬太尼的5～10倍。

3.哌替啶(杜冷丁)镇痛效价约为吗啡的1/10,大剂量使用时,可导致神经兴奋症状,如欣快、瞻妄、震颤、抽搐等,在ICU不推荐重复使用哌替啶。

4.氢吗啡酮和地佐辛、布托啡诺可能在呼吸抑制和胃肠道反应方面的影响较小,但仍需要更多的临床研究进行验证。

(二)非药物治疗

非药物治疗包括心理治疗、物理治疗等。研究证实,疼痛包括生理因素和心理因素。在疼痛治疗中,首先应尽量设法祛除疼痛诱因,并积极采取非药物治疗方法。非药物治疗能降低患者疼痛的评分及其所需镇痛药的剂量。

镇痛治疗的预期目标:如果用NRS评分,目标值应<4分;若使用CPOT,目标值应<3分。在实施镇痛的过程中,应密切监测镇痛效果和循环、呼吸情况,以免镇痛不足或过量。

二、镇静治疗

应用镇静药物可减轻患者的应激反应,辅助治疗患者的紧张、焦虑及躁动,提高患者对机械通气、ICU各种日常诊疗操作的耐受能力,并使患者获得良好的睡眠等。保持患者的安全和舒适是ICU综合治疗的基础。目前,ICU内最常用的镇静药物为苯二氮䓬类药物和丙泊酚。

(一)苯二氮䓬类药物

苯二氮䓬类药物是较理想的镇静、催眠药物。ICU常用的苯二氮䓬类药物有咪达唑仑(midazolam)、氯羟安定(lorazepam)及地西泮(diazepam)。

1.咪达唑仑是苯二氮䓬类中相对水溶性最强的药物,其作用强度是地西泮的2～3倍,其血浆清除率高于地西泮和氯羟安定,故其起效快,持续时间短,患者清醒相对较快,适用于治疗急性躁动患者。但在注射过快或剂量过大时,咪达唑仑可造成呼吸抑制、血压下降,在低血容量患者尤其显著;持续缓慢静脉输注可有效降低其副作用的发生率。

2.劳拉西泮由于起效较慢,半衰期长,故不适用于治疗急性躁动患者。

3.地西泮具有抗焦虑和抗惊厥作用,作用效果与剂量相关,依给药途径而异。大剂量可造成一定的呼吸抑制和血压下降。地西泮单次给药有起效快、苏醒快的特点,可用于治疗急性躁动患者。

(二)丙泊酚

丙泊酚的作用特点是起效快,作用时间短,撤药后迅速清醒,且镇静深度呈剂量依赖性,容易控制,临床多采用持续缓慢静脉输注的方式。对于老年患者,丙泊酚用量应减少。因乳化脂肪易被污染,故在配制和输注时应注意无菌操作,单次药物输注时间不宜超过12h。丙泊酚具有减少脑血流、降低颅内压(ICP)、降低脑氧代谢率($CMRO_2$)的作用,在用于颅脑损伤患者的镇静时可有助于降低ICP。

镇静药物的给药方式应以持续静脉输注为主,首先应给予负荷剂量以尽快达到镇静目标。间断静脉注射一般用于需快速镇静的患者,以及需短时间镇静且无须频繁用药的患者。

对于短期(≤3天)镇静的ICU患者,主要选用丙泊酚与咪达唑仑。长期(使用时间＞3天)镇静常选用氯羟安定,其长期应用的苏醒时间更有可预测性,且镇静满意率较高。

为避免药物蓄积和药效延长,可在镇静过程中实施每日唤醒计划,即每日定时中断镇静药物输注(宜在白天进行),以评估患者的精神与神经功能状态。但在患者清醒期须严密监测和护理,以防患者自行拔除气管插管或其他装置。大剂量使用镇静药的时间超过1周可产生药物依赖性和戒断症状,为防止出现戒断症状,给药不应快速中断,而需有计划地逐渐减量。

综上所述,对急性躁动患者可以使用咪达唑仑、安定或丙泊酚以快速镇静。对于需要快速苏醒的镇静,可选择丙泊酚。短期镇静可选用咪达唑仑或丙泊酚。对于接受镇静治疗的患者,应提倡实施每日唤醒计划。在长期(使用时间＞7天)或大剂量使用镇静药后,停药过程应逐渐减量以防出现戒断症状。

三、谵妄治疗

对谵妄状态必须及时进行治疗。但若镇静镇痛药使用不当,则可能加重谵妄症状。一般应少用镇静药物,以免加重意识障碍。但对于躁动或有其他精神症状的患者,则必须用药控制,以防意外发生。不推荐常规使用氟哌啶醇、非典型抗精神病药物或他汀类药物来治疗谵妄。对于行机械通气的成年患者,可以使用右美托咪定来预防谵妄。

第四节　镇痛镇静治疗中器官功能的监测与保护

镇痛镇静治疗对患者各器官功能的影响是ICU医护人员必须重视的问题之一。在实施镇痛镇静治疗的过程中,应对患者进行严密监测,以达到最好的个体化治疗效果、最小的毒副作用和最佳的效价比。

一、呼吸功能

(一)镇痛镇静治疗对呼吸功能的影响

阿片类药物引起的呼吸抑制通常表现为患者呼吸频率减慢,潮气量降低,敏感患者还可能发生支气管痉挛。苯二氮䓬类药物可掩盖机体对缺氧所产生的通气反应,使低氧血症得不到纠正,因此对未建立人工气道的患者慎用此类药物。丙泊酚引起的呼吸抑制表现为潮气量降低和呼吸频率增加,负荷剂量可能导致呼吸暂停,故在给予负荷剂量时,应缓慢静脉推注,并酌情从小剂量开始,逐渐增加剂量直至达到治疗目的。深度镇静可导致患者咳嗽和排痰能力减弱,影响呼吸功能的恢复,不利于气道分泌物的清除,从而增加发生肺部感染的风险。不适当的长期过度镇静治疗可导致气管插管拔管延迟,ICU 住院时间延长,患者治疗费用增高。

(二)镇痛镇静治疗期间呼吸功能监测

在镇痛镇静治疗期间,强调对呼吸运动的监测,密切观察患者的呼吸频率、幅度、节律和呼吸形态,常规监测脉搏氧饱和度,酌情监测呼气末二氧化碳分压,定时监测动脉血氧分压和二氧化碳分压。对机械通气患者还需定期监测自主呼吸潮气量、分钟通气量等。当镇痛镇静不足时,患者可能出现呼吸浅促、潮气量减少、氧饱和度降低等;当镇痛镇静过深时,患者可能表现为呼吸频率减慢、幅度减小、缺氧和(或)二氧化碳蓄积等。应结合镇痛镇静状态对患者进行评估,及时调整治疗方案,避免发生不良事件。对无创通气患者尤其应该注意。

(三)加强护理及呼吸治疗,预防肺部并发症

ICU 患者在长期镇痛镇静治疗期间,应尽可能实施每日唤醒计划。观察患者意识水平,在患者清醒期间鼓励其进行肢体运动和咳痰。在患者接受镇痛镇静治疗的过程中,应加强护理,增加翻身、拍背的频次,酌情给予背部叩击治疗和肺部理疗,结合体位引流,促进呼吸道分泌物的排出,必要时可应用纤维支气管镜协助治疗。

二、循环功能

(一)镇痛镇静治疗对循环功能的影响

镇痛镇静治疗对循环功能的影响主要表现在血压的变化。阿片类药物易引发低血压。芬太尼对循环的抑制作用较吗啡轻。因此,对于血流动力学不稳定、低血容量的患者,宜选择芬太尼镇痛。苯二氮䓬类药物(特别是咪达唑仑和地西泮)在给予负荷剂量时可导致患者发生低血压,因此负荷剂量的给药速度不宜过快。丙泊酚所致的低血压与全身血管阻力降低和轻度心肌抑制有关,老年患者表现更为显著。其中,注射速度和药物剂量是导致低血压的重要因素。

(二)镇痛镇静治疗期间循环功能监测

在镇痛镇静治疗期间,应严密监测血压(有创血压或无创血压)、中心静脉压、心率和心律。尤其在给予负荷剂量时,应根据患者的血流动力学变化调整给药速度,并适当进行液体复苏治疗,力求维持血流动力学平稳,必要时应给予血管活性药物。在镇痛镇静不足时,患者可表现为血压高、心率快,此时不要盲目地给予降低血压或减慢心率的药物,应结合临床

综合评估,充分镇痛,适当镇静,并酌情采取进一步的治疗措施。切忌未予以镇痛镇静的基础治疗就直接应用肌松药物。

三、神经肌肉功能

在镇痛镇静治疗期间,应使患者的姿势保持于功能位,在骨突处予以适当的保护,防止周围神经受损。长时间镇静治疗可影响对神经功能的观察和评估,应坚持每日唤醒以评估患者的感觉及运动功能是否正常。

四、消化功能

阿片类药物可抑制肠道蠕动,导致便秘、恶心和呕吐等不良反应,故应酌情用泻药和止吐剂。在有肝功能损害时,机体对苯二氮䓬类药物及其活性代谢产物的清除减慢,故而对肝功能障碍或使用肝酶抑制剂的患者应及时调节药物剂量。

五、代谢功能

大剂量吗啡可兴奋交感神经中枢,促进儿茶酚胺释放,增加肝糖原分解,从而使血糖水平升高。应加强对血糖的监测和调控。丙泊酚以脂肪乳剂为载体,在长时间或大剂量应用时应监测血甘油三酯水平,并根据丙泊酚用量相应地降低营养支持中的脂肪乳剂供给量。

六、肾功能

吗啡等阿片类药物可引起尿潴留。氯羟安定的溶剂丙二醇有一定的毒性作用,大剂量长时间输注可能造成急性肾小管坏死、乳酸酸中毒及高渗透压状态。

七、免疫功能

疼痛作为应激,本身对机体免疫功能有抑制作用。在进行疼痛治疗时,镇痛药物能够缓解疼痛所致的免疫抑制。同时,镇痛药物本身可导致免疫抑制。因此,如何调节好疼痛、镇痛药物、免疫功能三者之间的关系,尚需深入研究。

参考文献

[1]杨磊,张茂. 2013 年美国 ICU 成年患者疼痛、躁动和谵妄处理指南[J]. 中华急诊医学杂志,2013,22(12):1325-1326.

[2]中华医学会重症医学分会. 2018 版中国成人 ICU 镇痛和镇静治疗指南[J]. 中华重症医学电子杂志,2018,4(2):90-113.

[3]Barr J,Fraser GL,Puntillo K,et al. Clinical practice guidelines for the management of pain, agitation, and delirium in adult patients in the intensive care unit[J]. Crit Care

Med，2013，41(1)：263-306.

[4] Devlin JW，Skrobik Y，Gelinas C，et al. Clinical practice guidelines for the prevention and management of pain，agitation/sedation，delirium，immobility，and sleep disruption in adult patients in the ICU[J]. Crit Care Med，2018，46(9)：e825-e873.

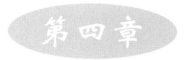

水、电解质平衡

第一节　概　述

一、体液的组成与分布

机体含有大量的水分,这些水和溶解在水里的各种物质被总称为体液。水和电解质是体液的主要成分。正常成年人每天的水出入量平均为 1500～2500mL(见表 4-1-1)。

体液分为细胞内液和细胞外液两部分(见图 4-1-1),其总量与性别、年龄及体型胖瘦有关。正常成年人体液占体重的 45%～60%;存在于细胞内的液体被称为细胞内液(ICF),占体重的 35%～40%;细胞以外的液体被称为细胞外液(ECF),占体重的 20%～25%。细胞外液又可分为组织间液(ISF)和血浆(PV),其中组织间液占体重的 15%,血浆占体重的 5%。

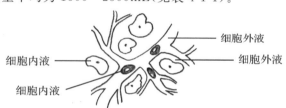

图 4-1-1　体液的组成

表 4-1-1　成年人每日的水摄入量和排出量

每日的水摄入量(mL)		每日的水排出量(mL)	
饮水	500～1200	尿	650～1600
食物含水	700～1000	粪便含水	50～100
代谢内生水	300	皮肤蒸发	500
		呼吸	300
合计	1500～2500	合计	1500～2500

绝大部分组织间液能迅速与血管内液体或细胞内液进行交换并取得平衡,在维持机体水和电解质平衡方面发挥很大的作用,可称其为功能性细胞外液。另一小部分组织间液具有缓慢交换和取得平衡的能力,但在维持体液平衡方面的作用甚小,如结缔组织液、脑脊液、关节液、消化液等,称之为无功能性细胞外液。但有些无功能性细胞外液变化也会对机体造成很大的影响,如胃、肠消化液大量丢失所导致的机体水、电解质和酸碱平衡失调也很显著。

二、电解质的分布

电解质是指在溶液中分解或解离成的带电粒子即离子的物质,其在水中解离后按所带电荷的不同又分为阴离子和阳离子。

细胞外液中的主要阳离子是钠(Na^+),主要阴离子为 Cl^- 和 HCO_3^-(见图 4-1-2)。细胞内液的主要阳离子是钾(K^+),主要阴离子是 HPO_4^{2-}。细胞外液的 Na^+ 浓度是细胞内液 Na^+ 浓度的 10 倍多,而细胞内液的 K^+ 浓度比细胞外液 K^+ 浓度大 20~30 倍。

尽管电解质在一个或另一个间隔内集中积聚,但它们并不锁定在这些区域内,而是会像液体一样移动,以维持平衡和电中性状态。

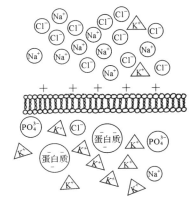

图 4-1-2　电解质的分布

三、体液的功能

体液构成了细胞生活的环境,也是构成细胞本身必不可少的成分,有助于维持体温和细胞形态;体液是主要的溶剂,便于转运营养物质、气体和废物。

电解质对所有细胞的反应和功能都极其重要,它参与维持渗透压、调节水的正常分布、维持酸碱平衡和传导神经冲动,还有助于能量的产生和血液的凝固(见表 4-1-2)。

表 4-1-2　人体主要电解质生理功能

电解质	正常值(mmol/L)	生理功能
钾(K^+)	3.5~5.5	是细胞内液主要的阳离子 调节细胞兴奋性 透过细胞膜,影响细胞电位 协助调控细胞内液渗透压 通过肾排泄,多吃多排,少吃少排,不吃也排
钠(Na^+)	135~145	是细胞外液主要的阳离子 协助调控细胞外液渗透压 协助维持酸碱平衡 活化肌肉和神经细胞 影响水的分布(与氯化物一起) 通过肾排泄,排出钠量与摄入钠量几乎相等,摄入多、排出也多;反之亦然
氯(Cl^-)	96~108	是细胞外液主要的阴离子 协助维持正常的细胞外液渗透压 影响机体 pH 值 在维持酸碱平衡方面起重要作用(与氢离子结合形成盐酸)

续表

电解质	正常值（mmol/L）	生理功能
钙（Ca^{2+}）	2.03～2.54	是牙齿和骨骼肌中的一种主要阳离子，在细胞内液和细胞外液中浓度大致相等 存在于细胞膜中，有助于维持其形态，影响细胞膜的通透性及兴奋性 在细胞中作为酶的活化剂（肌肉收缩必须有钙离子） 作为凝血因子有助于血液凝固
镁（Mg^{2+}）	0.70～1.10	是细胞内液一种重要的阳离子 有助于许多酶促反应 有助于新陈代谢，尤其是蛋白质的合成 调节神经冲动传导和骨骼肌反应
磷（HPO_4^{2-}）	0.96～1.62	是细胞内液主要的阴离子 促进能量储存及糖、蛋白质和脂肪的新陈代谢
碳酸氢根（HCO_3^-）	22～27	存在于细胞外液中 作为氢的缓冲剂

第二节　水、电解质的运动

在正常情况下，细胞内液与细胞外液的电解质成分和含量有着很大的区别，但体液中阴离子和阳离子之间常保持平衡状态，这主要依靠电解质的活动和交换来维持。

存在于机体细胞内、间质中和血管内间隙的溶质以不同的方式通过分隔这些间隙的膈膜而运动。膜具有半透性，只允许部分物质通过。体液、电解质在体内不停地运动，通过扩散、主动转运、渗透及毛细血管滤过和重吸收的方式运动，这种运动使机体能维持内环境的稳定。

一、扩　散

溶质颗粒透过半透膜由高浓度区往低浓度区移动，直到两个区域的浓度相等，是水和无机盐交换的主要方式（见图4-2-1）。由于不需要能量即可进行扩散，因而属于被动转运。

图 4-2-1　扩散

二、主动转运

主动转运是指溶质从低浓度区域向高浓度区域逆浓度梯度移动，需要能量才能发生的转运（见图4-2-2）。溶质移入或移出细胞的能量来源于储存于细胞内的三磷酸腺苷（ATP）。部分溶质，如钠和钾通过细胞膜上"钠-钾-ATP酶（钠-钾泵）"的作用进行交换，Na^+从浓度低的细胞内液移向浓度高的细胞外液，Na^+成为细胞外液的主要阳离子。K^+则与Na^+发生相反的移动，使

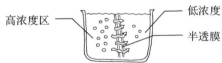

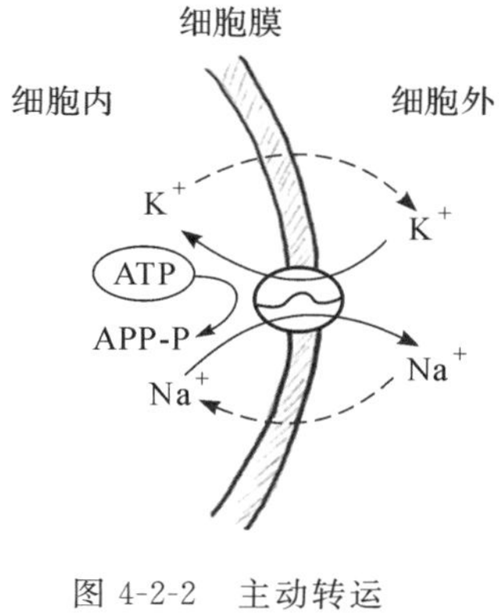

图 4-2-2　主动转运

K^+ 成为细胞内液的主要阳离子。离子快速进出细胞时,产生电冲动,这些冲动是维持生命所必需的。

其他需要主动转运通过细胞膜的溶质包括钙离子、氢离子、氨基酸和某些糖类。

三、渗　透

渗透是指体液从低溶质浓度和体液较多的部位透过细胞膜向高溶质浓度和体液较少区域被动运动(见图 4-2-3),当细胞膜两侧浓度相等时,渗透作用即停止。

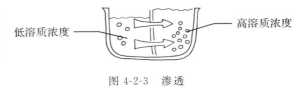

图 4-2-3　渗透

四、滤过和重吸收

在血管系统内,只有毛细血管壁可以允许溶质通过。体液和溶质通过毛细血管壁的滤过和重吸收在体液平衡中起着至关重要的作用(见图 4-2-4)。

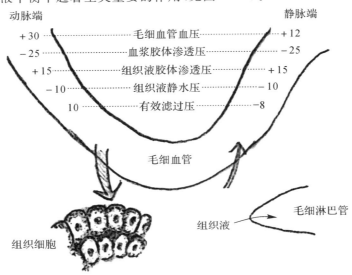

图 4-2-4　滤过和重吸收

血管内外体液和溶质的交换取决于毛细血管的有效滤过压:当有效滤过压为正值时,液体被滤过到毛细血管外,即生成组织液;当有效滤过压为负值时,液体被重吸收入毛细血管内,即组织液回流。

毛细血管有效滤过压=(毛细血管血压+组织液胶体渗透压)-(组织液静水压+血浆胶体渗透压)

毛细血管内平均血浆胶体渗透压约为 25mmHg,主要由血浆蛋白构成。其中,白蛋白含量最多,白蛋白是构成血浆胶体渗透压的主要成分,占总胶体渗透压的 2/3。白蛋白属于大分子物质,正常情况下不能通过毛细血管壁,当体液通过毛细血管滤过时,白蛋白被留在血液中,像"吸水的磁石"使体液又通过渗透作用被重吸收至毛细血管内。

通常,动脉端的毛细血管血压大于血浆胶体渗透压,而在静脉端则相反。因此,毛细血管滤过发生在动脉端,重吸收则发生在静脉端。只要毛细血管血压和血浆白蛋白水平维持正常,进出血管的水量就是相等的。如果这一平衡受到破坏,将导致组织液增加,当组织液聚集速度大于淋巴系统的清除速度时,即可发生组织水肿。

第三节　水、电解质平衡调节

为维持机体的正常生命活动,水、电解质的平衡是至关重要的。下面我们了解一下维持这种平衡的作用机制。

一、肾　脏

肾脏在水、电解质平衡中起着重要的作用,肾单位滤过速度大约为 125mL/min 或 180L/d,每天有 178L 或更多的液体被重吸收,可产生约 650~1600mL 的尿液。当机体液体丢失时,肾脏通过重吸收更多的水而使尿液浓缩,从而保存机体的水分。当体液过多时,肾脏通过排泄更多的稀释尿,使过多的水分排出并保留电解质。

二、其他器官和腺体

胃肠道可通过吸收和排出水及电解质来维持体液平衡。甲状旁腺在电解质平衡中也发挥一定的作用,尤其是钙、磷的平衡。

三、抗利尿激素

下丘脑产生的抗利尿激素也被称为血管加压素(ADH),由神经垂体储存并释放。通过增加或减少 ADH 的释放,可维持机体的体液平衡。当血浆渗透压升高或血容量减少时,ADH 分泌增加,使肾重吸收水分增加,尿液浓缩;同样,当血浆渗透压下降或血容量增多时,ADH 释放被抑制,肾脏重吸收水分减少,使尿量增加。

四、肾素-血管紧张素-醛固酮系统

肾素由肾脏近球细胞分泌,可维持机体水钠平衡,使机体保持正常的血容量和血压。

当肾血流量减少或到达肾小球的钠浓度减少时,近球细胞会分泌较多的肾素,肾素催化产生血管紧张素Ⅱ,使周围血管收缩并刺激肾皮质产生醛固酮,使血压升高。当血压达到正常水平时,肾素释放停止,肾素-血管紧张素-醛固酮系统的反馈循环随即停止(见图 4-3-1)。

当肾血流量增加或到达肾小球的钠浓度增加时,近球细胞会减少肾素的分泌,使血压恢复正常。

醛固酮还可以改变远曲小管和集合管对钠、钾的通透性,增加水、钠的重吸收和钾的排出,导致细胞外液的液体量增加,血容量扩张。

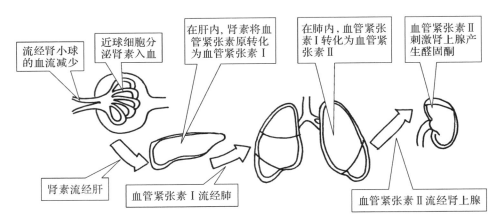

图 4-3-1 肾素-血管紧张素-醛固酮系统

五、心房利钠肽

心房利钠肽（ANP）是由心房细胞合成、储存的一种活性多肽。当心房压力升高或血钠浓度增高时，ANP 被释放入血。它与肾素-血管紧张素-醛固酮系统相反，可抑制血浆肾素水平，使血管扩张，使肾上腺分泌醛固酮和下丘脑分泌 ADH 减少，肾小球滤过增加，水钠排泄增加，从而使血压降低，血容量减少。

六、口渴感

机体丢失水分或进食高盐饮食，可引起血浆渗透压增高，使口腔黏膜干燥，刺激下丘脑口渴中枢产生口渴的感觉。一个人口渴时就会喝水，摄入的水分经肠道自由扩散入血，增加机体水分，降低血浆渗透压，从而维持机体的体液平衡。

第四节　水、电解质平衡紊乱

体液不平衡通常是因为水分与溶质同时从细胞外液丢失，或两者同时摄入过多，并不影响细胞内渗透压的改变，又称为等渗性液体不平衡。

一、细胞外液过多

细胞外液过多是指血浆及组织间隙的水分和钠同时增加，不影响细胞内液渗透压。

（一）病　因

1.疾病原因，包括肾衰竭、肝硬化、心力衰竭、脑病变等。

2.治疗原因，包括静脉输注过多的生理盐水，采用类固醇治疗等。

（二）临床表现

细胞外液过多的临床表现见表 4-4-1。

表 4-4-1　细胞外液过多的临床表现

程度	临床征象	实验室检查
轻度	皮肤和(或)眼睑水肿;静脉充盈;体重增加约 1kg	电解质浓度降低;红细胞压积减少
中度	低垂部位出现凹陷性水肿;血压升高;颈静脉怒张;咳嗽;湿啰音	血浆渗透压下降;尿钠降低
重度	充血性心力衰竭;呼吸困难;心动过速;肺水肿;泡沫样痰	

(三)治　疗

细胞外液过多的治疗原则是积极处理原发病,纠正细胞外液过多。一般采用限钠及利尿治疗。

二、细胞外液缺失

细胞外液缺失通常为等渗性,各个间隙均可发生,其中一个间隙的液体丢失将很快影响其他间隙。如血容量减少,也会造成组织间液减少,因为这两个间隙之间存在平衡关系。

(一)病　因

1.从胃肠道丢失钠与水,如呕吐、腹泻、胃肠引流、瘘管引流等。

2.肾病造成的钠与水的丢失。

3.利尿剂的使用。

4.发热、出汗。

5.出血。

6.体内液体分布发生变化,从功能性组织间隙进入非功能性组织间隙,导致血容量缺乏,常见于烧伤、腹水、组织损伤、肠梗阻、胸腔积液等。

(二)临床表现

细胞外液缺失的临床症状有恶心、厌食、乏力、少尿等,但不口渴。查体可见舌干燥、眼窝凹陷、皮肤干燥等。若短期内体液丢失达体重的 5%,则患者会出现脉搏细速、皮肤湿冷、血压下降等血容量不足的表现。若体液丢失达到体重的 6%～7%,则会导致更严重的休克表现。

(三)出血的生理反应

第一期:在血液流失的第 1 小时内,组织间液开始进入微血管,此过程可维持 36～40h,约有 1000mL 的液体进入微血管,造成组织间液不足。

第二期:血液流失激活肾素-血管紧张素-醛固酮系统,增加肾脏对水钠的重吸收,使组织间液再度获得补充。

第三期:在血液流失的几小时内,骨髓开始制造红细胞,此过程较久,每天仅能制造 15～50mL,约需 2 个月时间才能补充完备。

(四)实验室检查

出血的实验室检查项目包括血常规、动脉血气分析、电解质、肾功能、尿比重、尿液渗透压、尿钠浓度。

红细胞压积不适用于评估急性出血的严重程度。失血时，血浆及红细胞的比例未改变，因此，红细胞压积常不发生改变。在肾脏进行代偿(水钠潴留以保存水分)后，即出血约 $8\sim12h$ 时，红细胞压积开始下降。此外，若大量补液，红细胞压积也下降。

(五)治　疗

对出血的治疗常用液体疗法，应先补充患者的体液缺失量，并给予患者补充每天的生理需要量和额外丢失量。

1. 评估患者缺失的水分及电解质

(1)正确估计缺水的程度：根据临床症状及相关检验值来判断患者的缺水程度。

(2)决定补液种类：计算血浆渗透压，确定液体容量不足的类型，决定补液种类。正常血浆渗透压为 $290\sim310mmol/L$。渗透压的稳定对维持细胞内、外液平衡具有非常重要的意义。临床可用以下公式计算：血浆渗透压 $[mOsm/(kg\cdot H_2O)]=2(Na^++K^+)+$ 葡萄糖 $+$ 尿素氮(浓度单位均为 $mmol/L$)。

(3)液体的种类：分为晶体液和胶体液两种。①晶体液：含有容易从血液进入细胞和组织的小分子物质。等渗晶体液与细胞外液的渗透压基本相同，低渗晶体液与细胞外液相比含溶质较少。因此，它们在从血液进入细胞后，易引起细胞肿胀。相反，高渗晶体液则可将水分从细胞内转入血液，引起细胞脱水(见表 4-4-2)。②胶体液：常用于补充血管内容量。与晶体液不同，胶体液的胶体成分不能自由通过完整的毛细血管壁，因此也就不能迅速再分布到整个细胞外液间隙。胶体液通常仅需要晶体液容量的 $1/6\sim1/2$，就可达到相同的血管内扩容效果。

表 4-4-2　液体渗透压比较

溶液类型	溶液种类	水的运动	细胞形态
等渗溶液 [渗透压 $275\sim295mOsm/(kg\cdot H_2O)$]	0.9％氯化钠溶液、乳酸钠林格氏液等	其溶解度及张力均与细胞内外液相同，故水的运动不会引起细胞萎缩或肿胀	
高渗溶液 [渗透压 $>295mOsm/(kg\cdot H_2O)$]	10％葡萄糖溶液、50％葡萄糖溶液等	溶液张力比细胞内液张力高，因此可使细胞内的水移到浓度更高的细胞外液	

续表

溶液类型	溶液种类	水的运动	细胞形态
低渗溶液 〔渗透压＜275mOsm/（kg·H₂O）〕	0.45％氯化钠溶液等	溶液张力比细胞内液张力低，因此渗透压可使水由细胞外进入细胞内	

2．液体疗法的原则

（1）以恢复心血管功能（循环血量）为优先。

（2）输液上，先输晶体液，后输胶体液。

（3）在选择输注晶体液时，输液量应按失血量的3倍给予；在选择输注胶体液时，输液量应为失血量的1.5倍。不同输液种类对体内水分的影响见表4-4-3。

（4）初期暂不补充钾，待肾功能恢复后再视情况补充钾。

（5）持续评估体液平衡的情况，防止液体缺失矫正过快。

（6）根据病情补充生理需要量及额外损失量。

表 4-4-3　不同输液种类对体内水分的影响

输液种类	身体总水量增加	细胞内液	细胞外液	
			组织间液	血管内容积
5％葡萄糖溶液 1000mL	1000mL	↑800mL	↑100mL	↑100mL
乳酸钠林格氏液 1000mL	1000mL	—	↑700mL	↑300mL
3％氯化钠溶液 1000mL	1000mL	↓2500mL	↑2400mL	↑1100mL
25％白蛋白溶液 100mL	100mL	—	开始时不增加，稍晚时下降450mL	↑550mL

（六）护　理

1．维持适当的液体容积

（1）评估患者的意识、生命体征、中心静脉压、尿量以及尿比重、体重，统计出入量，作为液体补充的依据。

（2）持续监测是否有体液容积或电解质不平衡的征象，如尿量增加、低血压、脉搏加快、皮肤弹性降低、水肿、体温增高、身体虚弱等。

（3）在补充液体时，监测是否有循环负荷过重的表现，如颈静脉怒张、中心静脉压过高、呼吸困难、肺部听诊有湿啰音、心动过速等。若出现上述情况，须立刻通知医生并控制输液速度。

2．减少受伤的危险

定时监测血压。患者在改变体位时动作宜慢，以免因体位性低血压造成眩晕而跌倒受伤。

三、水中毒

水中毒即水入量超过出量,体内发生水潴留,导致血浆渗透压下降,循环血量增多,产生包括低钠血症在内的一系列症状和体征。

(一)病　因

1. 抗利尿激素(ADH)分泌异常综合征(由中枢神经系统疾病、肺部疾病、颅脑损伤、肿瘤或药物引起)。
2. 快速输入低渗液。
3. 在鼻饲或灌肠过程中给予了过多的水。
4. 精神性烦渴,使人在不需要饮水时饮用大量的水。

(二)临床表现

1. 水中毒患者因脑细胞肿胀、脑组织水肿而发生颅内压增高,引起神经、精神症状,有时可发生脑疝。
2. 轻度水中毒患者无明显的凹陷性水肿,这是由于细胞内液的容量大于细胞外液的容量,潴留的水分大部分积聚在细胞内,而组织间隙水潴留程度并不严重。
3. 轻度及慢性水中毒患者一般症状不明显,症状常被原发病掩盖,可表现为体重明显增加,皮肤苍白而湿润。

(三)辅助检查

血常规检查可见血红蛋白、红细胞压积降低,红细胞平均体积增大。血电解质检查示血钠浓度降低,血浆渗透压下降。

(四)治　疗

1. 对水中毒的预防重于治疗。
2. 限制水分摄入,避免应用5%葡萄糖溶液进行输液治疗,因其代谢后形成低渗性,可使液体负荷加重。
3. 应用渗透性利尿剂。

(五)护理措施

1. 每日监测患者的体重,注意液体出入量是否平衡。
2. 密切监测患者的生命体征、中心静脉压、意识状态、液体出入量,以及尿量、尿比重的变化。
3. 限制液体的摄入量,做好患者的输液及饮水计划。根据医嘱,将所需摄入的液体平均分配在24h内给予。
4. 根据医嘱给予患者利尿剂并评价其治疗效果,防止出现水分过度丧失或电解质紊乱。

四、钠代谢异常

血清钠浓度的正常范围是 135～145mmol/L。钠是血管内的主要阳离子,其浓度直接影响血浆渗透压。血清钠浓度的急性变化可使水进入或排出血管腔,直到两者间的渗透压相等。钠代谢异常包括低钠血症和高钠血症。

(一)低钠血症

当血清钠浓度低于 135mmol/L 时,为低钠血症。低钠血症可分为稀释性低钠血症和真性低钠血症。

1. 稀释性低钠血症

(1)病因:静脉输入过多水分,补水超过补钠;抗利尿激素分泌异常;心功能衰竭;肾功能衰竭;水中毒;肝硬化等。

(2)临床表现:意识模糊、恶心呕吐、体重增加、水肿、肌肉痉挛、抽搐。

(3)治疗:控制原发病,限制水的摄入;应用作用于近端肾小管和髓袢的利尿剂。

(4)护理:评估低钠血症的症状和体征,评估液体的出入量,限制水的摄入。向患者及其家属讲解正确的饮食原则,以确保适当的水钠摄入。

2. 真性低钠血症

(1)病因:胃肠道消化液丢失过多、大量出汗、应用利尿剂、肾上腺皮质功能不全、烧伤、饥饿等。

(2)临床表现:体位性低血压、心动过速、黏膜干燥、体重减轻、恶心呕吐、少尿。

(3)治疗:提高血钠浓度。机体总缺钠的程度可用以下公式计算:

缺钠量＝(正常血钠值－实测钠值)×0.6(男性)×体重(kg)　(女性为 0.5)

过快纠正低钠血症可能导致渗透性脱髓鞘综合征或中枢性桥脑脱髓鞘,导致患者出现截瘫、四肢瘫痪、失语等严重并发症。因此,纠正低钠血症的速度以每小时提高血钠 0.5～1mmol/L,在第一个 24h 以升高不超过 12mmol/L 为宜。

(4)护理:评估低钠血症患者的症状和体征,评估液体出入量,按医嘱补钠,注意补钠速度不宜过快。向患者和家属讲解如何预防、识别和治疗低钠血症。

(二)高钠血症

高钠血症指血清钠浓度高于 150mmol/L。

1. 病因

高钠血症的病因为水的丢失超过钠的丢失,或钠的摄入超过水的摄入。

钠过多的最常见原因包括:醛固酮增多症(盐皮质激素过多)、库欣综合征(糖皮质激素过多)、过多输入高张生理盐水或碳酸氢钠溶液。

水分丢失的常见原因包括:胃肠丢失、肾脏排泄(如渗透性利尿或尿崩症)、高蛋白饮食、大量出汗等。

2. 临床表现

(1)口渴、黏膜干燥、舌干、皮肤潮红、少尿、低热。

(2)意识状态改变,虚弱无力,易激惹,局灶性神经功能缺失,甚至表现为昏迷或癫痫发作。

(3)血浆渗透压升高至 295mOsm/(kg·H₂O)，尿比重高于 1.015。

3. 治疗

高钠血症的治疗原则是治疗原发病，防止继续失水，纠正缺水。对于病情稳定的无症状患者，口服补液或通过鼻胃管补充液体都是安全和有效的。对于血容量不足的患者，常用生理盐水或 0.45％氯化钠溶液，以防血钠浓度降低过快。

纠正高钠血症需要的补水量可用以下公式计算：

$$补水量＝(测得血钠值－正常血钠值)×机体总水量÷140$$

机体总水量在男性约占体重的 50％，在女性约占 40％。

降低血钠的速度不宜过快，以免引起脱髓鞘改变。通常，血钠降低速度是每小时下降 0.5～1mmol/L，在第一个 24h 下降不超过 12mmol/L，剩下的在以后的 48～72h 内纠正。

4. 护理

(1)评估高钠血症患者的症状和体征，如患者出现烦躁、抽搐，则应采取安全预防措施。

(2)评估液体的出入量，按医嘱给予鼻饲的水量、补液及使用利尿剂，注意血钠的降低速度不宜过快。

(3)向患者和家属讲解如何预防、识别和治疗高钠血症。

五、钾代谢异常

普通成年人体内的钾总量约为 40～50mmol/kg，绝大多数钾分布在细胞内液间隙。钾是细胞内的主要阳离子，占体内钾总量的 98％。钾具有诸多生理功能，如参与和维持细胞代谢，维持细胞内渗透压、酸碱平衡、神经肌肉组织的兴奋性及心肌的生理功能等。钾代谢异常包括低钾血症和高钾血症。

(一)低钾血症

低钾血症是指血清钾浓度低于 3.5mmol/L。

1. 病因

(1)钾在细胞内外重新分布：常见于碱中毒(pH 每升高 0.01，钾浓度降低 0.1～0.7mmol/L)，循环中儿茶酚胺浓度增加和胰岛素水平增加。

(2)肾脏原因：包括利尿剂或渗透性利尿引起肾脏排钾过多、肾小管性酸中毒、醛固酮增多症以及急性肾衰竭多尿期。

(3)消化道丢失过多：见于长期呕吐、腹泻、胃肠减压、瘘管引流的患者。

(4)摄入不足：禁食、胃肠外营养时没有补钾或补钾不够。

(5)药物原因：某些抗生素的使用，如使用大剂量青霉素、氨苄西林、两性霉素 B；类固醇治疗。

(6)其他：低镁血症、大量出汗等。

2. 临床表现

低钾血症的临床表现取决于血钾水平的变化速度和缺失程度。

(1)神经肌肉：肌无力为低钾血症最早的表现，患者一般先出现四肢肌软弱无力、疲乏、感觉异常；后累及呼吸肌和躯干肌，患者可出现吞咽困难，甚至在饮食或饮水时呛入呼吸道；

在累及呼吸肌时,出现呼吸困难甚至窒息;严重者可有腱反射减弱、消失或软瘫。

(2)消化道:表现为胃肠道蠕动缓慢,有恶心、呕吐、腹胀和肠麻痹等表现。

(3)心脏:心肌对低血钾极为敏感,特别是在患者有冠心病或洋地黄类药物应用史时。主要表现为传导阻滞和节律异常,心肌收缩力下降,体位性低血压。心电图改变表现为早期出现 T 波降低、变平或倒置,随后出现 ST 段降低、QT 延长和 U 波。患者可能出现心律失常,特别是室性心律失常,可能发展为无脉性电活动或心搏骤停。同时,低血钾会使机体对洋地黄类药物的敏感性下降,对抗心律失常药的耐药性增加。

(4)代谢性碱中毒:当血清钾浓度过低时,K^+ 从细胞内移出,与 Na^+ 和 H^+ 交换增加(每移出 3 个 K^+,即有 2 个 Na^+ 和 1 个 H^+ 移入细胞),使细胞外液的 H^+ 浓度下降;其次,远曲肾小管 Na^+-K^+ 交换减少,Na^+-H^+ 交换增加,排 H^+ 增多,使尿液呈酸性(反常性酸性尿)。

3. 辅助检查

血清钾浓度＜3.5mmol/L 有诊断意义,心电图检查可作为低钾血症的辅助性诊断手段。

4. 治疗

尽量减少排钾,并给予钾替代治疗,如果患者出现心律失常或严重低钾血症,那么应静脉补钾。对于难治性低钾血症,需注意纠正碱中毒、低镁血症。补钾后可加重原有的低钙而导致患者出现手足搐搦,应补给钙剂。

5. 护理

(1)评估低钾血症患者的症状和体征,心电监护,观察患者的神经肌肉表现、尿量,监测血钾浓度。

(2)遵医嘱补钾,高浓度补钾(60mmol/L)需选择大静脉或中心静脉。注意补钾速度不超过 20～40mmol/h,含钾浓度应为 20～40mmol/L 或氯化钾 1.5～3.0g/L,防止一过性高血钾。

(3)避免快速输注高渗葡萄糖溶液或生理盐水,以免加重低钾血症。

(4)评估患者饮食,鼓励其摄入含钾丰富的食物,如香蕉、橘子、干果等。

(5)备好急救设备,以便需要时能及时进行心肺复苏和除颤。

(6)向患者和家属讲解如何预防、识别和治疗低钾血症。

(二)高钾血症

高钾血症是指血清钾浓度高于 5.5mmol/L。

1. 病因

(1)细胞内外液重新分布:常见于酸中毒、胰岛素缺乏以及药物的作用(洋地黄类、β受体阻滞剂、琥珀酰胆碱)。

(2)肾脏排钾减少:见于肾衰竭、醛固酮减少症、药物作用(肝素、血管紧张素转化酶抑制剂、保钾利尿剂)。

(3)细胞坏死:挤压伤、横纹肌溶解、溶血、大面积烧伤、化疗后肿瘤细胞破坏导致血钾增高。

(4)摄入增加:静脉补钾过量和(或)过速,输入大量库存血。

(5)其他:恶性高热、白细胞增多症、血小板增多症。

2. 临床表现

高钾血症的临床表现取决于血钾水平的增加程度和变化速度。

(1)神经肌肉：表现为四肢软弱、行动无力、感觉异常、进行性麻痹和呼吸衰竭。

(2)消化道：恶心、呕吐、腹胀、肠绞痛、肠鸣音减弱、腹胀、麻痹性肠梗阻。

(3)心脏：常有心动过缓或心律不齐，心肌收缩力下降，严重的可致心搏骤停。心电图显示 T 波高尖，QRS 波增宽，P-R 间期延长。

3. 辅助检查

血清钾浓度＞5.5mmol/L 有诊断意义，心电图检查可作为高钾血症的辅助性诊断手段。

4. 治疗

(1)避免血清钾浓度进一步上升：立即停止输注或口服含钾的药物，避免进食含钾量高的食物；供给机体足够的热量，以减少组织分解；控制感染，减少细胞破坏；清除体内积血或坏死组织。

(2)降低血清钾浓度：① 促使钾转移入细胞内：输注碳酸氢钠、葡萄糖溶液和胰岛素，促使钾从细胞外转移至细胞内，以暂时降低血清钾浓度。②促使钾排泄：使用排钾利尿剂、阳离子交换树脂口服或保留灌肠。③腹膜透析或血液透析。

(3)使用钙剂：目的是稳定细胞膜，降低心肌细胞的兴奋性。钙对降低细胞外钾无效。

5. 护理

(1)评估高钾血症的症状和体征，心电监护，观察神经肌肉表现和尿量，监测血清钾浓度。

(2)监测血糖水平。

(3)评估患者饮食，避免摄入含钾丰富的食物和食用盐的代用品。

(4)备好急救设备，以便需要时能及时进行心肺复苏。

六、钙代谢异常

血清总钙浓度的正常值范围是 2.25～2.75mmol/L。大部分钙储存于骨骼内，细胞内钙浓度约为细胞外液的 1/1000，肠道和肾脏对维持钙平衡有非常重要的作用。钙在细胞外液中以离子(约占 50%)、蛋白质结合(约占 40%)、与阴离子螯合(约占 10%)三种形式存在。非蛋白结合的钙经肾小球滤过后，98% 被重吸收。钙对维持骨的强度和神经肌肉功能是必需的，离子形式的钙具有生理活性。人体许多生理过程依靠细胞内钙的功能，如酶活化、受体活化、肌肉收缩、心肌收缩和血小板凝集。钙代谢异常包括低钙血症和高钙血症。

(一)低钙血症

血清钙浓度低于 2.25mmol/L 为低钙血症。

1. 病因

(1)甲状旁腺功能减退：可见于甲状旁腺或甲状腺手术中误切甲状旁腺(或先天性甲状旁腺发育不全、金属中毒等原因)导致甲状旁腺激素缺乏，使机体破骨减少，成骨增加，造成低钙血症。

(2)维生素 D 缺乏：见于吸收不良或营养摄入不足、肝脏疾病、应用抗癫痫药物(苯妥英钠）、日晒不足和肾衰竭的患者。

（3）钙沉积异常：见于高磷血症（如横纹肌溶解）钙磷形成复合物，急性胰腺炎钙沉积，甲状旁腺切除术后引起饥饿综合征时钙沉积于骨骼等。

（4）慢性肾衰竭：慢性肾衰竭时，肠道对钙的吸收减少。

2．临床表现

（1）口周、指端、双足刺痛感，麻木，肌肉痉挛性疼痛以及手足搐搦。

（2）典型体征包括 Trousseau 征（上肢肌肉痉挛引起腕部和拇指屈曲而手指伸直，可通过阻断上肢血液循环诱发）和 Chvostek 征（轻叩下颌面神经所在的部位可引起同侧面肌收缩）。

（3）支气管痉挛、喉痉挛和气道阻塞。

（4）心肌收缩力降低，心力衰竭，心电图改变包括 QT 间期延长和心脏传导阻滞。

（5）抑郁、记忆损害、意识模糊、幻觉。

（6）皮肤干燥或脱屑，指甲脆弱，头发干枯及白内障。

（7）骨质疏松，易导致骨折。

3．治疗

治疗低钙血症需要补钙。对于急性、有症状的低钙血症患者，可给予 10％葡萄糖酸钙溶液或 10％氯化钙溶液静脉补钙，同时应纠正异常的镁、钾和 pH 值。如果低镁血症没有得到纠正，则会产生难治性低钙血症。

4．护理

（1）评估低钙血症的症状和体征，特别是心血管及神经系统一些重要的体征改变。

（2）遵医嘱静脉补钙，注意补钙速度不宜过快。一般采用 10％葡萄糖酸钙溶液 10～20mL 或 10％氯化钙溶液 5mL，静脉推注时间应大于 10min。

（3）控制抽搐，如有必要，需做好紧急情况的预防措施。

（4）鼓励患者多进食富含钙和维生素 D 的食物。

（5）向患者及家属讲解如何预防、识别和治疗低钙血症。

（二）高钙血症

高钙血症是指血清钙浓度高于 2.75mmol/L。

1．病因

（1）甲状旁腺功能亢进。

（2）恶性肿瘤，转移性骨癌。

（3）原发性骨质重吸收异常，使用噻嗪类利尿剂。

（4）维生素 D 中毒。

2．临床表现

（1）神经肌肉：早期，患者可有沮丧、乏力、意识水平降低等表现；随着血钙水平的进一步增高，患者可出现幻觉、定向力障碍、肌张力降低、抽搐、昏迷。

（2）心脏：早期表现为心肌收缩力增强，随着血钙水平进一步升高，心肌收缩功能会受到抑制，并导致心脏自动节律性降低以及收缩期缩短。高血钙会恶化洋地黄中毒并导致高血压。心电图显示 QT 间期缩短、PR 间期延长和 QRS 波群增宽。严重者出现房室传导阻滞甚至心搏骤停。

(3)胃肠道：表现为吞咽困难、便秘、恶心、呕吐、腹部绞痛、消化性溃疡、胰腺炎。

(4)肾脏：由于肾脏不能浓缩尿液，所以患者出现多尿和脱水。

3. 治疗

对有症状或血清钙浓度＞3.7mmol/L的患者，应立即治疗。紧急处理措施是输注生理盐水(300～500mL/h)。在血容量恢复后，将生理盐水输注速度减至100～200mL/h，同时联合应用生理盐水和袢利尿剂促进经尿排钙，目标是将尿量维持在3～5mL/(kg·h)。对于心力衰竭或肾功能不全的患者，血液透析是快速降低血钙水平的有效措施。治疗期间应监测其他电解质浓度，必要时给予补充。

4. 护理

(1)评估高钙血症的症状和体征，若患者正接受洋地黄类药物治疗，应识别洋地黄中毒的体征。

(2)遵医嘱补液及使用利尿剂，监测尿量、血电解质。

(3)采取安全措施预防抽搐，备好急救设备。

(4)告知患者减少饮食中的钙摄入，多进食酸含量高的液体(如柑橘汁)，可稀释或吸收钙。

(5)向患者及家属讲解如何预防、识别和治疗高钙血症，特别是发生高钙血症的转移癌患者。

七、镁代谢异常

血清镁浓度的正常范围是0.75～1.25mmol/L。对于钠、钾、钙进出细胞的运动，镁是必需的，镁在稳定细胞膜兴奋性的过程中起着重要作用。镁代谢平衡与钠、钾、钙平衡密切相关。镁代谢异常包括低镁血症和高镁血症。

(一)低镁血症

低镁血症指血清镁浓度低于0.75mmol/L。

1. 病因

(1)胃肠道镁吸收减少或丢失过多。

(2)饥饿、肠内营养不含镁、胃肠道吸收不良、腹泻、胃肠减压等。

(3)肾脏镁丢失增多。

(4)利尿治疗、原发性醛固酮增多症、高钙血症等。

(5)其他，如甲状腺激素功能变化、某些药物(如戊双脒、酒精等)等。

2. 临床表现

(1)神经肌肉：患者可表现为意识状态的改变、肌肉颤动(Trousseau征、Chvostek征)、眼球颤动、手足抽搐、眩晕、共济失调等。

(2)心脏：表现为心律失常(多形性室速)，心电图变化与低钾血症相似。

3. 治疗

对低镁血症的治疗取决于其严重程度和患者的状态。轻症患者可口服镁剂。当患者出现心电图改变和(或)肌肉痉挛时，给予硫酸镁静脉缓慢推注。由于镁从细胞外向细胞内分布的速度较慢,所以即使血清镁浓度恢复正常,仍应谨慎补镁1～2天。

4.护理

(1)评估低镁血症患者的症状和体征,若患者表现为焦虑不安,则应做好安全预防措施。

(2)遵医嘱补镁,硫酸镁应缓慢静脉推注。

(3)必要时控制抽搐发作,备好急救设备,应用钙剂治疗手足抽搐。

(4)告知患者多进食含镁的食物,向患者和家属讲解如何预防、识别和治疗低镁血症。

(二)高镁血症

高镁血症指血清镁浓度高于1.25mmol/L。

1.病因

高镁血症主要发生于肾功能不全的患者,偶见于应用硫酸镁治疗的子痫患者。烧伤、广泛性外伤或外科应激反应、严重细胞外液量不足和严重酸中毒也可致血清镁浓度增高。

2.临床表现

(1)神经肌肉:表现为昏睡、意识模糊、肌无力、麻痹、共济失调、深肌腱反射消失、呼吸抑制等。

(2)心血管:表现为心律失常、血管扩张导致低血压,严重时可发生心搏骤停。

3.治疗

(1)立即停用镁剂。

(2)静脉缓慢推注葡萄糖酸钙或氯化钙,可纠正高镁血症所致的致命性心律失常。

(3)必要时进行血液透析治疗。

4.护理措施

(1)立即停用镁剂。

(2)评估高镁血症患者的症状和体征,检查腱反射,如腱反射消失应立即通知医生。

(3)遵医嘱为患者准备透析治疗。

(4)备好急救设备,应用钙剂纠正心律失常。

(5)向患者和家属讲解如何预防、识别和治疗高镁血症。

八、磷代谢异常

血清磷浓度的正常范围是0.8～1.6mmol/L。磷是构成三磷酸腺苷和多种酶的重要组成部分,是构成骨骼、牙齿的重要成分,对人体生命活动有十分重要的作用。

(一)低磷血症

低磷血症指血清磷浓度低于0.8mmol/L。

1.病因

(1)胃肠道吸收减少:营养不良、吸收不良、维生素D缺乏、腹泻和应用含铝的抑酸剂。

(2)经肾脏丢失过多:肾移植术后、应用利尿剂(乙酰唑胺)、急性肾小管坏死、糖尿病酮症酸中毒、甲状旁腺功能亢进症等。

(3)磷在体内的重新分布:大量葡萄糖及胰岛素输入、碱中毒、严重烧伤、酒精戒断。

2．临床表现

（1）神经肌肉：表现为烦躁、忧虑、意识模糊、意识水平下降、抽搐、昏迷、无力、麻木、皮肤感觉异常、呼吸肌麻痹等。

（2）心血管：严重低磷血症可引起心律失常、急性心力衰竭、低血压、休克、心搏骤停等。

3．治疗

口服补磷或静脉补磷，当血清磷浓度低于 0.3mmol/L 时，每日静脉补磷剂量为 0.3mmol/kg，在 24h 内给予。

4．护理

评估低磷血症的症状和体征。遵医嘱补充磷酸盐制剂，注意钙、磷水平。向患者和家属讲解如何预防、识别和治疗低磷血症。

（二）高磷血症

高磷血症指血清磷浓度高于 1.6mmol/L。

1．病因

（1）磷摄入或吸收过多：如服用过量维生素 D 致中毒。

（2）磷排泄减少：急性肾功能衰竭、甲状旁腺功能低下等。

（3）磷从细胞内转出：如酸中毒、接受细胞毒性化疗药物治疗等。

2．临床表现

患者常表现为软组织钙化、低钙，可能出现手足搐搦、红细胞数量增多等。

3．治疗

积极治疗原发病。利尿以加快磷的排出；服用能与磷结合的抗酸剂，如氢氧化铝凝胶；同时积极处理低钙血症。对急性肾功能衰竭者，必要时行透析治疗。

4．护理

（1）评估高磷血症和低钙血症的症状和体征，包括搐搦和肌肉颤动。

（2）遵医嘱补液治疗或给予与磷结合的抗酸剂，为患者做好透析准备。

（3）注意钙、磷水平。

（4）建议患者避免进食含磷的食物及药物，向患者和家属讲解如何预防、识别和治疗高磷血症。

参考文献

[1]陈灏珠，林果．实用内科学[M].13 版．北京：人民卫生出版社，2009．

[2]李乐之，路潜．外科护理学[M].5 版．北京：人民卫生出版社，2013．

[3]石美鑫．实用外科学[M].2 版．北京：人民卫生出版社，2005．

[4]王志红，周兰姝．危重症护理学[M].2 版．北京：人民军医出版社，2009．

[5]姚永明．危重症病理生理学[M]．北京：科学出版社，2013．

[6][美]Bigatello LM，Allain RM，Haspel KL，等．麻省总医院危重病医学手册[M]．杜斌译.5 版．北京：人民卫生出版社，2009．

[7][美]Springhouse 工作室．轻松内外科护理[M]．曹立瀛，杜艳英，吴寿岭，译．北京：北京大学医学出版社，2010．

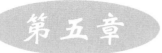

休　克

第一节　概　述

休克是一种非常严重的疾病症候群,会影响人体各个器官,导致组织灌注不足。急危重症患者为休克的高危人群。休克一旦发生,影响的层面就很广,患者病情可能进展至多器官功能衰竭,死亡率非常高。临床上,如何确认休克的类型、病因、症状,并为患者提供适当的治疗及护理非常重要。

一、定　义

休克是指机体遭受强烈的致病因素侵袭后,有效循环血容量锐减,机体失去代偿能力,导致细胞功能发生障碍,最终导致多器官功能衰竭。在休克状态下,组织的血流灌注不足以给细胞提供适当的氧供及营养物质,造成机体代谢紊乱和全身各系统功能障碍。

二、分　类

(一)低血容量性休克

低血容量性休克是指循环容量减少,导致心排血量下降,组织灌注减少。

(二)心源性休克

心源性休克是指心脏泵功能障碍,导致心排血量下降,循环灌注不良。

(三)梗阻性休克

梗阻性休克是指血流的主要通道受阻,导致心排血量减少,循环灌注不足。

(四)分布性休克

分布性休克是指血管收缩舒张调节功能异常,使得血容量分布不正常。患者的心脏能正常泵出血液,但是因血管改变,毛细血管网中血容量分布异常。分布性休克分为感染性休克、过敏性休克和神经源性休克三类。

1. 感染性休克是分布性休克中最常见的类型,常见于严重感染的患者,由感染导致体循环阻力下降,血液重新分布。

2. 过敏性休克是一种急性高敏感性反应,患者大量血管扩张,临床症状变化快,有生命危险。

3. 神经源性休克是指因丧失交感神经张力,血管扩张,导致血压下降。这种休克类型少见,通常是暂时性的。

三、临床分期及分级

(一) 临床分期

随着休克病程进展,患者所呈现的症状及体征在不同休克期不一样。以休克的病理生理机制与临床症状为依据,通常将休克分为四期。

1. 休克初期

休克初期,患者的心排血量及组织灌注减少,影响氧气及营养物质的输送,造成细胞功能障碍,无氧代谢增加,乳酸生成增加。虽然此时细胞功能已发生改变,但患者的临床症状及体征不明显。实验室检查可发现患者乳酸水平增高。

2. 休克代偿期

在休克代偿期,患者体内代偿机制因心排血量下降而激活,有适当的心排血量以维持重要器官及组织灌注。休克的代偿机制包括神经性、内分泌性及化学性代偿机制。

(1)神经性代偿机制:神经性代偿过程包括刺激交感神经系统,释放肾上腺素和去甲肾上腺素,使心率加快、血管收缩,进而增加心排血量、升高血压,并使呼吸加速加深(见图 5-1-1)。

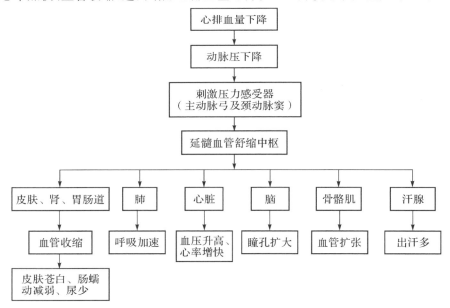

图 5-1-1　神经性代偿机制

(2)内分泌性代偿机制:是指刺激患者内分泌系统分泌肾素、血管紧张素和醛固酮,使外周血管收缩以升高血压并促进静脉回流,增加血清钠浓度,使血容量增加;分泌抗利尿激素,增加水的重吸收;刺激肾上腺皮质激素的分泌,促进肝糖原分解(见图5-1-2)。

(3)化学性代偿机制:当肺血流量减少时,肺泡通气与血流比值失调,造成低氧血症,代偿反应为呼吸频率及深度增加。

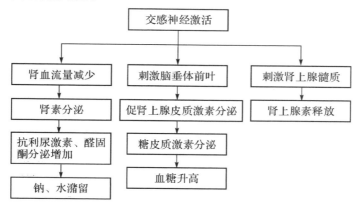

图 5-1-2　内分泌性代偿机制

3.休克进展期

当代偿机制无法有效维持重要器官的血流灌注时,休克继续进展,导致严重的组织灌注不足,最终造成多脏器功能衰竭。此期主要因微循环丧失自动调节机制及毛细血管通透性增加,导致有效血容量不足,回心血量下降,心排血量下降,从而影响各器官功能。

(1)心脏:因心排血量下降,血压下降,导致冠状动脉灌注压下降,导致患者心肌缺氧、心律不齐。

(2)大脑:因脑部血流灌注减少,患者意识状态发生恶化。

(3)肾脏:因肾小管缺血,造成急性肾衰竭,尿量减少。

(4)胃肠道:胃肠道黏膜溃疡、出血。

(5)肝脏:因肝脏缺血而无法代谢药物、激素;肝脏的解毒功能下降。

(6)胰腺:胰腺细胞缺血,释放胰酶。

(7)肺:肺毛细血管血流减少,使肺泡通气与血流灌注分布不均匀,导致低氧血症的发生。

4.无反应期或不可逆期

在无反应期或不可逆期,细胞功能持续恶化,出现多器官功能衰竭,临床上呈现急性呼吸窘迫综合征(acute respiratory distress syndrome,ARDS)、弥散性血管内凝血功能障碍(DIC)等,身体器官功能已处于不可逆期,药物治疗效果甚微。

(二)临床分级

休克的临床表现和程度见表5-1-1。

表 5-1-1　休克的临床表现和程度

| 分期 | 程度 | 神志 | 口渴 | 皮肤黏膜 | | 脉搏 | 血压 | 体表血管 | 尿量 | 估计失血量 |
				色泽	温度					
休克代偿期	轻度	神志清楚,伴有痛苦表情,精神紧张	口渴	开始苍白	正常,发凉	100 次/分以下,尚有力	收缩压正常或稍升高,舒张压增高,脉压缩小	正常	正常	20% 以下（800mL 以下）
休克失代偿期	中度	神志尚清楚,表情淡漠	很口渴	苍白	发冷	100 ～ 200 次/分	收缩压 90 ～ 70mmHg,脉压小	表浅静脉塌陷,毛细血管充盈迟缓	尿少	20% ～ 40%（800 ～ 1600mL）
	重度	意识模糊,甚至昏迷	非常口渴,可能无主诉	明显苍白,肢端青紫	厥冷（肢端更明显）	速而细弱,或摸不清	收缩压 < 70mmHg 或测不到	毛细血管充盈非常迟缓,表浅静脉塌陷	尿少或无尿	40% 以上（1600mL 以上）

四、临床监测指标

休克是一种临床紧急状态,要求医护人员必须对患者病情做深入细致的动态观察。

(一)一般监测

1. 精神状态

精神状态可反映患者脑灌注的情况。

2. 皮肤温度、色泽

皮肤温度、色泽反映患者外周血管的灌注情况。

3. 心率

心率增快出现在血压下降之前,是休克的早期诊断指标。但心率不是判断失血量多少的可靠指标。

4. 血压

血压是治疗休克过程中最常用的监测指标。在发生休克时,患者血压的变化并不十分敏感,因此,动态监测血压的变化比单次测定血压更有临床意义。同时,还应兼顾其他参数进行综合分析。未控制出血的失血性休克可维持"允许性低血压"。目前一些研究认为,对于失血性休克患者,将平均动脉压维持在 50～60mmHg 比较恰当。

休克指数定义为脉率/收缩压,可用以帮助判定患者有无休克以及休克轻重程度。休克指数<0.5,多提示无休克;休克指数在 1.0～1.5,提示有休克;休克指数>2.0,提示为严重休克。

5. 呼吸

休克时的化学性代偿机制是增加呼吸的频率及深度。

6．尿量

尿量是反映肾血流灌注和内脏器官血流灌注的重要指标。如患者每小时尿量少于0.5mL/(kg·h)，则需注意有无以下情况。

（1）血容量尚未补足。

（2）心功能不全。

（3）因不恰当应用血管收缩剂而引起肾血管痉挛。

（4）原先存在或继发于休克的肾功能不全。

（5）如果患者尿比重在1.018以上，尿蛋白阴性，镜检尿沉淀无异常成分，则少尿可能是由血容量不足引起的。

7．体温

休克时，常伴有顽固性低体温，可引起心肌功能障碍和心律失常。当中心体温<34℃时，可导致严重的凝血功能障碍。

(二)血流动力学监测

1．有创动脉血压(ABP)

当循环血容量不足时，无创血压难以准确反映患者实际的动脉压力；此时用有创动脉血压更为可靠，其既能连续观察血压又能发现血压的即刻变化，还能提供动脉采血通路。

2．中心静脉压(CVP)

中心静脉压反映的是右心房压力，可用于监测心脏前负荷、指导补液、了解机体对容量复苏治疗的反应性。中心静脉压的正常参考值为3～8mmHg。休克时，动态监测中心静脉压与动脉血压对治疗措施的选择具有重要的作用(见表5-1-2)。如患者已接受血管活性药物治疗，其数值则失去指导意义。

3．肺动脉楔压(PAWP)

肺动脉楔压反映的是左心房压力，其临床意义与中心静脉压相近，正常值为8～12mmHg。若肺动脉楔压<8mmHg，则提示患者血容量不足(较中心静脉压敏感)；若肺动脉楔压>20mmHg，则提示左心功能不全；若肺动脉楔压≥30mmHg，常提示发生肺水肿。

4．心排血量(CO)和每搏输出量(SV)

成年人心排血量正常值为4～8L/min，通过热稀释技术连续地监测心排血量和每搏输出量，有助于动态判断容量复苏的效果和心功能状态。休克时，心排血量和每搏输出量均有不同程度降低；但在感染性休克早期，心排血量可能正常或增加。

表 5-1-2　中心静脉压、血压与补液的关系

中心静脉压	血压	原因	处理原则
低	低	血容量严重不足	充分补液
低	正常	血容量不足	适当补液
高	低	心功能不全或血容量相对过多	给强心剂，纠正酸中毒，舒张血管
高	正常	容量血管过度收缩	舒张血管
正常	低	心功能不全或血容量不足	补液试验

5. 每搏输出量变异(SVV)、脉压变异(PPV)、胸腔内血容积指数(ITBI)、全心舒张末期容积指数(GEDI)和血管外肺水指数(ELWI)

通过热稀释和脉搏轮廓分析技术，获得 SVV、PPV、ITBI、GEDI、ELWI 数据，对休克患者进行液体管理比传统方法更有效。尤其对机械通气患者而言，SVV、PPV 对容量状态的评估有更好的作用。SVV 正常值 $\leqslant 10\%$，PPV 正常值 $\leqslant 10\%$，ITBI 正常值为 $850\sim1000mL/m^2$，GEDI 正常值为 $680\sim800mL/m^2$，ELWI 正常值为 $3\sim7mL/kg$。

应该强调，任何一种监测方法所得到的数值的意义都是相对的，单一指标的数值有时并不能正确反映血流动力学状态，所以必须重视对血流动力学的综合评估。

(三)氧代谢监测

1. 氧供应及氧消耗

(1)DO_2：是指机体组织所能获得的氧量，$DO_2 = 1.34 \times SaO_2 \times [Hb] \times CO \times 10$。

(2)VO_2：是指组织消耗的氧量，$VO_2 = (CaO_2 - CvO_2) \times CO \times 10$。

CaO_2(动脉血氧含量)$= 1.34 \times SaO_2 \times [Hb] + 0.003 \times PaO_2$。$SaO_2$：动脉血氧饱和度。

CvO_2(静脉血氧含量)$= 1.34 \times SvO_2 \times [Hb]$。$SvO_2$：混合静脉血氧饱和度。

(3)氧供应和氧消耗在休克监测中的意义：①当氧消耗随氧供应而相应提高时，称作"氧供依赖性氧耗"，反映氧供应不能满足机体代谢需要，提示应继续努力提高心排血量以免发生机体缺氧。②当氧消耗不再随氧供应升高而增加时，即使心排血量仍低于正常值，也表明氧供应已满足机体代谢需要。

2. 脉搏氧饱和度(SpO_2)

SpO_2 主要反映患者的氧合状态。但休克患者常存在外周血管灌注不足、运用血管活性药物等情况，从而影响 SpO_2 监测的准确性。

3. 混合静脉血氧饱和度(SvO_2)

SvO_2 可作为评估休克早期液体复苏效果的良好指标。动态监测 SvO_2 具有较大的意义，其正常值为 $65\%\sim75\%$。

4. 动脉乳酸(Lac)和碱缺失

动脉乳酸浓度是反映组织缺氧的高度敏感指标之一。持续监测乳酸浓度对早期诊断休克、判定组织缺氧情况、指导液体复苏及预后评估均具有重要意义。通过对动脉血气分析结果的判断，可鉴别机体酸碱紊乱的性质。碱的缺失可间接反映乳酸水平，因此碱缺失程度结合乳酸水平是判断休克患者组织灌注状态的较好方法。

5. 胃黏膜内 pH 值(pHi)

胃黏膜内 pH 值(pHi)能反映机体对缺血最敏感区域的胃肠道的灌注和供氧情况，对复苏效果和氧代谢情况评估有临床价值。pHi<7.35，是反映休克早期脏器灌注不足的敏感指标。

(四)辅助检查

1. 血常规

(1)感染性休克患者，血常规检查常常表现为中性粒细胞核左移，白细胞内有中毒颗粒及核变性等。

(2)在大出血引起的低血容量性休克患者，血常规检查常显示有红细胞计数和红细胞压积降低。红细胞压积下降 3%～4%,失血量约为 500mL。红细胞压积在 4h 内下降 10%,提示有活动性出血。因严重脱水和血浆丢失引起低血容量性休克的患者,红细胞计数及其压积可因血液浓缩而升高。血红蛋白下降 10g/L,失血量在 400mL 左右。

2. 动脉血气分析

(1)动脉血氧分压(PaO_2):正常值为 80～100mmHg,反映机体氧供应的情况。

(2)二氧化碳分压($PaCO_2$):正常值为 35～45mmHg,是反映通气和换气功能的指标,可作为呼吸性酸中毒或碱中毒的诊断依据。

(3)碱剩余(BE):正常值为－3～＋3mmol/L,可提示代谢性酸中毒或碱中毒。

(4)血酸碱度(pH):反映总体的酸碱平衡状态,正常值为 7.35～7.45。

(5)动脉乳酸:正常值为 0.1～1mmol/L,在危重症患者允许达 2.0mmol/L,若血乳酸水平＞2.0mmol/L,则为高乳酸血症。有研究显示,若血乳酸水平＜4.0mmol/L,患者多可救治;若血乳酸水平＞4.0mmol/L,则患者的生存率仅有 11%;若血乳酸水平＞8.0mmol/L,则患者鲜有存活。

3. 肾功能

肾功能检查提示肾脏灌注不足,尿素氮水平升高。

4. 凝血功能

在下列五项检查中,若患者有三项以上出现异常,且临床上又有休克及微血管栓塞症状和出血倾向,则可诊断为弥散性血管内凝血功能障碍。

(1)血小板计数低于 $80×10^9/L$。

(2)凝血酶原时间比对照组延长 3s 以上。

(3)血浆纤维蛋白原低于 1.5g/L 或呈进行性下降。

(4)血浆鱼精蛋白副凝试验(3P 试验)阳性。

(5)血涂片中破碎红细胞超过 2%。

5. 感染和炎症因子的血清学检查

通过血清免疫学检测,检查降钙素原(PCT)、C-反应蛋白(C-reaction protein,CRP)、念珠菌或曲霉菌特殊抗原标志物或抗体,以及脂多糖(LPS)、肿瘤坏死因子(tumor necrosis factor,TNF)、血小板活化因子(PAF)、白介素-1(interleukin-1,IL-1)等水平,有助于快速判断患者休克的原因中是否存在感染因素,可能的感染类型以及体内炎症反应紊乱状况。

6. 病原学检查

若为感染性休克,则在使用抗菌药物前对患者血液或其他液体(如渗出物、脓液)进行培养,分离出病原微生物,以助于控制感染。

第二节　低血容量性休克

一、概　述

低血容量性休克是指各种原因引起的循环容量丢失,从而导致有效循环血容量与心排血量减少,组织灌注不足,以及细胞代谢紊乱和功能受损的病理生理过程。

二、病　因

1. 出血性原因

出血性原因包括创伤、胃肠出血、内出血（主动脉瘤破裂、腹膜后出血等）。

2. 非出血性原因

（1）脱水状态：见于严重呕吐、腹泻、尿崩症、糖尿病、利尿剂使用过量等。

（2）液体转移：见于有腹水、组织间隙液体潴留等的患者。

（3）皮肤原因：烧伤、大量出汗等。

三、发病机制

低血容量性休克的发病机制见图 5-2-1。

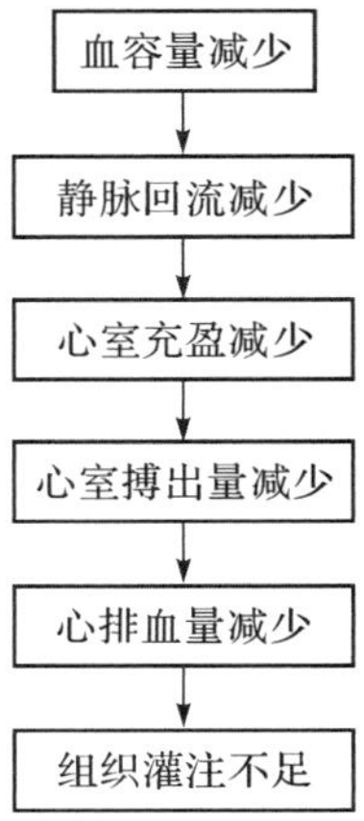

四、临床表现及分级

（一）临床表现

1. 意识改变。出现焦虑不安，并逐渐转至躁动、昏迷，是由儿茶酚胺刺激大脑以及缺氧所致的。

2. 心率增快。心率＞100 次/min，是血容量不足的代偿机制。

血容量减少 → 静脉回流减少 → 心室充盈减少 → 心室搏出量减少 → 心排血量减少 → 组织灌注不足

图 5-2-1　低血容量性休克的发病机制

3. 血压变化。最初由于代偿作用，外周血管收缩，患者血压不变或略上升；随后表现为脉压差＜20mmHg、收缩压下降至 90mmHg 以下或较基础血压下降 40mmHg 以上。

4. 外周血管灌注不足。表现为皮肤苍白、湿冷、脉搏微弱、呈丝脉；毛细血管充盈时间延长，外周血管塌陷，这是由血容量不足、血管收缩所致的。

5. 尿量减少。肾血流量减少，导致尿量减少至 0.5mL/(kg·h) 以下，尿液浓缩。

6. 口渴。这是由血容量不足、细胞脱水所致的。

7. 呼吸频率增快、深度变浅。这是由器官灌注不足、乳酸堆积造成代谢性酸中毒而引发的代偿机制。

8. 中心静脉压（CVP）下降。CVP＜5mmHg，这是由血容量不足所致的。

9. 肺动脉楔压（PAWP）降低。PAWP＜4mmHg，这是由血容量不足所致的。

（二）低血容量性休克的分级

低血容量性休克的程度取决于机体血容量丢失的量与速度。大量失血是指 24h 内失血量超过患者的正常血容量或 3h 内失血量超过正常血容量的一半。以 70kg 体重的患者为例，根据失血量等指标，可将其分为 Ⅰ～Ⅳ 4 级（见表 5-2-1）。

表 5-2-1　失血的分级(以体重 70kg 为例)

分级	失血量 (mL)	失血量比例 (%)	心率 (次/min)	血压 (mmHg)	呼吸频率 (次/min)	尿量 (mL/h)	神经系统症状
Ⅰ	≤750	<15	≤100	正常	14～20	<30	轻度焦虑
Ⅱ	≤1500	15～30	<100	下降	21～30	20～30	中度焦虑
Ⅲ	≤2000	<30～40	<120	下降	31～40	5～20	萎靡
Ⅳ	≥2000	<40	<140	下降	<40	无尿	昏睡

　　创伤是低血容量性休克的常见原因。对于创伤的患者,符合下列条件①,以及②、③、④项中的两项或⑤、⑥、⑦项中的一项,即可诊断为创伤失血性休克。①有导致大出血的创伤;②意识改变,如烦躁不安或神志淡漠、昏迷等;③脉搏细速(>100 次/min)或不能触及,休克指数>1.0;④皮肤湿冷,胸骨部位皮肤指压痕阳性(指压后再充盈时间>2s),皮肤可见花斑、黏膜苍白或发绀,尿量<30mL/h 或无尿;⑤收缩压<80mmHg;⑥脉压差<20mmHg;⑦原有高血压者收缩压较原来下降 30%以上。

五、辅助检查

(一)实验室检查

　　1. 血常规检查常见红细胞计数、血红蛋白、红细胞压积降低。血小板计数在休克初期增加,在后期尤其弥散性血管内凝血时降低。

　　2. 血气分析可见血乳酸水平升高;碳酸氢根水平、碱剩余降低,出现代谢性酸中毒;氧分压降低。

　　3. 尿常规和肾功能检查表现为尿比重升高,尿素氮水平升高。

　　4. 凝血功能检查凝血时间(PT)延长,活化部分凝血活酶时间(APTT)延长。

(二)影像学检查

　　多普勒超声、CT 扫描、磁共振成像(MRI)等检查可明确损伤、出血的部位。

六、治　疗

　　治疗目标:维持足够的循环血容量,维持适当的血压。

(一)病因治疗

　　1. 治疗低血容量休克的基本措施是尽快纠正引起血容量丢失的病因,如止血、止吐、止泻等。

　　2. 在现场和运送途中,应采取有效的方法,积极控制四肢、躯干体表的出血,有条件者应积极采取措施控制或减少内出血。存在出血或有出血风险的患者,创伤后 3h 内尽早使用氨甲环酸,采用"1+1"方案:首剂 1g,输注时间不能少于 10min;然后追加 1g,输注时间至少 8h。

3. 多普勒超声检查有助于早期明确出血部位,而 CT 检查的特异性和敏感性比超声检查更好。对于出血部位明确、存在活动性出血的患者,应尽快进行手术或介入止血。

(二)液体复苏

1. 液体复苏原则

对于出血已控制的患者,在心肺功能耐受的情况下,可以进行确定性复苏,以恢复机体有效循环血容量,稳定血流动力学;对于出血未控制的出血性休克患者,在手术彻底控制活动性出血之前,建议采取允许性低压复苏策略,待手术彻底止血后,再行确定性复苏。

2. 复苏液体

晶体液与胶体液均可应用,一般先使用晶体液后使用胶体液,按晶胶 2∶1 比例输注。

3. 复苏的目标血压及维持时间

在对非控制性失血性休克进行允许性低压复苏时,建议将复苏的目标血压控制在收缩压 80～90mmHg(平均动脉压 50～60mmHg)为宜,低压复苏时间不宜过长,最好不超过 120min。若允许性低压复苏时间过长,则可辅助采取短时间低温(局部)的措施,以降低机体代谢,保护重要器官的功能。对于颅脑损伤和老年患者,允许性低压复苏的目标血压应适当提高,建议将收缩压控制在 100～110mmHg。对于有胸部爆震伤或肺挫裂伤的患者,应适当减慢输液速度,减少液体总量。

(三)早期应用血管活性药物

为配合允许性低压复苏,减少活动性出血,维持更好的血流动力学参数,在创伤现场或运送患者途中,可小剂量应用缩血管药物(如去甲肾上腺素)。

(四)防治致死三联征

1. 低体温的处理

创伤失血性休克患者伴低体温时应注意保温复温,可采取去除湿冷衣服、增加环境温度、覆盖身体防止体温散发、输注温热液体等措施。

2. 酸中毒的处理

推荐应用 5% 碳酸氢钠溶液,轻度酸中毒患者的碳酸氢钠溶液 24h 用量为 300～400mL,重度酸中毒患者的用量为 600mL。对于伴有心脏和肾脏功能不全或忌用含钠药物的患者,可用 3.5% 的氨基丁醇溶液,轻症的剂量为 300～400mL,重症的剂量为 500～800mL。

3. 凝血功能障碍的处理

凝血功能障碍是失血性休克患者的常见并发症,应及时纠正。根据实验室检查结果,可选用新鲜全血、浓缩红细胞(PRBC)、新鲜冰冻血浆(FFP)、血小板(PLT)以及重组凝血因子 Ⅷa 等防治凝血功能障碍。当 Hb<70g/L 时,建议输全血或 PRBC;如果血小板计数<5×10⁹/L,或伴颅脑损伤者血小板计数<10×10⁹/L,则应输注 PLT;当患者血浆纤维蛋白原水平低于 1.5～2.0g/L 或血栓弹力图(TEG)显示有明显的纤维蛋白原缺乏时,应予以补充纤维蛋白原,纤维蛋白原的起始剂量为 3～4g 或冷沉淀 50mg/kg。

第三节　心源性休克

一、概　述

心源性休克是指由于心脏泵功能障碍,心排血量显著减少,不能满足器官和组织代谢的需要,导致患者发生周围循环衰竭和严重微循环功能障碍的临床综合征。本病的死亡率极高,及时、有效的综合救治可望增加患者生存的机会。

二、病　因

心源性休克的病因见表5-3-1。其中,最常见的原因是急性心肌梗死。

表 5-3-1　心源性休克的常见病因

机　制		病　因
心室射血功能障碍	功能性心肌数量减少	大面积心肌梗死、各种重症心肌病、心肌炎、各类晚期心脏病、严重心力衰竭等
	心室射血梗阻	特发性肥厚型梗阻性心肌病、急性大面积肺梗死等
	心室闭合缺损	心脏破裂、室间膈穿孔、感染性心内膜炎所致房室瓣穿孔、破裂
	心率过低	三度房室传导阻滞,左前分支、左束支、右束支传导阻滞,病态窦房结综合征等
心室充盈功能障碍	心室舒张受限	心脏压塞、缩窄性心包炎、缩窄型及重症肥厚型心肌病等
	心室充盈受限	心脏黏液瘤、球型二尖瓣梗阻性血栓、严重的二尖瓣钙化或狭窄、心内膜弹力纤维增生症等
	心室充盈不足	阵发性心动过速、快速型心房纤颤、心室扑动、心室纤颤等

三、发病机制

心源性休克发病机制见图5-3-1。

四、临床表现

1. 意识改变。焦虑不安、烦躁、嗜睡和昏迷等。

2. 心率增快。心率>100次/min。心音低钝,出现心房、心室奔马律。急性心肌梗死并发心源性休克患者,典型心电图表现为病理性Q波,ST段抬高和T波倒置。有20%~30%急性心肌梗死的患者可无病理性Q波。

3. 血压下降。表现为脉压差<20mmHg,收缩压较基础血压下降30%以上,收缩压<80mmHg;周围血管灌注不足,皮肤湿冷,脉搏微弱,毛细血管充盈时间延长等;尿量减少,每小时小于0.5mL/kg。

4. 肺动脉楔压升高。肺动脉楔压>18mmHg,伴有肺瘀血症状,出现湿啰音、呼吸增

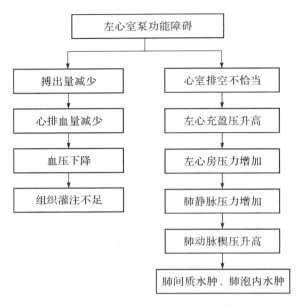

图 5-3-1　心源性休克发病机制

快、端坐呼吸、缺氧等表现。

五、辅助检查

(一)实验室检查

1. 血常规

血液浓缩时,血常规可表现为红细胞计数、血红蛋白水平、红细胞压积增高。血小板计数在并发弥散性血管内凝血时为进行性下降。

2. 血气分析

血气分析结果显示,患者氧分压降低,血乳酸水平升高,出现代谢性酸中毒。

3. 尿常规和肾功能

初期表现为尿比重增高,在并发急性肾功能衰竭时转为低而固定。尿素氮水平升高。

4. 心肌标志物检查

(1)在心肌梗死、心肌炎等原因所致的心源性休克患者,谷草转氨酶、乳酸脱氢酶、乳酸脱氢酶同工酶、肌酸磷酸激酶、肌酸磷酸激酶同工酶水平均明显升高。

(2)心肌肌钙蛋白定性检查呈阳性,定量检查显示明显升高。

5. 凝血功能检查

凝血功能显示凝血时间(PT)延长,活化部分凝血活酶时间(APTT)延长。

(二)其他检查

心电图、动态心电图、超声心动图和心脏多普勒超声检查对诊断心源性休克的病因有意义。

六、治 疗

(一)病因治疗

积极对心源性休克患者进行病因治疗,如:对急性心肌梗死患者,应尽早进行再灌注治疗;对乳头肌断裂或室间膈穿孔者,应尽早进行外科修补手术等。

(二)镇痛治疗

对由心肌梗死引起心源性休克的患者,应积极予以镇痛治疗,首选的镇痛药物为吗啡。吗啡不仅能镇痛,而且有镇静作用,可以降低患者心脏的工作负荷。同时,吗啡还有扩张容量血管和阻力血管的作用,可降低心脏前后负荷,缓解肺瘀血和肺水肿。吗啡的常用剂量为5～10mg,静脉注射。

(三)维持呼吸道通畅

对心源性休克的患者,应持续给予吸氧,必要时行气管插管或气管切开,人工呼吸机辅助通气。

(四)加强心肌收缩力,增加心排血量,维持血流动力学稳定

1. 补充血容量

有条件者,置入 PiCCO 导管或 Swan-Ganz 导管进行血流动力学监测;无条件者,在密切观察心率、血压的前提下,可参照以下指标判断是否有血容量不足:患者诉口渴,外周静脉充盈不良,尿量<0.5mL/(kg·h),尿比重>1.02,中心静脉压<5mmHg,则应考虑血容量不足,需积极补充血容量。

补充血容量的方法:在 10min 内输入 200mL 生理盐水,若患者心率、血压及尿量等迅速获得改善,则考虑血容量不足,继续进行液体复苏治疗;若患者中心静脉压、肺动脉楔压上升,但心率、血压及尿量仍未得到改善,则应考虑患者可能存在心力衰竭,须谨慎输液。

2. 应用血管活性药物

(1)多巴胺:使用剂量为 $5\sim10\mu g/(kg\cdot min)$,其可以激动心脏 β_1 受体,增强心肌收缩力,提高心排血量。

(2)多巴酚丁胺:使用剂量为 $2\sim20\mu g/(kg\cdot min)$,可激动 β_1、β_2 受体,使心肌收缩力增强。

(3)米力农:是磷酸二酯酶抑制剂,兼有正性肌力和扩血管作用。米力农的使用剂量为 $25\sim75\mu g/kg$。对于心室前负荷及后负荷异常的患者,应合理用药,使患者前后负荷控制在适当范围。例如,对后负荷高的患者,可给予血管扩张剂以降低血管阻力;对前负荷太高的患者,则可以限水或利尿剂脱水治疗。

3. 机械性辅助循环

若心源性休克患者采用药物治疗无效,则可放置主动脉球囊反搏(IABP)、体外膜肺氧合(ECMO)来维持患者的有效循环。

心源性休克急救治疗流程见图 5-3-2。

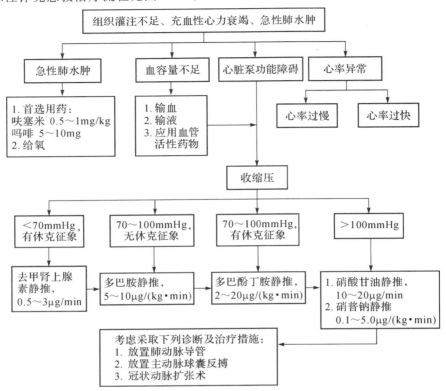

图 5-3-2　心源性休克急救治疗流程

第四节　梗阻性休克

一、概　述

梗阻性休克是指心脏以外的原因导致血液流动的主要通道受阻,回心血量降低,导致相对血容量不足而引起休克症状。

二、病　因

根据梗阻部位的不同,梗阻性休克的病因可分为心内梗阻性因素和心外梗阻性因素。

(一)心内梗阻性因素

心内梗阻性因素包括瓣膜和结构异常、左心房黏液瘤或血栓、乳头肌功能不全或断裂和室间隔穿孔。

(二)心外梗阻性因素

心外梗阻性因素包括主干内肺栓塞、心脏压塞、张力性气胸、血胸、静脉回流障碍、左心室或右心室后负荷明显增加等。

各种致病因素中,以急性肺栓塞、急性心脏压塞和张力性气胸最常见。

三、发病机制

梗阻性休克的发病机制见图 5-4-1。

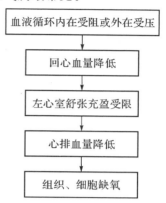

图 5-4-1　梗阻性休克发病机制

四、临床表现

梗阻性休克患者常有外周组织低灌注的症状和体征,如低血压、心动过速、肢端厥冷、少尿和意识改变等。根据不同的病因,患者常表现出不同的临床症状。

1. 急性肺栓塞

急性肺栓塞的症状多无特异性,主要取决于栓子阻塞肺动脉的程度、发病速度,以及栓塞前患者的心肺功能状态。急性肺栓塞以肺循环和呼吸功能障碍为主要临床特征。休克型急性肺栓塞患者可有晕厥、低血压和心绞痛样胸痛等症状,严重者可猝死。

2. 急性心脏压塞

急性心脏压塞患者的症状主要有胸闷、呼吸困难、心音遥远、中心静脉压升高、动脉血压下降、颈静脉怒张、心音低钝、奇脉等。

3. 张力性气胸

张力性气胸的主要表现为极度呼吸困难,患者患侧胸壁饱满,纵隔、气管向健侧移位,患者出现烦躁不安、大汗淋漓、四肢厥冷、脉搏细数、血压下降、心搏骤停等循环功能障碍的征象。

五、治　疗

梗阻性休克的治疗原则是控制原发病因和提高氧输送。需要立即消除致使血流主要通道受阻的病因,并针对病因采取积极的救治措施。

(一)病因治疗

1. 急性肺栓塞

对于急性肺栓塞患者,应根据栓子阻塞肺动脉的程度、发病速度,以及栓塞前患者的心肺功能状态,采取抗凝、溶栓等治疗措施,必要时考虑行介入或手术治疗。

2. 急性心脏压塞

一旦确诊为急性心脏压塞,应尽快解除心脏的受压状态,并根据患者的原发病因及病情的轻重程度采取相应的急救措施。在不延误救治时机的前提下,紧急时可采取心包穿刺术缓解症状,同时积极进行术前准备,安排开胸手术。

3. 张力性气胸

张力性气胸的处理原则是迅速排除胸腔内积气。若患者情况紧急,则可采用在患侧前胸壁锁骨中线第 2、3 肋间刺入一粗针头至胸膜腔,即刻排气减压的方法。确诊后,应立即行胸腔闭式引流术。

(二)保证充足的氧疗

对于梗阻性休克,强调尽快恢复组织细胞的供氧。应保持患者气道通畅,并持续吸入高流量氧气,必要时采取机械通气。

(三)循环支持治疗

在对梗阻性休克患者进行循环支持治疗前,应该先了解和调整循环前负荷,然后迅速建立大静脉通路开始早期补充容量,使前负荷相对于心肌收缩力处于最佳状态。将患者皮肤温度、色泽、尿量等反映组织灌注的指标作为指导循环支持治疗的依据。

第五节　分布性休克

一、神经源性休克

(一)概　述

神经源性休克是因控制血管的神经受损,动脉阻力调节功能出现严重障碍、血管张力丧失,从而引起血管扩张,导致周围血管阻力降低、有效血容量下降,最终导致休克。

(二)病　因

神经源性休克的病因有脊柱损伤,大脑损伤,严重自主神经功能障碍,麻醉剂、肾上腺素受体阻滞剂、巴比妥类药物过量,急性肾上腺功能障碍等。

(三)发病机制

神经源性休克发病机制见图5-5-1。

(四)临床表现

1.患者皮肤温暖、干燥,可能出现面色潮红。

2.血压正常或下降。

3.脉搏规则,可能出现心动过缓。

4.体温随环境温度的变化而有所变化。

5.呼吸频率加快。

6.膀胱及肠道功能异常,发生大便失禁、腹胀、尿潴留等。

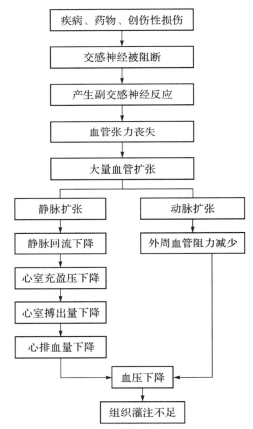

图5-5-1　神经源性休克发病机制

7.损伤平面以下神经麻痹,运动、感觉、反射及自主神经系统功能丧失。

(五)治 疗

神经源性休克的治疗目标是维持正常的血管张力。

1.病因治疗

去除神经刺激因素,根据不同病因采取适当的矫正措施。例如,维持脊椎损伤患者脊椎的正确姿势。

2.维持呼吸道通畅

持续吸氧,对颈椎损伤患者应行气管插管或气管切开,采用人工呼吸机辅助通气。

3.恢复心排血量,维持血流动力学稳定

(1)迅速补充有效血容量,维持正常血压。

(2)应用血管活性药物,如多巴胺。

(3)皮下或肌内注射肾上腺素。

(4)应用肾上腺皮质激素。

(六)护理措施

1.评估神经源性休克的症状、体征。

2.维持患者呼吸道通畅。

(1)保持呼吸道通畅,有足够的氧气供给。

(2)对颈椎损伤的患者,应予以机械通气以维持正常的换气功能。

(3)密切观察患者的呼吸频率、呼吸节律等的变化。

(4)密切监测血气分析等各项化验的结果。

3.恢复心排血量,维持血流动力学稳定。

(1)持续心电监护,密切观察患者生命体征的变化,并进行血流动力学监测。

(2)建立中心静脉通路,遵医嘱补充血容量并观察疗效,注意有无输液、输血并发症发生等。

(3)留置导尿管,密切观察尿量并记录患者24小时出入量。

二、过敏性休克

(一)概 述

过敏性休克是指外界某些抗原性物质进入已致敏的机体后,通过免疫机制在短时间内导致的一种强烈的累及多脏器的症状群,导致组织灌注不足。过敏性休克的表现和程度因机体反应性、抗原进入量及途径等而有很大差别。过敏性休克通常突然发生并且剧烈,若不及时处理,常可危及生命。

(二)病 因

过敏性休克常由过敏原引起,过敏原包括食物、药物、输血、昆虫叮咬等。

(三)发病机制

过敏性休克发病机制见图 5-5-2。

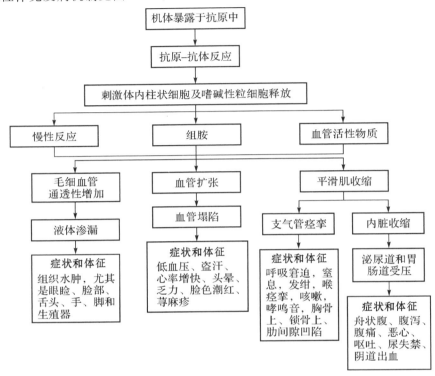

图 5-5-2　过敏性休克发病机制

(四)临床表现

1. 一般情况下,过敏性休克的症状出现很快,可在暴露于致敏原后即刻发生或迟发。大多数患者以皮肤症状开始,表现为皮肤潮红并常伴出汗、红斑,并有瘙痒,特别多见于手、足和腹股沟。荨麻疹或血管性水肿常为暂时性的,一般不超过 24h。过敏性休克患者严重时可出现发绀。

2. 上呼吸道症状有口腔、舌、咽或喉头水肿等。其中,喉头水肿导致的临床症状从声音嘶哑、失语到窒息,轻重不等,其所导致的窒息是过敏性休克患者死亡的主要原因。

3. 下呼吸道症状有胸部约束感、刺激性咳嗽、哮鸣音等,严重者可发生呼吸停止。

4. 心血管系统症状有低血压、心律不齐、心肌缺血、心搏骤停等。

5. 胃肠道症状少见,常见恶心、呕吐、腹绞痛、腹泻,其中腹痛常是过敏性休克的早期表现。

6. 神经系统症状有焦虑、抽搐、意识丧失等,患者多表现为疲乏无力。此外,患者还会因暂时脑缺氧而出现一些精神症状。

上述症状和体征既可单独存在也可联合出现。大多数严重反应常涉及呼吸和心血管系统,一开始就出现意识丧失者可在几分钟内死亡。这些症状和体征也可在接触过敏原后几天或几周后发生。一般,过敏反应症状开始越晚,其程度越轻。

(五)辅助检查

在发生过敏性休克时,血常规提示白细胞计数升高、嗜酸性粒细胞计数升高。

(六)治　疗

1. 病因治疗

立即停止接触或迅速移除过敏原。结扎注射部位或虫咬部位以上的肢体以减少吸收,局部以 0.005％肾上腺素溶液封闭。应用抗组胺类药物,减少组胺吸收。

2. 维持呼吸道通畅,保持有效的血液循环

(1)患者取平卧位,确保气道开放,给氧。如果出现威胁生命的气道阻塞,应立即行气管插管或气管切开。

(2)若支气管痉挛,可给予氨茶碱 0.6～1mg/(kg·h)静脉滴注,也可予以吸入沙丁胺醇扩张支气管。

(3)每 5～15 分钟给予肾上腺素 0.5～1mg 静脉注射。

(4)若患者低血压持续存在,可持续静脉滴注予肾上腺素 2～4μg/(kg·min)或多巴胺 2～10μg/(kg·min)以维持血压。

(5)静脉注射甲基泼尼松龙 1～2mg/kg,每 4～6 小时 1 次,最大量为 125mg,以降低毛细血管的通透性。

(七)护理措施

1. 评估

评估过敏性休克的症状、体征。

2. 维持呼吸道通畅

保持患者的呼吸道通畅,供给足够的氧气吸入。必要时协助医生进行气管插管或气管切开。密切观察患者呼吸频率以及呼吸节律的变化。密切监测血气分析及各项实验室生化指标的结果变化。

3. 恢复心排血量并维持血流动力学稳定

(1)持续心电监护,密切观察患者的生命体征变化,并进行血流动力学监测。

(2)建立中心静脉通路,遵医嘱用药,补充血容量并观察药物的疗效、不良反应以及有无发生输液并发症等。

(3)留置导尿管,密切观察患者的尿量并记录 24 小时出入量。

三、感染性休克

(一)概　述

感染性休克,亦称脓毒性休克。若严重脓毒血症继续发展,经过充分的液体复苏后低血压仍持续存在或血乳酸浓度≥4mmol/L,器官组织低灌注,即为感染性休克。

感染性休克的发生发展过程中有病原微生物与宿主防御机制的参与。在整个过程中,

大多数感染性休克患者表现为高动力型或低动力型的血流动力学状态,其中尤以革兰染色阴性菌感染引起的低动力型多见。近50%的感染性休克患者最终会出现心肌抑制、弥散性血管内凝血(DIC)或器官功能衰竭,甚至死亡。

(二)病　因

1.感染性休克最常见的病因是革兰阴性菌感染,革兰阳性菌、病毒、真菌感染也可导致感染性休克。

2.感染性休克的高危因素如下。

(1)年龄>65岁的老年人或年龄<1岁的婴儿。

(2)营养不良或体弱者。

(3)长期卧床者。

(4)慢性疾病患者。

(5)存在免疫抑制的患者。

(6)侵入性导管留置者。

(三)发病机制

感染性休克发病机制见图5-5-3。

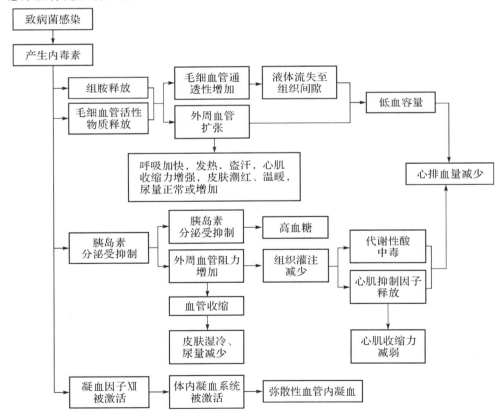

图 5-5-3　感染性休克发病机制

(四)临床表现

1. 早期(高动力型)

(1)精神状态改变。患者常表现为轻度意识混乱,有时出现幻觉。

(2)心率增快。心率为 100～120 次/min。

(3)血压改变。表现为血压正常或脉压增高。

(4)周围血管灌注。表现为皮肤潮红、温暖,脉搏强而有力等。

(5)尿量正常或增加,这是由肾血管扩张和心排血量增加引起的。

(6)呼吸急促或呼吸困难,血气分析结果常显示为呼吸性碱中毒或轻度缺氧。

(7)体温升高或表现为寒战。

(8)血糖升高。

2. 晚期(低动力型)

(1)精神状态改变,晚期患者表现为意识混乱、躁动或嗜睡。

(2)心率增快。

(3)周围血管灌注变差,皮肤苍白、湿冷,脉搏微弱呈丝脉。

(4)血压改变,晚期血压降低或脉压减少。

(5)少尿。

(6)急性呼吸窘迫综合征。

(7)血气分析结果显示为代谢性酸中毒。

(8)体温升高或体温过低。

(9)弥散性血管内凝血。

(五)辅助检查

1. 血常规

血常规常表现为白细胞计数增高,白细胞计数在(15～30)×10^9/L,中性粒细胞增多伴核左移现象。红细胞压积和血红蛋白水平增高是血液浓缩的标志。在并发弥散性凝血后,血小板呈进行性减少。

2. 病原学检查

在使用抗生素前应采集病原学标本。血培养标本应为双管双份,包含需氧菌和厌氧菌检测,分别通过经皮穿刺外周静脉采血,以及经留置 48h 以上置入血管的导管采血。标本来源包括尿、脑脊液、伤口、呼吸道分泌物或其他体液。

3. 尿常规和肾功能检查

在感染性休克患者发生肾功能衰竭时,尿比重由初期偏高转为低而固定。血尿素氮和肌酐水平均升高。

4. 血气分析

血气分析结果常显示乳酸水平升高,氧分压降低,碳酸氢根、碱剩余降低,出现代谢性酸中毒。

5. G 实验和 GM 实验

G 实验检测到真菌(1,3)-β-D-葡聚糖,GM 实验检测到曲霉菌半乳甘露聚糖。

6. 影像学检查

对感染性休克患者应及早进行 X 线、B 超、CT 检查，以确定感染部位。

(六)临床诊断

对于感染或疑似感染的患者，若脓毒症相关续贯器官衰竭(SOFA)评分较基线上升≥2分，即可诊断为脓毒症(见表 5-5-1)。

由于 SOFA 评分操作起来比较复杂，所以临床上也可以使用床旁快速 SOFA(qSOFA)标准识别脓毒症患者(见表 5-5-2)。

表 5-5-1　SOFA 评分标准

系统	评分/分				
	0	1	2	3	4
呼吸系统 $PaO_2/FiO_2/[mmHg(kPa)]$	≥400 (53.3)	<400 (53.3)	<300 (40.0)	<200(26.7)＋机械通气	<100(13.3)＋机械通气
凝血系统 血小板/$(10^3/\mu L)$	≥150	<150	<100	<50	<20
肝脏胆红素/ mg/dL$(\mu mol/L)$	<1.2(20)	1.2～1.9 (20～32)	2.0～5.9 (33～101)	6.0～11.9 (102～204)	≥12(204)
心血管系统	MAP≥ 70mmHg	MAP< 70mmHg	多巴胺<5 或多巴酚丁胺(任何剂量)[1]	多巴胺 5.1～15.0 或肾上腺素≤0.1 或去甲肾上腺素 >0.1[1]	多巴胺>15.0 或肾上腺素> 0.1 或去甲肾上腺素>0.1[1]
中枢神经系统 (GCS)/分	15	13～14	10～12	6～9	<6
肾脏 肌酐/mg/dL$(\mu mol/L)$ 尿量/(mL/d)	<1.2 (110) —	1.2～1.9 (110～170) —	2.0～3.4 (171～299) —	3.5～4.9 (300～440) <500	>4.9 (440) <200

注：[1] 儿茶酚胺类药物给药剂量单位为 $\mu g/(kg \cdot min)$，给药至少 1h。

表 5-5-2　快速 SOFA(qSOFA)标准

项目	标准
呼吸频率	≥22 次/min
意识	改变
收缩压	≤100mmHg

注：如果符合 qSOFA 标准中至少 2 项，应进一步评估者是否存在脏器功能障碍。

脓毒症和脓毒性休克的临床诊断流程见图 5-5-4。

(七)治　疗

感染性休克的治疗原则是同时纠正休克与控制感染。当患者存在休克时，应把抗休克

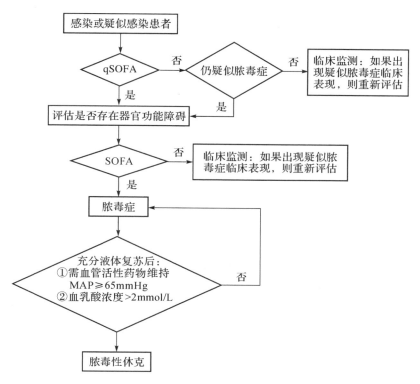

图 5-5-4 脓毒症和脓毒性休克临床诊断流程图

治疗放在首位,兼顾抗感染治疗;在休克得到纠正后,应把感染控制作为治疗的重点。应注意保护患者的脏器功能,重视全身支持治疗,以提高机体的抗病能力。2018 年拯救脓毒症运动中,强调 1 小时的集束化管理策略包括:①测量血乳酸水平,若初次血乳酸水平>2mmol/L,应再次复查;②在使用抗生素前应先进行血培养;③给予广谱抗生素;④如果发生低血压或血乳酸水平≥4mmol/L,则需快速输注 30mL/kg 晶体液;⑤对于液体复苏期间或复苏后仍然存在低血压的患者,可以给予升压药物,以维持平均动脉压≥65mmHg。

1. 病因治疗

(1)在病因治疗时,需要采取对生理损伤最小的有效干预措施,例如对脓肿进行经皮引流而不是外科引流。

(2)对一些需紧急处理的特定感染(如坏死性筋膜炎、弥漫性腹膜炎、胆管炎等),应尽快确定病因,尽量在症状出现后 6h 内确认病因。

(3)在确定存在可控制的感染源后,应尽快采取控制手段,包括引流脓肿或局部感染灶,摘除可引起感染的医疗器具等。

2. 控制感染

(1)应在感染发生后 1h 内静脉使用抗生素进行抗感染治疗。

(2)初期联合使用抗生素进行经验性抗感染治疗,尽可能覆盖所有可能的病原微生物。一旦获得特定病原微生物感染的证据,应选择最恰当的单一抗生素进行治疗。

(3)每日评估抗感染治疗的效果,以优化抗生素治疗方案,从而达到理想的临床治疗效果,避免耐药菌产生,同时减少药物的毒性和降低患者的医疗费用。

（4）抗感染治疗的疗程一般为 7～10d；如果患者病情改善缓慢，可延长抗生素的用药时间。

3．早期液体复苏

（1）首选晶体溶液进行液体复苏。

（2）可加用白蛋白进行液体复苏。

（3）不建议使用羟乙基淀粉进行容量替代治疗。

（4）采用液体冲击疗法，持续补液直至患者的血流动力学指标（如心率、血压、尿量等）得到改善。

（5）初始液体复苏的晶体液量不少于 1000mL；对于已出现器官组织灌注不足的患者，需给予更快速度、更大剂量的液体，至少达到 30mL/kg。

（6）在复苏的第一个 6h，复苏目标为：①中心静脉压 8～12mmHg，平均动脉压 ≥65mmHg。②尿量≥0.5mL/（kg·h）。③中心静脉氧饱和度≥70％或混合静脉氧饱和度 ≥65％。④血乳酸水平≥4mmol/L 是组织低灌注的表现，应尽快通过目标复苏使血乳酸水平下降至正常值。在第一个 6h 液体复苏时，应不断评估复苏目标，若中心静脉压达标，但中心静脉氧饱和度、混合静脉氧饱和度未能达标，则应通过输注红细胞悬液使红细胞压积达到 30％。给予多巴酚丁胺［最大值为 20μg/（kg·min）］，以利于达到复苏目标。

4．血液制品的输注

（1）对于成年人，一旦组织低灌注的状态得到缓解，且不存在心肌缺血（或其他相关心脏病）、严重低氧血症、急性出血或乳酸性酸中毒等情况，患者血红蛋白<70g/L，则应输注红细胞，使血红蛋白维持在 70～90g/L。

（2）建议仅在出血或计划实施侵入性操作时使用新鲜冰冻血浆，不要为了纠正实验室凝血指标的紊乱而盲目使用新鲜冰冻血浆。

（3）不建议对感染性休克、严重脓毒症患者进行抗凝治疗。

（4）对于血小板计数<10×10^9/L 且无明显出血征象，或血小板计数<20×10^9/L 同时存在高出血风险的患者，建议预防性输注血小板。存在活动性出血或需要进行手术或有创操作的患者，血小板计数需要达到 50×10^9/L。

5．维持呼吸道通畅

（1）运用各种设施，建立并维持患者的呼吸道通畅，保证充分的氧气吸入。

（2）在患者并发急性呼吸窘迫综合征（ARDS）时，应尽早开放人工气道进行机械通气治疗。①机械通气治疗的潮气量目标是 6mL/kg。②机械通气时的平台压≤30cmH_2O。③可有允许性高碳酸血症。④使用最佳 PEEP 来避免肺泡在呼气末塌陷。⑤对于由脓毒症导致的中到重度急性呼吸窘迫综合征患者（PaO_2/FiO_2≤200mmHg），给予较高的 PEEP。⑥对于顽固性低氧血症患者，推荐予以肺复张治疗。⑦对于采取肺复张治疗后氧合指数仍小于 100 的患者，可采取俯卧位通气。⑧无创通气可用于少数轻度低氧血症的患者。⑨应为行机械通气治疗的患者制定脱机流程，有规律地进行自主呼吸试验，评估脱机的可能。⑩在患者无组织低灌注表现时，可采取保守的液体输注策略。

6．纠正代谢性酸中毒

（1）感染性休克常伴有严重的酸中毒，并且发生较早，须及时纠正。

（2）首选通过补充血容量来纠正酸中毒。

（3）对于低灌注导致的高乳酸血症以及 pH≥7.20 的患者，不宜应用碳酸氢钠。

7. 血管活性药物和正性肌力药物的应用

（1）首选去甲肾上腺素。

（2）以肾上腺素为优先替代选择（加用或代替）。

（3）可使用血管加压素联合或代替去甲肾上腺素。

（4）多巴胺仅限用于心律失常风险极低、心排血量低下或心率慢的患者。同时，不适宜将低剂量多巴胺作为保护肾脏的药物。

（5）对于心功能不全或补液后依然存在组织低灌注的患者，可考虑应用正性肌力药，可加用多巴酚丁胺。

8. 糖皮质激素治疗

（1）对感染性休克的成年患者，如果经充分液体复苏和缩血管治疗后血流动力学恢复稳定，则不建议用糖皮质激素。对血流动力学不能恢复稳定者，建议给予氢化可的松 200mg/d 静脉持续输注，不超过 300mg/d。

（2）当血管活性药物停止使用时，逐渐减量糖皮质激素至停用。

9. 控制血糖

（1）血糖控制目标为≤10mmol/L，应在有营养支持的情况下控制血糖，以免发生低血糖。

（2）对接受胰岛素血糖控制的患者，应每 1～2 小时监测血糖，直至血糖值和胰岛素量相对稳定，然后每 4 小时监测 1 次血糖。

（3）由于毛细血管血糖值可能高于动脉或血浆血糖，所以在毛细血管血糖监测显示低血糖时应加以重视。

10. 肾脏替代疗法

（1）对伴有急性肾损伤的患者，采取持续肾脏替代治疗和间断血液透析治疗的效果相同。

（2）对血流动力学不稳定的患者，可采取持续肾脏替代治疗辅助维持液体平衡。

（八）护理措施

1. 评估

评估感染性休克患者的症状、体征。

2. 恢复足够的心排血量，维持血流动力学稳定

（1）予以心电监护，密切观察患者的生命体征、外周血管灌注情况等变化。

（2）采用大管径导管建立适当的中心静脉通路，遵医嘱进行液体复苏治疗。

（3）协助医生置入必要的导管（如 PICCO 导管等）进行血流动力学监测，并动态观察其变化，判断液体复苏是否有效。

（4）密切观察药物的不良反应，以及是否有输液、输血并发症等发生。

（5）快速留取各项检验（如血常规、电解质、血交叉等）标本，并持续监测各项指标，及时做出处理。

（6）留置导尿管，记录 24 小时出入量。

3.维持呼吸道通畅

(1)采取合适的体位,保持呼吸道通畅,有足够的氧气吸入供给。

(2)密切观察患者的呼吸频率、节律及呼吸音的变化。

(3)密切监测患者血气分析等各项指标化验的结果。

(4)协助医生开放人工气道,进行规范气道管理。

4.去除感染源,防止感染加重

(1)快速、正确留取各种培养标本。

(2)正确进行各类导管的维护,防止感染发生。

参考文献

[1]陈孝平,王建平,赵继宗.外科学[M].9版.北京:人民卫生出版社,2018.

[2]高戈,冯喆,常志刚,等.2012国际严重脓毒症及脓毒性休克诊疗指南[J].中华危重病急救医学,2013,25(8):501-505.

[3]刘大为.实用重症医学[M].北京:人民卫生出版社,2010.

[4]谢剑锋,邱海波.拯救脓毒症运动:脓毒症与感染性休克治疗国际指南(2016)的进展与评论[J].中华重症医学电子杂志,2017,3(1):18-25.

[5]姚永明.急危重症病理生理学[M].北京:科学出版社,2013.

[6]张美玉,刘慧玲.实用重症护理学[M].台北:五南图书出版股份有限公司,2014.

[7]中国医师协会创伤外科医师分会,中华医学会创伤医学分会创伤急救与多发伤学组,刘良明,等.创伤失血性休克早期救治规范[J].创伤外科杂志,2017,19(12):881-883,891.

[8]中国医师协会急诊医师分会,中国研究型医院学会休克与脓毒症专业委员会.中国脓毒症/脓毒性休克急诊治疗指南(2018)[J].中国急救医学,2018,38(9):741-756.

[9]Levy MM,Evans LE,Rhodes A. The surviving sepsis campaign bundle:2018 update[J]. Intensive Care Med,2018,44(6):925-928.

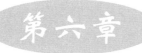

神经系统

第一节　神经系统的解剖结构和功能

一、概　述

神经系统是调节机体各项功能的器官系统,使机体能够适应内外环境的变化。神经系统主要由中枢神经系统和周围神经系统两部分组成。

中枢神经系统包括脑和脊髓,主要接收全身各处的传入信息,整合加工后变成协调的运动性传出,或将信息储存于中枢神经系统内,成为学习、记忆的神经基础。脑、脊髓切面见图6-1-1。周围神经系统包括12对颅神经、31对脊神经和自主神经。

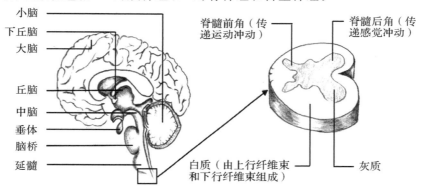

图 6-1-1　脑、脊髓切面

二、解剖和生理

(一)脑

脑位于颅腔内,表面凹凸不平,由大脑、间脑、脑干和小脑组成。主要作用为收集、整合和翻译所有的刺激信息,并协调随意运动和不随意运动(见图6-1-2)。

1. 大脑

大脑又称为大脑皮质,是调节机体感觉、运动和智能的最高级中枢,被硬脑膜、蛛网膜和软脑膜所包绕,分为左半球和右半球,分别由 4 个脑叶组成。右侧大脑半球支配左侧机体功能,左侧大脑半球支配右侧机体功能。

2. 间脑

间脑是大脑的另一部分,包括丘脑和下丘脑。丘脑是感觉冲动传导的中继站。下丘脑有调节体温、水的平衡、睡眠和觉醒周期以及分泌垂体激素的作用。

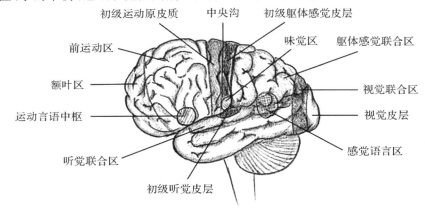

图 6-1-2　脑的分区

3. 小脑

小脑位于大脑的后下方,颅后窝内,延髓和脑桥的背面,由两个半球组成。小脑是运动功能的重要调节中枢,有大量的运动和感觉传导通路,可协调躯体不同部位肌肉的张力,使机体在重力作用下做加速或旋转运动时保持姿势平衡。

4. 脑干

脑干位于大脑和脊髓之间,呈不规则柱状。脑干自上而下由中脑、脑桥和延髓三部分组成,延髓下部分与脊髓连接。脑干内含有第Ⅲ～Ⅻ对颅神经的神经核,它们是感觉和运动神经冲动传入和传出大脑皮质的传导通路。脑干的主要功能是维持个体生命,在延髓和脑桥里有调节心血管、呼吸运动、吞咽、呕吐等重要生理活动的反射中枢。

5. 脑的血液循环

脑主要有 4 条血管,包括 2 条椎动脉和 2 条颈内动脉。两条椎动脉汇合成为基底动脉,为大脑后部供血供氧。颈内动脉的主要分支有大脑前动脉、大脑中动脉、脉络丛前动脉、后交通动脉、眼动脉,主要为大脑前部和中部供血供氧。在脑的基底部,这些血管的分支互相连接组成 Willis 环(见图 6-1-3),可确保机体即使在较大血管闭塞的情况下,也可持续为大脑供血供氧。

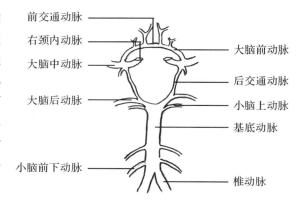

图 6-1-3　Willis 环

（二）脊　髓

脊髓位于椎管内,呈前后稍扁的圆柱形,从第一颈椎上边界延伸至第一腰椎下边界,由脊髓的被膜包绕并受脊柱椎骨的保护。

脊髓是周围神经系统与脑之间进行信息传递的重要传导通路(见图6-1-4)。脊髓本身也能完成信息传导,被称为反射弧的感觉-运动传导。因为反射弧的传入和传出都在同一脊髓水平,所以脊髓反射通路不需要上传和下传。

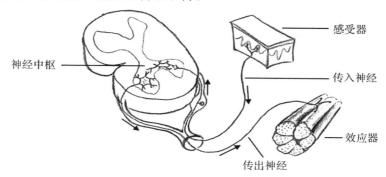

图 6-1-4　脊髓传导通路

脊髓灰质分为4个角,呈"H"形,主要由神经元细胞体组成,两个后角的功能主要是接受感觉冲动,两个前角的功能与随意运动和神经反射有关。

脊髓白质位于灰质4个角的周围,主要由神经纤维组成。背侧白质内含有上行传导束,其主要作用是将冲动从脊髓传至更高级的感觉中枢。腹侧白质内含有下行传导束,主要作用是将运动神经冲动从高级神经中枢传至脊髓。

感觉通路传导的途径如下:感觉冲动沿传入(感觉或上行)径路传至大脑顶叶的感觉皮层,在大脑皮层被整合,主要沿后角和神经节两条主要通路传导。痛温觉由后角进入脊髓,交叉到脊髓的对侧,通过脊髓丘脑束传入丘脑。神经节是指位于脊神经根的神经元细胞体核团。触觉、压力觉、振动觉通过脊神经节进入脊髓,神经冲动沿着脊髓后索上传至延髓,并交叉到对侧,进入丘脑。

(三)脑脊液

脑脊液为无色透明的液体,充满于蛛网膜下腔和脑室中。在中枢神经系统内,脑脊液的产生速率为0.3mL/min,日分泌量在400～500mL。

脑脊液的循环路径如下:两个侧脑室脉络丛产生的脑脊液经室间孔流入第三脑室,再经中脑导水管流入第四脑室。各脑室脉络丛产生的脑脊液都汇至第四脑室,并经第四脑室的正中孔和外侧孔流入脑和脊髓的蛛网膜下腔,最后经矢状窦旁的蛛网膜颗粒将脑脊液回渗到上矢状窦,使脑脊液回流至静脉系统。

(四)颅神经

颅神经是连接脑与头颈之间主要的运动和感觉传导径路。颅神经除嗅神经和视神经外,其余均从脑干的中脑、脑桥或延髓穿出。颅神经共有12对,常采用罗马数字表示(图6-1-5),分别为:Ⅰ嗅神经、Ⅱ视神经、Ⅲ动眼神经、Ⅳ滑车神经、Ⅴ三叉神经、Ⅵ外展神经、Ⅶ面神经、Ⅷ听神经、Ⅸ舌咽神经、Ⅹ迷走神经、Ⅺ副神经、Ⅻ舌下神经。

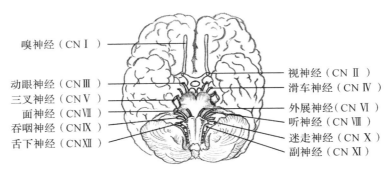

图 6-1-5　颅神经

(五)脊神经

脊神经自脊髓发出,经椎间孔离开椎管,分布于躯干和四肢。脊神经共 31 对,主要根据它所穿出的相应椎体的名称而命名,其中颈神经 8 对、胸神经 12 对、腰神经 5 对、骶神经5 对和尾神经 1 对。每一根脊神经都有前根和后根与脊髓相连,在椎间孔处相互会合,构成脊神经。每条脊神经中既含有传入(感觉)纤维,又含有传出(运动)纤维。这些纤维将信息传入或传出机体的特定区域,即皮节。

(六)自主神经系统

自主神经系统的神经纤维广泛分布于所有内脏器官,这些内脏的传出神经将来源于脑干和神经内分泌系统的信息传至各个内脏。

自主神经系统包括交感神经系统和副交感神经系统。当自主神经系统的一部分刺激平滑肌收缩或腺体分泌时,另一部分则抑制其活动。交感和副交感神经系统通过这种双重神经支配和调整机体各个机能,维持机体的稳态。

1. 交感神经系统

交感神经节前神经元位于胸 1 至腰 2 脊髓节段,主要作用是将冲动传至椎旁神经节。这些神经节形成链条状,再将神经冲动传入节后神经元,最后到达器官和腺体。交感神经节后神经元有着重要的作用,具体如下。

(1)收缩血管。

(2)升高血压。

(3)增加骨骼肌血液供应。

(4)增加心率和心肌收缩力。

(5)增加呼吸频率。

(6)促进细支气管、胃肠道和泌尿道的平滑肌松弛。

(7)收缩括约肌。

(8)扩大瞳孔和松弛睫状肌。

(9)增加汗腺分泌。

(10)减少胰腺分泌。

2. 副交感神经系统

副交感神经系统的低级中枢位于中脑、延髓和第 2～4 骶髓节段副交感神经核。神经冲动离开中枢神经系统后,通过副交感神经节前纤维进入特定器官或腺体附近的神经节,再经副交感神经节后纤维进入器官或腺体。副交感神经节后纤维能调节某些特定器官或腺体的功能,具体如下。

（1）减慢心率,减小心肌收缩力和心脏传导。

（2）收缩细支气管平滑肌。

（3）促进胃肠蠕动和松弛括约肌。

（4）降低膀胱壁的张力,促进膀胱括约肌松弛。

（5）使外生殖器的血管扩张,促进勃起。

（6）缩小瞳孔。

（7）增加胰腺、唾液腺和泪腺的分泌。

第二节　神经系统的评估

一、病　史

(一)主　诉

主诉包括患者的主要症状、发病时间和病情变化情况等。在询问病史过程中,医护人员应重点围绕主诉进行提问。主诉往往是神经系统疾病定位和定性诊断的第一线索。神经系统疾病常见症状有头痛、头晕、意识水平变化、肢体瘫痪、感觉障碍、言语障碍、吞咽困难、大小便障碍等。

(二)既往史

许多慢性病常累及神经系统,故应询问患者的用药史及其既往健康史。如果患者正在服用什么药物,应特别注意询问患者以下情况。

1.主要的疾病诊断是什么。

2.有无发作性疾病。

3.有无意外或伤害。

4.有无手术史。

5.有无过敏史。

(三)家族史

询问家族成员中是否有患同样疾病的及疾病分布情况,注意家族成员中与患者疾病有关的癫痫、肿瘤、周期性瘫痪、偏头痛、高血压及脑血管意外等病史。

(四)体格检查

按一定程序对患者的神经系统功能进行检查。从高级神经功能检查开始,然后依次检查至低级功能。体格检查主要包括五个方面:精神状态、颅神经功能、感觉功能、运动功能、反射。

1.精神状态

在向患者询问病史的过程中，对其精神状态的评估已经开始，患者对所问问题的反应为定向力和记忆力的评估提供了线索。

在询问病史时，不要提问简单的答案为"是"或"不是"的问题。此外，意识模糊或定向力障碍可能不易被察觉。对于怀疑精神状态有问题的患者，可以通过提问下面的问题筛查思维紊乱的患者（见表6-2-1）。若筛查问题的答案不正确，则应进行全面的精神状态检查。

表6-2-1　精神状态的快速检查

问　题	意　义
你叫什么名字？	人物定向力（对自己）
你妈妈的名字叫什么？	人物定向力（对他人）
今年是哪一年？	时间定向力
现在你在哪儿？	地点定向力
你多大了？	记忆力
你在哪里出生？	远期记忆力
你早餐吃什么？	近期记忆力
中国现在的国家主席是谁？	一般常识
你能从20倒数到1吗？	注意力和计算力

精神状态检查包括三个方面：意识水平、语言、认知功能。

（1）意识水平：是诊断神经系统疾病最早和最敏感的指标，通常采用下面的定义描述患者对各种刺激的反应。①意识清楚：患者服从指令并对刺激有正常反应。②嗜睡：患者昏昏欲睡，对言语刺激反应迟钝，并在检查过程中入睡。③昏睡：患者对强刺激才有反应。④昏迷：患者对言语和疼痛刺激没有反应，且不能服从指令或进行语言交流。

常选择以下的刺激程序：听觉、触觉、疼痛，从小的刺激开始，并根据需要逐渐增强刺激的强度。格拉斯哥（Glasgow）昏迷量表为患者意识水平的评估提供了一种客观的方法（见表6-2-2）。

表6-2-2　格拉斯哥（Glasgow）昏迷量表

睁眼反应	得分	言语反应	得分	运动反应	得分
正常睁眼	4	回答正确	5	遵命动作	6
呼唤睁眼	3	回答错误	4	定位动作	5
刺痛睁眼	2	含混不清	3	肢体回缩	4
无反应	1	唯有声叹	2	肢体屈伸	3
		无反应	1	肢体过伸	2

格拉斯哥昏迷量表总分范围为3～15分，正常为15分。通常，在8分以上，恢复机会较大；7分以下，预后较差；3～5分并伴有脑干反射消失的患者有潜在的死亡风险。

以觉醒度下降为主的意识障碍分为五个等级（见表6-2-3）。

表 6-2-3　以觉醒度下降为主的意识障碍的分级及鉴别要点

分级	疼痛反应	唤醒反应	无意识自发动作	腱反射	对光反射	生命体征
嗜睡	（＋,明显）	（＋,呼唤）	＋	＋	＋	稳定
昏睡	（＋,迟钝）	（＋,大声呼唤）	＋	＋	＋	稳定
浅昏迷	＋	－	可有	＋	＋	无变化
中昏迷	重刺激可有	－	很少	－	迟钝	轻度变化
深昏迷	－	－	－	－		显著变化

以意识内容改变为主的意识障碍分为两类。①意识模糊:表现为注意力减退,情感反应淡漠,外界刺激可有反应,但低于正常水平。②谵妄状态:对客观环境的认识能力及反应能力均有下降,注意力涣散,定向障碍,言语增多,思维不连贯,多伴有觉醒-睡眠周期紊乱。常有错觉和幻觉,表现为紧张、恐惧和兴奋不安,大喊大叫,甚至有冲动攻击性行为。

(2)语言:对语言的观察主要是听患者如何表达他们的思维,所选择的词语是正确、有些不正确还是吐字不清。言语困难逐渐加重可能提示神经系统功能逐渐恶化。在评估患者构音障碍时,让患者跟着说一句话,或让患者跟随你的指令并与你的检查合作,以评估其语言理解能力。

(3)认知功能:可以通过测试患者的记忆力、定向力、注意力、计算力、思维内容、抽象思维、判断力、自知力、情感状况等来评估其认知功能。①记忆力:神经系统疾病患者常常表现为近记忆最先受损。近记忆正常的患者常能立刻记住和重复 5～7 个非相连的数字并在 10 分钟后能重复一遍。②时间定向力和人物定向力:快速测试患者的定向力、记忆力和注意力,可采用"精神状态检查量表"中的问题进行测试。在神经系统疾病的患者,首先受累的通常是时间定向力,最后是人物定向力。③注意力和计算力:让患者计算 100－7,然后再减 7,连续下去。④思维内容:思维方式混乱可提示患者可能有谵妄或精神病。通过评价患者思维的清晰程度和注意力集中程度来评估思维方式。患者的谈话平静吗?符合逻辑吗?有幻觉或妄想吗?⑤判断力:通过提问问题来评估患者的判断力。例如提问患者如果遇到某种情况时将如何处理?⑥自知力:通过测试患者对自己的看法是否现实、是否知道自己的疾病和身体状况来评估患者对自身的自知力。⑦情感状况:注意患者情绪、情感是否稳定,情感反应是否恰当。

2.颅神经功能

颅神经功能的评估对中枢神经系统疾病的诊断很有价值,特别是对于脑干病变。由于颅神经的解剖部位不同,一些颅神经对颅内压的增高更敏感,所以对中枢神经系统的评估可以集中于对这些关键颅神经的评估(见图 6-2-1)。

(1)视神经:通过检查患者的视力、视野和视网膜判断视神经的功能。通过让患者读报纸来完成这些检查,从读大的标题开始,然后逐渐读小的印刷字体。

(2)眼球运动神经:包括动眼神经、滑车神经和外展神经。检查内容如下。①瞳孔大小及对光反射:检查瞳孔的大小、形状、位置及是否对称;观察直接对光反射和间接对光反射是否存在。②调节反射:患者两眼注视检查者手指,从 1m 左右远处快速移动至距患者鼻子 3～4cm 处,正常人应出现双眼汇聚和瞳孔缩小反应。③眼外肌功能:嘱患者头部不动,双眼

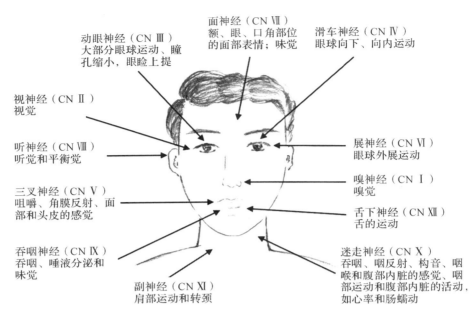

图 6-2-1 颅神经的功能

跟随一个物体（如检查者的手指）从一侧移动到另一侧,然后垂直上下移动,在每个方向的极点都停留片刻以观察是否有眼震和眼球活动受限;询问患者是否有复视,在哪个方向复视最明显。

如果患者的病史或症状提示存在某种潜在的中枢神经系统疾病或需要对神经系统进行全面评估,也要对其他的颅神经功能进行评估。

3.感觉功能

感觉系统的评估主要包括三个方面,即感受器对刺激的反应能力,传入神经将感觉冲动传入脊髓的能力,以及脊髓中感觉传导束向大脑传递感觉信息的能力。对感觉功能的评估主要通过评估痛觉、轻触觉、振动觉、位置觉和辨别觉来进行。

通常应检查四肢的轻触觉,并比较上下肢感觉的对称性。建议同时检查肢体的痛觉、手足振动觉和闭眼辨认物体的能力。由于反复刺激会使感觉系统的敏感性降低,故全面的皮肤感觉系统检查结果可能并不可靠。通常情况下,少数筛选性检查阳性即可有效揭示功能障碍。

4.运动功能

在进行运动功能评估时,需评估大脑皮质和锥体束（皮质脊髓束）的起始部位,皮质脊髓束及其将运动信息传至脊髓的能力,下运动神经元及其将神经冲动传至肌肉的能力,肌肉及其执行运动指令的能力,以及小脑、基底节以及其协调运动的能力。

（1）肌张力:指肌肉被动伸展时的阻力。在测定上肢肌张力时,在肌肉被动运动范围内移动患者的肩关节,这时应感觉到轻微阻力,当让上肢回落时,很容易落下。在检查下肢肌张力时,引导患者在髋关节被动运动范围内活动,并让抬高的下肢自动落在床上,如果回落时姿势不正常,则为异常结果。

（2）肌力:评估上肢肌力时,让患者用力推检查者,以拮抗检查者的力量。然后让患者双上肢平伸,掌心向上,嘱其闭眼保持这种姿势 20～30s,观察有无上肢下垂和旋前。评估下肢肌力时,首先让患者移动一侧下肢,若不能按要求移动,注意观察有无不自主运动。

(3)步态:通过小脑试验评估患者的协调和平衡功能,注意其是否能自行坐起、站立。如果病情允许,可观察患者在室内行走、转弯和后退的情况。在观察患者的过程中,注意观察患者是否有平衡障碍等异常情况。若小脑功能有异常,患者可表现步态蹒跚,偏向一侧提示同侧小脑半球损伤。

(4)闭目难立试验:可用来评估小脑的平衡功能。检查时,让患者自己双足并拢站立,两侧手臂平伸。注意观察在睁眼和闭眼两种情况下,患者保持平衡的能力(检查时站在患者旁边,以防其失去平衡)。正常情况下,患者的身体在闭眼时可有轻微的晃动,若患者在睁眼和闭眼时都不能保持平衡位置,可能存在小脑功能失调。

(5)共济运动:嘱患者先指自己的鼻子,然后再指检查者伸出的手指,以检查肢体的协调能力,让其逐渐加快速度。正常时运动准确而流畅。通过快速轮替动作,进一步检查小脑功能,具体做法如下:让患者用拇指快速连续触摸相同手的其他各手指。用同样的方法检查另一只手。在评估下肢时,让患者用一只脚的足趾快速叩击地板,分别检查两侧下肢,注意是否有动作的迟缓和笨拙。若有异常情况,常提示小脑疾病或与锥体外系和锥体系统疾病相关的运动障碍。

5.反射

评估深反射和浅反射以了解患者反射弧的完整性,也可以评估传入神经将感觉冲动传入脊髓或脑干的功能的完好程度。

腱反射又称深反射,是指快速牵拉肌腱时发生的不自主的肌肉收缩。浅反射是刺激皮肤或黏膜所引起的反射,包括角膜反射、咽反射、腹壁反射、提睾反射、跖反射。病理性浅反射常见于刚出生的婴儿,其随生长过程逐渐消失,若在成人期出现,常提示潜在的神经系统疾病。

第三节　辅助检查

一、影像学检查

诊断神经系统疾病常用的影像学检查包括 CT 扫描、磁共振成像(MRI)、头颅和脊椎 X 线、数字减影血管造影(DSA)等。

(一)CT 扫描

CT 扫描把反射学与计算机技术结合起来,利用计算机技术对组织密度进行分析。

1.头颅 CT 扫描

常规头颅 CT 平扫主要用于颅内血肿、脑外伤、脑出血、蛛网膜下腔出血、脑梗死、脑肿瘤、脑积水、脑萎缩、脑炎症性疾病及脑寄生虫病(如脑囊虫)、脑血管发育畸形等的诊断。对于怀疑脑卒中的急诊患者,头颅 CT 平扫是鉴别脑出血和脑梗死的最基本的方法。对于存在血脑屏障破坏(如肿瘤或脑炎)的患者,可通过静脉注射造影剂后进行增强 CT 检查,使病变组织区域呈现高信号的增强效应,更清晰地显示病变,提高诊断的阳性率。

2. CT 血管造影（CTA）

CTA 是指静脉注射含碘造影剂后，采用计算机对图像进行处理，在三维水平显示颅内血管系统的一种检查方法。CTA 可以取代部分数字减影血管造影（DSA）检查。CTA 可清楚显示主动脉弓、颈总动脉、颈内动脉、椎动脉、锁骨下动脉、Willis 动脉环，以及大脑前、中、后动脉及其主要分支，可为闭塞性血管病变的诊断提供重要的诊断依据。CTA 可以帮助临床医生明确患者血管狭窄的程度，清晰显示动脉粥样硬化斑块以及是否存在钙化。

3. 护理要点

（1）确定患者对碘剂或贝类食物不过敏，以免造影剂对机体产生不良反应。

（2）检查前要评估患者的肾功能（血肌酐和尿素氮水平），因为造影剂可能引起急性肾衰竭。

（3）告知患者注射造影剂可能导致其出现面色潮红或口腔内有金属味现象。

（4）告知患者在检查过程中必须平卧，避免活动。

（5）告知患者造影剂在注射后 24h 内可能会使尿液的颜色发生改变，如果患者没有经口摄入的限制或禁忌，应多饮水以促进造影剂排泄。若不能饮水，则应通过静脉输液促进造影剂排出。

（二）磁共振成像（MRI）

MRI 在用于中枢神经系统检查时，能够显示出机体组织结构的清晰图像。

1. MRI 的优势及临床应用

与传统的 X 线和 CT 扫描相比，MRI 可提供清晰的软组织图像，可以帮助临床医生辨别正常组织、良性肿瘤和恶性肿瘤，也可以清晰地显示血管的影像。此外，MRI 多维成像，包括矢状位和冠状位成像，可以防止颅骨伪影的影响。

MRI 专门用于中枢神经系统的检查，因为它能显示与某些疾病相关的组织结构和生物化学方面的异常，包括短暂性脑缺血发作（TIA）、肿瘤、多发性硬化、脑水肿和脑积水等神经系统疾病。

2. MRI 检查的禁忌证

（1）安装心脏起搏器的患者。

（2）颅脑手术后颅脑动脉夹存留的患者。

（3）胸部手术后，用金属钉缝合切口者。

（4）体内存留磁铁性异物的患者，如枪炮伤后弹片存留及眼内有金属异物等。

（5）心脏手术后，接受人工金属瓣膜移植者。

（6）有金属假肢、金属关节的患者。

（7）妊娠 3 个月以内的妊娠早期患者。

3. 护理要点

（1）在 MRI 检查前不要让患者携带金属物品，如发夹、珠宝饰物（包括刺嵌入身体的珠宝）、手表、眼镜、助听器和义齿等。

（2）向患者解释该检查是无痛的，但仪器可能产生较大的噪音，令人恐惧。为了减少噪音，可用耳塞堵住耳朵。同时，MRI 检查时检查空间狭小。嘱患者勿移动。对有幽闭恐惧的患者，做好心理护理。

（3）为了在检查过程中让患者完全放松，可遵医嘱给予镇静剂。

（三）颅骨和脊柱 X 线

1.颅骨 X 线

颅骨 X 线多采用正位和侧位两种角度拍摄，也可以根据医生要求采用其他角度拍摄，包括水平位和枕额位，以检查患者的额窦、上颌窦、面部骨骼和眼眶等部位。颅骨 X 线常用于检查骨折、骨肿瘤或少见的钙化、松果体移位（提示占位性损伤）、颅骨或蝶鞍破坏（提示占位性损伤）和血管畸形。

2.脊柱 X 线

脊柱 X 线常用于检查脊椎骨折，由部分脱臼引起的移位或半脱位，破坏性损伤（如原发和转移性骨肿瘤），关节病变或脊椎关节滑脱，脊柱结构异常（如脊柱后凸症、脊柱侧凸、前弯和先天性畸形等）。

（四）数字减影血管造影(DSA)

DSA 将含碘显影剂注入患者的颈动脉或椎动脉，在动脉期、毛细血管期和静脉期分别摄片，应用电子计算机程序将组织图像转变为数字信号输入并储存在计算机中，记录不同时期所显示的脑动脉、静脉和静脉窦的形态、部位分布与行径，借以诊断颅内病变。通常采用股动脉或肱动脉插管进行脑血管造影，可做全脑血管造影，以观察脑血管的走形，有无移位、闭塞以及有无异常血管等。

1. 检查前护理要点

（1）确定患者对碘剂和贝类食物不过敏，避免造影剂引起的过敏反应。

（2）检查前应该评估患者的肾功能（检查血肌酐和尿素氮水平等）和出血危险（检查凝血酶原时间、部分促凝血酶原激酶时间和血小板计数等），将异常结果报告给医生。

（3）检查前应禁食 4h。

（4）向患者解释该检查需要置入动脉导管。

（5）告诉患者检查过程中要保持安静。

（6）告知患者注入造影剂后可能会出现面色潮红或口腔金属味现象。

（7）告诉患者若出现不适感觉或呼吸困难，要立即报告医生。

2. 检查后护理要点

（1）观察患者的神志、瞳孔、生命体征及是否有头痛呕吐情况，尤其要关注患者的血压变化，必要时予以心电监护，及时记录。

（2）观察穿刺部位的敷料情况，有无渗液、渗血及血肿，并做好记录。

（3）严密观察穿刺点远端动脉搏动及肢体的温度、皮肤的颜色，详细记录。

（4）穿刺部位予以加压包扎 6h，股动脉插管处予以沙袋压迫。

（5）嘱患者穿刺侧肢体限制活动 24h。

（6）嘱患者多饮水，以促进造影剂排泄。

二、电生理检查

（一）脑电图（EEG）

EEG 检查可以记录大脑连续的电活动，常用于诊断癫痫、脑损伤和颅内病变（如脓肿、肿瘤、TIA、卒中和脑死亡）。目前，头皮 EEG 监测的种类主要有常规脑电图、动态脑电图以及视频脑电图三种类型。

1. 常规脑电图

(1)常规脑电图检查前的护理要点：患者检查前洗净头发，不要搽油，以免影响检查的结果。饱餐，以防低血糖影响检查结果。在检查前 3d，停用可能对检查结果产生影响的药物；无法停药者需向医生说明药名、剂量和用法，以便医生参考。

(2)注意事项：①检查时嘱患者取坐位或平卧位，保持安静，全身肌肉放松以免肌电受干扰。②告知患者在清洁头颈部后，检查者将在这些部位涂导电糊并放置电极。③告知患者根据检查目的，他将被要求做一些配合动作，如过度换气。④检查结束后要擦净患者皮肤上的导电糊。

2. 动态脑电图

动态脑电图又称便携式脑电图，通常可连续记录 24h 左右，又称 24 小时脑电图。由于无录像设备，故其主要适用于发作频率相对较低、短程脑电图记录不易捕捉到的发作者，或癫痫发作已经控制、准备减停抗癫痫药物的患者，或完全减停药物后需复查脑电图（监测时间长且不需要剥夺睡眠）的患者。检查前准备及注意事项同常规脑电图。

3. 视频脑电图

视频脑电图又称录像脑电图，是在长程脑电图监测的基础上增加同步视频设备，同步拍摄患者的临床情况，是目前诊断癫痫最可靠的检查方法。

（二）脑诱发电位（CEP）

CEP 是中枢神经系统在感受体内外各种特异性刺激时所产生的生物电活动，通过 CEP 检测技术可以了解脑的功能状态。

三、其他检查方法

（一）腰椎穿刺术

腰椎穿刺术是指通过穿刺第 3、4 腰椎或第 4、5 腰椎间隙进入蛛网膜下腔引流脑脊液的技术。

1. 临床应用

(1)检测脑脊液（CSF）中有无出血。

(2)留取脑脊液标本进行检测分析。

(3)在进行放射学检查时注入造影剂或气体。

(4)用于给药或麻醉。

（5）引流脑脊液以降低颅内压（ICP）。

2．禁忌证及注意事项

（1）穿刺部位腰椎畸形或感染是腰椎穿刺术的禁忌。

（2）对于颅内压增高的患者，操作必须谨慎。因为随着脑脊液流出，颅内压可快速降低，易导致小脑扁桃体疝，使延髓受压。

3．护理要点

（1）向患者描述腰椎穿刺过程，告知他们操作时可能会有一些不适症状。

（2）告知患者腰椎穿刺前会给予局部麻醉，在注射麻药时可以诉说感觉到的疼痛或刺痛。

（3）为防止腰穿后出现头痛，要求患者术后平卧4～6h。

（4）监测患者的神经功能缺失症状和并发症，如头痛、发热、背部痉挛或癫痫，并给予对症处理。

（二）经颅多普勒检查

通过检测脑动脉的血流速度，提供有关脑组织血流供应的现状、性质和血流变化的情况。在显示的检测结果中，波形和速度可提示是否存在某种疾病。虽然经颅多普勒检查的结果通常没有确诊作用，但这是一种获取诊断信息的无创检查方法。

第四节　治　疗

一、药物治疗

用于治疗神经系统疾病的常用药物有高渗脱水剂、利尿剂、肾上腺皮质激素、钙通道阻滞剂、抗凝血药、抗血小板药（见表6-4-1）。

表6-4-1　神经系统常用药物

常用药物	作用机制	举例
高渗性脱水剂	造成血液渗透压增高，使脑组织水分吸收入血液，并由肾脏排出，使细胞内外液量减少，从而减轻脑水肿，降低颅内压	20%甘露醇 甘油果糖
利尿剂	抑制肾小管对钠的重吸收，从而达到利尿脱水作用；使血液浓缩，增高渗透压，从而使脑组织脱水，颅内压降低；亦能抑制脉络丛分泌脑脊液	氢氯噻嗪 呋塞米 依他尼酸
肾上腺皮质激素	改善血脑屏障功能，降低毛细血管通透性，预防或治疗脑水肿	地塞米松 氢化考的松 甲泼尼龙
钙通道阻滞剂	使脑内血管扩张，改善局部血液循环，抑制钙细胞内流，保护脑组织及脑血管内皮的功能，有效预防和治疗血管痉挛所致的缺血性神经损害	尼莫地平
抗凝血药	通过抗Ⅹa活性和抗Ⅱa或抗凝血酶活性，抑制维生素K在肝细胞内合成因子Ⅱ、Ⅶ、Ⅸ、Ⅹ，降低凝血酶原含量，防止血栓形成	肝素 低分子肝素

续表

常用药物	作用机制	举　例
抗血小板药	对血栓素 A_2 诱导的血小板聚集产生不可逆的抑制作用；抑制低浓度胶原、凝血酶、抗原-抗体复合物、某些病毒和细菌所致的血小板聚集和释放反应及自发性聚集，预防血栓的形成	阿司匹林

二、手术治疗

（一）颅骨切开术

颅骨切开术即采用外科方法切开颅骨，暴露脑组织。

1. 适应证

颅骨切开术的适应证有颅脑创伤、脑部肿物或脓肿、颅内血肿、脑积水、脑部动脉瘤。

2. 并发症

颅骨切开术的常见并发症有感染、出血、呼吸衰竭、颅内压升高。

3. 术前护理要点

（1）鼓励患者及家属询问有关手术的问题，并为他们提供解答，减少他们的困惑和恐惧。

（2）告知患者术前需要理发，进行头部皮肤准备。

（3）告知患者恢复需要的时间，以便患者了解预后。

（4）告知患者在其苏醒后，绷带将缠绕头部以保护伤口，并可能放置引流管。

（5）告知患者术后 2～3d 会出现头痛和面部肿胀，如有需要会给予止痛药物治疗。

4. 术后护理要点

（1）监测患者的神经系统状态和生命体征，注意有无颅内压增高的情况发生，如瞳孔改变、肢体无力、头痛和意识水平变化。

（2）观察切口部位的感染及引流情况。

（3）给予患者及家属情感支持，以帮助他们应对神经功能缺失等后遗症。

（二）颅内动脉瘤血管内介入栓塞术

血管内介入栓塞术是指采用介入的方法，以血管内治疗为目的，对脑循环血管病变进行闭塞，目的是将动脉瘤腔排除在血液循环之外，消除血流冲击，防止动脉瘤再破裂，并保持载瘤动脉通畅。

1. 适应证

动脉瘤破裂致蛛网膜下腔出血；颅内未破裂动脉瘤：瘤体大于 2mm。

2. 护理要点

（1）术后 6h 抬高床头 15°～30°。

（2）穿刺处予以敷料加压包扎，并予以 1kg 沙袋压迫，持续 6～8h。严密观察局部有无渗血和血肿形成。

（3）绝对卧床，患肢制动 24h，每 30 分钟测量足背动脉搏动，并记录皮肤温度、颜色、知觉的变化。

（4）鼓励患者多饮水，以促进造影剂排泄，同时降低血液黏稠度，预防血栓形成。

（5）术后6h，在病情允许的情况下逐步鼓励患者自行翻身，增加四肢被动活动。24h后如无异常，可解除制动，患者可根据个体情况逐步下地行走。

（6）动脉瘤栓塞术后，应保持正常血压，以提高脑灌注压，维持患侧脑组织的足够血容量，防止迟发性脑梗死的发生。

（7）对于术后腰穿持续引流血性脑脊液者，需妥善固定引流管，并保持引流通畅。观察脑脊液的颜色、性质及引流量并准确记录。注意严格无菌操作，预防逆行感染的发生。

（三）其他治疗

1. 脑脊液引流

医生在患者颅骨钻一小孔，以放置脑室引流管，使脑脊液通过脑室导管从侧脑室引流出（见图6-4-1）。

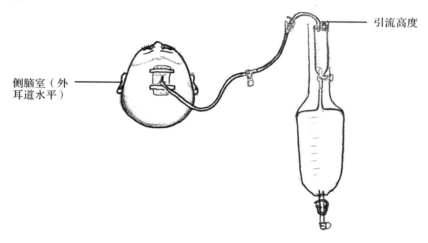

图6-4-1　脑室引流装置

（1）目的：降低颅内压，使颅内压达到并保持在预期水平。

（2）护理要点：①患者卧床，抬高床头30°～45°以促进脑脊液引流。②引流管高度一般高出侧脑室（体表标志为外耳道）水平10～15cm，通过升高或降低引流装置的滴壶来保持脑脊液持续定量的引流。③随时检查患者引流部位的敷料是否干燥。④保持引流管通畅，观察滴壶内脑脊液的滴速。⑤观察脑脊液的颜色、透明度以及引流量，及是否有出血和沉淀物。

2. 颅内压监测

监测颅内压时，测量的是脑组织、血液和脑脊液对抗颅骨内侧面的压力。颅内压监测有助于治疗并防止脑缺氧和脑组织移位引起的损伤。

（1）监测指征：合并出血或水肿的脑外伤，脑脊液产生过多或吸收障碍，脑出血，占位性病变。

（2）监测类型：脑室引流测压、脑实质探头、蛛网膜下腔探头、硬膜外探头、腰穿测压、经颅多普勒测压。

（3）护理要点：①观察颅内压的读数和波形。②每小时 1 次或按医嘱评估患者的症状，并监测常规的和神经系统的重要体征。③每小时 1 次计算脑灌注压（平均动脉压减去颅内压）。④至少每 24 小时 1 次观察置管部位是否有充血，及肿胀情况和引流情况。

第五节　神经系统急危重症和相关护理

一、急性脊髓损伤

（一）概　述

脊髓损伤包括脊髓断裂、挫伤和压迫。这些损伤通常由头颈外伤引起，以第 5、6 或 7 颈椎、第 12 胸椎和第 1 腰椎骨折最常见。其并发症包括神经源性休克和脊髓休克。

（二）病　因

1. 严重的脊髓损伤的病因有交通事故、高处坠落、运动损伤、跳水和枪击伤等。
2. 轻微的脊髓损伤的病因有抬重物、跌倒等。
3. 甲状腺功能亢进和肿瘤浸润也可引起脊髓功能障碍。

（三）发病机制

损伤可引起脊髓灰质和蛛网膜下腔的少量出血。当出血量逐渐增多，扩散至所有灰质并引起坏死，血液从灰质渗入白质时，可影响脊髓的血液循环，继之出现水肿，并导致脊髓受压和血供减少。脊髓灌注不足也可以引起缺血、水肿，水肿通过增加压力和压迫神经而加重患者的功能障碍。

（四）临床表现

1. 由于脊髓损伤的类型和程度不同，所以患者可出现不同的症状和体征（见表 6-5-1）。
2. 脊髓损伤评估分为现场评估和院内评估。

（1）现场评估流程可按照 ABCS 进行：A. 检查气道是否通畅；B. 检查呼吸状况；C. 检查循环情况；S. 评估脊柱脊髓损伤情况，重点检查运动神经系统（肢体活动）、肢体感觉（包括鞍区感觉）和反射。

（2）急诊入院评估：包括生命体征评估、体格检查和辅助检查。①重新进行 ABCS 检查；②评估受伤原因和机制（高处坠落、车祸、运动等）；③对生命体征平稳者行全面体格检查和神经系统评估，评估是否存在多发伤。

表 6-5-1　不同类型脊髓损伤的症状和体征

类型	特点	症状和体征
横断性损害	1.脊髓传导束全部受累 2.受损平面以下脊髓功能全部缺失 3.完全和永久缺失	1.颈髓横断性损害时出现运动功能缺失(四肢瘫),胸髓横断性损害时出现截瘫 2.肌力减弱 3.损伤平面以下反射和感觉缺失 4.膀胱和肠麻痹 5.麻痹性肠梗阻 6.血压降低或不稳定,机体低垂部位血管舒缩音消失 7.损伤平面以下排汗障碍 8.皮肤干燥苍白 9.呼吸功能受损
不完全离断:中央脊髓综合征	1.脊髓中央部位受损 2.常源于脊髓过度牵拉	1.四肢近端的运动障碍重于远端 2.有不同程度的膀胱功能障碍
不完全离断:前脊髓综合征	1.脊髓前动脉闭塞 2.骨骼碎片压迫	1.损伤平面以下运动功能缺失 2.损伤平面以下痛觉和温度觉缺失 3.触觉、压觉、位置觉和震动觉不完整
不完全离断:脊髓半切综合征	1.脊髓半侧损伤 2.仅一侧脊髓受累	1.损伤平面以下同侧瘫痪或轻瘫 2.损伤平面以下同侧触觉、压觉、震动觉和位置觉缺失 3.损伤平面以下对侧痛觉和温度觉缺失

3.在评估临床表现时,应注意观察与脊髓损伤相关的两个并发症。

(1)神经源性休克:是一种异常的血管舒缩反应,继发于脑干至胸腰段脊髓的异常交感神经冲动,常见于颈髓损伤,引起损伤平面以下暂时性自主神经功能缺失,并导致心血管系统的变化。常见的症状和体征包括直立性低血压、心动过缓、损伤平面以下无汗等,详见本书第五章第五节。

(2)脊髓休克:是指脊髓损伤平面以下自主神经功能、反射、运动和感觉的缺失。常见的症状和体征包括软瘫、肌腱反射和肛门反射缺失、运动和感觉功能缺失等。

(五)辅助检查

1.X线检查。可确定骨折部位及类型。

2.CT检查。有利于判定移位骨块侵犯椎管的程度和发现突入椎管的骨块或椎间盘。

3.MRI检查。对判定脊髓损伤状况极有价值。MRI可显示脊髓损伤早期的水肿、出血,并可显示脊髓损伤后的各种病理变化。

4.腰椎穿刺。可显示脊髓受压时脑脊液的压力变化。

(六)治　疗

在发生脊柱损伤后应立即制动以稳定脊柱,并防止脊髓损伤的发生或加重。可使用颈托、沙袋、衣物等物固定患者颈部,并使用硬担架或急救现场可拿取到的门板、黑板或工地的跳板等物品,水平抬起搬运患者。

急诊管理包括监测生命体征，建立静脉通路，维持呼吸道通畅，按需给氧，将血氧饱和度维持在95％以上。患者若出现低血压，可给予去甲肾上腺素或多巴胺提高血压，使平均动脉压维持在80mmHg以上。对 T_6 以上平面损伤的患者，加强呼吸管理；对 C_4 及以上损伤者，应尽早行气管切开。早期给予肠内营养；在出现麻痹性肠梗阻时，给予禁食、胃肠减压。留置导尿管，评估液体出入量。控制创伤引起的疼痛。

（七）护理措施

1. 系统评估与管理。

（1）呼吸功能：评估患者的呼吸频率、深度，及呼吸形态、咳嗽能力、呼吸音。当患者出现上呼吸道阻塞、误吸、肺炎等情况，血氧饱和度低于95％，常规处置不能缓解症状，血氧饱和度不能恢复时，可行气管切开。对高位颈椎损伤、膈肌麻痹、无自主呼吸者，或颈髓损伤平面进行性上升、呼吸功能不断恶化者，或虽有自主呼吸但合并严重肺部感染、肺不张患者，应给予机械通气。采取体位引流、胸部物理治疗、腹部加压助咳、呼吸锻炼等方法协助排痰，预防肺部并发症。

（2）循环功能：① T_4 以上脊髓损伤患者，在伤后2～3周最易出现心动过缓，并常在6周后恢复。当心率低于50次/min时，可应用阿托品治疗。②受损平面越高，基础血压越低。可应用多巴胺、去甲肾上腺素等药物将平均动脉压维持在80mmHg以上。③从仰卧位到直立位3min内，收缩压下降超过20mmHg或舒张压下降超过10mmHg，伴或不伴临床症状者，均属于直立性低血压，应加强容量管理，避免体位突然改变，可给予体位训练、主动运动等增加耐受力。

（3）肠道功能：评估患者的肠道功能，观察腹部有无胀气，听诊肠鸣音是否正常，触诊肠道内有无粪块形成。C_5 及以上完全性脊髓损伤患者完全依赖他人进行肠道管理，C_6、C_7 完全性脊髓损伤患者部分依赖他人进行肠道管理，C_8 及以下完全性脊髓损伤患者可独立进行肠道管理。肠道管理的目标是：减少排便问题，定时、规律、干净地排便。饮食上给予高纤维饮食，每天液体入量较正常人增加500mL，制订定时排便计划。若患者有便秘，可予以腹部顺时针按摩，必要时使用缓泻剂。

（4）膀胱功能：评估患者的自主排尿能力及尿潴留情况。对有尿潴留的患者给予留置导尿管导尿，间断开放引流膀胱。伤后1周，可酌情开始进行间歇导尿。

（5）疼痛管理：脊髓损伤患者的疼痛分为以下三大类。①伤害性疼痛：表现为骨骼肌肉疼痛、内脏疼痛。②病理性神经痛：表现为损伤水平和（或）以下水平神经痛。③不明原因的疼痛。可通过电刺激疗法、局部麻醉药、抗癫痫药物、抗抑郁药物、阿片类药物及手术进行治疗。

2. 做好皮肤护理。做好受压部位皮肤的保护工作，防止出现皮肤压力性损伤。

3. 预防深静脉血栓形成和肺栓塞。

4. 关注患者的情绪，鼓励患者增强战胜疾病的信心。

二、卒　中

（一）概　述

卒中又称脑血管意外或脑卒中，为一条或多条脑血管阻塞或出血，从而减少或阻断脑组织的氧供，引起脑组织发生严重坏死。在发生卒中后，恢复正常血流的时间越短，患者完全康复的可能性就越大。然而，存活的卒中患者约半数遗留永久性残疾，并可在数周、数月或数年内再发，这是卒中患者需要长期护理的主要原因。

（二）病　因

1. 供应脑实质的动脉内血栓形成或颅内血管闭塞。

2. 来源于脑外（如心脏、主动脉或颈动脉）的栓子栓塞血管。

3. 颅内动脉或静脉出血，可由高血压、动脉瘤破裂、创伤、出血性疾病和脓毒性栓塞等引起。

4. 患者发生卒中的危险因素有高血压、卒中家族史、TIA 史、心脏疾病（包括心律失常、冠状动脉疾病、急性心肌梗死、扩张性心肌病和瓣膜病）、糖尿病、家族性高脂血症、吸烟、嗜酒、肥胖、久坐、应用避孕药等。

（三）发病机制

血栓形成、栓塞或出血引起的卒中发病机制不同。血栓形成可引起病变血管充血和水肿，并导致血管供应的组织发生缺血。脱落在脑血管内的栓子阻塞脑动脉的狭窄部分，导致坏死和水肿。如果栓子为脓性，感染可扩散至血管壁以外，形成脑动脉瘤，从而增加了突发破裂和脑出血的风险。脑出血时，脑动脉破裂出血，血管供应的组织血供迅速减少。若出血集中在大脑深部，则可通过进一步压迫神经组织导致神经系统功能更严重的损害。

1. 缺血性卒中

一些由闭塞血管供血的神经元由于缺氧和缺乏营养物质而死亡，最终形成脑梗死，梗死组织引发炎症反应，并使颅内压升高，周围细胞的损伤使其代谢异常，导致离子转运改变、局部酸中毒和自由基形成。在损伤的细胞内，钙离子、钠离子和水聚集，并释放兴奋性神经递质。随后，持续的细胞损害和肿胀进一步加重，形成恶性循环。

2. 出血性卒中

出血后脑灌注不足可引起脑梗死，同时血液作为占位物质将压迫脑组织。出血后，脑调节机制将尽力通过增加血压以维持颅内压并保持平衡，颅内压增高迫使脑脊液外漏以维持平衡。如果出血量少，患者的神经功能缺失程度轻。如果出血严重，则颅内压迅速增加，使脑灌注停止。即使压力恢复至正常，许多脑细胞也已经坏死。出血刚开始时，破裂的脑血管收缩以限制血液流失。这种血管痉挛进一步减慢血流，导致更严重的脑缺血和细胞死亡。如果血管内血凝块形成，血流减少，也可加重缺血。如果出血破入蛛网膜下腔，则可导致患者出现脑膜刺激症。同时，透过血管壁进入周围组织的血细胞发生分解，可阻塞蛛网膜粒的吸收，从而引起脑积水。

(四)临床表现

根据受累动脉、损伤严重程度和侧支循环建立程度的不同,卒中患者的临床表现各异。在不同部位发生卒中时,相应的症状和体征也不同(见表6-5-2)。

表 6-5-2　不同部位卒中的症状和体征

部位	症状和体征
大脑中动脉	失语;言语障碍;失读;书写困难;视野缺损;对侧偏瘫,面部和上肢偏瘫程度比下肢重
颈内动脉	头痛;力弱;瘫痪;麻木;感觉变化;视觉障碍,如病变侧视物模糊;意识改变;颈动脉杂音;失语;吞咽困难;上睑下垂
大脑前动脉	意识模糊;力弱;对侧麻木(特别是上肢);对侧下肢和足瘫痪;大小便失禁;协调功能障碍;运动和感觉功能受损;人格改变,如淡漠和注意力不集中
椎动脉或基底动脉	口唇麻木;头晕;同侧肢体力弱;视觉缺陷,如色盲;深感觉缺失或复视;协调功能障碍;吞咽困难;言语不清;健忘;共济失调
大脑后动脉	视野缺损;感觉障碍;失读;昏迷;枕叶缺血,出现皮层盲

当卒中发生在左侧大脑半球时,机体右侧出现症状;当卒中发生在右侧大脑半球时,机体左侧出现症状。卒中的症状和体征常是突然出现的,包括以下症状。

1. 一侧肢体(伴或不伴面部)无力或麻木(面部和上肢可能比下肢更重)。
2. 一侧面部麻木或口角歪斜,常与偏瘫同侧。
3. 言语含糊不清或理解障碍。
4. 双眼向一侧凝视。
5. 一侧或双眼视力丧失或模糊。
6. 眩晕伴呕吐。
7. 精神状态改变或意识丧失。
8. 既往少见的剧烈头痛。

(五)辅助检查

1. CT 扫描可显示脑组织的异常结构、水肿和损伤,如非出血性梗死和动脉瘤。CT 扫描常用于鉴别卒中和其他疾病,如肿瘤或血肿。出血性卒中在 CT 扫描时可立即显影,而缺血性卒中在发病后 72h 才能在 CT 上发现病灶。如果患者存在出血性卒中,则禁忌溶栓治疗。

2. MRI 检查常用于确定脑缺血、梗死和水肿的部位。

3. 脑血管造影用于显示闭塞或出血的血管情况。

4. DSA 用于评估脑血管开放情况,并显示脑血管的闭塞、损伤或血管畸形的迹象。

5. 颈动脉超声为高频超声,可以显示颈动脉的血流量及由动脉硬化和血栓形成所致的血管狭窄。

6. 经颅多普勒常常用于评估颅内大血管的血流速度,以此显示血管直径。

7. 脑扫描用于显示缺血部位,但不能用于确定卒中后 2 周以内的病灶。

8. 腰椎穿刺在出血性卒中时可用以显示血性脑脊液。

9. 脑电图用于确定大脑的损害区域并鉴别癫痫发作是否源于卒中。

(六)治 疗

1. 一般处理

(1)给予心电监护,必要时吸氧,维持 SpO_2 95%以上。对于呼吸功能严重障碍者,应给予气道支持及辅助呼吸。

(2)控制体温。应积极寻找和处理发热的原因,当存在感染时,应给予抗生素治疗。

(3)控制血压。应将准备溶栓者的血压控制在收缩压<180mmHg,舒张压<100mmHg。

(4)控制血糖。加强血糖监测,控制餐后血糖值在 7.7～10mmol/L。

(5)营养支持。卒中后呕吐、吞咽困难等原因可造成患者营养不良而导致神经功能恢复速度减慢。因此,对于不能经口进食者,应尽早开始肠内营养治疗。

2. 溶栓治疗

溶栓治疗是急性缺血性脑卒中患者恢复脑血流最重要的措施。静脉溶栓是血管再通的首选方法。应尽快识别疑似患者。对具有溶栓指征的患者,应争取从急诊就诊开始 60 分钟内完成溶栓药物注射,即 Door to Needle Time(DNT)≤60min。

(1)静脉溶栓:首选重组组织型纤溶酶原激活剂(rtPA)。①适应证、禁忌证和相对禁忌证:对急性缺血性脑卒中发病 3h 内、3～4.5h 的患者应按照适应证、禁忌证尽快静脉给予 rtPA 溶栓治疗(见表 6-5-3 和表 6-5-4);对发病 6h 内且无条件使用 rtPA 的患者,可考虑静脉给予尿激酶(见表 6-5-5)。②使用方法:rtPA 0.9mg/kg(最大剂量为 90mg)静脉滴注,其中 10%在最初 1min 内静脉推注,其余持续静脉滴注 1h,用药期间及用药 24h 内严密监测患者。尿激酶 100 万～150 万 U,溶于生理盐水 100～200mL,持续静脉滴注 30min,用药期间及用药 24h 内严密监测患者。③监护及处理:a. 将患者收住重症监护病房或卒中单元进行监护。b. 定期进行血压及神经功能检查,静脉溶栓治疗中及结束后 2h 内测量血压和评估神经功能,每 15 分钟 1 次;然后每 30 分钟 1 次,持续 6h;以后每小时 1 次,直至治疗后 24h。c. 如果患者出现严重头痛、高血压、恶心或呕吐,或神经功能症状、体征恶化等情况,应立即停用溶栓药物并进行头颅 CT 检查。d. 如果患者收缩压≥180mmHg 或舒张压≥100mmHg,则应增加血压监测并给予降压药。e. 鼻饲管、导尿管及动脉测压管在病情允许的情况下应延迟安置。f. 在溶栓 24h 后,给予抗凝药物或抗血小板药物前,应复查头颅 CT/MRI。

(2)动脉溶栓:发病 6h 内由大脑中动脉闭塞或后循环大动脉闭塞导致的严重卒中且不适合静脉溶栓的患者,经过严格选择后可在有条件的医院进行动脉溶栓治疗。

3. 抗血小板治疗

(1)对不符合溶栓适应证且无禁忌证的缺血性脑卒中患者,应在发病后尽早给予口服阿司匹林治疗(150～300mg/d);急性期后可改为口服预防剂量(50～325mg/d)。

(2)对溶栓治疗者,在溶栓 24h 后开始使用阿司匹林等抗血小板药物。

(3)对不能耐受阿司匹林的患者,可考虑选用氯吡格雷等抗血小板药物。

表 6-5-3　3h 内 rtPA 静脉溶栓适应证、禁忌证和相对禁忌证

适应证	急性缺血性卒中伴显著神经功能缺损症状； 发病时间＜3h； 年龄≥18 岁
禁忌证	近 3 个月有颅内或脊髓手术史，严重颅脑损伤史或卒中史； 可疑蛛网膜下腔出血； 近 1 周内存在不易压迫止血部位的动脉穿刺； 有颅内出血病史； 有颅内肿瘤、动静脉畸形、动脉瘤； 血压升高，收缩压≥180mmHg 或舒张压≥100mmHg； 有活动性内出血； 急性出血倾向：血小板计数＜100×10^9/L，近期应用口服抗凝剂（如华法林）INR＞1.7 或 PT＞15s，48h 内接受过肝素治疗，APTT 超出正常范围； 血糖＜2.7mmol/L； CT 提示多脑叶梗死
相对禁忌证	下列情况需谨慎考虑和权衡溶栓的风险和获益： 轻型卒中或症状快速改善的卒中； 妊娠； 癫痫发作后出现的神经功能损害症状； 近 2 周内有大型外科手术或严重外伤史； 近 3 周内有胃肠或泌尿系统出血病史； 近 3 个月内有心肌梗死史

表 6-5-4　3～4.5h 内 rtPA 静脉溶栓适应证、禁忌证和相对禁忌证

适应证	急性缺血性卒中导致的神经功能缺损； 症状持续 3～4.5h； 年龄≥18 岁
禁忌证	同表 6-5-3
相对禁忌证	年龄＞80 岁； 症状出现超过 6h； 口服抗凝药（不考虑 INR 水平）； 有糖尿病和缺血性卒中病史

表 6-5-5　6h 内尿激酶静脉溶栓适应证和禁忌证

适应证	急性缺血性卒中导致的神经功能缺损； 症状出现＜6h； 年龄 18～80 岁； 意识清楚或嗜睡； 头颅 CT 无明显早期脑梗死低密度影
禁忌证	同表 6-5-3

4.其他药物治疗

(1)抗惊厥剂可用于治疗癫痫发作患者,并用以预防病情稳定后的癫痫发作。

(2)使用大便软化剂,防止用力排便而引起颅内压升高。

(3)抗高血压药和抗心律失常药物用于治疗有再发卒中危险因素的患者。

(4)皮质类固醇用于减轻患者的脑水肿。

(5)止痛药用于缓解继发于出血性卒中的头痛。

5.手术治疗

根据病因和卒中的严重程度,可以对患者采取以下不同的手术方式:动脉内机械取栓,开颅血肿清除术,颈动脉内膜剥脱术,闭塞或狭窄的动脉颅外旁路移植。

(七)护理措施

1.监护与治疗

(1)保持患者气道通畅,根据需要进行气管插管或机械通气。

(2)根据医嘱应用脉搏血氧饱和度测量仪监测血氧饱和度,并监测血气结果。根据医嘱吸氧,以维持血氧饱和度在95%以上。

(3)为患者实施心电监护,注意监测是否发生心律失常。

(4)评估患者的神经功能,开始至少每15~30分钟1次,之后根据需要每小时1次。观察患者是否有颅内压升高的体征。

(5)如怀疑患者有脑水肿,则应维持有效的平均动脉压水平,以满足脑血流灌注的需要。为降低颅内压、避免脑疝形成,可将床头抬高20°~30°。

(6)评估患者的血流动力学状态,根据医嘱补液,并监测静脉液体入量,以防止液体过量而导致颅内压升高。

(7)对接受溶栓治疗的患者,每15~30分钟1次评估患者是否有出血的症状和体征,并采取预防措施,监测凝血功能。

(8)监测患者癫痫发作的情况,并根据医嘱给予抗癫痫药物。

(9)如果患者有短暂性脑缺血发作(TIA),则给予抗血小板治疗。如患者出现进展性卒中或栓塞性卒中的体征,应给予抗凝剂(如肝素)治疗,同时密切监测凝血功能。

2.生活护理

(1)在变换体位时,注意患者的姿势,建议患者穿高弹力抗栓袜,并应用周期性加压装置。

(2)加强患者的皮肤护理,采取措施防止皮肤破溃。

(3)早期进行康复锻炼,对受累和不受累的两侧肢体均实施积极的运动训练,指导并鼓励患者用正常侧的肢体训练受损侧的肢体功能。

(4)管理患者的胃肠道,注意患者是否有便秘的体征,因为便秘可增加颅内压。如果患者接受激素治疗,则应监测患者是否有应激性溃疡的体征。

(5)根据患者的病情给予合理的膳食,如高纤维素饮食。

3.健康教育

(1)向患者宣教卒中的疾病相关知识,告知患者引起卒中的危险因素。

(2)指导患者了解卒中预警症状,告知患者一旦其出现神经功能缺损的症状和体征,应立即到医院就诊。

（3）遵医嘱使用抗血小板聚集的药物，观察患者有无不良反应，指导患者进行二级预防。

（4）指导偏瘫患者进行瘫痪肢体的被动运动及言语训练。

三、颅脑损伤

（一）概　述

颅脑损伤是指发生在脑部的任何损伤，通常分为闭合性颅脑损伤和开放性颅脑损伤。当头部撞在硬物表面或快速移动的物体撞击头部时，常常发生闭合性颅脑损伤，此时硬脑膜完整，无脑组织暴露。在发生开放性颅脑损伤时，头皮、颅骨、脑膜或脑组织（硬脑膜）开放，颅内容物暴露在外，感染的危险性很高。

（二）病　因

颅脑损伤的常见原因有交通事故（首要原因）、高处坠落、与运动相关的事故、暴力殴打等。

（三）发病机制

闭合性颅脑损伤常发生于突然加速—减速或突然冲击—反冲击的情况。在突然冲击—反冲击损伤时，头部撞到相对固定的物体上，脑组织损伤发生在撞击点附近（冲击），残余力把脑组织推向撞击点对侧的颅骨，引起再一次的冲击和损伤（对冲）。在对冲过程中，大脑软组织在颅腔内粗糙的颅骨表面滑动也可发生挫裂伤。同时，撞击可能会对大脑产生剪切力，从而损伤中脑及额叶、颞叶和枕叶脑组织。

（四）临床表现

颅脑损伤类型包括脑震荡、脑挫伤、硬膜外血肿、硬膜下血肿、颅内血肿和颅骨骨折。每种类型损伤都有特定的症状和体征。

1. 脑震荡

（1）特点：①脑震荡是指头部遭受打击后，脑组织撞击颅骨，但未引起脑挫伤，仅引起暂时性神经功能障碍。②24～48h 内通常完全恢复。③反复损伤可加重对脑组织的损害。

（2）症状和体征：①表现为继发于脑干网状激动系统破坏的短暂性意识丧失，可由脑部意识支配区域的压力突然变化引起，也可由神经元缺血或神经结构改变引起。②局部损伤和受压后，可引起呕吐。③有与损伤严重程度相关的逆行性和顺行性遗忘，患者不能回忆损伤后发生的事情或导致损伤的原因，这与网状激动系统破坏有关。④有局灶性损害和压迫引起的烦躁或昏睡。⑤有局灶性损害引起的性格改变。⑥有局灶性损害和压迫引起的头晕、恶心和剧烈头痛症状。

2. 脑挫伤

（1）特点：最常见于 20～40 岁，多由动脉出血引起。血液通常积聚在颅骨与硬脑膜之间。以顶颞部脑膜中动脉损伤最常见，常伴有颅骨线形骨折，很少由硬脑膜静脉窦引起。

(2)症状和体征:①因直接损伤引起的严重头皮伤口。②颅内压增高引起的呼吸形态改变和意识丧失。③与外伤后颅内压增高相关的嗜睡、意识模糊、定向力障碍、焦虑和烦躁。④与损伤部位血流中断相关的偏瘫。⑤由大脑皮质损害或大脑半球功能失调引起的去皮层或去大脑状态。⑥脑干受累引起的瞳孔不等大。

3.硬膜外血肿

(1)特点:①加速—减速或冲击—反冲击损伤导致的硬膜外血肿,扰乱了受损部位正常的神经功能。②若打击力(如钝器打击)使脑组织反弹至受力部位颅骨,或头被猛推向前并突然停止(如汽车相撞,司机头部撞到挡风玻璃上),损伤常发生在受力点的正下方。③若脑组织持续移位并冲击颅骨(加速运动),然后反弹(减速运动),则脑组织可能撞击颅骨内侧面的突出部位(特别是蝶骨嵴),引起颅内出血或血肿而导致小脑幕裂孔疝。

(2)症状和体征:①外伤后因脑震荡引起短暂的意识丧失,之后出现 10～15min 至数小时或偶尔达数天的中间清醒。②剧烈头痛、呕吐加剧。③单纯硬膜外血肿早期较少出现神经系统损伤的表现,仅在血肿压迫功能区时才表现出相应的症状。若血肿持续增大引起脑疝,患者可出现患侧瞳孔散大、对侧肢体瘫痪等典型表现。

4.硬膜下血肿

(1)特点:血液积聚在硬膜下腔(硬脑膜与蛛网膜之间),出血通常与颅内静脉网撕裂有关,很少源于动脉。急性血肿为外科急症。

(2)症状和体征:与硬膜外血肿相似,但因出血源于静脉,故起病缓慢。

5.颅内血肿

(1)特点:①颅内血肿是指外伤或脑实质内血管自发破裂引起的神经功能缺失,取决于出血的部位和出血量的多少。②脑部频繁运动产生的剪切力,可引起血管撕裂出血破入脑实质。③好发部位为额叶和颞叶,大多由高血压引起。

(2)症状和体征:①由于颅内压增高和血肿占位,患者可立刻出现意识丧失或经过一段时间清醒后陷入昏迷。②由于皮质脊髓束和脑干受压,所以患者出现运动功能缺失、去皮层状态和去大脑强直。

6.颅骨骨折

(1)特点:①颅骨骨折分为四型,即线形、粉碎型、凹陷型和颅底型颅骨骨折。②前颅窝和中颅窝骨折多与严重的脑外伤有关,且比后颅窝骨折常见。③头部外伤可引起一种或多种类型的颅骨骨折。

(2)症状和体征:①临床症状和体征取决于骨折后脑部损伤的程度。②面部骨折时,患者可出现运动和感觉颅神经的功能障碍。③颅前窝基底骨折的患者可出现熊猫眼症、嗅觉缺失症(由于第Ⅰ对颅神经受累导致嗅觉缺失)和瞳孔不规则(第Ⅱ、Ⅲ对颅神经受累)。④颅中窝骨折时,患者常出现脑脊液鼻漏、脑脊液耳漏、鼓室积血、面瘫(第Ⅶ对颅神经损伤)。⑤颅后窝骨折时,患者可出现延髓功能障碍体征(如循环和呼吸功能衰竭)。

7.颅脑损伤常见并发症

(1)颅内高压。

(2)感染(在开放性颅脑损伤时)。

(3)呼吸抑制和呼吸衰竭。

(4)脑疝(见图 6-5-1)。

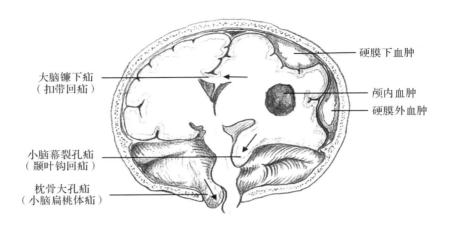

大脑镰下疝（扣带回疝）

硬膜下血肿

颅内血肿

硬膜外血肿

小脑幕裂孔疝（颞叶钩回疝）

枕骨大孔疝（小脑扁桃体疝）

图 6-5-1　脑疝

（五）辅助检查

1. 颅骨 X 线检查用于显示骨折部位，不包括颅顶骨折，CT 扫描可显示颅顶骨折的部位。

2. 血管造影用以显示破裂的血管部位和血流异常情况。

3. CT 扫描用以显示骨折部位，血管破裂后引起的颅内血肿、缺血或组织坏死、脑水肿、脑组织移位，及硬膜下、硬膜外及颅内血肿等。

4. MRI 可以显示颅骨骨折、颅内异常占位或移位、血管破裂后引起的颅内出血等。

5. 在硬膜下、硬膜外及颅内血肿时，常通过腰椎穿刺检查测量患者颅内压，并观察脑脊液的颜色、成分等。

（六）治　疗

1. 手术治疗

手术治疗的目的是移去嵌入脑组织的骨折碎片，取出异物和坏死组织，以降低由骨折引起的感染和脑组织进一步损害的风险。手术方法包括血肿清除术、颅骨切开术。

2. 支持治疗

(1)避免加重颅内压升高的因素：将头部抬高 15°～30°，积极处理发热，保持呼吸道通畅，控制癫痫的发作。

(2)严密观察：及早发现提示神经功能进一步损害或血肿继续扩大的表现。

(3)清创：清洁与颅骨骨折相关的伤口并包扎。

(4)降颅内压治疗：应用利尿剂（如甘露醇）和皮质类固醇以减轻脑水肿。

(5)呼吸支持治疗：包括对因脑干损伤引起的呼吸衰竭患者实施气管插管和机械通气。

(6)预防感染：应用抗生素预防颅骨骨折后因脑脊液漏而导致的脑膜炎。

(7)亚低温治疗：不宜在损伤早期（2.5h 内）、短期（创伤后 48h）预防性应用亚低温治疗来改善弥漫性创伤患者的预后。接受长期亚低温（4～6d）治疗患者的预后优于短期亚低温治疗患者，选择性脑亚低温治疗的效果优于轻度全身亚低温（33～35℃）治疗。

（七）护理措施

1. 监测与治疗

（1）密切观察意识、瞳孔、血压、呼吸变化和肢体活动情况，做好颅内压监测。

（2）密切观察患者低氧血症或颅内压增高的体征，如头痛、眩晕、烦躁、焦虑和行为变化。

（3）如果置入了颅内压监测系统，则连续监测颅内压的波形和压力。

（4）参考血流动力学参数，以估算CPP。

（5）仔细观察患者有无脑脊液漏，检查床单上有无血色斑点，其周围有无浅环（晕轮征）。如果患者存在脑脊液漏或意识丧失，将床头抬高30°或保持水平，避免颈静脉受压体位，以免增高颅内压。

（6）严密监测患者的液体出入量。

（7）监测伤口感染的症状和体征。

（8）根据医嘱用药，可持续注入咪达唑仑、芬太尼、吗啡或丙泊酚，以降低脑代谢和颅内压增高的风险。

（9）亚低温治疗。①诱导低温阶段：遵医嘱使用镇静和（或）肌松药物，减少患者肌颤，迅速降低体温，以减少电解质紊乱、糖代谢异常等并发症，当体温达到约33.5℃就不容易发生寒战了。②维持低温阶段：持续监测体温，避免体温波动，重点关注有无发生肺炎、伤口感染、皮肤压力性损伤。③复温阶段：复温速率不应超过0.25℃/h，一方面，复温过快会促使钾离子从细胞内向细胞外转移而发生高钾血症；另一方面，复温过快还会导致细胞凋亡进程重启，引起复苏性休克、反跳性高颅内压等并发症，加重神经损伤。

2. 生活与安全护理

（1）集中护理可以提供安静条件，从而降低脑代谢并降低颅内压增高的风险。

（2）对昏迷患者及肢体功能障碍者应加强肢体功能锻炼，防止关节僵硬及肌肉萎缩。

（3）嘱患者保持合适的体位，以促进分泌物引流。如果为脑脊液鼻漏，则在鼻孔下方放纱布。如果为脑脊液耳漏，那么患者保持合适体位，使其自然流出。避免在鼻孔或耳道内填塞纱布或纸巾等吸水物质。

（4）对有意识不清、精神症状、癫痫病史的患者应采用护栏、约束带等适当约束，做好安全防护措施，防止坠床、跌倒，必要时遵医嘱给予镇静剂。

3. 健康教育

（1）体位：无特殊情况，患者都可采取头高位，将床头摇高15°～30°。

（2）饮食：对能进食者，给予清淡无刺激饮食，宜少量多餐；对不能经口进食者，可给予留置胃管鼻饲流质。

（3）排泄：保持大便通畅，必要时使用通便剂或缓泻剂等。

（4）用药指导：告知患者脱水剂、抗癫痫药物等的作用及不良反应等。

（5）心理指导：给予心理安慰，使患者保持积极的心态面对疾病，配合治疗；鼓励其尽早自理生活；对恢复过程中出现头痛、耳鸣、记忆力减退的患者，应给予适当的解释和安慰。

（6）预防癫痫发作：外伤性癫痫患者应定时服用抗癫痫药物，不能单独外出、登高、游泳等，以防万一。

（7）康复训练：颅脑损伤遗留语言、运动或智力障碍者，在伤后1～2年有恢复的可能，应提高患者的自信心,同时制订康复计划,积极进行功能锻炼。

四、动静脉畸形

(一)概　述

动静脉畸形(AVM)指动脉与静脉由迂曲扩张的血管团相连接,而不是由毛细血管相连接。动静脉系统间不正常的血管将含氧血液和无氧血液混在一起,从而妨碍了脑组织的有效灌注。动静脉畸形常见于大脑后半球,大多数在患者出生时已存在,但症状多在 10～20 岁时发生。

(二)病　因

先天性动静脉畸形是由遗传缺陷所致的。后天性动静脉畸形是由穿通伤所致的,如外伤。

(三)发病机制

动静脉畸形患者的血管缺乏正常血管的结构特征,畸形的血管壁很薄。当一条或多条动脉的血液注入动静脉畸形时,压力较高的动脉血通过连接的血管注入静脉系统,结果使得静脉压升高,静脉血管迂曲扩张,从而导致动脉瘤的发生。如果动静脉畸形很大,那么血液的分流可妨碍周围组织的有效灌注。此外,血管较薄,可因渗出少量血液或血管破裂而引起脑和蛛网膜下腔出血。

(四)临床表现

1. 若血管畸形扩张足够大或渗血、出血,会导致患者出现相应症状和体征。
2. 某些患者可出现以下症状。①因动静脉畸形血管扩张、瘀血和压力增加所致的慢性轻度头痛或头晕。②血管压迫周围组织引起癫痫发作。③根据动静脉畸形部位,可出现由压迫和低灌注导致的局灶性神经功能缺失。④颅内(脑内、蛛网膜下腔或硬膜下)出血症状,包括脑组织和蛛网膜下腔出血而引发的突发严重头痛、癫痫发作、头晕、嗜睡和脑膜刺激征。⑤动静脉畸形延伸至脑室引起脑积水。

(五)辅助检查

1. 脑血管造影可用于动静脉畸形定位,并可显示大的供血动脉和引流静脉,有助于明确诊断。
2. CT 增强扫描用于鉴别动静脉畸形与肿块或肿瘤。
3. MRI 用于确定的动静脉畸形的位置和大小。

(六)治　疗

治疗方法的选择主要取决于动静脉畸形的大小和部位、供血血管、患者的年龄和疾病状况。主要治疗措施如下。
1. 支持治疗,如采取措施防止动脉瘤破裂。

2. 对症治疗。

3. 手术治疗,可以采用团块切除、激光照射或结扎修复连接血管并去除供血血管等手术治疗方式。如果不能手术,可给予栓塞或放射治疗,闭合相邻血管和供血血管以减少动静脉畸形的血流。

(七)护理措施

1. 对于动静脉畸形未出血者,应预防出血,具体措施如下。①保持治疗环境安静。②监测患者生命体征,根据医嘱监测并用药物控制相关的高血压。③连续评估患者的神经系统功能,评估并监测头痛的特点以及癫痫发作的情况。

2. 对动静脉畸形破裂者,除采取上述措施外,还应采取如下的措施。①提供适当的术前宣教。②术后监测神经系统状态和生命体征,监测伤口感染征象、液体平衡和电解质水平。

五、脑动脉瘤

(一)概　述

颅内或脑动脉瘤是指脑动脉壁变薄使血管局部扩张和膨出,是造成蛛网膜下腔出血的首位原因。其通常发生于 Willis 环的动脉分叉部位(见图 6-5-2),以囊状动脉瘤最为常见。好发年龄在 40～45 岁,女性较男性多见。

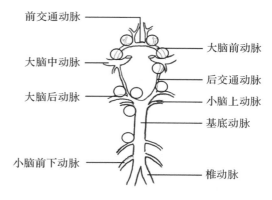

图 6-5-2　脑动脉瘤好发部位

(二)病　因

脑动脉瘤的常见病因有先天缺陷、衰老、先天缺陷和衰老过程相结合、外伤等。

(三)发病机制

血液流动对脑动脉瘤患者薄弱的动脉壁产生压力,导致瘤体逐渐扩大,继而发生动脉瘤破裂,继发蛛网膜下腔出血,血液进入正常情况时脑脊液所占据的空间;血液有时也渗入脑组织,可引起潜在的致命性的颅内压增高和脑组织损害。

(四)临床表现

1. 未破裂动脉瘤

大部分未破裂动脉瘤无明显临床表现,少数可有头痛、抽搐等症状。主要体征有动脉瘤压迫症状和脑缺血体征。

2. 破裂动脉瘤

(1)由于血液流入密闭空间,造成脑内压力增高,从而引起突发头痛。

(2)出现与颅内压增高相关的恶心和喷射性呕吐。

(3)意识水平发生改变。意识水平据出血的部位和严重程度而定,可能出现深昏迷。

（4）脑膜刺激征。由于血液刺激脑膜，引起颈项强直、后背和下肢疼痛、发热、焦虑和烦躁，偶有癫痫发作、畏光和视物模糊。

（5）由于血液进入脑实质，可引起偏瘫、偏身感觉缺失、吞咽困难和视力障碍。

（6）如果动脉瘤位于颈内动脉附近，其在压迫动眼神经时，可引起复视、上睑下垂、瞳孔扩大和眼球固定。

3. 严重程度分级

动脉瘤的严重程度分级见表6-5-6。

表 6-5-6　脑动脉瘤破裂分级

级别	出血量	症状
一级	最小量出血	患者意识清楚，无神经系统功能缺失，可有轻度头痛和颈部发硬
二级	小量出血	患者神志清楚，有轻至重度头痛和颈部僵硬，可能有动眼神经麻痹
三级	中量出血	患者神志模糊或嗜睡，伴有颈部僵硬，可有局灶性神经功能缺失
四级	严重出血	患者昏迷，颈项强直，可有轻或重度偏瘫
五级	濒临死亡（通常是致命的）	即使破裂出血不致命，患者也表现为深昏迷或去大脑强直状态

（五）辅助检查

1. 腰椎穿刺

在怀疑蛛网膜下腔出血时，可行腰椎穿刺检查。穿刺前，应首先确定患者是否存在颅内压增高及脑疝的情况。

2. 脑血管造影

通过脑血管造影，可确定是否有尚未破裂的动脉瘤，及血管扩张和动脉充盈情况。

3. CT 扫描

通过 CT 扫描可发现动脉瘤的存在证据和可能的出血。

4. MRI

MRI 可用于发现血管痉挛和出血部位。

（六）治　疗

若有动脉瘤，应尽早行颅内动脉瘤血管内介入栓塞术或手术治疗，以防发生未破裂动脉瘤破裂出血或破裂动脉瘤再次出血的情况。

1. 保守治疗

（1）适应证：①患者病情不适合手术或全身情况不能耐受手术。②诊断不明确需进一步检查。③患者拒绝手术或手术失败。④作为手术前后的辅助治疗手段。

（2）措施：①控制血压：是预防和减少动脉瘤再次出血的重要措施之一，一般降低收缩压的 $10\%\sim20\%$ 即可，原发性高血压患者则需要降低 $30\%\sim35\%$，防止血压过低造成脑供血不足而引起脑缺血性损害。②降低颅内压：采用的方法以甘露醇快速静脉滴注为主，地塞米松、呋塞米和白蛋白都有很强的减轻脑水肿的作用。③脑脊液引流：主要适用于脑动脉瘤出血后出现急性脑积水症状的患者，需做紧急的脑室引流。

2. 手术治疗

(1)手术指征:①对于一般情况尚好的动脉瘤性蛛网膜下腔出血的患者,且神经功能状况稳定的(Hunt 和 Hess 分级≤Ⅲ级),可进行早期手术(≤96h)。②对于蛛网膜下腔出血合并有占位效应的大血肿,应尽早手术。③对于 CT 扫描发现明显脑水肿,伴有症状性血管痉挛表现,且 Hunt 和 Hess 分级≥Ⅲ级的患者,应待病情稳定和神经功能改善后进行选择性手术治疗。

(2)手术方法:包括动脉瘤颈夹闭或结扎术,载瘤动脉夹闭及动脉瘤孤立术,动脉瘤包裹术,颅内动脉瘤血管内介入栓塞术。

(七)护理措施

1. 维持有效通气

(1)保持呼吸道通畅并给予吸氧或机械通气,监测动脉血气。

(2)保持合适体位,以改善患者的肺通气量,防止上呼吸道阻塞,必要时行气管插管。

2. 监测要点

(1)监测患者的意识状态和生命体征,避免直肠测温。

(2)监测 CPP。根据医嘱监测脑血流以确定 CPP;如果没有条件,则可通过 MAP 减去颅内压计算出 CPP 值。

(3)监测液体出入量。

(4)警惕提示可能发生动脉瘤扩大、再出血、颅内血肿、颅内压升高或血管痉挛的危险体征,包括意识水平下降、单侧瞳孔扩大、偏瘫或运动障碍加重、血压升高、心率减慢、头痛加重或突发头痛、再次出现颈项强直或颈项强直加重和再次出现呕吐或持续性呕吐。

3. 避免再出血和颅内压增高

卧床休息,限制探视。避免进食含咖啡因的食物,避免体力活动。

4. 药物治疗的护理

(1)遵医嘱使用甘露醇,观察疗效,在治疗后 8～12h 应注意可能出现的颅内压升高反弹。

(2)当患者出现局灶性运动功能缺失、意识模糊加重和头痛加重等血管痉挛症状时,根据医嘱开始应用血液稀释疗法,如给予生理盐水、全血、浓缩红细胞、白蛋白、血浆蛋白和晶体溶液。

(3)治疗期间注意控制液体出入量,避免过量。

5. 生活护理

(1)穿高弹抗栓袜或使用下肢周期性加压装置,并采取措施防止皮肤压力性损伤。

(2)如果患者有面肌瘫痪,则应协助其进食。如果患者不能吞咽,根据医嘱留置鼻饲管,经胃管注入饮食。

6. 健康教育

(1)保持病室安静,减少不必要的探视,让患者卧床休息,保持情绪稳定。

(2)注意气候的变化,尤其是高血压患者,易因寒冷刺激而引发再出血。

(3)戒烟、酒,忌暴饮暴食,宜清淡、低钠饮食,多食水果、蔬菜,保持大便通畅,忌灌肠和用力排便,适当用缓泻剂。

（4）坚持服用治疗高血压的药物，以及遵医嘱服用改善脑循环及代谢的药物。不可擅自变动服药剂量及次数，需根据医嘱逐步调整。

（5）对于成功实施栓塞术的患者，由于术后需长期口服抗凝药，所以出院后要定期复查凝血功能并进行自我监测。

（6）坚持康复训练。无功能障碍或只有轻度功能障碍的患者，尽量从事一些力所能及的工作，避免强化患者角色。如有肢体瘫痪，应加强主动与被动锻炼，配合针灸、按摩等物理疗法，促进神经功能恢复。

（7）定期门诊随访，若发生不适症状应及时就诊，3～6个月全脑血管造影复查。

六、癫 痫

（一）概 述

癫痫是指与大脑神经元异常放电相关的突发事件，是以周期性发作为特征的脑部疾病。癫痫可分为原发性癫痫和继发性癫痫。原发性癫痫是特发性的，没有明显的脑部结构改变；继发性癫痫以神经元细胞膜的结构变化或代谢改变为特点，从而引起神经元的兴奋性增加。癫痫是儿童最常见的神经功能障碍性疾病，可伴发各种中枢神经系统疾病。对于成年人癫痫发作，应考虑脑肿瘤或颅脑外伤。

（二）病 因

约半数的癫痫患者病因不明，可能的诱因有遗传性疾病或退行性病变（如结节性硬化等），产伤（如脑缺氧、溶血或出血），围产期感染，缺氧，感染性疾病（脑膜炎、脑炎或脑脓肿），脑损伤或创伤等。

（三）发病机制

癫痫发作是指当脑部的一些神经元接受刺激时，极易去极化或兴奋性增高，比正常细胞更易放电，此时，电流向周围细胞扩散，并依次放电，这种放电可扩展至一侧大脑半球（部分性发作），两侧大脑半球（全面性发作），及皮质、皮质下和脑干区域。

癫痫发作时，大脑对氧的需求突然增加，如果这种需求得不到满足，那么可导致组织缺氧和脑损害。抑制神经元放电可使兴奋的神经元放电减慢并最终停止；若不予以抑制，则会导致癫痫持续状态。如对癫痫连续发作不采取措施，那么最终的缺氧将是致命的。

（四）临床表现

根据最新的分类标准，癫痫可分为以下三类。①局灶性起源：患者意识清楚或意识受损，包括运动性和非运动性，从局灶性进展为双侧强直-阵挛性。其中，运动性包括自动症、失张力发作、阵挛发作、癫痫样阵挛发作、过度运动发作、强直发作；非运动性包括自主神经性发作、行为终止、认知性发作、情绪性发作、感觉性发作。②全面性起源：包括运动性和非运动性。其中，运动性包括强直-阵挛发作、阵挛发作、强直发作、肌阵挛发作、失张力发作、肌阵挛-强直-阵挛发作、肌阵挛-失张力发作、癫痫样痉挛发作；非运动性包括典型发作、不典型发作、肌阵挛失神发作、眼睑肌阵挛发作。③未知起源：包括运动性、非运动性以及不能归类。运动性包括强直-阵挛发作、癫痫样痉挛发作;非运动性包括行为终止。

1.全面性发作

(1)全面性强直-阵挛发作:是表现最明显的一种发作形式,其主要临床特征有意识丧失、双侧对称强直后紧跟有阵挛动作,并通常伴有植物神经受累表现。

(2)失神发作:可分为以下四种。①典型失神发作:发作突发突止,持续 5～20s(<30s),表现为动作突然中止或明显变慢,意识障碍,伴或不伴有轻微的运动症状。②不典型失神发作:与典型失神发作相比,不典型失神发作和结束都较缓慢,意识障碍程度较轻,发作持续时间可能超过 20s。③肌阵挛失神发作:在失神发作的同时,出现肢体节律性阵挛性动作,并伴有强直成分。④伴眼睑肌阵挛发作:是指在失神发作的同时,眼睑和(或)前额肌肉出现肌阵挛动作。

(3)强直发作:表现为躯体中轴、双侧肢体或全身肌肉持续收缩,肌肉僵直,没有阵挛,每次持续 2～10s,偶尔可达数分钟。

(4)阵挛发作:表现为双侧肢体节律性的抽动,伴或不伴意识障碍,持续数分钟。

(5)肌阵挛发作:表现为不自主、快速、短暂的肌肉抽动,呈电击样,可累及局部或全身肌群。

(6)失张力发作:头、躯干或肢体肌张力突然丧失或减弱,无肌阵挛或强直,持续 1～2s 或更久。严重者可突然倒地而造成创伤。

2.部分性发作

部分性发作是指由皮质灶性异常放电所致的相应躯体部位的发作性症状,可扩展至全脑,继而引起全面性发作。

(1)简单部分性发作:可表现为运动性、感觉性、自主神经性和精神性发作。①杰克逊癫痫:从局灶性运动性发作开始,异常电活动可向脑相邻区域蔓延。表现为单一肢体的强直或抽搐,并伴有同一部位的针刺感,很少有意识丧失,但可进展为全面性强直-阵挛发作。②感觉性发作:患者可出现幻觉、闪光、针刺感、眩晕和异味感。

(2)复杂部分性发作:是指在癫痫发作时患者有不同程度的意识障碍,伴有一种或多种简单部分发作。

(3)继发全面性发作:可由简单或复杂部分性发作继发产生,表现为全面强直-阵挛、强直或阵挛发作。

3.癫痫性痉挛

癫痫性痉挛多见于婴幼儿,表现为突然的、主要累及躯干中轴和双侧肢体近端肌肉的强制性收缩,点头样动作,仅持续数秒,突发突止,觉醒后可成串发作。

4.反射性发作

反射性发作不是一种独立类型,其是由外源性或内源性促发因素诱发引起的。促发因素包括视觉、思考、音乐、阅读、进食、操作等。

(五)辅助检查

1.脑电图

脑电图是癫痫首选和最重要的检查方法。癫痫患者脑电图的典型表现是棘波、尖波、棘-慢或尖-慢复合波。但脑电图阴性不能完全排除癫痫,需考虑阵发性异常放电间歇发生。

2.头颅 MRI

头颅 MRI 可以较早且准确地检查出因肿瘤、脑发育不良、颅脑外伤及感染等所致的获得性癫痫灶。其对癫痫的病因诊断明显优于 CT(除早期脑出血之外)。

3.头颅 CT 扫描

脑组织密度的改变可提示内部结构的异常。

(六)治　疗

1.药物治疗

根据癫痫发作的类型选择用药,目标是联合应用最少的药物来控制癫痫发作。常用的药物包括:治疗全面性强直-阵挛发作和复杂部分性发作的苯妥英钠、卡马西平、苯巴比妥和扑米酮;治疗失神发作的丙戊酸、氯硝西泮和乙琥胺。

2.手术治疗

如果药物治疗无效,那么可采用外科治疗的方法去除局部的致痫灶,以防止癫痫发作。

3.迷走神经刺激装置

迷走神经刺激装置类似于心脏起搏器,可向大脑发出电信号抑制颠痫发作。该装置放置于胸部和颈部,副作用有声音改变、喉部不适和气短,这些症状通常发生于装置开启时。

4.癫痫持续状态的治疗

(1)可应用的药物有地西泮、劳拉西泮、磷苯妥英钠或苯巴比妥。

(2)当癫痫发作继发于低血糖时,可静脉滴注 5% 葡萄糖注射液。

(3)对慢性酒精中毒或戒断患者,可静脉滴注维生素 B_1。

(七)护理措施

1.监测与治疗

(1)观察病情,注意判断癫痫发作类型,观察发作的时间及次数,观察发作时患者的呼吸频率、意识状态及伴随症状,防止发生窒息和损伤,并做好记录。

(2)持续监测患者是否有抗癫痫药物的中毒症状,如眼球震颤、运动失调、嗜睡、头晕、昏睡、言语含糊不清、烦躁、恶心和呕吐。

(3)定期监测抗癫痫药物的血药浓度。

2.安全护理

(1)当患者发生抽搐时,应有专人护理。让患者就地平卧,取侧卧位,迅速松开衣扣,清除任何约束,必要时吸氧。

(2)取下活动性义齿,将牙垫放于上下臼齿之间,以防舌咬伤。

(3)保持周围环境安静、安全,患者应远离热水瓶、锐器等,避免强光刺激。

(4)对抽搐肢体不可暴力强压,以免发生骨折或脱臼;采取措施,避免患者坠床。

3.健康教育

(1)向患者及其家属宣教癫痫诱发的因素并避免这些因素,如突发精神刺激、强光刺激、受凉、感冒、过量饮水、过度劳累、饥饿或过饱等。

(2)家属和患者的积极配合是治疗的关键,鼓励患者坚持治疗,在医师指导下长期服药治疗,千万不可自行停药或换药。

（3）药物治疗有效的患者,可正常生活、工作和学习。鼓励他们参加集体活动,保持乐观情绪。生活作息要有规律,睡眠要充足。鼓励其克服自卑、恐惧心理,避免劳累、登高、潜水、驾车和在危险的机器旁工作。

（4）患者应随身携带病情卡片,写明疾病名称、姓名、地址、联系电话,以便癫痫发作时与家属取得联系,便于抢救。癫痫发作控制不佳者不要单独外出。

（5）饮食要节制,严禁烟酒,多食清淡含维生素丰富的食物,不食辛辣刺激的食物,多进食新鲜蔬菜、水果。夏季不宜大量饮冷开水及冷饮,防止血药浓度下降,降低治疗效果。对于儿童难治性癫痫,可尝试生酮饮食,即采用高脂、低碳水化合物和适当蛋白质的饮食[脂肪/（蛋白质＋碳水化合物）为 4：1]。应用前需要全面评估患儿的营养状况和饮食习惯,开始前禁食 24～48h,测定患儿生命体征和血糖、血酮、尿酮水平。当血糖低于 2.2mmol/L 或血酮高于 3.0mmol/L 时开始饮食。如果无效,应逐渐停止该饮食。

（6）嘱咐患者应遵医嘱定期复查肝、肾功能。

七、脑　炎

（一）概　述

脑炎是大脑严重的炎症反应。其常见病因有蚊子携带的病毒,在一些地区也可以是蜱携带的病毒。其他传播途径包括饮用被感染的羊奶和偶尔经注射或吸入途径感染病毒。

（二）病　因

在农村,脑炎多由虫媒病毒感染引起,在城市多由肠道病毒（柯萨奇病毒、脊髓灰质炎病毒和埃可病毒）引起。其他病因包括疱疹病毒、腮腺炎病毒、人类免疫缺陷病毒、腺病毒,及由麻疹、水痘、风疹和牛痘病毒引起的脱髓鞘疾病。

（三）发病机制

在发生脑炎时,脑实质和脑膜大量淋巴细胞渗出,引起脑水肿、脑神经节细胞变性和散在的神经细胞破坏。

（四）临床表现

1.急性早期表现有发热（38.9～40.6℃）、头痛、呕吐。

2.病情加重表现有脑膜刺激征,神经损害体征（如嗜睡、昏迷、瘫痪、癫痫发作、共济失调、器质性精神病）。

（五）辅助检查

1.脑脊液和血液的病因学检查,有助于明确诊断。

2.锝 99 扫描,可显示病灶部位。

3.头颅 CT 扫描,可显示病灶。

（六）治　疗

脑炎的治疗以支持治疗为主。包括：抗病毒药物（阿昔洛韦对单纯疱疹病毒性脑炎有效），抗惊厥药和皮质类固醇激素（减轻炎症和水肿），呋塞米或甘露醇（减轻脑水肿），镇静剂（减轻患者烦躁），阿司匹林或对乙酰氨基酚（减轻头痛和发热），补充液体和电解质（防止脱水和电解质失衡），使用抗生素（治疗相关感染，如肺炎）。

（七）护理措施

1. 监测与护理

（1）评估神经系统功能，注意患者意识水平的变化和颅内压增高的体征。

（2）观察颅神经受损的症状和体征，如上睑下垂、斜视、复视、异常睡眠状态和行为改变。

（3）监测液体出入量，以维持体液平衡。液体过量可增加脑水肿的程度。

2. 生活护理与心理支持

（1）病室要安静、避光，以减轻患者的头痛和畏光。

（2）注意患者体位，勤翻身以防止关节僵直和颈部疼痛。

（3）进行 ROM 训练以防止挛缩。

（4）根据医嘱，通过少食多餐和胃管或肠道外营养维持充足营养。

（5）帮助患者及其家属消除顾虑，脑炎引起的行为变化通常会消失。

3. 健康教育

（1）指导患者消毒隔离知识，培养良好的卫生习惯。

（2）指导患者吞咽、肢体运动功能的恢复锻炼。

（3）指导患者服药。

（4）指导患者进行思维训练。

八、格林-巴利综合征

（一）概　述

格林-巴利综合征（GBS）是一种急性、快速进展性并具有潜在致命危险的多发性神经炎，可引起肌无力和四肢远端感觉轻度减退。该综合征可发生于任何年龄，男女发病机会均等。虽然该病有自愈倾向，且95％的患者可完全康复，但可遗留足部和下肢轻度的运动障碍和反射减弱等症状。

格林-巴利综合征分为三期，分别为急性期（出现症状到发病后1～3周）、稳定期（持续数天至两周）和恢复期（需要4～6个月，重者长达2～3年）。

（二）病　因

格林-巴利综合征的病因尚不清楚，可能与病毒感染后细胞介导的免疫反应有关。约50％的格林-巴利综合征患者近期有轻微发热病史，常常为上呼吸道感染，少见胃肠炎。其他可能的诱发因素包括外科手术、注射狂犬病及猪流感疫苗、霍奇金病或其他恶性肿瘤、系统性红斑狼疮等。

（三）发病机制

格林-巴利综合征的主要病理特征是周围神经节段性脱髓鞘,引起脊髓后根（感觉）和前根（运动）的炎症和变性,进而阻碍电冲动沿感觉及运动神经根的正常传导。

（四）临床表现

1.对称性肌无力。脊髓前根受损可导致对称性肌无力,肌无力首先出现于下肢,然后在24～72h内扩展至上肢和面部神经。

2.感觉异常。当脊髓后根受损时,患者会有感觉异常,有时出现于肌无力之前,但很快消失。

3.两侧瘫痪,可伴有眼肌麻痹。这是运动神经传递功能和第Ⅲ、Ⅳ、Ⅵ对颅神经受损的结果。

4.吞咽困难或构音障碍。不常发生,是第Ⅺ对颅神经（副神经）所支配的肌肉受累的结果。

5.肌张力降低和反射消失。反射弧受累时可出现肌张力降低和反射消失。

（五）辅助检查

1.脑脊液检查,脑脊液蛋白水平在发病后开始升高,并于4～6周达高峰。

2.全血细胞计数（CBC）在疾病早期可显示白细胞和未成熟白细胞（未成熟的中性粒细胞）增多。

3.肌电图检查结果可显示为同一运动单位重复放电,而不是向其他部位扩散。

4.血清免疫球蛋白,炎症反应可使血清免疫球蛋白水平升高。

（六）治　疗

1.辅助呼吸

呼吸麻痹是格林-巴利综合征的主要风险。保持呼吸道通畅、维持呼吸功能,是提高患者治愈率、降低病死率的关键。如患者有缺氧症状,应及早使用呼吸机。

2.血浆置换

血浆置换可迅速去除血浆中与发病有关的抗体、补体及细胞因子等,从而减少和避免神经脱髓鞘损害,促进脱落髓鞘的修复和再生。

3.其他

其他治疗措施包括感染防治、营养支持以及应用神经滋养药物。

（七）护理措施

1.监测与护理

(1)监测患者的生命体征和意识水平。

(2)观察上升性感觉缺失。感觉性缺失比运动性缺失出现早。

(3)评估和治疗呼吸功能障碍。

(4)观察尿量情况,必要时留置导尿。

2. 生活护理

（1）做好患者皮肤护理，防止皮肤破溃。

（2）在疼痛允许限度范围内，对患者进行被动 ROM 训练。

（3）变换患者的体位。在功能锻炼时，警惕体位性低血压的发生。

（4）为防止误吸，在患者进食前评估患者的咽反射功能，并抬高床头。如果患者咽反射消失，则给予管饲，直至咽反射恢复为止。

（5）穿高弹力袜，并应用下肢连续加压装置防止下肢血栓。

（6）如果患者合并面瘫，则给予眼部和口腔护理。

（7）为防止便秘，向患者提供高纤维素饮食。根据医嘱使用缓泻剂或导泻剂。

（8）为患者提供理疗。

九、脑膜炎

（一）概　述

脑膜炎是指由感染性因素引起的脑膜和脊髓膜的炎症，常由细菌感染所致。这种炎症通常累及三层脑膜——硬脑膜、蛛网膜和软脑膜。如果能早期确诊脑膜炎且患者对药物治疗敏感，则患者并发症少，预后好。

（二）病　因

1. 菌血症导致的脑膜炎

脑膜炎通常为菌血症的并发症，特别是肺炎、脓肿、骨髓炎或心内膜炎引起的菌血症；无菌性脑膜炎可能源于病毒或其他生物病原体感染，有时不能发现生物学病原体。

2. 与脑膜炎相关的其他感染

与脑膜炎相关的其他感染性疾病有鼻窦炎、中耳炎、脑炎、骨髓炎、脑脓肿，通常由脑膜炎双球菌、流感嗜血杆菌、肺炎球菌和大肠杆菌引起。

3. 任何开放性损伤和操作

脑膜炎可继发于外伤或侵袭性操作之后，包括颅骨骨折、头部穿通伤、腰椎穿刺和心室分流术。

（三）发病机制

病原体侵犯中枢神经系统（CNS）的途径以血液途径最常见，其他途径有外伤导致的脑脊液与外界相通、沿颅神经和周围神经途径以及通过口或鼻等。

入侵的生物学病原体在脑膜诱发一系列炎症反应。为清除病原微生物，中性粒细胞在该部位聚集并在蛛网膜下腔产生渗出物，使脑脊液变稠，变稠的脑脊液不易在脑和脊髓周围流动。这种变化可阻止蛛网膜绒毛运动，进一步阻碍脑脊液循环并引起脑积水。当渗出进一步增加时，可加剧炎症反应，使颅内压增高；当炎症扩展至颅神经的周围神经时，可诱发其他炎症反应，并刺激脑膜，破坏细胞膜，引起水肿。

脑膜炎可以导致颅内压升高、血管充血，阻断脑血管血流，导致血栓形成或血管破裂。若颅内压不下降，可出现脑梗死；脑组织进一步感染则可能引起脑炎。无菌性脑膜炎是具有自限性的。当发生无菌性脑膜炎时,淋巴细胞聚集在软脑膜,没有渗出物形成,因此患者病情通常没有细菌性脑膜炎严重。

(四)临床表现

1. 感染相关症状

感染相关症状表现为发热、寒战和由感染及炎症引起的不适。

2. 颅内压升高

颅内压升高表现为头痛和呕吐,少见视神经乳头水肿(视神经炎症和水肿)。

3. 脑膜刺激征

脑膜刺激征包括颈项强直、Brudzinski 征(+)和 Kernig 征(+)、双侧深反射对称性亢进、角弓反张(是在婴儿和儿童中更为常见的一种症状,表现为背部和四肢弓形向后弯曲)。

4. 其他特征

(1)由自主神经受刺激所致的窦性心律不齐。

(2)由颅内压升高引起的烦躁不安。

(3)由颅神经受刺激所致的畏光、复视和其他视觉问题。

(4)由颅内压增高和脑水肿所致的谵妄、深度木僵和昏迷。

(五)辅助检查

1. 腰椎穿刺结果可显示脑脊液压力升高(由蛛网膜粒对脑脊液的吸收障碍所致),外观混浊或呈乳白色,蛋白含量增加,细菌染色和培养阳性(病毒感染除外),及糖含量下降。

2. Brudzinski 征和 Kernig 征阳性,提示脑膜刺激征。

3. 血、尿和鼻咽分泌物培养可提示有生物学病原体感染。

4. X 线胸片显示肺炎、肺脓肿、肺结核或继发于真菌感染的肉芽肿。

5. 鼻窦和颅骨 X 线检查可发现作为潜在感染途径的鼻窦炎或作为病原微生物入侵窗口的颅骨骨折。

6. 白细胞计数可显示中性粒细胞水平升高。

(六)治 疗

1. 药物治疗

(1)抗菌治疗(常常需要 2 周)。

(2)应用地高辛控制心律不齐。

(3)应用甘露醇减轻脑水肿。

(4)应用抗惊厥药或镇静剂减轻烦躁。

(5)应用对乙酰氨基酚减轻头痛和发热。

2. 支持治疗

卧床休息。采用温水浴或冰毯降温,必要时予以隔离。

（七）护理措施

1. 监测与治疗

（1）评估和监测神经系统功能。

（2）观察病情变化，特别注意患者的体温（有无升高）以及意识水平（有无下降），观察癫痫发作的诱因和呼吸改变情况。

（3）监测液体平衡，保证足够的液体摄入以防止脱水，但也要避免液体过量，以防脑水肿发生。

（4）在处理头部伤口或颅骨骨折时，严格遵循无菌操作技术。

（5）遵医嘱给药。

2. 生活护理与心理支持

（1）保持患者适当体位，防止关节僵直和颈部疼痛，坚持 ROM 训练。

（2）保证充足的营养供给，维持排泄通畅。

（3）保持环境安静。

（4）提供情感支持。

3. 健康教育

（1）向患者宣教疾病有关的知识，告知引起脑膜炎的危险因素。

（2）告知患者如出现脑膜炎相关的症状和体征，立即到医院就诊。

（3）做好药物指导，指导患者遵医嘱用药，切勿随意停药或减药。

（4）定期复查。

参考文献

[1]陈生弟,贾建平.神经病学[M].7 版.北京:人民卫生出版社,2013.

[2]姜远英,许建华,向明.临床药物治疗学[M].北京:人民卫生出版社,2012.

[3]李世绰,洪震,中国抗癫痫协会.临床诊疗指南癫痫病分册(2015 修订版)[M].北京:人民卫生出版社,2015.

[4]刘克辛.药理学[M].北京:清华大学出版社,2012.

[5]刘新峰.脑血管病介入治疗学[M].2 版.北京:人民卫生出版社,2012.

[6]饶明俐,林世和.脑血管疾病[M].2 版.北京:人民卫生出版社,2012.

[7]吴江.神经病学[M].2 版.北京:人民卫生出版社,2013.

[8]杨建芳,贾彩云,马晓丽.神经内科急危重症[M].北京:军事医学科学出版社,2012.

[9]袁伟,李春盛.亚低温治疗在心肺脑复苏中的应用与研究进展[J].中华危重病急救医学,2016,28(12):1165-1169.

[10]中国康复医学相关专家组."创伤性脊髓损伤评估、治疗与康复"专家共识[J].中国康复理论与实践,2017,23(3):274-287.

[11]中华医学会神经病学分会.中国急性缺血性脑卒中诊治指南 2014[J].中华神经科杂志,2015,48(4):246-257.

[12]周良辅.现代神经外科学[M].上海:复旦大学出版社,2012.

[13]Carney N,Totten AM,O'Reilly C,et al. Guidelines for the Management of Severe

Traumatic Brain Injury，Fourth Edition[J]．Neurosurgery，2017，80(1)：6-15．

[14]Fisher RS，Cross JH，French JA，et al．Operational classification of seizure types by the International League Against Epilepsy：Position Paper of the ILAE Commission for Classification and Terminology[J]．Epilepsia，2017，58(4)：522-530．

第七章

心血管系统

第一节 心血管系统的解剖结构和功能

一、概 述

心血管系统由心脏、血管和神经体液调节系统构成。其主要功能是将血液运输到全身组织器官,为组织提供氧气、营养物质和激素,并通过血流将细胞代谢产物运输出去。

二、心 脏

心脏位于胸腔中部偏左下方,纵隔内,胸骨后方、第 2～6 肋骨,体积约相当于一个拳头大小(见图 7-1-1)。

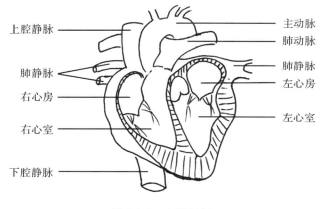

上腔静脉		主动脉
肺静脉		肺动脉
		肺静脉
右心房		左心房
右心室		左心室
下腔静脉		

图 7-1-1 心脏解剖

(一)浆膜腔

心包腔将浆膜腔分为脏层和壁层。腔隙内含有 10～30mL 稀薄、清亮的心包液,可起到润滑的作用。

(二)心壁的结构

心壁分为三层结构,包括心外膜、心肌层和心内膜。心外膜包括心壁外层和心包内浆膜层及脏层,主要由鳞状上皮细胞构成。心肌层位于心壁中间,是肌肉组织层。心内膜位于心壁最内层,包括内皮组织构成的小血管和平滑肌束。

(三)心脏的四个腔

心腔被房间隔和室间隔分隔成左右互不相通的两部分,每一半又分为心房和心室,分别包括右心房、左心房、右心室和左心室四个腔室。

左心房和右心房是贮存血液的部分,右心房接受全身回流至心脏的静脉血,左心房接受由肺回流的氧合后血液。心房的收缩促使血液从心房流向心室。

左心室和右心室是心脏的泵腔。与心房相比,心室壁更厚,内腔更大。右心室将来自于右心房的血液经肺动脉泵入肺,血液在肺内与氧气结合并释放二氧化碳。左心室将来自于左心房已氧合的血液经主动脉泵向身体各个部位。

(四)心脏的瓣膜

正常情况下,心脏内瓣膜都属于单向瓣,以保证血液在心脏内单向流动,包括房室瓣和半月瓣。房室瓣位于心房和心室之间,右心的为三尖瓣,左心的为二尖瓣。半月瓣位于心室与肺动脉、主动脉之间,右心的为肺动脉瓣,左心的为主动脉瓣。腱索是将瓣膜固定在心室壁上的纤维束,由乳头肌控制。

(五)心脏的血管

1. 大血管

(1)主动脉:开口于左心室,血液由左心室泵入主动脉,供应全身器官和组织。

(2)上、下腔静脉:收集全身的静脉血汇合成腔静脉,回流到右心房。

(3)肺动脉:分为左、右肺动脉,开口于右心室,右心室的血液通过肺动脉进入肺进行氧合。

(4)肺静脉:左、右各两条,在肺内进行氧合后的血液通过肺静脉回流至左心房。

2. 冠状动脉

冠状动脉是专门供应心脏血液的血管。左、右冠状动脉是升主动脉的第一对分支,左冠状动脉在左心房表面分成两个主要分支:左前降支和左回旋支。当左心室通过主动脉向外泵血时,主动脉瓣开放,部分覆盖冠脉口。当左心室充血时,主动脉瓣关闭,冠脉口开放,血液流入冠状动脉。

根据冠状动脉分支的走向及分布位置,可以了解它们各自的营养心脏的部位。

(1)右心房、右心室:由右冠状动脉供血。

(2)左心室:50%由左前降支供血,其主要供应左室前壁和室间隔;30%由回旋支供血,其主要供应左室侧壁和后壁;20%由右冠状动脉(右优势型)或左旋支(左优势型)或左右冠状动脉同时供血(均衡型),其主要供应左室下壁、后壁和室间隔。

(3)室间隔:前上 2/3 由前降支供血,后下 1/3 由后降支供血。

(4)传导系统：窦房结的血液60％由右冠状动脉供给，40％由左旋支供给；房室结的血液90％由右冠状动脉供给，10％由左旋支供给；右束支及左前分支由前降支供血，左后分支由左旋支和右冠状动脉双重供血。左束支主干由前降支和右冠状动脉多源供血。因此，临床上左束支受损的机会较少，病变比较广泛时才可能使其全部受损。一旦发生完全性左束支传导阻滞，多提示有器质性心脏病。

3.冠状窦

心脏的静脉系统收集心肌毛细血管内经组织代谢后的血液，汇合成一条扩张的血管，称为冠状窦，其主要作用是将血液回流至右心房。

三、血管系统

血管是运送血液的通道，散布全身，通过血液流动将氧气和营养物质输送给机体各组织和器官的细胞，并将代谢产物带走。

(一)动　脉

动脉由心室发出。从左心室发出的是主动脉，从右心室发出的是肺动脉。

主动脉在主动脉弓处主要分出三个分支，即头臂干（再分为右颈总动脉、右锁骨下动脉）、左颈总动脉、左锁骨下动脉，分别为大脑、上胸部和上肢供血。

降主动脉向下通过胸部和腹部发出分支，分别为胃肠道、泌尿生殖系统、脊柱、下胸部和腹部供血。然后，主动脉再向下分出髂动脉，进而再分出为股动脉。

(二)毛细血管

动脉在到达身体各部位的路途中不断发出分支，愈分愈细，最后在组织间和细胞间移行为毛细血管。毛细血管在组织内连接小动脉和小静脉，数量丰富，几乎遍及全身各处。毛细血管管壁薄、通透性强；同时，血液在毛细血管内流动缓慢，有利于血液与组织、细胞之间进行物质和气体交换。毛细血管血流由括约肌控制，括约肌开放时血流增加，括约肌关闭时血流减少甚至消失。

(三)静　脉

小静脉起源于毛细血管，在回心过程中，管腔逐渐变粗，最后汇成大静脉（上腔静脉、下腔静脉）注入心房。静脉内有静脉瓣，能防止血液逆流。

四、血液循环

血液在心脏和血管系统组成的密闭环路中循环流动，可分为体循环和肺循环。

(一)体循环

体循环的循环路径为左心室—主动脉—毛细血管—上、下腔静脉—右心房。从主动脉流出的血液为富含氧气和营养物质的动脉血，动脉血在毛细血管处与组织进行气体和物质的交换，形成去氧合且携带代谢废物的静脉血，通过静脉汇流到上、下腔静脉，最终回流到心脏。

(二)肺循环

肺循环的循环路径为右心室—肺动脉—肺毛细血管—肺静脉—左心房。与体循环不同,肺动脉中的血液为静脉血,流至肺部进行氧和二氧化碳的交换,形成富含氧气的动脉血,经肺静脉回流到心脏。

五、心动周期

(一)心动周期

心脏的心动周期分为收缩期和舒张期两个阶段,进而推动血液在心脏和血管中的流动(以左心为例)。

1. 等容舒张期,二尖瓣和主动脉瓣均关闭,心室舒张,心室内压力下降,无血液流动。

2. 快速充盈期,心室内压力降低,二尖瓣开放,血液自心房快速流入心室。

3. 减慢充盈期,心室内压力逐渐上升,二尖瓣仍处于开放状态,血液自心房流向心室,但速度减慢。

4. 心房收缩期,心房收缩,将心房内约 25% 的剩余血液挤入心室。

5. 等容收缩期,二尖瓣和主动脉瓣关闭,心室收缩,心室内压力上升,无血液流动。

6. 快速射血期,心室内压力升高,主动脉瓣开放,血液自左心室快速射入主动脉。

7. 减慢射血期,心室内压力下降,主动脉瓣仍处于开放状态,血液自左心室射入主动脉,但速度减慢。

心脏的泵功能推动血液在心血管系统中循环流动。此外,静脉瓣的作用、骨骼肌的挤压作用及胸腔的负压确保了外周血液可以顺利回流到心脏。

(二)前负荷、后负荷

1. 前负荷

前负荷是指心肌收缩之前所遇到的阻力或负荷,取决于心室舒张末期容积,又称容量负荷。根据 Starling 定律,在一定范围内,心肌细胞在舒张期拉伸越长,收缩期的心肌收缩力就越大。

2. 后负荷

后负荷是指心肌收缩之后所遇到的阻力或负荷,又称为压力负荷。主动脉压和肺动脉压分别就是左、右心室的后负荷。

第二节 心血管系统的评估

一、病 史

(一)主 诉

患者若有以下主诉,应按照 PQRST[加重/减轻的因素(provoking/palliating factors),

性质(quality),部位(region),严重程度(severity),时间(time)]的原则仔细询问。①胸痛。②呼吸困难。③夜间阵发性呼吸困难。④端坐呼吸。⑤不明原因的虚弱或疲劳感。⑥心跳不规则或心悸。⑦无法解释的体重改变。⑧肢端水肿。⑨头晕。⑩头痛。⑪末梢皮肤改变(如头发减少,皮肤颜色改变,皮肤变薄且无光泽或下肢溃疡不能愈合)。⑫四肢疼痛(如下肢痛或痉挛)。

(二)既往史

询问患者是否有以下疾病史。①心脏疾病:有无先天性(或后天性)心脏病,是否做过心脏手术或心脏瓣膜置换术。②高血压:是否有高血压,有无服用降血压药物,平时的血压水平如何。③高血脂:是否有血胆固醇或血甘油三酯增高史,有无服用降血脂药物。④糖尿病:是否有糖尿病病史,有无服用降血糖药物。⑤风湿热:是否曾患过风湿热。⑥药物:有无服用利尿剂或其他心血管系统药物。

(三)家族史

询问患者家族中是否有人患心脏病、高血压、脑血管意外、糖尿病,是否有人死于冠状动脉相关疾病。

(四)关于胸痛

1.胸痛的程度

许多心血管疾病患者有胸痛。如果患者存在胸痛发作,可采用0～10分的评分标准来评估患者的疼痛程度。0分表示没有疼痛,10分代表最严重的疼痛。

2.胸痛的其他相关评估

胸痛的其他相关评估见胸痛评估表(见表7-2-1)。

表 7-2-1　胸痛评估表

疼痛部位	疼痛性质	发作方式及持续时间	促发/加重因素	缓解因素	病因
胸骨下段或胸骨后疼痛,可向下颌、颈部、上肢和背部放射	压榨性疼痛,胸部有重压感、烧灼痛	突然发作;通常在5～10min缓解	进餐、体力活动、紧张、情绪激动、吸烟、饥饿、平卧、冷空气、闷热	休息,硝酸甘油(注意:不稳定型心绞痛可在休息时发作)	心绞痛
胸骨下段或心前区疼痛,可向下颌、颈部、上肢和背部放射	压榨性疼痛、紧缩感或压迫感、烧灼痛,可能伴有呼吸困难、出汗、无力、焦虑或恶心	突然发作;持续时间较久,常持续30min～2h	劳累、情绪激动时发作;也可在休息时发作	吗啡等阿片类药物、硝酸甘油	急性心肌梗死
胸骨后,腹部以上或上腹部疼痛,可能向背部、颈部或肩部放射	极度剧烈刀割样疼痛、撕裂样;可能伴有双上肢血压的不一致	突然发作;可持续数小时	高血压	镇痛药、外科手术	剥离性主动脉夹层动脉瘤

续表

疼痛部位	疼痛性质	发作方式及持续时间	促发/加重因素	缓解因素	病因
胸部侧面	剧烈疼痛,有时伴呼吸困难、脉率加快、呼吸音减低或气管移位	突然发作	正常呼吸动作即可导致	胸导管引流、镇痛药	气胸
整个肺部	刺痛,可能伴有发绀、呼吸困难、进行性氧合下降、咳嗽、咯血	突然发作;可能持续数日	血栓性静脉炎;深静脉血栓;术后长时间固定不动	镇痛药、溶栓或取栓	肺栓塞
胸骨下段,可向颈部或左上肢放射	锐痛,可能伴有摩擦音	突然发作;持续性	深呼吸、仰卧位	前倾坐位、抗生素	心包炎
胸骨下段,可向胸与肩部放射	烧灼痛	突然发作;持续时间一般较短	平卧、过度弯腰	抑酸剂、改变体位	反流性食管炎

二、体格检查(心脏、血管)

体格检查应按视诊、触诊、叩诊、听诊的顺序进行。统一的、系统的评估方法有助于更好地发现心脏及血管的异常情况。

(一)心脏

1. 视诊与触诊

(1)观察患者的一般情况:包括体形、情绪、皮肤黏膜颜色、有无杵状指等。触诊时注意皮肤的温度、肿胀程度和质地。通过一般评估,可发现患者是否有以下异常的情况。①发绀、面色苍白或皮肤湿冷,提示心排血量下降、组织灌注减少。②肢体肿胀和水肿提示心衰或静脉功能不全,也可能是静脉曲张或血栓性静脉炎所致的。

(2)心尖搏动:检查方法和心尖搏动正常、异常情况如下。①检查方法:固定光源(如笔式电筒)的位置以消除胸壁的阴影,观察心尖搏动的位置。心尖搏动的位置与心尖部位一致。②心尖搏动正常情况:搏动最强点的位置通常在左锁骨中线第5肋间。妊娠期妇女与左侧横膈较高者的心尖搏动可能偏左上方。心尖搏动的振幅较小,在体形较胖者甚至可能看不到;正常的心尖搏动范围直径约为1~2cm。③心尖搏动异常:心尖搏动的部位向左下方移位,且搏动范围增大,提示左心室扩大;心尖搏动振幅增加提示左心室肥厚。可以用视诊与触诊共同寻找心尖搏动的位置,同时通过视诊评估胸部的其他情况以发现是否有桶状胸、脊柱侧弯或脊柱后凸(驼背)等异常情况,这些体征严重时可使胸部扩张受阻,影响心肌收缩功能,从而使心排血量下降。胸壁凹陷或辅助呼吸肌参与呼吸,通常是由呼吸系统疾病引起的,也可发生于先天性心脏病或心力衰竭患者。

2.叩诊

心脏叩诊可以帮助确定心界。从腋前线第5肋间沿肋间方向往胸骨方向叩诊,由清音转为浊音的临界点即为心脏左缘。正常心脏左缘应位于左锁骨中线。心脏右缘与胸骨重叠,一般无法通过叩诊确定。

3.听诊

听诊之前应先用手暖一下听筒,再放于患者身上。听诊心音时,患者通常取半卧位、坐位或左侧卧位。听诊心音的听筒有膈膜型和钟型,前者适合听诊高频音调,后者适合听诊低频音调。

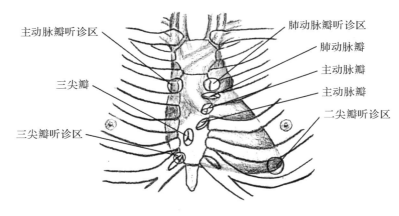

图 7-2-1　心脏瓣膜听诊

(1)听诊的部位和顺序(见图 7-2-1):①逆时针方向依次听诊:心尖部(二尖瓣听诊区)→肺动脉瓣听诊区→主动脉瓣听诊区→主动脉瓣第二听诊区→三尖瓣听诊区。②"8"字形听诊顺序:心尖部(二尖瓣听诊区)→主动脉瓣听诊区→肺动脉瓣听诊区→三尖瓣听诊区。③从心底部到心尖部的顺序:胸骨体上部右侧位置→左侧胸骨缘的全部→心尖。

(2)心音:①第一心音:心室收缩时,二尖瓣和三尖瓣突然关闭,瓣叶突然紧张引起振动而产生第一心音,即 S_1。S_1 在心尖部最清晰,与心尖搏动同时出现,音调低钝。②第二心音:心室舒张时,主动脉瓣和肺动脉瓣突然关闭引起瓣膜振动而产生第二心音,即 S_2。S_2 在心底部听诊最清楚,在心尖搏动之后出现,比 S_1 高调、响亮。③第三心音:心室快速充盈时,血流冲击心室壁(包括乳头肌和腱索)振动产生第三心音,即 S_3。其音调低钝、强度弱、持续时间短。听诊 S_3 时要让患者取仰卧位或左侧卧位。④第四心音:心房收缩产生的低频振动为第四心音,即 S_4。正常情况下,人耳听不到。

(3)异常心音(见表 7-2-2):①异常 S_3:儿童和青年人出现 S_3 是正常的,但 30 岁以上的成年人出现 S_3 则提示疾病。异常 S_3 与 S_1、S_2 合成为室性奔马律,听诊时闻及类似于骏马奔驰的蹄声,提示患者心室肌张力下降且心室舒张期负荷过重。临床常见于心力衰竭、心肌梗死或房室瓣关闭不全、室间隔缺损左向右分流等患者。②异常 S_4:异常 S_4 与 S_1、S_2 合称为房性奔马律,提示患者心室后负荷过重。临床常见于心肌梗死、主动脉瓣狭窄、肺动脉瓣狭窄、肺动脉高压等患者。

表 7-2-2 S1 与 S2 心音强度改变的情况

心音	增强	减弱
S_1	二尖瓣狭窄;P-R 间期缩短;心动过速及心室收缩力加强;完全房室传导阻滞时,可闻及非常响亮的 S_1,称大炮音	二尖瓣关闭不全;P-R 间期延长;心肌收缩力减弱,如心肌炎、心肌病、心力衰竭、心肌梗死时
S_2	主动脉瓣听诊区:主动脉压力增高,如高血压、主动脉粥样硬化。 肺动脉瓣听诊区:肺动脉压力增高,如二尖瓣狭窄、二尖瓣关闭不全、左心衰竭	主动脉瓣听诊区:主动脉压力降低,如低血压、主动脉狭窄或关闭不全。 肺动脉瓣听诊区:肺动脉压力降低,如肺动脉狭窄

（4）心脏杂音:是由心室壁、瓣膜或血管振动和摩擦而产生的异常声音,通常用吹风样、隆隆样、叹气样、音乐样或鸟鸣样来描述。①吹风样杂音:常见于二尖瓣听诊区和肺动脉瓣听诊区,收缩期吹风样杂音提示二尖瓣关闭不全。②隆隆样杂音:常见于心尖听诊区,舒张期隆隆样杂音提示二尖瓣狭窄。③叹气样杂音:常见于主动脉瓣听诊区,提示主动脉瓣关闭不全。

（5）心脏杂音的传导性:杂音沿血流方向传导。二尖瓣关闭不全时,收缩期吹风样杂音向左腋下、左肩胛区传导;二尖瓣狭窄时,舒张期隆隆样杂音较局限;主动脉瓣狭窄时,收缩期杂音向颈部、胸骨上窝传导;主动脉瓣关闭不全时,舒张期杂音沿胸骨左缘向下传到心尖。

（6）心脏杂音的响度:杂音的响度取决于狭窄程度、血流速度、压力差和心肌收缩力（见表 7-2-3）。

表 7-2-3 杂音响度分级

级别	响度	特点	震颤
1	极其微弱	很难听到	无
2	柔和且低调	能够听到	无
3	中等响度	近似于正常心音	可能有
4	响亮	响亮	有
5	非常响亮	响亮且向四周传导	明显
6	极其响亮	听诊器未靠近胸壁时也能听到	强烈

（7）心包摩擦音:常用膜式听诊器在胸骨左缘第 3 肋间听诊心包摩擦音。心包摩擦音常提示心包炎。

（二）血 管

1. 视诊

（1）颈静脉充盈或怒张,提示右心衰竭、心包积液、缩窄性心包炎或上腔静脉压迫综合征。

（2）观察颈动脉、静脉搏动情况。颈静脉搏动,提示三尖瓣关闭不全。

（3）双上肢及双下肢是否左右对称。

（4）皮肤色泽、毛发分布情况,有无水肿。

2.触诊

（1）脉搏评估：触诊时主要评估脉搏的强度、节律、频率和对称性。正常情况下，脉率应与心率相同。触诊时需注意，不可双侧同时按压颈动脉，以免引起患者眩晕或心动过缓。脉搏触诊部位见图7-2-2。

（2）脉搏性质：①正常脉搏。②水冲脉：检查者左手指掌侧紧握被检者右手腕的桡动脉处，并将其手臂抬高过头，感觉桡动脉的搏动。通常可感觉到脉搏迅速上升又突然下降，如潮水冲击一般，故称水冲脉。水冲脉常提示主动脉瓣关闭不全、甲状腺功能亢进、严重贫血或动脉导管未闭等。③奇脉：指吸气时脉搏明显减弱甚至消失的现象，提示心脏压塞。④交替脉：节律正常，但脉搏搏动强弱交替出现，提示左心衰竭。⑤重搏脉：脉搏在下降期中有一个重复上升的脉波，并且可以触及，提示肥厚型梗阻性心肌病、心脏压塞、严重心力衰竭或低血容量性休克等。⑥无脉：即脉搏消失，大动脉搏动消失提示心搏骤停。

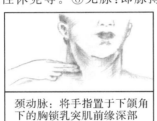

颈动脉：将手指置于下颌角下的胸锁乳突肌前缘深部

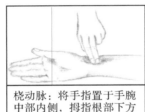

桡动脉：将手指置于手腕中部内侧，拇指根部下方

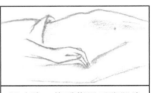

股动脉：将手指置于腹股沟韧带下方，需用力按压

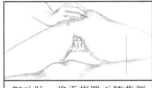

腘动脉：将手指置于膝背部的腘窝，需用力按压

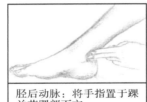

胫后动脉：将手指置于踝关节踝部下方

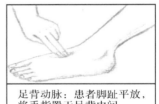

足背动脉：患者脚趾平放，将手指置于足背中间

图 7-2-2　脉搏触诊部位

3.听诊

正常情况下，颈动脉区不能听到声音。如颈动脉区有嗡嗡样或吹风样杂音，则提示动脉硬化斑块形成。在听诊股动脉和腘动脉时，需注意血管杂音或其他异常声音。股动脉和腘动脉的杂音常提示血管狭窄。在听诊中心和外周动脉时，要注意血液湍流导致的持续性杂音。腹主动脉区的杂音常提示腹主动脉瘤或主动脉夹层。

第三节　辅助检查

辅助检查能够帮助我们早期、快速而准确地了解患者心血管系统的情况。常用的辅助检查有12导联心电图、心肌标志物、超声心动图和心脏导管检查。

一、12 导联心电图

心脏是一个立体结构，为了反映不同平面的心肌电活动，可通过在人体不同部位安放电极,来记录每一个心动周期所产生的电活动的变化图形。

(一)体表电极名称及安放位置

1.肢导联共 4 个,分别放置于右上肢(RA)、左上肢(LA)、左下肢(LL)、右下肢(RL)。

2.胸导联共 6 个,分别放置于胸壁以下的位置(见图 7-3-1)。V_1:胸骨右缘第 4 肋间。V_2:胸骨左缘第 4 肋间。V_3:V_2 和 V_4 导联连线的中点。V_4:左锁骨中线第 5 肋间。V_5:左腋前线平 V_4 水平。V_6:左腋中线平 V_4 水平。如需要更全面地评估心脏各区域的心肌灌注情况,可将胸导联增加至 12 个。V_7:左腋后线平 V_4 水平。V_8:左肩胛下线平 V_4 水平。

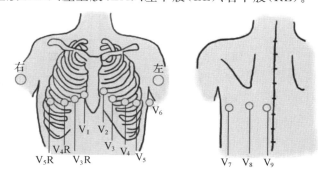

图 7-3-1　胸导联电极放置位置

V_9:左脊柱旁线平 V_4 水平。V_3R:V_1 和 V_4R 导联连线的中点。V_4R:右锁骨中线第 5 肋间。V_5R:右腋前线平 V_4R 水平。

(二)心电图波形(见图 7-3-2)的意义

1.P 波是心房除极产生的波形,形态圆钝或有轻微切迹,电压不超过 0.25mV,时限不超过 0.11s 或双峰间距小于 0.04s。P 波在Ⅰ、Ⅱ、avF、V3~V6 导联上直立,在 avR 导联上倒置,在Ⅲ、avL 和 V1 导联可以双向或倒置。

2.P-R 间期是 P 波起始至 QRS 波开始的一段时间,代表房室传导所需的时间。正常范围为 0.12~0.20s。正常情况下,当心率增快时,心脏传导也会相应地增快,即 P-R 间期可能相应地缩短。

3.QRS 波群是心室除极产生的波形,时限在 0.06~0.11s;在儿童,其正常范围为 0.04~0.08s。QRS 波群时限增宽,提示心室除极不同步。

4.每个导联上的 QRS 波群形态不同,注意观察 Q 波。正常 Q 波一般不超过同导联 R 波的 1/4,时限不超过 0.04s。V_1、V_2 导联不应有 Q 波,但可以呈 QS 型,V_5、V_6 导联经常可见到正常范围的 Q 波。avR 导联可呈 QS 或 QR 型。

5.正常人 S-T 段应该在等电位线,S-T 段压低在 R 波为主的导联上不应超过 0.05mV;而 S-T 段抬高除 V_1~V_2 导联可抬高 0.3mV 外,其余导联不应超过 0.1mV。S-T 段的异常偏移提示心肌缺血损伤:面对心肌损伤区的电极,S-T 段会抬高;背离损伤区的电极,S-T 段会压低。

6.正常 T 波的方向多与 QRS 波群的主波方向一致,其在Ⅰ、Ⅱ、V_4~V_5 导联直立,在 avR 导联倒置。Ⅲ、avL、avF、V_1~V_3 导联可以直立、双向或倒置。但若在 V_1 导联直立,则在 V_3 导联就不应倒置。在以 R 波为主的导联上,T 波不应低于 R 波的 1/10;$T_{V5}>T_{V1}$。

7.造成 T 波改变的原因很多,并非都需要提高警惕。如出现 T 波高耸、低平或倒置的同时伴有胸痛等症状,则提示心肌缺血。

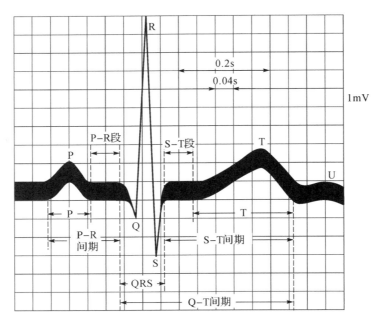

图 7-3-2　心电图波形

二、心肌标志物

对心肌标志物的分析有助于对心肌梗死的诊断。心肌坏死后,大量的心肌酶被释放入血。连续监测心肌酶水平可以了解心肌损伤的程度,并有助于评估疾病预后。心肌损伤标志物主要有肌钙蛋白 T(troponin T,TNT)、肌钙蛋白 I(troponin I,TNI)、肌酸激酶同工酶(CK-MB)、肌红蛋白(myoglobin,Mb)和缺血修饰白蛋白(IMA)。

1.肌红蛋白

肌红蛋白是急性心肌梗死后首先升高的标志物,在 30min～4h 升高,6～7h 达到高峰,24h 回落至基线水平。但由于骨骼肌受损也可导致肌红蛋白水平升高,所以肌红蛋白对心肌的特异性不强。肌红蛋白阴性有助于排除急性心肌梗死。同时,肌红蛋白还是急性心肌梗死溶栓治疗中评价再灌注是否成功的较敏感而准确的指标。

2.肌钙蛋白

肌钙蛋白是优先选择的心肌标志物,比肌酸激酶同工酶更敏感。肌钙蛋白升高与死亡风险增加有相关性,肌钙蛋白水平严重升高提示预后不良的风险大大增加。在心肌受损后3～6h,肌钙蛋白水平开始升高,TNI 在 14～20h 达到高峰,在 5～7d 回到基线水平。TNT在 12～24h 达到高峰,在 10～15d 回到基线水平。肌钙蛋白水平升高的持续时间较长,因此能够确诊数天前发生的心肌梗死。

3.肌酸激酶同工酶

肌酸激酶同工酶水平从急性心肌梗死发病 4～8h 后开始升高,20h 达到高峰,持续 72h后回落至正常水平。

4.缺血修饰白蛋白

缺血修饰白蛋白是缺血的指标,在心肌缺血后 5～10min 升高,6h 达峰值,12h 回到基线水平。缺血修饰白蛋白对于预测近期发生的急性心肌损伤有很高的灵敏度，但特异性较差，缺血修饰白蛋白与肌钙蛋白、肌红蛋白、肌酸激酶同工酶同时测定才有说服力。

三、超声心动图

超声心动图是应用超声波回声探查心脏和大血管，获取有关信息的一组无创性检查方法。通过超声心动图检查可以获知心脏和血管的内径、形态和运动。常用的技术包括 M 型、二维和多普勒超声心动图等。

（一）M 型超声心动图

M 型超声心动图是根据心脏组织结构密度，在距体表相应的深度产生不同强弱的反射光点的一种技术，纵轴为光点运动的幅度，横轴为时间。M 型超声心动图特别适用于观察心内结构。

（二）二维超声心动图

二维超声心动图将超声探头置于胸壁上，超声快速地弧形扫描，产生一个横截面或扇形的心脏结构图像，可以从不同断面上观察心脏的解剖轮廓、结构形态、空间方位、房室大小及室壁和瓣膜的运动。

（三）多普勒超声心动图

根据多普勒效应，心腔和血管中的血流能够以频谱的方式反映其时相、方向、流速和性质。如果频谱在基线的上方，表示血流朝向探头流动；如果频谱在基线的下方，则血流背离探头。

（四）超声波与内镜的结合——食管超声

将超声探头置入食管内，从心脏的后方向前获取心脏结构的图像。经食管超声心动图避免了胸壁、肺内气体等干扰，可以显示出清晰的心脏图像。

1.经食管超声心动图适用于检查各种先天性心血管畸形，心脏瓣膜疾病或评估修复后瓣膜的功能，主动脉疾病，感染性心内膜炎，心脏内血栓等占位性改变。

2.一般情况下，食管超声的并发症较轻，有恶心、呕吐或呛咳、咽部黏膜少量出血等。个别可有严重并发症，如严重心律失常甚至心搏骤停、食管穿孔等。

四、心脏导管检查

心脏导管是指在 X 线透视的辅助下，将导管插入上行至心脏冠状动脉，注射造影剂，利用 X 线获得清晰的影像，从而确定心脏及冠状动脉疾病。其可分为左心导管术、右心导管术和全心导管术。

（一）术前注意事项

1. 告知患者在检查前禁食 8h，操作期间可给予少量镇静剂。

2．告知患者将对导管穿刺部位实施局麻，可能有一过性的刺痛感。

3．告知患者注射造影剂时会有一过性的潮热感或恶心感，操作中应遵医嘱咳嗽或深呼吸，并将胸痛感觉告知医生。

4．评估患者外周动脉的搏动情况，以便与术后进行比较。

5．遵医嘱停用抗凝剂以降低发生出血等并发症的风险。

6．检查前换上检查服，去除身上饰品及义齿，排空大小便。

(二)术后护理

1．监测生命体征。观察有无胸痛、气促、异常心律、头晕、出汗、恶心、呕吐或过度疲劳，如有上述症状应立即通知医生。

2．检查穿刺部位有无出血、渗血、肿胀及血肿形成。

3．桡动脉穿刺点的伤口应加压包扎 4～6h，术侧肢体腕部制动 24h。

4．如果股动脉穿刺点的鞘管未拔除，则应保持术侧下肢伸直制动。在拔除鞘管后，用宽胶布加压包扎，用约 1kg 沙袋压迫 6h，若无出血可撤除沙袋；术侧肢体制动 12h；卧床24h。告知患者若无出血，24h 后可下床活动，可逐渐增加活动量，注意起床和做下蹲动作时动作要慢。

5．观察穿刺部位远端肢体的皮肤颜色、温度和动脉搏动情况，并与术前比较。

6．遵医嘱给予静脉输液，告知患者多饮水（1000～2000mL），以促进造影剂排泄。

第四节　血流动力学监测

一、概　述

血流动力学监测可用于评估患者的心脏功能，并根据所获得的血压、心腔内压力、心排血量、混合静脉血氧饱和度等指标确定治疗效果。血流动力学监测为测定心腔内压力、动脉压和心排血量提供信息（见表 7-4-1）。

表 7-4-1　血流动力学监测各指标的意义

压力及描述	正常值	压力升高的原因	压力降低的原因
中心静脉压(CVP)或右房压(RAP)；可反映右室功能和舒张末压	中心静脉压：3～8mmHg (5～12cmH_2O) 右房压：0～6mmHg	右心衰竭；容量负荷过重；三尖瓣狭窄或关闭不全；缩窄性心包炎；肺动脉高压；心脏压塞；右心梗死	循环血容量减少；血管扩张
右室压：一般仅指导管插入肺动脉后所测量到的右室压。右室收缩压通常与肺动脉收缩压相等，右室舒张末压等于右房压，反映右室功能	收缩压：20～30mmHg 舒张压：0～6mmHg	二尖瓣狭窄或关闭不全；肺动脉疾病；低氧血症；缩窄性心包炎；慢性心衰；房间隔或室间隔缺损；动脉导管未闭	循环血容量减少；血管扩张

续表

压力及描述	正常值	压力升高的原因	压力降低的原因
肺动脉压(PAP):体现右室功能和肺循环压力,肺动脉舒张压反映左室压力,尤其是左室舒张末压	收缩压:20～30mmHg 舒张压:8～15mmHg 平均压:10～15mmHg	左心衰;肺血流增加(如房/室间隔缺损时向左或向右分流);某些原因导致肺动脉压力升高(如肺动脉高压、容量负荷过重、二尖瓣狭窄或低氧血症)	循环血容量减少;血管扩张
肺动脉楔压(PAWP):反映左房和左室压力,但需除外二尖瓣狭窄的患者。肺动脉楔压可反映左室充盈压的变化	6～12mmHg	左心衰;二尖瓣狭窄或关闭不全;心脏压塞	循环血容量减少

二、血流动力学监测指标

(一)动脉血压(ABP)

在监测动脉血压时,导管经桡动脉或股动脉置入,测量血压,或可以同时为动脉血气分析(ABG)等诊断检查获取标本。

1.监测方法

动脉血压的监测原理是通过换能器将收缩和舒张期间的血流转换成波形(见图7-4-1)。

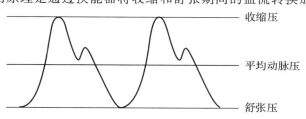

收缩压
平均动脉压
舒张压

图7-4-1 正常ABP波形

2.监测护理的注意事项

(1)向患者和家属说明操作步骤,包括监测动脉血压的目的、注意事项等。

(2)置入导管后,观察压力波形以评估动脉血压。

(3)动脉血压较无创血压高5～20mmHg。

(4)应对换能器进行零点校正,校正时换能器的位置应平腋中线第4肋间。

(5)测压管路应保持通畅,避免折叠、扭曲,不能有气泡和凝血块。加压输液袋需保持300mmHg的压力,以保证每小时3～6mL的冲洗液流动。

(6)评估穿刺部位有无感染征象,比如有无发红或肿胀,若有,应立即告知医生。评估穿刺侧肢体末梢循环的情况,观察皮肤温度、颜色及有无疼痛。

(7)记录穿刺日期、时间、部位,及冲洗方法、敷料类型和患者对操作的耐受情况。

(8)按设备要求更换敷贴、换能器、导管和冲洗液。

(二)中心静脉压(CVP)

1.监测方法

(1)在进行中心静脉压监测时,将中心静脉导管尖端置于右心房内或接近右心房。因右心房和腔静脉之间没有大型瓣膜,故而可测得舒张末压。

(2)将导管连接换能器,即可测得中心静脉压数值和波形,可反映右心室功能(见图7-4-2和表7-4-3)。

波形	心动周期时间	机械活动
a波	舒张期末	心房收缩
c波	收缩早期	心室等容收缩
v波	收缩后期	心房充盈

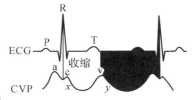

图 7-4-2　正常 CVP 波形

表 7-4-2　异常动脉压波形

波形	异常表现	可能的原因
	形态正常但波形高低交替	室早二联律
	波形低平	高阻力波形或低血压
	轻度弧形曲线,收缩峰高度保持不变	患者行呼气末正压机械通气
	升支平缓	主动脉瓣狭窄
	吸气时波形幅度变低	房颤、奇脉
	波形幅度随心搏交替(心律正常)	交替脉患者,可能提示左心衰竭

2.监测护理注意事项

(1)向患者和家属说明操作步骤,包括监测中心静脉压的目的、注意事项等。

（2）导管置入后，观察波形的变化以对中心静脉压做出评估，分析异常中心静脉压波形及原因（见表 7-4-3）。

（3）观察患者有无感染、气胸、心律失常、空气栓塞以及血栓形成等并发症发生。

（4）按设备要求或医嘱测量、记录中心静脉压；校正时，换能器位置应平腋中线第 4 肋间。

（5）按设备要求更换敷贴、换能器、导管和冲洗液。

（6）记录置管日期和时间、穿刺部位、冲洗方法、敷料类型和患者对操作的耐受情况。

表 7-4-3 异常 CVP 波形

波形	生理原因	相关病因
a波升高 	心室充盈阻力升高；心房收缩力增加	心力衰竭；三尖瓣狭窄；肺动脉高压
v波升高 	血液反流	三尖瓣关闭不全
a、v波升高 	心室充盈阻力升高；功能性反流导致 v 波升高	心脏压塞（y 点下降幅度小于 x 点）；缩窄性心包炎（y 点下降幅度大于 x 点）；心力衰竭；血容量过多；心房增大
a波下降 	心房收缩力降低或收缩无力	房颤；交界性心律失常；心室起搏

（三）肺动脉压（PAP）与肺动脉楔压（PAWP）

肺动脉压（PAP）与肺动脉楔压（PAWP）测定可为医师提供有关患者左室功能和前负荷

的重要信息(见表 7-4-4)。

表 7-4-4　了解肺动脉压力

肺动脉收缩压	肺动脉舒张压
肺动脉收缩压测得的是右室收缩射血,即打开肺动脉瓣并将血液射入肺循环所需的压力。肺动脉瓣打开时,肺动脉压与右室压力一致	肺动脉舒张压是指在肺动脉关闭,三尖瓣开放时所测得的压力,可反映肺血管床的阻力。在一定程度上,肺动脉舒张压体现了左室舒张末压

1. 监测目的

肺动脉压监测对休克、创伤、心肺疾病或多器官功能衰竭患者的治疗有决定性作用。可以早期发现患者血流动力学变化,持续评估患者的心肺功能,鉴别某些心力衰竭患者的发病原因,指导对严重血流动力学障碍患者的治疗并协助判断疗效。

2. 监测装置

可使用 Swan-Ganz 气囊漂浮导管测定肺动脉压。该导管顶端有一腔开口,可测量肺动脉压力,距导管顶端 1mm 处有一气囊,充气后可测量肺动脉楔压,该导管还可以通过热稀释法测定心排血量等参数(见表 7-4-5 和图 7-4-3)。

表 7-4-5　肺动脉导管接口

接口	位置	作用
A. 红色接口	气囊距导管尖端 1mm	红色腔用于膨胀气囊,气体容量为 0.5～1.5mL
B. 黄色接口(末端导管腔)	黄色的远端腔止于导管尖端	用于监测肺动脉压
C. 蓝色接口(近端导管腔)	蓝色腔的开口位于距导管尖端 30cm 处	用于监测右房压和采用热稀释法测量心排血量时推注冰生理盐水
D. 圆形热敏电阻接口	电热阻丝位于距导管尖端 4cm 处	热敏电阻接口将电热阻丝感知的温度变化传递到监测系统,用于测量心排血量

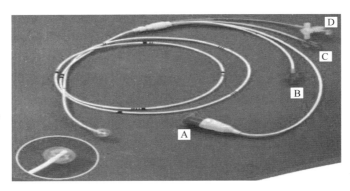

A. 红色接口;B. 黄色接口(末端导管腔);C. 蓝色接口(近端导管腔);D. 圆形热敏电阻接口
图 7-4-3　肺动脉导管接口

3. 测量方法

(1)将顶端带气囊、尾端有多个输出接口的导管置入患者颈内静脉或锁骨下静脉,在到达右房后(此时可测得右房压),将球囊充气,漂浮的气囊带导管经右心室(此时可测得右室压)到达肺动脉并嵌顿,此时导管末端开放,即可测量肺动脉楔压。气囊放气,测量肺动脉压。

(2)除需测量肺动脉楔压外,气囊均应彻底放气,否则阻断血流时间过长会导致肺栓塞。

4.监测护理的注意事项

(1)向患者和家属说明操作步骤,包括监测的目的、置管的时间、注意事项等。

(2)在导管置入后,确保导管接口和功能一致,通过调整导管长度、气囊充气等同时观察波形的变化,以测得各个压力指标并记录。正常肺动脉压力波形见表7-4-6。

表 7-4-6 正常右心腔及肺动脉压力波形

部位	压力	波形
在导管尖端进入右心房时,即可测得右房压	右房压:可见两个小的向上的波形,a波代表右心室舒张末期压力,v波代表右心房充盈压	
在导管尖端到达右心室时,即可测得右室压	右室压:可见一个尖的向上的收缩期波和低的负向舒张波	
经过右心室后,导管漂浮进入肺动脉,即可测得肺动脉压	肺动脉压:可见向上的波形,较右心室收缩期波平滑,重波切迹代表肺动脉瓣关闭	
导管继续漂浮进入肺动脉远端分支,嵌顿于细小血管至无法通过处,即测得肺动脉楔压;测完后,放掉气囊内气体,导管撤至肺动脉	肺动脉楔压:可见两个小的向上的波形,a波代表左心室舒张末压,v波代表左心房充盈压	

(3)气囊充气不能大于1.5mL,过度充气可使肺动脉扩张,导致血管破裂;气囊楔入时间不能过长,否则可导致肺栓塞。

(4)为最大限度地减少瓣膜损伤,将导管从肺动脉撤出到右心室或从右心室撤出到右心房的任何时候,都一定要将气囊放气。

(5)因导管长、各管腔十分狭小,所以很容易发生管内栓塞。为保证导管使用的最大有效性,设置生理盐水溶液或肝素钠溶液持续冲洗装置是十分有必要的,应将加压输液袋的压力保持在 300mmHg,以保证每小时 3～6mL 的冲洗液流动。监测压力波是否变平坦,压力数值与之前比较是否有明显差异。在每次测量全套血流动力学指标前应间歇冲洗管道,若遇阻力或其他异常情况,应及时告知医生。

(6)导管留置期间,置入的导管有可能滑回至右心室并刺激右心室,故应严密观察患者的心电图,防止室性心律失常的发生。

(7)导管留置时间一般为 72h。期间,患者如出现寒战、高热等情况,应及时告知医生。必要时,撤出导管并将其远端送检验科做细菌培养。

(8)确保导管连接紧密,否则可使气体进入系统,或导致血液阻塞、静脉血漏出或压力读数不准等情况。

(9)按设备要求更换敷贴、换能器、导管和冲洗液。

(10)记录置管日期、时间和穿刺部位、冲洗方法、敷料类型和患者对操作的耐受情况、有无并发症等。

(四)心排血量

心排血量(CO)即每分钟心脏射出的血量。心排血量可以用来评估心脏功能,其正常范围是 4～8L/min。

临床上常用心脏指数(CI)来评估心脏的泵功能。其根据患者体表面积、身高和体重来计算,CI＝心排血量/体表面积。成人心脏指数的正常范围是 2.5～4.2L/(min·m²)。

1.快速注射热稀释法

最常用的监测心排血量的方法是快速注射热稀释法。

(1)通过导管(蓝色近端腔),短时间内在右心房注入一定量的低温溶液,该溶液与血液混合,可使血液温度下降。

(2)温度下降的血液流到肺动脉处,其后被射出,血液温度逐渐恢复。

(3)利用肺动脉处的热敏电阻感应出温度的变化,并记录温度-时间曲线,计算出心排血量。

2.测量方法

(1)设定计量常数,放置温度探头的液体与注入液体在同一冰浴中。

(2)将温度探头放入被测液体中,监护仪显示出温度。

(3)抽取推注液体 10mL(或根据患者情况而定),在监护仪显示"基线稳定可以注射"后快速推注液体(在 5s 内完成)。

(4)监护仪上显示出温度-时间曲线及心排血量值,测量 2～3 次后,进行"编辑心排血量",选取差值在 1L/min 以内的数据进行"血流动力学计算",即可测得心排血量和其他反映心脏功能的各项指标(见表 7-4-7)。

表 7-4-7 测量心功能的指标

监测项目	正常值	计算公式	数值升高原因	数值降低原因
每搏输出量（SV）：心脏每次收缩时泵出的血液量	$60\sim130$mL/次	SV＝CO×1000/HR	菌血症；血容量过多；服用强心药物	心律失常；血容量减少；心肌收缩力下降；后负荷增加
每搏指数（SVI）：判断患者的每搏输出量对于患者的身材大小是否足够	$30\sim65$ mL/(min·m²)	SVI＝SV/体表面积 或每搏指数＝CI/HR	菌血症；血容量过多；服用强心药物	心律失常；血容量减少；心肌收缩力下降；后负荷增加
全身血管阻力（SVR）：左心室阻力，即后负荷	$800\sim1400$ dynes/(s·cm²)	SVR＝MAP－CVP/CO×80	低体温；血容量过多；血管收缩	血管扩张；应用血管扩张剂；休克（过敏性、神经性或感染性）
肺血管阻力（PVR）	$20\sim200$ dynes/(s·cm²)	PVR＝（平均肺动脉压－肺动脉楔压）/CO×80	低氧血症；肺栓塞；肺动脉高压	应用肺血管扩张剂（如吗啡）
全心舒张末容积（GEDV）：舒张末期所有心房和心室容积之和，相当于全心的前负荷	$680\sim800$mL		血容量过多	血容量减少
胸腔内血容积（ITBV）：全心舒张末容积＋肺血管内的血液容量	$800\sim1000$mL		血容量过多	血容量减少
血管外肺水（EVLW）：反映肺内所含的水分，包括细胞内液、间质液、肺泡内液	$3\sim7$mL/kg	EVLW＝ITTV－ITBV	血容量过多；肺血管通透性增高	
肺血管通透性指数（PVPI）：在 EVLW 高时，判断出现肺水肿的原因	$1.0\sim3.0$	PVPI＝EVLW/PBV	肺水肿的原因是肺血管通透性增高	正常则考虑引起肺水肿的原因是血容量过多
全心射血分数（GEF）：反映心脏前负荷的射出比例	$25\%\sim35\%$	GEF＝4×SV/GEDV		心肌扩张；心力衰竭

3.监测护理的注意事项

（1）确保患者在测量期间不要活动，活动会导致测量误差。

（2）根据医嘱或患者情况进行监测，特别是在患者接受血管活性药物或正性肌力药物治疗或增减液体时。

（3）在患者血流动力学指标稳定且停用血管活性药物或正性肌力药物治疗后，可根据医嘱停止监测心排血量。

（4）及时记录所测得的数据并告知医生。

（5）观察患者有无灌注不足的症状和体征，包括烦躁、疲劳、意识水平改变、毛细血管充盈下降、脉搏减弱、少尿和皮肤苍白湿冷等。

第五节　治　疗

一、药物治疗

心血管系统药物主要作用于心脏或血管系统，以改善心脏的泵血功能，从而改变循环系统的血液分布。

(一)强心苷类药物和磷酸二酯酶抑制剂

强心苷类药物和磷酸二酯酶抑制剂的作用机制是选择性地作用于心脏，以增加心肌收缩力，改善心肌功能。

1. 作用机制

强心苷类药物的作用机制是通过抑制细胞膜结合的 Na^+-K^+-ATP 酶，提高细胞内 Na^+ 浓度，通过 Na^+-Ca^{2+} 交换，使心肌细胞内的游离 Ca^{2+} 浓度增高，从而提高心肌收缩力。另外，强心苷类药物还可以提高迷走神经活性，从而使心率减慢。

磷酸二酯酶抑制剂主要通过抑制磷酸二酯酶 F-Ⅲ 来抑制 cAMP 的裂解，从而提高细胞内 cAMP 浓度，增加 Ca^{2+} 内流，产生正性肌力作用。另外，磷酸二酯酶抑制剂还可通过增加血管平滑肌细胞内 cAMP 含量而产生扩血管作用。

2. 常用药物

常用的强心苷类药物有毒毛旋花子甙 K、西地兰、地高辛；常用的磷酸二酯酶抑制剂有氨力农和米力农（见表 7-5-1）。

表 7-5-1　常用强心苷类药物和磷酸二酯酶抑制剂

药物	给药方式	起效时间	高峰	半衰期
毒毛旋花子甙 K	静脉	快，5～10min	0.5～1h	21h
西地兰	静脉	快，5～30min	1～2h	33h
地高辛	口服	中效，30min	1～2h	1.5～1.7d
氨力农	口服 静脉	口服：1h 静脉：2min	口服：1～3h 静脉：10min	2～5h
米力农	静脉	5～15min	1h	2～3h

3. 不良反应和注意事项

在强心苷类药物中，地高辛最容易引起毒性反应。常见毒性反应如下。①胃肠道反应：是最常见的早期反应。②中枢神经系统反应：常见视觉异常，如黄视、绿视、视物模糊等。③心脏反应：是最危险的毒性反应，表现为各种心律失常，其中最常见的是室性期前收缩。

在使用强心苷类药物前,应先评估患者的心率,若心率低于 60 次/min,应先通知医生。用药期间,若发现患者有上述任何毒性反应,均应立即通知医生,及时减量或停药。

磷酸二酯酶抑制剂的常见不良反应有心律失常、恶心、呕吐、头痛、发热、胸痛、低血糖。磷酸二酯酶抑制剂禁用于心梗急性期和心梗后的患者。用药期间应确保患者的血钾水平在正常范围。

(二)抗心律失常药

抗心律失常药物主要分为 Ⅰ 类(分为 Ⅰa、Ⅰb 和 Ⅰc 类)、Ⅱ、Ⅲ 和 Ⅳ 类四大类。

1. Ⅰ 类抗心律失常药物

Ⅰ 类抗心律失常药物为钠通道阻滞剂,通常可进一步细分为 Ⅰa、Ⅰb 和 Ⅰc 类(见表 7-5-2)。

表 7-5-2　Ⅰ 类抗心律失常药物分类

类别	受阻通道、受体和作用强度	APD* 或 QT 间期	常见代表药物
Ⅰa	阻止 Na^+ 内流　++	延长	奎尼丁、丙吡胺、普鲁卡因胺
Ⅰb	阻止 Na^+ 内流	缩短	利多卡因、苯妥英、美西律
Ⅰc	阻止 Na^+ 内流　+++	不变	氟卡尼、普罗帕酮、莫雷西嗪

注:APD,动作电位间期。

(1)Ⅰa 类抗心律失常药物还可以阻断副交感神经对窦房结和房室结的作用。由于副交感神经可以使心率变慢,所以阻断副交感神经的药物可以促进房室结的传导。

(2)Ⅰb 类抗心律失常药物仅对浦肯野纤维(心脏的传导纤维)和心室肌细胞起作用,所以仅应用于室性心律失常患者。

(3)Ⅰc 类抗心律失常药物可以减慢心脏的传导,主要用于治疗某些严重的、难以控制的室性心律失常。常用药物包括氟卡尼、莫雷西嗪和普罗帕酮。

2. Ⅱ 类抗心律失常药物

(1)作用机制:Ⅱ 类抗心律失常药物可阻滞 β 肾上腺素能受体,降低交感神经效应,减轻由 β 受体介导的心律失常。同时,其能够降低儿茶酚胺的作用,降低心率、房室传导和血压,有负性肌力作用。

(2)常用药物:有普萘洛尔、美托洛尔、艾司洛尔。主要用于治疗窄 QRS 心动过速,及控制心房颤动/心房扑动的心室率、多形性室性心动过速以及反复发作的单形性室性心动过速。

(3)不良反应和注意事项:Ⅱ 类抗心律失常药物的不良反应有低血压、心动过缓,及诱发或加重心力衰竭。该类药物可阻断支气管平滑肌 $β_2$ 受体,导致支气管平滑肌收缩,因此应避免用于合并支气管哮喘、阻塞性肺部疾病的患者,也要避免用于失代偿性心力衰竭、低血压、心动过缓、预激综合征伴心房颤动/心房扑动的患者。

3. Ⅲ 类抗心律失常药物

(1)作用机制:Ⅲ 类抗心律失常药物是多通道阻滞剂(Na^+、K^+、Ca^{2+} 通道阻滞),有非竞争性阻滞 α、β 受体的作用。其电生理特征是延长心肌动作电位时限,从而延长心肌细胞的不应期。

（2）常用药物：胺碘酮是应用最广泛的Ⅲ类抗心律失常药物，可用于治疗血流动力学稳定的单形性室速、不伴 QT 间期延长的多形性室速、心房颤动、心房扑动等。

（3）不良反应和注意事项：尽管胺碘酮致心律失常的作用较小，但有可能引起低血压、心动过缓；且其对许多器官存在潜在危害，不良反应与日常剂量和累积剂量有关。肺毒性是胺碘酮严重的心外不良反应，最常见的是慢性间质性肺炎。其他不良反应还包括甲状腺功能减退症、角膜沉积、光敏性皮炎等。

应注意避免将其用于 QT 间期延长的室性心律失常。低血钾和心动过缓也会增加其致心律失常的作用。

4. Ⅳ类抗心律失常药物

（1）作用机制：属于钙通道阻滞剂，通过阻断动作电位 2 相的钙离子内流并减慢传导，延长钙离子依赖性组织的不应期，包括房室结的不应期。

（2）常用药物：包括维拉帕米和地尔硫䓬，能有效终止房室结折返性心动过速，减慢房颤患者的心室率，也能终止对维拉帕米敏感的室速。

（3）不良反应和注意事项：不良反应可有眩晕、低血压、心动过缓等。由于其负性肌力作用较强，所以心功能不全的患者不宜选用。哮喘、心动过缓、传导阻滞者禁用。该类药物不宜与 β 阻滞剂合用，以免导致心动过缓或传导阻滞。由于该类药物能够提高强心苷类药物的血浆浓度，所以在联合应用时应酌情减少强心苷类药物的剂量。

5. 腺苷

（1）作用机制：在心房、窦房结和房室结，腺苷通过与 A_1 受体结合，激活对 Ach 敏感的钾通道，使 K^+ 外流增加，导致心肌传导组织的细胞膜超极化而降低自律性。同时，还能抑制 Ca^{2+} 内流，减慢房室结传导。此外，腺苷还能扩张外周血管。

（2）不良反应和注意事项：常见的不良反应有颜面潮红、头痛、恶心、呕吐、咳嗽、胸闷不适等，但均在数分钟内消失。严重者可出现窦性停搏和房室传导阻滞，也可出现支气管痉挛。

腺苷在使用中应注意以下几点。①支气管哮喘、预激综合征和冠心病患者禁用。②腺苷有可能导致心房颤动，应做好电复律准备。③心脏移植术后服用双嘧达莫、卡马西平的患者，经中心静脉用药时应减量。④腺苷不适用于有严重窦房结和（或）房室传导功能障碍的患者。

（三）抗心绞痛药物

抗心绞痛药物主要通过扩张血管、减慢心率、减小左室舒张末期容积而减少心肌耗氧量；通过扩张冠状动脉、促进侧支循环、开放和促进血液重新分布等，增加心肌氧的供给；通过促进脂代谢转化为糖代谢以改善心肌代谢，并抑制血小板聚集和血栓形成等方式产生作用。

1. 硝酸酯类（用于急性胸痛）

硝酸甘油是硝酸酯类的代表药物，是最常用的防治心绞痛的药物。

（1）作用机制：硝酸甘油可以松弛平滑肌，从而使体循环血管和冠状动脉扩张，其对血管平滑肌的作用最显著。①降低心肌耗氧量。小剂量硝酸甘油可明显扩张静脉血管，减少回心血量,降低心脏前负荷,使心室壁张力降低,缩短射血时间,减少心肌耗氧量。稍大剂量也可显著舒张动脉血管,降低心脏的射血阻力,从而减低心室的后负荷和心肌耗氧量。②扩张冠状动脉,可以增加缺血区的血液灌注。③降低左室充盈压,增加心内膜供血,改善左室顺应性。④保护缺血的心肌细胞,减轻缺血损伤。

(2)不良反应和注意事项:由于血管舒张易引起面颊、皮肤潮红、搏动性头痛、直立性低血压和晕厥,所以应避免大剂量应用硝酸甘油,以防血压过度下降导致冠状动脉灌注压过低、反射性增快心率、增强心肌收缩力而使心肌耗氧增加。硝酸甘油连续用药2周可出现耐药性。

2.β受体阻滞剂(用于心绞痛的长期预防)

β受体阻滞剂包括普萘洛尔、美托洛尔、阿替洛尔、卡维地洛。β受体阻滞剂可长期应用,以预防心绞痛的发作。另外,β受体阻滞剂还是治疗高血压的一线药物。其作用机制如下。

(1)降低心肌耗氧量:拮抗心肌细胞上的β受体,使心肌收缩力减弱。

(2)改善心肌缺血区供血:非缺血区和缺血区的血管张力差可促使血液流向血管代偿性扩张的缺血区。同时,其还可通过减慢心率、延长心室舒张期而促进血液流向易缺血的心内膜区。

(3)改善心肌代谢:β受体阻滞剂还可以降低左室充盈压,增加心内膜供血,改善左室顺应性;抑制脂肪分解酶活性,降低心肌游离脂肪酸含量;改善心肌缺血区对葡萄糖的摄取和利用,改善糖代谢,减少耗氧量;促进氧合血红蛋白结合氧的解离,增加组织供氧。

3.钙通道阻滞剂(用于其他药物无效时)

钙通道阻滞剂是预防和治疗心绞痛的常用药物,对变异型心绞痛的疗效最佳。其作用机制如下。

(1)降低心肌耗氧量:阻滞Ca^{2+}内流,减弱心肌收缩力,减慢心率,松弛血管平滑肌,降低心脏前后负荷。

(2)舒张冠状动脉:尤其能舒张处于痉挛状态的血管,从而增加缺血区的血液灌流。

(3)保护心肌细胞:通过抑制钙内流,减轻缺血的心肌细胞的Ca^{2+}超负荷,从而保护心肌细胞,能缩小急性心肌梗死的梗死范围。

(4)抑制血小板聚集:能阻滞Ca^{2+}内流,降低血小板内Ca^{2+}浓度,抑制血小板聚集。

4.其他

其他抗心绞痛药物还有:抗血小板药,可预防血栓形成;血管紧张素Ⅰ转化酶抑制剂,通过抑制心室重构来改善心功能。

(四)抗高血压药物

抗高血压药物通常分为6大类。

1.利尿剂

利尿剂包括噻嗪类利尿剂、袢利尿剂和保钾利尿剂。

(1)噻嗪类利尿剂:是磺胺类药物的衍生物,药物包括苄氟噻嗪、氢氯噻嗪、甲氯噻嗪。其主要通过阻止钠在肾脏的重吸收而发挥作用,排钠的同时也促进水的排出,可使循环血容量减小,降低心排血量。但如果持续应用,那么心排血量会保持稳定。

（2）袢利尿剂：主要作用于髓袢升支，促进钠、氯和水的排出，是一种强效利尿剂，药物包括布美他尼、呋塞米、依他尼酸。此类药物还可以抑制钠、氯和水的重吸收。布美他尼是起效最快的利尿剂，比呋塞米作用强 40 倍。

（3）保钾利尿剂：利尿作用较弱，药物包括螺内酯、氨苯蝶啶、阿米洛利。主要作用于肾小管远端，增加钠、水、氯、钙的排出；减少钾和氢离子的排出。螺内酯通过竞争醛固酮受体，从而拮抗醛固酮的保钠保水和排钾作用，最终发挥利尿保钾的作用。

2.β受体阻滞剂

β受体阻滞剂具有良好的降压和抗心律失常作用，而且可以减小心肌耗氧量，适用于轻、中度高血压，对合并冠心病的高血压患者更为适用。但β受体阻滞剂在长期应用后不应突然停药，以免导致血压骤然升高。

3.钙离子通道阻滞剂

钙离子通道阻滞剂通过阻止 Ca^{2+} 向细胞内转移，可抑制血管平滑肌收缩，舒张小动脉。可用于中、重度高血压患者，尤其适用于老年人收缩期高血压。

4.血管紧张素转换酶抑制剂

血管紧张素转换酶抑制剂（ACEI）通过抑制肾素-血管紧张素-醛固酮系统来降低血压（见图 7-5-1）。主要药物包括卡托普利、依那普利、贝那普利、赖诺普利、奎那普利、雷米普利。

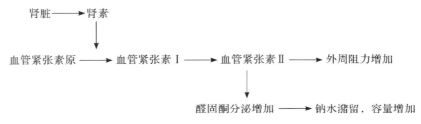

图 7-5-1　肾素-血管紧张素-醛固酮系统

血管紧张素转换酶抑制剂通过减少醛固酮的分泌，增加钠、水的排出，减小血容量。其最常见的不良反应是咳嗽，为无痰干咳，夜间较重。另外还可引起肾功能减退、高钾血症、低血压、肝功能异常、味觉异常和胃肠功能紊乱、皮疹、神经性水肿等。

5.血管紧张素Ⅱ受体拮抗剂

血管紧张素Ⅱ受体拮抗剂直接作用于血管紧张素Ⅱ受体，阻断血管收缩、水钠潴留和细胞增生等不利作用，比 ACEI 更完全、更彻底。目前，主要用于有 ACEI 适应证但不能耐受其不良反应的患者。常用的药物有坎地沙坦、厄贝沙坦、氯沙坦、缬沙坦。

6.α受体阻滞剂

α受体阻滞剂的代表性药物为哌唑嗪，其可以选择性阻滞突触后 $α_1$ 受体，从而使周围血管阻力下降。主要不良反应为直立性低血压。

（五）拟肾上腺素药

拟肾上腺素药物也被称为拟交感胺，因为此类药物有类似交感神经的作用。肾上腺素能受体可分为α肾上腺素能受体、β肾上腺素能受体和多巴胺受体。受体分布与功能见表 7-5-3。

表 7-5-3 肾上腺素能受体分布与功能

受体	组织分布	功能
α₁	血管及泌尿生殖系平滑肌	收缩
	肝脏	糖原生成,糖异生
	肠道平滑肌	松弛
	心脏	增强收缩力,加快心率
α₂	胰岛 β 细胞	减少胰岛素分泌
	血小板	聚集
	神经末梢	减少去甲肾上腺素分泌
	血管平滑肌	收缩
β₁	心脏	增强收缩力,加快心率
	肾小球旁细胞	增加肾素分泌
β₂	平滑肌	松弛
	骨骼肌	糖原生成
	肝脏	糖原生成,糖异生
β₃	脂肪细胞	脂肪分解

多巴胺类药物主要作用于交感神经系统的多巴胺受体。

1. 肾上腺素能受体激动剂

(1)儿茶酚胺类:主要药物有多巴酚丁胺、多巴胺、肾上腺素、去甲肾上腺素。

儿茶酚胺类药物与 α、β 受体结合时,会产生兴奋或抑制作用。激动 α 受体的典型表现均为兴奋反应,但肠道受体兴奋的表现是肌肉松弛。激动 β 受体多数引起抑制性反应,但对心肌细胞起兴奋作用。

儿茶酚胺类药物有强大的正性肌力作用,可使心脏收缩力更强。因此,在应用药物后,每次心搏时心室的排空更完全,这也增加了心脏做功和心肌耗氧量。

儿茶酚胺类药物还有正性变时作用,即可使心跳加快。原因是其可使窦房结起搏细胞的去极化速度加快。当儿茶酚胺类药物引起血管收缩和血压升高时,机体可通过降低心率来防止血压过度升高。

(2)非儿茶酚胺类:此类药物的治疗作用是多种多样的,如甲氧明和去氧肾上腺素可直接激动 α 受体,引起全身血管收缩;沙丁胺醇和间羟异丙肾上腺素可选择性作用于 β 受体;麻黄碱可同时激动 α、β 受体。

儿茶酚胺类药物可引起浦肯野纤维自律性升高,可能引起异常心律,如室早或室颤。肾上腺素比去甲肾上腺素更容易引起这种自发性激动。

2. 肾上腺素受体阻断剂

根据其作用位点,肾上腺素受体阻断剂可分为 α 受体阻断剂和 β 受体阻断剂。

(1)α 受体阻断剂:包括酚妥拉明和哌唑嗪,主要引起血管平滑肌舒张,从而扩张血管,降低血压。

（2）β受体阻断剂：包括选择性和非选择性两类。非选择性β受体阻断剂作用于β_1受体和β_2受体，包括卡维地洛、拉贝洛尔、普萘洛尔、索他洛尔和噻吗洛尔。选择性β受体阻断剂主要作用于β_1受体，包括醋丁洛尔、阿替洛尔、艾司洛尔和美托洛尔。

（六）抗凝药物

抗凝药物主要包括肝素、口服抗凝药物和抗血小板药物。

1.肝素和低分子肝素

肝素是动物体内一种天然抗凝物质，主要从牛肺或猪小肠黏膜中提取。无论在体内还是体外，肝素的抗凝作用都很强。其作用机制主要有以下几个方面。①通过与抗凝血酶Ⅲ（AT-Ⅲ）结合，增强抗凝血酶Ⅲ对活化的Ⅱ、Ⅸ、Ⅹ、Ⅺ和Ⅻ凝血因子的抑制作用。②抑制血小板的黏附、聚集。③增强蛋白C的活性，刺激血管内皮细胞释放抗凝物质和纤溶物质。

小剂量肝素可增强抗凝血酶Ⅲ的活性，拮抗凝血因子Ⅹa和凝血酶，抑制血栓形成。大剂量肝素可抑制凝血块形成后的纤维蛋白形成。这种剂量和效应的关系是应用小剂量肝素抗凝的原理。

低分子肝素是由普通肝素解聚制备而成的一类相对分子质量较低的肝素的总称。低分子肝素通过与抗凝血酶Ⅲ结合，增强其活性，主要抑制活化的Ⅹ因子，对活化的Ⅱ因子的抑制作用较弱。对血液凝固性和血小板功能无明显影响。

在应用肝素时，凝血酶时间（TT）、激活部分促凝血酶原激酶时间（APTT）、全血凝固时间（CT）均延长。然而，在应用低剂量或极低剂量肝素时，这些时间指标仅有轻度延长。低分子肝素的半衰期比普通肝素长2倍，使用中比普通肝素更安全，而且减少了出血、血小板减少等不良反应发生的可能性。

2.口服抗凝药物

口服抗凝药物可以改变肝脏合成维生素K依赖性凝血因子（包括凝血酶原和凝血因子Ⅶ、Ⅸ、Ⅹ）的能力。血液中的凝血因子在耗竭之前继续保持其凝血功能，所以口服抗凝药的抗凝作用不会立即出现。

华法林是香豆素类抗凝剂的一种，在体内可拮抗维生素K的作用，可以抑制维生素K依赖的凝血因子Ⅱ、Ⅶ、Ⅸ、Ⅹ在肝脏的合成。在华法林用药期间，应定期监测凝血酶原时间（PT）和国际标准化比值，将其控制在治疗目标范围内。同时，需观察患者的皮肤黏膜有无瘀斑、出血，有无血尿、便血、月经过多、伤口出血不止等情况。如有严重出血，可用维生素K_1拮抗。因华法林可通过胎盘引起胎儿骨骼发育迟缓，故妊娠期妇女禁用。

3.抗血小板药物

血小板的活化和聚集在血栓形成中发挥着重要的作用，因此抗血小板治疗仍是临床上预防和治疗血栓性疾病的重要手段。常用的抗血小板药物有阿司匹林、双嘧达莫、氯吡格雷。

小剂量阿司匹林能抑制前列腺素合成，防止血小板聚集物血栓素A_2的产生，从而起到抗血小板聚集的作用。双嘧达莫和氯吡格雷也是抑制血小板聚集的药物。

（七）溶栓药物

溶栓药物通过激活纤维蛋白溶解系统（简称纤溶酶系统）促进纤维蛋白溶解，对已经形成的血栓或血凝块有溶解作用。常用的溶栓药物有尿激酶、链激酶、阿替普酶、瑞替普酶等（见表7-5-4）。

表7-5-4 常用溶栓药物机制与作用

药物	作用机制	纤维蛋白特异性	抗原性及过敏反应	拮抗剂
尿激酶	直接作用于内源性纤维蛋白溶解系统,使纤溶酶原裂解为纤溶酶,降解纤维蛋白原和凝血因子	否	无	新鲜冰冻血浆
链激酶	使纤维蛋白溶解酶原激活因子前体转变为激活因子,使纤溶酶原裂解为纤溶酶,降解纤维蛋白原和凝血因子	否	有	氨甲环酸、纤维蛋白原或全血
阿替普酶	通过其赖氨酸残基与纤维蛋白结合,并激活与纤维蛋白结合的纤溶酶原,转变为纤溶酶	是	无	新鲜冰冻血浆和血小板
瑞替普酶	使纤溶酶原裂解为纤溶酶	是	无	新鲜冰冻血浆

（八）降脂药

血脂是血浆中的中性脂肪（甘油三酯和胆固醇）和类脂（磷脂、糖脂、固醇、类固醇）的总称。降脂药用于降低异常升高的血脂,分为他汀类、贝特类、烟酸类、胆酸螯合剂等。

1. 他汀类

他汀类降脂药为羟甲戊二酰辅酶A（HMG-CoA）还原酶抑制剂,通过竞争性抑制胆固醇合成的限速酶HMG-CoA还原酶,从而抑制胆固醇的生物合成,降低血浆中总胆固醇水平。他汀类药物能明显降低低密度脂蛋白（LDL）水平,轻度升高高密度脂蛋白（HDL）水平,同时能降低甘油三酯水平。常用的他汀类药物有阿托伐他汀、洛伐他汀、辛伐他汀、普伐他汀、氟伐他汀等。他汀类药物最常见的不良反应有胃肠道反应、头痛。

2. 贝特类

贝特类药物主要用于治疗高甘油三酯血症或以甘油三酯升高为主的高脂血症及低HDL血症。常用的贝特类药物有环丙贝特、本扎贝特、非诺贝特、吉非贝齐。贝特类药物常见的不良反应为消化不良,也有肝脏转氨酶水平升高。吉非贝齐与他汀类药物合用时,肌病发生率较高。

3. 烟酸类

烟酸类药物属B族维生素,可减慢脂肪组织的脂解作用,还能干扰胆固醇的合成,可用于高胆固醇血症和混合性高脂血症的治疗。常用的烟酸类药物有阿西莫司、氧甲吡嗪。常见不良反应有皮肤红斑、瘙痒,因可诱发出血,溃疡患者禁用。

4. 胆酸螯合剂

胆酸螯合剂主要通过阻止肠道对胆酸及胆固醇的吸收、促进胆固醇排泄和降解,来发挥降血脂的作用。该类药物适用于他汀类药物无效的高胆固醇血症患者。常用的胆酸螯合剂有考来烯胺、考来替泊等。常见的不良反应有头痛和胃肠道反应,如恶心、便秘或腹泻、肠梗阻等。

5. ω-3 脂肪酸

ω-3 脂肪酸通过抑制肝内脂质、脂蛋白的合成以及促进胆固醇从肠道排出，发挥降脂的作用。深海鱼油中 ω-3 脂肪酸含量丰富。

二、外科手术

(一)瓣膜手术

瓣膜手术对受损的瓣膜进行修复或更换。通常，对病变轻微的二尖瓣或三尖瓣，多采用瓣膜成形术；而对心脏瓣膜病变，尤其风湿性心脏瓣膜病，多选择瓣膜置换术。

1. 瓣膜手术的适应证

二尖瓣和主动脉瓣是最常发生病变的瓣膜，包括狭窄和关闭不全。其他瓣膜手术的指征取决于患者症状和瓣膜受累情况。

(1)二尖瓣狭窄患者在出现呼吸困难、咯血、心律失常、肺动脉高压或右心室增大等症状加重时，有手术的指征。对瓣叶活动良好者，可行闭式扩张或直视成形术；对瓣叶钙化者，则需行换瓣手术。

(2)二尖瓣关闭不全者在因呼吸困难、乏力、心悸等症状影响日常活动或出现乳头肌断裂时，属手术适应证。可行直视成形术或换瓣手术。

(3)对先天性主动脉瓣狭窄者，可在青少年时期行直视切开术；对因瓣膜畸形钙化所致的狭窄，则需行主动脉瓣置换术。

(4)主动脉瓣关闭不全患者若出现以下症状，应进行手术：心悸、头晕、活动后呼吸困难、心绞痛和出现心脏杂音，症状进展，或胸片、心电图提示左室肥厚。

2. 术后护理要点

(1)严密监测患者的生命体征及血流动力学变化，尤其对严重低血压、低心排血量及休克患者。将平均动脉压控制在 $70 \sim 100 mmHg$，有条件时应监测肺动脉压力和左房压。经常听诊心音，及时发现心音遥远或所出现的新的心脏杂音等情况。

(2)实施心电监护，观察患者有无心律失常(如心动过缓、房室传导阻滞或室性心动过速等情况)。若出现上述心律失常，均提示心脏传导系统受损，因心房和二尖瓣与房室结位置接近，故心律失常常发生在换瓣术中；缺血、水电解质失衡、低钾血症、低体温等也可引起心律失常。若发现异常，应及时通知医生，必要时备好临时起搏器。

(3)观察皮肤温度、颜色和毛细血管充盈时间，评估外周组织灌注情况。

(4)评估呼吸音、呼吸频率和呼吸形态，定时监测动脉血气分析，了解缺氧情况。

(5)心包、纵隔引流管应保持引流通畅，如有胸腔闭式引流管，引流瓶平面应低于胸腔引流口平面至少 60cm，观察引流液的颜色、性质和量；一次引流量大于 200mL 或引流液突然减少，提示可能存在活动性出血，应及时通知医生。

(6)遵医嘱使用镇痛、镇静、抗凝、抗炎、抗心律失常及血管活性药物，控制输液的速度，监测液体出入量。抗凝治疗期间应监测凝血酶原时间(PT)和国际标准化比值(INR)。

(7)遵医嘱进行胸部物理治疗，撤除气管插管和呼吸机后鼓励患者咳嗽、勤翻身和深呼吸。

(二)血管修复术

血管修复术是指应用医疗技术对破损或闭塞的血管进行修复,以重新恢复血流的通畅。

1.适应证

血管修复术的适应证包括以下几个方面。①危及生命的主动脉夹层动脉瘤。②可能导致截肢的急性动脉闭塞。③导致严重循环障碍的血管闭塞。④药物或非手术治疗效果不佳的血管疾病。⑤动脉硬化或血栓栓塞导致的血管损伤、感染或先天性缺陷。

2.修复方式

血管修复方式包括动脉瘤切除术、栓子清除术、血管移植、腔静脉滤器植入及动脉内膜切除术。

3.护理要点

(1)术前护理要点:①向患者介绍手术室环境,告知术前禁饮禁食、更换干净衣物的重要性,术后接受心电监护、静脉输液治疗,可能会留置导尿管以记录尿量。②指导患者学会在床上排尿排便。③全面进行血管评估,评估患者的脉搏是否对称、有无血管杂音,皮肤颜色、温度、肢体运动及感知觉有无异常。④对主动脉夹层动脉瘤患者,严格控制血压低于110~120/60~80mmHg,控制心率在60~80次/min,警惕有无突发或进行性加重的胸痛、腹痛或背部疼痛。若出现严重疼痛并伴有大汗、血压下降或心动过速,提示夹层撕裂或破裂,应马上通知医生。

(2)术后护理要点:①严密监测患者的生命体征直至情况稳定;进行心电监护,观察有无心律失常发生;若出现低血压或高血压,应及时通知医生。②观察伤口有无渗血,评估患者疼痛程度,必要时按医嘱给予镇痛剂。③听诊心音、呼吸音和肠鸣音,评估神经系统功能和肾功能,必要时按医嘱记录液体出入量。④评估外周血管状态,触诊动脉搏动,检查四肢皮肤颜色、温度及毛细血管充盈时间。⑤协助患者安置体位,以免伤口受压并减轻局部水肿。遵医嘱使用抗凝药物,监测实验室凝血功能指标。⑥注意观察可能发生的并发症。⑦指导并协助患者进行肢体活动,尤其是下肢被动活动,以防止血栓形成。鼓励患者早期下床活动。

(三)心室辅助装置植入术

1.心室辅助装置

心室辅助装置(VAD)是指利用外科手术或介入手段对危重患者进行心脏支持的设备,包括体外型心室辅助装置和植入式心室辅助装置。设备包含血泵、插管和电气设备控制台。

(1)右心辅助装置(RVAD):连接肺动脉,将血液从右心室转移到辅助装置,然后泵入肺循环,从而达到支持肺循环的目的。

(2)左心辅助装置(LVAD):连接主动脉,将血液从左心室转移到辅助装置,然后通过与主动脉连接的管路泵回体循环。

(3)同时应用 RVAD 和 LVAD:可以同时为左、右心室提供支持。

2.护理要点

(1)术前:严密监测患者的生命体征,包括进行心电监护和包括动脉压、肺动脉压等在内的持续有创血流动力学监测,评估患者液体出入量。

（2）术后护理要点：①严密监测患者的循环指标直至情况稳定，循环指标包括心排血量、心脏指数、心电图、动脉血压、外周动脉搏动等。②定时检查切口和敷料，观察有无渗血。③监测患者尿量并按医嘱给予静脉输液治疗，评估液体出入量。④检查胸导管是否通畅；监测引流量，若引流量连续3h大于200mL/h，则需要通知医生。听诊呼吸音，评估氧饱和度及混合静脉血氧饱和度，并按医嘱给氧。⑤监测血常规和凝血功能，根据结果按医嘱输血。观察出血的症状和体征。⑥定时翻身，情况稳定后鼓励患者进行主动活动。

（四）冠状动脉旁路移植术

冠状动脉旁路移植术（CABG），俗称冠状动脉搭桥术，是指通过使用胸部、腿部或手臂内取下的一条血管来绕过狭窄或阻塞的冠状动脉，以改善心脏的血流，降低发生心肌梗死的概率（见图7-5-2）。

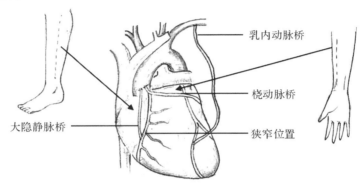

乳内动脉桥

桡动脉桥

大隐静脉桥

狭窄位置

图7-5-2　冠状动脉旁路移植术

1．术前护理

（1）向患者讲解练习肺活量和关节活动的方法，鼓励患者练习。

（2）术前应在手术室准备好插入肺动脉导管和动脉供血管所必需的设备。

2．术后护理

（1）心电监护，观察患者有无心率和心律异常，严密监测血流动力学，观察是否有严重低血压、低心排血量和休克。遵医嘱监测肺动脉压（PA）、中心静脉压（CVP）、左房压和心排血量。

（2）为确保心肌得到充分灌注，应将动脉压保持在医生要求的范围内。通常，平均动脉压（MAP）低于70mmHg可导致心肌组织灌注不足；高于110mmHg可导致出血和移植血管断裂。

（3）维持患者体温，必要时按医嘱进行复温操作。

（4）评估患者的外周循环情况、毛细血管再充盈时间和皮肤温度与颜色。

（5）听诊呼吸音，观察呼吸运动情况及胸廓是否对称；遵医嘱定时复查动脉血气，及时发现呼吸异常和缺氧。

（6）遵医嘱早期行胸部物理治疗，鼓励患者深呼吸、咳嗽，并在床上进行翻身和关节活动。

（7）维持心包、纵隔、胸腔闭式引流管引流通畅，观察引流液的颜色、性质和量；若一次引流量大于200mL、引流量突然减少或无引流液等,应及时通知医生。

(8)监测并维持患者液体出入量和水电解质平衡,尤其需关注患者是否有低钾血症和低镁血症。

(9)评估患者疼痛的情况,当疼痛加重时按医嘱使用止痛剂。

(10)警惕卒中、肺栓塞和肾脏损伤等并发症的发生。

(11)向患者解释开放性心脏手术后常发生心包切开术后综合征,告知患者相关的症状和体征,如发热、肌肉和关节疼痛、乏力和胸部不适等。

(12)在拔除气管插管后6h可饮水,逐步开始进流食或遵医嘱进食,限制钠盐和胆固醇摄入,并向患者解释低盐低脂饮食可以降低再发动脉闭塞的风险。

(五)心脏移植术

心脏移植术是将患者的心脏移除并将供者的心脏植入患者胸腔内的手术,是终末期心脏病患者的一种治疗选择。心脏移植术术后主要的并发症为感染和组织排异。

1. 组织排异

心脏排异反应分为超急性排异反应、急性排异反应和慢性排异反应。心内膜心肌活检是诊断排异反应的金标准。①超急性排异反应发生在移植术后早期,移植心脏恢复血供后立即出现心脏复跳困难。②急性排异反应多发生在术后6周内;若患者在心脏移植术后1个月重新出现乏力、全身不适、活动后心悸等症状,特别是在术后1周内突然出现上述症状,应高度怀疑急性排异反应。③慢性排异反应的主要病变特征是动脉内膜纤维化。

2. 护理要点

(1)告知患者术后需要保护性隔离,消除患者和家属的恐惧心理。

(2)遵医嘱给予免疫抑制剂,观察有无感染的征象。

(3)严密监测生命体征,直至病情稳定。重点评估血流动力学指标,观察有无循环异常,如低血压、休克等情况发生。

(4)在保证足够容量负荷的前提下,减小右心室前后负荷。严密监测血压以保证冠脉及重要脏器的灌注。通常给予患者强心药物(米力农或者多巴胺联合多巴酚丁胺)以及血管扩张剂(如硝普钠或者硝酸甘油)。

(5)进行心电监护,观察患者有无心律失常。

(6)保持胸部引流管通畅,观察引流液的颜色、性质和量。若发现引流量突然减少或增加,应及时通知医生。

(7)观察是否发生组织排异反应。组织排异反应的心电图主要表现为电轴右偏、房性心律失常、传导阻滞等;临床表现为体重增加、嗜睡、心功能衰竭、颈静脉怒张;实验室检查可见T细胞计数增加。

(8)因心脏移植术中会切断迷走神经,可导致依酚氯铵或抗胆碱药物(如阿托品)无效。

(六)主动脉内球囊反搏

主动脉内球囊反搏(intraaortic balloon counterpulsation,IABP)是机械性辅助循环方法之一,主动脉内球囊由固定在导管的圆柱形气囊构成,安放在胸主动脉部位,可通过物理作用提高主动脉内舒张压,增加冠状动脉血流供应,改善心肌功能。该技术已被广泛应用于心功能不全等危重症患者的抢救和治疗。

1. 原理

主动脉内球囊反搏的原理是在患者心脏收缩时，反搏泵将球囊内气体迅速排空；患者心脏舒张时，反搏泵将球囊迅速充盈（见图 7-5-3）。充气时，心脏舒张压力升高，冠脉血流增加，冠状动脉侧支循环增加，体循环灌注增加；放气时，心脏后负荷减轻，等容收缩期缩短，每搏量增加，前向血流增加，脑血流灌注改善。

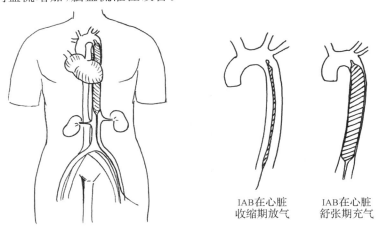

IAB在心脏   IAB在心脏
收缩期放气   舒张期充气

图 7-5-3　主动脉内球囊反搏

2. 益处

主动脉内球囊反搏可以使下列情况的患者获益：①心源性休克。②心肌梗死机械并发症（乳头肌断裂、二尖瓣关闭不全、室间隔穿孔）。③顽固性心绞痛。④顽固性室性心律失常。⑤心脏手术前、手术中和手术后出现泵衰竭。⑥心脏移植前的过渡阶段。

3. 护理要点

(1) 置管前，告知患者在导管送入后，不能坐起、屈膝或髋部弯曲超过 30°。

(2) 置管后，定时检查穿刺部位，床头抬高不超过 30°，以防导管移位或左锁骨下动脉阻塞。如果动脉被球囊阻塞，会出现桡动脉搏动减弱，患者会主诉头晕。气囊位置错误可能造成患者肋部疼痛或尿量突然下降。

(3) 置管后，最初 4h 内每 15 分钟检查一次患者的肢端脉搏搏动情况，皮肤颜色、温度和毛细血管再充盈时间；4h 后，可在主动脉内球囊反搏期间每隔 1 小时检查 1 次。

(4) 观察有无血栓形成的迹象，如足背动脉搏动减弱，穿刺侧肢体疼痛，及运动、感觉功能异常。可根据医嘱使用抗凝药物、弹力袜；保持循环容量充足，以防血栓形成；鼓励患者进行上肢、未穿刺下肢和踝部的主动运动。

(5) 保持主动脉内球囊反搏的良好运行，首选 ECG 触发方式，选择 R 波足够高、T 波低且无干扰的导联。用肝素钠稀释液持续冲洗管路，保持管路通畅，加压输液袋应保持300mmHg 的压力。

(6) 根据医嘱每 4～6 小时监测 1 次凝血功能，APTT 保持在 60～80s。

4. 报警

控制器报警提示可能存在导管受损或气囊破裂导致气体泄露。如果有报警声或发现导管内有血,应立即关闭控制器并使患者处于头低脚高位,防止栓子进入大脑。

5.撤机

(1)当患者血流动力学相对稳定,心电图显示无心律失常及心肌缺血表现,仅需最小剂量药物维持治疗时,可逐渐降低辅助比例,患者可脱离主动脉内球囊反搏并撤机。

(2)在停止使用主动脉内球囊反搏时,应将气囊放气,撤出导管,伤口压迫止血并加压包扎,之后严密观察有无出血和血肿形成。

(七)其他治疗

心血管疾病的其他治疗包括同步电复律、电除颤和起搏器植入。

1.同步电复律

同步触发装置能够利用患者心电图中的 R 波来触发放电,使电流仅在心动周期的绝对不应期释放,避免诱发心室颤动。同步电复律可用于纠正快速性心律失常,如房性心动过速、室上性心动过速、房颤、房扑、有脉室速。

(1)能量选择:①阵发性室上性心动过速、规则的房扑:单相波 200J,双相波 50～100J。②快室率房颤或不规则窄波:单相波 200J,双相波 120～200J。③单形性或规则室速:单相与双相波均为 100J。④不规则的室速(如多形性室速或尖端扭转型室速):同除颤剂量(非同步)。上述剂量均为起始剂量,可逐渐递加。

(2)操作及护理:①向患者解释操作过程,取得知情同意。②操作前禁食、禁饮,防止呕吐或误吸。③进行 12 导联心电图检查。④如患者神志清醒,则遵医嘱给予镇静剂,可缓慢静脉注射地西泮,直至患者处于蒙眬状态,睫毛反射消失。⑤吸氧 5～15min。⑥在电极板上涂导电糊,安置胸部电极。将一个电极放在胸骨右侧锁骨正下方,将另一个电极放在左乳头左侧。⑦确保电极与皮肤接触良好。⑧打开同步键,选择能量,充电。⑨确保所有人员都离开床边,放电。⑩每次电复律应用后均做好记录,包括复律前后的心律情况、电流值以及患者情况。

2.电除颤

非同步触发装置可在任何时间放电,用于纠正心室颤动和无脉性室速。

(1)能量选择:单相波选择 360J,双相方波首次选择 150～200J,双相直波首次选择 120J,再次能量必须大于或等于前一次的能量。

电除颤操作步骤:①评估患者有无脉搏,求助并进行心肺复苏(CPR),直至除颤器和其他急救设备到位。②涂导电糊,将电极置于胸壁,将一个电极放在胸骨右侧锁骨正下方,将另一个电极放在左乳头左侧。③选择能量,充电。④确保所有人员都离开床边,放电。⑤立即行 2min(或 5 个循环)的 CPR,评估患者脉搏、心率。⑥如果 2 次电除颤和 CPR 后患者仍无脉搏,则给予肾上腺素,继续 CPR 并寻找复律失败的原因。5H5T 是心搏骤停的 10 种常见病因。5H 是指缺氧(hypoxia)、低钾血症(hypokalemia)/高钾血症(hyperkalemia)、低体温(hypothermia)、低血容量(hypovolemia)、酸中毒(hydrogenion);5T 是指张力性气胸(tension pneumothorax)、心脏压塞(tamponade cardiac)、中毒(toxins)、肺栓塞(thrombosis pulmonary)、冠状动脉血栓形成(thrombosis coronary)。⑦如患者自主循环恢复,则可对患者实施进一步的评估。查基本动脉血气值和 12 导联心电图。根据需要给予吸氧、辅助通气和药物治疗。⑧记录整个过程,包括患者除颤前后心电图节律、除颤次数、每次除颤的剂量、高质量心肺复苏与保持呼吸道通畅的措施、所使用药物的剂量、给药途径、给药次数以及治疗效果等。

3.永久起搏器植入术

心脏起搏器是指用一定形式的电脉冲刺激心脏，使之按一定频率有效收缩的一种植入式电子装置，通常需在手术室或心导管室内进行安置。永久起搏器允许患者的心脏自主搏动，但其可以防止心率低于预设的水平。起搏器代码见表7-5-5。

表7-5-5　起搏器代码(NASPE/BPEG起搏器代码，简称NBG代码)

第一位 起搏心腔	第二位 感知心腔	第三位 感知后反应	第四位 程控功能	第五位 其他
A 心房	A 心房	I 抑制	P 简单程控	P 起搏功能
V 心室	V 心室	T 触发	M 多项程控	S 电击
D 心房+心室	D 心房+心室	D 双重	C 遥测	D 电击+起搏
S 心房或心室	S 心房或心室	O 无	R 频率调制	O 无
	O 无		O 无	

(1)适应证：包括Ⅲ度房室传导阻滞、持续心动过缓、病窦综合征、阿斯综合征、预激综合征、肥厚梗阻型心肌病。

(2)术前护理要点：①向患者解释手术过程，缓解患者的紧张情绪。②术前备皮范围为在医生选定的一侧由腋窝至胸正中线，上至锁骨，下到乳头。③建立静脉通路。④检查患者的基本生命体征和常规心电图。⑤遵医嘱给予镇静剂。

(3)术后护理要点：①心电监护，观察有无心律失常，并确保起搏器的功能正常。②穿刺伤口压迫止血，并观察肢体远端皮肤温度、颜色，评估有无缺血表现。起搏器囊袋伤口沙袋压迫6～8h，检查敷料，观察有无出血或感染的迹象。③严密监测患者的生命体征和意识状态。④术后卧床休息1～3d，取平卧位或略左侧卧位，保持术侧肩部制动，告知患者不可用力咳嗽，以免电极脱落。⑤起搏器植入后通常需3个月方能固定在心内膜上，故患肢的活动应循序渐进。1周内，手臂活动范围不应超过肩膀高度；1周至1个月内，患者可做抬臂或爬墙运动，直到手臂可举过头顶、触摸到对侧耳垂；术后1个月内，应取平卧位或健侧卧位；3个月内，避免起搏器同侧上肢的剧烈活动，避免高举手臂、提重物和引体向上。⑥给患者提供随访卡，包括患者的姓名、住址、电话号码；记录起搏器的类型、品牌、序列号，及起搏器设定的心率、植入日期和医生姓名。⑦教会患者自测脉搏，告知其生活中应远离强磁场、电场，如禁止进行磁共振检查，远离变电站，手机应距离起搏器15cm以上等。

4.ECMO治疗

体外膜肺氧合(extracorporeal membrane oxygenation，ECMO)是指将静脉血从体内引流到体外，经膜式氧合器氧合后再用血泵将血液注入体内。在循环支持方面，ECMO主要用于急性心肌炎、急性心肌梗死导致的心源性休克和心脏手术后的心源性休克，以及用作安装心室辅助设备、进行心脏移植之前的过渡。ECMO应用模式可分为静脉-静脉(V-V)模式和静脉-动脉(V-A)模式。循环支持通常采用V-A模式，血液从静脉引出后经过膜式氧合器氧合后，经股动脉回到体内。ECMO辅助期间的护理要点主要有如下几点。

（1）ECMO辅助流量越大，左室后负荷增加越明显。因此，辅助流量能满足循环衰竭患者需要即可。可以通过测定ECMO环路混合静脉血氧饱和度（SvO_2）来指导流量调整，维持$SvO_2 > 65\%$。

（2）血压控制目标可结合患者组织、器官灌注和氧代谢情况而定，通常保持平均动脉压大于$60 \sim 65$mmHg即可；既往有高血压病史的患者，血压可适当维持稍高水平。

（3）评估患者的左心负荷，听诊呼吸音，必要时拍胸片，评估有无肺水肿。

（4）肝素是最常用的抗凝剂，应持续泵入，维持适当的活化凝血时间（ACT），并结合活化部分凝血酶原时间（APTT）、抗凝血因子Ⅹa水平以及患者的病情，综合评估抗凝程度及出血风险。血小板水平应维持在50×10^9/L以上，必要时输入血小板。所有的血液、抗凝剂都必须通过膜后通路输注，以免膜上形成血栓导致膜失去功能。通过监测膜前压和膜后压，计算跨膜压。

（5）感染是最常见的并发症，发生率为$9\% \sim 65\%$，显著影响患者的临床转归。因此，临床上需要严密监测感染征象。

（6）在患者自身心功能基本恢复后，应尽早撤离ECMO。

第六节　心血管系统急危重症和相关护理

一、胸　痛

（一）概　述

胸痛是患者的一种主观感受，是指位于胸前区的不适感，包括闷痛、针刺痛、烧灼、紧缩、压榨感等，可放射至面颊及下颌部、咽颈部、肩部、后背部、上肢或上腹部，表现为酸胀、麻木或沉重感等。

（二）病　因

1. 心绞痛。典型的心绞痛多位于胸骨后，向左肩、手臂放射，疼痛呈发作性，每次一般为$3 \sim 5$min，很少超过15min。疼痛可因过度劳累、精神紧张、寒冷、饱餐等因素诱发和加剧；休息和服用硝酸甘油后，疼痛可以缓解。

2. 心肌梗死。心肌梗死导致的胸痛部位与心绞痛相似，但其常发生于安静或睡眠时；疼痛程度较重，常可表现为压榨性疼痛；疼痛范围较广，持续时间可长达数小时或数天，休息或含硝酸甘油多不能缓解，患者常表现为烦躁不安、出汗、恐惧，有濒死感。

3. 心包炎。疼痛的性质有时类似心肌梗死，但在咳嗽、呼吸和左侧卧位时加重，而且疼痛持续时间往往不长；使用扩张血管的药物常不能缓解。

4. 心脏神经官能症。少数患者有短暂的胸部刺痛，胸闷部位常有压痛，并有其他情绪异常。此类胸痛常因运动反而好转。

5. 主动脉夹层动脉瘤。疼痛多位于心前区，表现为突发前胸、后背、腰腹的剧烈疼痛，常呈撕裂样或刀割样，多为持续性，疼痛常沿胸、后背放射，有的可达腹部或大腿。患者常伴有大汗淋漓、烦躁不安和异常恐惧感。

(三)临床表现及评估

1. 以 PQRST(provoking / palliating factors，quality，region，severity，time；加重/减轻的因素、性质、部位、严重程度、时间)格式询问患者的主诉，迅速判断导致疼痛的病因是否存在危险性或具有潜在危险性，以决定患者是否需要抢救。

2. 胸痛患者若出现神志模糊和(或)意识丧失、面色苍白、大汗及四肢厥冷、低血压(<90/60mmHg)、呼吸急促或困难、低氧血症(SpO$_2$<90%)等异常生命体征，则提示需紧急处理并积极明确病因。

3. 对可疑的心源性胸痛，应立即行心电图检查。

(四)护理措施

1. 密切监测并评估胸痛的部位、性状、持续时间、加重及缓解因素等。

2. 遵医嘱对患者进行氧疗，以缓解心脏及肺部病变引起的胸痛。

3. 遵医嘱使用必要的镇痛药物，观察药物疗效。

4. 做好对患者及其家属的解释、告知工作。

二、急性冠脉综合征

(一)概　述

急性冠脉综合征(acute coronary syndrome，ACS)是指冠状动脉内不稳定的动脉粥样斑块破裂或糜烂，导致血栓形成而引起的心脏急性缺血综合征。患者冠状动脉有一定程度的阻塞，根据阻塞的严重程度，急性冠脉综合征可分为不稳定型心绞痛(UAP)、非 ST 段抬高型急性心肌梗死(NSTEMI)、ST 段抬高型急性心肌梗死(STEMI)。

(二)病　因

绝大多数急性冠脉综合征是冠状动脉粥样硬化斑块破裂或被侵蚀的结果，极少数是非动脉粥样硬化所致(如动脉炎、外伤等)的。具有肥胖、高脂血症、心脏病家族史、高血压、糖尿病、吸烟、高脂或高碳水化合物饮食、久坐、绝经、压力大等高危因素的患者，更容易发展至急性冠脉综合征。

(三)发病机制

急性冠脉综合征发病的共同机制是动脉粥样硬化斑块不稳定或破裂，导致冠状动脉狭窄或闭塞，引起心肌缺血缺氧。

1. 不稳定型心绞痛(UAP)，冠状动脉不完全闭塞。

2. 非 ST 段抬高型急性心肌梗死(NSTEMI)，冠状动脉完全闭塞或几乎完全闭塞，伴有体内侧支循环建立或体内早期自动溶栓。

3. ST 段抬高型急性心肌梗死(STEMI)，冠状动脉完全闭塞，不伴有充分的侧支循环建立或体内早期自动溶栓。

不稳定型心绞痛及非 ST 段抬高型急性心肌梗死仅涉及心内膜的表面。因此,心电图特征可有 ST 段及 T 波的改变。ST 段抬高型急性心肌梗死 1h 后心电图检查可有异常 Q 波。

(四)临床表现

1.典型表现

急性冠脉综合征的典型临床表现有发作性胸骨后疼痛,压榨感、烧灼感,可向左臂尺侧、下颌、颈、肩和背部放射。发作时,患者常伴有出汗、恶心、呼吸困难、窒息感,甚至晕厥。当含服硝酸甘油疼痛不能缓解时,常提示急性心肌梗死。重症患者听诊可闻及心脏杂音、第三心音、心包摩擦音和奔马律。

2.不典型表现

通常,老年人、女性、糖尿病患者、慢性肾功能不全患者或痴呆症患者急性冠脉综合征的表现可不典型,如表现为上腹痛、牙痛、咽痛、消化不良或仅有呼吸困难等。若上述患者心电图显示正常或轻度异常,则应连续、动态观察病情,并复查心电图。

3.发作及持续时间

急性胸痛发作常没有明显的诱因,且常在安静状态下发作。胸痛持续时间久,可长达数小时甚至数天,含服硝酸甘油无效。

4.不稳定型心绞痛的分型

(1)初发劳力型心绞痛:2 个月内新发生的心绞痛或有心绞痛病史,但 6 个月内未发作。

(2)恶化劳力型心绞痛:诱发心绞痛的体力劳动程度明显下降,且心绞痛程度明显加重。

(3)静息心绞痛:心绞痛发生在休息时,发作时间长,病程在 1 个月内。

(4)梗死后心绞痛:急性心肌梗死发病后 24h 至 1 个月内发生的心绞痛。

(5)变异型心绞痛:休息或轻体力活动时发生的心绞痛,发作时 ST 段暂时性抬高。

5.心肌梗死

心肌梗死患者除有胸痛症状外,常伴有其他症状和体征。①焦虑、不安甚至有濒死感。②恶心、呕吐。③乏力、虚弱、出冷汗、气促。④低血压或高血压。⑤体温升高,其可发生在心肌梗死 24～48h,是机体对坏死组织的非特异性反应。

(五)辅助检查

1.心电图

(1)透壁性心肌梗死可使心外膜与心内膜面之间产生电压梯度而形成电流,导致 ST 段抬高;当心内膜下缺血时,损伤电流指向心肌层,导致 ST 段压低。

(2)当发生 ST 段抬高型急性心肌梗死时,心电图的演变特征为 T 波改变→ST 段抬高→ST 段弓背向上抬高→R 波消失,出现病理性 Q 波→T 波倒置→ST 段恢复至基线水平。具有特征性改变的心电图导联提示心肌梗死部位见表 7-6-1。

表 7-6-1　心电图导联与心肌梗死部位的关系

心电图导联	心肌梗死部位
V1、V2、V3	前间壁
V3、V4、V5	局限前壁
V1、V2、V3、V4、V5	广泛前壁
Ⅱ、Ⅲ、avF	下壁
Ⅰ、avL	侧壁
V7、V8	后壁

2.血液生化指标检查

(1)心肌梗死患者的心脏标志物检查显示肌酸激酶(CK)，尤其肌酸激酶同工酶(CK-MB)、肌钙蛋白 T、肌钙蛋白 I、肌红蛋白和缺血修饰白蛋白水平均升高。

(2)C 反应蛋白(CRP)有助于评价疾病的危险性。胸痛患者 CRP 升高，则发生冠心病的风险增加。

3.影像学检查

(1)胸部 X 线：可显示心脏肥大和左心室衰竭的征象。

(2)超声心动图：可测定左心室壁的异常活动情况。

(3)冠脉 CTA：是经静脉注射造影剂后，利用螺旋 CT 扫描再经过计算机处理重建得出心脏冠状动脉成像的一种检查方法。可以用于观察冠状动脉有无狭窄或钙化等。

4.心脏导管术

冠状动脉血管造影可显示冠状动脉有无狭窄或闭塞，有无侧支循环，以及狭窄远端的动脉情况。

5.踏车运动后的铊-201 心肌灌注显像

踏车运动后的铊-201 心肌灌注显像可显示心肌缺血部位。

(五)治　疗

急性冠脉综合征的治疗原则是保护和维持心脏功能，改善心肌血液供应，挽救濒死心肌，缩小心肌梗死范围，及时处理并发症，防止猝死。

1.急诊"4D"干预

急诊"4D"干预如下。①Door：入门。②Data：数据。③Decision：决定。④Drug：用药。4D 时间间隔各为 10min，从患者入院到用药的总时间为 30min。对有溶栓治疗适应证的患者，应在就诊后 30min 内开始溶栓治疗，或首次医疗接触至球囊扩张在 90min 内。

2.初始的一般治疗

(1)氧疗：对于气促、有心衰征象、休克或经皮氧饱和度低于 90% 的患者，应给予氧疗并持续监测经皮氧饱和度。

(2)阿司匹林：对所有疑有急性冠脉综合征的患者，应尽快给予非肠溶阿司匹林，推荐剂量与用法为 160～325mg 嚼服。

(3)硝酸甘油：对有心肌缺血不适表现的患者，应给予硝酸甘油舌下含服，每次间隔 3～

5min,直到疼痛缓解。但硝酸酯类药物禁用于低血压(收缩压<90mmHg 或较基础血压下降≥30mmHg)、严重心动过缓(心率<50 次/分)、非心衰性心动过速(心率>100 次/分)以及右心室梗死的患者。

(4)镇痛:吗啡是首选的止痛药。

3.溶栓治疗

(1)适应证:①持续性胸痛≥30min,含服硝酸甘油不能缓解。②成组的 2 个或 2 个以上导联 ST 段抬高≥0.2mV。③发病在 6h 内,有时可延长至 12h 内。④年龄<75 岁。

(2)禁忌证:见表 7-6-2。

表 7-6-2 溶栓治疗的禁忌证

绝对禁忌证	相对禁忌证
● 既往有出血性卒中 ● 1 年内有其他脑血管事件 ● 颅内肿瘤 ● 近期(2～4 周)有活动性内脏出血(月经除外) ● 可疑主动脉夹层	● 高血压未控制(≥180/110mmHg) ● 目前正使用治疗剂量的抗凝药 ● 已存在出血倾向 ● 近期(2 周内)有创伤史,如头部外伤等 ● 近期(3 周内)有外科大手术史 ● 近期(2 周内)在不能压迫部位进行过大血管穿刺 ● 链激酶过敏 ● 妊娠 ● 活动性消化性溃疡

(3)溶栓药物:包括尿激酶、阿替普酶或瑞替普酶。溶栓的辅助药物有低分子肝素、阿司匹林、波利维等。①阿替普酶(rt-PA):a.作用原理:阿替普酶是血管内皮细胞合成的一种丝氨酸蛋白酶,其对纤溶酶原的亲和力低,而对纤维蛋白的亲和力高,故能选择性地与血栓表面的纤维蛋白结合,形成 rtPA-纤维蛋白复合物,该复合物与纤溶酶原有高度亲和力,可将血栓部位结合的纤溶酶原激活,转化为纤溶酶,从而使血栓溶解。因此,rt-PA 具有选择性溶栓作用。由于它不激活循环中的纤溶酶原,故不导致全身纤溶状态。b.使用方法:rt-PA 100mg+NS 100mL。其中,10mg 在 2min 内缓慢静脉注射,之后 50mg 在 0.5～1h 内静脉注射,剩余 40mg 在 1～2h 内静脉注射。②尿激酶(UK):a.作用原理:尿激酶是由肾脏分泌的一种蛋白质,可以使纤溶酶原转化为纤溶酶,从而溶解纤维蛋白。b.使用方法:UK 150 万 U+NS 至 50mL,0.5～1h 内静脉注射。

(4)溶栓后冠脉再通指征:①冠脉造影显示冠脉再通(直接指征)。②胸痛症状自输入溶栓剂后 2～3h 内基本消失。③ECG 抬高最明显的 ST 段自输入溶栓剂后 2h 内回落≥50%。④CK-MB 峰值在发病 14h 内提前出现。⑤2～4h 内出现再灌注心律失常。

(5)溶栓后常见并发症:有出血、过敏反应、低血压和再灌注损伤等。

4.冠脉造影+经皮冠脉腔内成形术(PTCA)

冠脉造影时,导管从桡动脉或股动脉进入冠脉,然后注入造影剂,X 线显影。根据冠脉造影结果,决定是否需要行球囊扩张或支架植入。

急诊 PTCA:在症状发作 12h 内实施,有条件者越早越好。

择期 PTCA:(联合治疗)在 7～10d 后进行。

(六)护理措施

1.监护及治疗

(1)监测并记录患者的心电图、血压、体温、心音和呼吸音。警惕患者出现心排血量下降的表现,如血压下降、心率增快、肺动脉压升高、肺动脉楔压升高、心排血量测量值下降和右房压下降。

(2)评估患者每小时尿量。

(3)监测氧饱和度,当氧饱和度低于90%时,需要向医生报告。

(4)记录胸痛的部位、类型、严重程度和持续时间。

(5)在患者急性胸痛发作时,进行12导联心电图检查,并检查心率和血压。

(6)遵医嘱检测患者的心肌酶水平。

(7)观察患者有无湿啰音、咳嗽、气促和水肿等症状。若患者有这些表现,提示可能已发生左心衰竭。

(8)遵医嘱准备进行再灌注治疗。

(9)遵医嘱给药并逐渐增加药量。避免肌内注射药物,静脉给药常能更快地缓解症状。

2.健康宣教

(1)发作期间,停止任何形式的主动活动或运动;缓解期间,根据患者体力逐渐增加活动量。

(2)给予清淡流质饮食,直到恶心好转。遵医嘱给予低胆固醇、低盐和无咖啡因饮食。

(3)给予软便剂,以防排便时用力过度。

三、主动脉夹层动脉瘤

(一)概　述

主动脉夹层动脉瘤是指主动脉中层退行性变或主动脉内膜破裂,血液进入主动脉壁,使得内膜与外层剥离而形成。主动脉夹层动脉瘤常发生在升主动脉、主动脉弓、胸部降主动脉和腹主动脉。其最主要的危险是瘤体破裂。

(二)病　因

主动脉夹层动脉瘤最常见的病因是动脉粥样硬化,其也可由高血压、妊娠、损伤、梅毒感染或遗传因素所致。

(三)分　型

根据撕裂口的位置及剥离的范围,主动脉夹层动脉瘤可分为 Stanford A 型、Stanford B型(见图7-6-1)或 Debakey Ⅰ型、Debakey Ⅱ型、Debakey Ⅲ型(见图7-6-2)。

Stanford A 型:撕裂口位于升主动脉、主动脉弓或近段降主动脉,扩展至升主动脉弓,也可至降主动脉或腹主动脉。

Stanford B 型:撕裂口位于主动脉峡部,扩展不累及升主动脉。

Debakey Ⅰ型:撕裂口位于升主动脉,扩展至腹主动脉。

DebakeyⅡ型:撕裂口位于升主动脉,扩展仅限于升主动脉。

DebakeyⅢ型:撕裂口位于主动脉峡部,扩展累及降主动脉(Ⅲa)或腹主动脉(Ⅲb)。

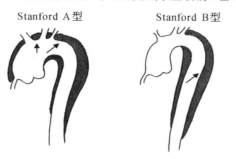

图 7-6-1 主动脉夹层动脉瘤 Stanford A 型和 Stanford B 型

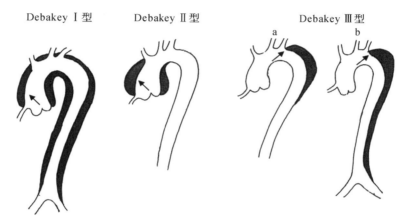

图 7-6-2 主动脉夹层动脉瘤 Debakey 分型

(四)临床表现

1. 突发剧烈疼痛,呈撕裂样、刀割样或刀刺样,疼痛可位于前胸、肩胛部或颈颌部,并可随剥离路径扩展相应转移。

2. 患者常伴有大汗淋漓、恐惧忧虑、恶心呕吐甚至昏厥。

3. 有脏器缺血表现,如神经系统表现为头痛、卒中或脑血管意外;四肢可有肢体疼痛、感觉异常或截瘫;双侧上下肢测量血压、脉搏不一致;胃肠道可有恶心、呕吐、腹胀、腹泻等症状;累及肾动脉可有血尿、尿闭及肾缺血后血压增高。

4. 患者常呈休克状态,而血压常常升高;脉搏异常,可消失、减弱或呈重脉。

5. 心脏或胸背部可闻及收缩期吹风样杂音。

(五)辅助检查

实验室检查常无特异性指标,通常需要通过辅助检查来发现主动脉夹层动脉瘤。

1. 经食管超声心动图检查可以发现胸主动脉瘤,可见主动脉根部扩张合并主动脉瓣关闭不全,主动脉壁有分层表现。

2. 腹部超声和超声心动图检查能用于判断动脉瘤的大小、形态和位置。

3. 胸腹部正侧位 X 线平片可用以判断主动脉是否有钙化及主动脉宽度。

4. CT、MRI 能显示动脉瘤的大小和对周围器官的影响。

5. 连续 6 个月多次复查超声可显示动脉瘤的生长情况。

6. 心电图可有左心室肥大，非特异性 ST-T 改变。当病变累及冠状动脉时，心电图可出现急性心肌缺血甚至急性心肌梗死改变。当存在心包积血时，可出现急性心包炎的心电图改变。

7. 主动脉造影可显示夹层动脉瘤的部位和范围。

(六)治　疗

1. 内科治疗

(1)降低血压和控制心率。遵医嘱使用强有力的血管扩张剂(如硝普钠)，使收缩压控制在 120mmHg 以下。合用 β 受体阻滞剂，将心率控制在 60～80 次/min，减弱心肌收缩力，控制左心室射血速度。

(2)镇痛。需要使用强镇痛剂，如吗啡、杜冷丁。

(3)绝对卧床休息。

2. 外科治疗

外科治疗的指征有：主动脉壁剥离扩大，主动脉有破裂的危险，以及积极治疗 4h 后患者血压不下降、疼痛未减轻。

(1)带瓣的主动脉置换：可用于治疗累及升主动脉和主动脉弓的主动脉夹层动脉瘤，适用于 Debakey Ⅱ 型或 Stanford A 型。可用带瓣的人工血管或带瓣的自体肺动脉进行置换。

(2)腔内隔绝术：适用于 Stanford B 型主动脉夹层动脉瘤慢性期。具体过程如下：将病变段胸主动脉匹配的带有钛记忆合金支架的人工血管置于导管内，在 X 线透视监视下，经股动脉导入，当人工血管到达病变的胸主动脉后，将人工血管从导管内释放，记忆合金支架在血液 37℃ 温度下恢复至原来的口径，将人工血管撑开，固定于病变胸主动脉两端的正常主动脉上，血流从人工血管内流过，胸主动脉夹层的内膜破口及瘤样扩张即被隔绝。

(3)管腔内支架人工血管治疗：适用于 Stanford B 型主动脉夹层动脉瘤。其通过在管腔内植入支架人工血管，封闭夹层动脉瘤的破口，从而达到治疗的目的。

(七)护理措施

1. 术前护理措施

(1)告知患者需要绝对卧床休息，限制探视，避免情绪波动。

(2)合理安排治疗与护理操作，减少对患者的干扰和刺激。

(3)进行心电监护，严密观察患者的心血管系统状态，包括心律、心率、心电图和心肌酶水平。如果病变累及冠状动脉，会导致心肌梗死的发生。

(4)遵医嘱使用降压药物，防止主动脉进一步扩张和破裂。若血压不能维持在目标范围内，则应立即通知医生。

(5)适当使用镇痛、镇静药物，如吗啡；协助患者采取舒适体位，评估患者疼痛变化情况，如疼痛持续或加重，应立即通知医生。

(6)监测患者的血尿素氮、肌酐和电解质水平，以评估肾功能。根据患者病情统计液体出入量。

(7)定时触诊,对比四肢动脉脉搏强弱,判断有无灌注不良。

(8)疼痛剧烈时暂禁食,疼痛缓解时可给予流质饮食;对血压平稳者,可给予半流质饮食。给予低盐、低脂、易消化食物,少量多餐。

(9)给予患者心理疏导和人文关怀,缓解焦虑情绪。

(10)保持大小便通畅。

2.术后护理措施

(1)进行心电监护,监测心电图,严密观察生命体征,记录液体出入量。

(2)控制血压,遵医嘱使用降压药物,使收缩压控制在 90～110mmHg,舒张压在 60～70mmHg。

(3)定时评估患者的疼痛情况,必要时给予镇痛药物以缓解疼痛。

(4)给予抗凝药物(如肝素)以防止血栓形成,监测出凝血功能,观察有无抗凝药物过量。

(5)评估患者有无意识改变,如有无烦躁、肢体活动障碍、偏瘫、截瘫等表现,警惕脑梗死的发生。在患者烦躁时做好保护,给予镇痛、镇静治疗。

(6)预防感染。有植入物者可出现排异反应,如高热。监测体温,如有异常应及时通知医生。

(7)观察患者有无出血表现,如血压降低,血红蛋白、血细胞比容下降等。

(8)观察患者的四肢灌注情况,有无动脉供血不足的表现,如疼痛、感觉异常、苍白、无脉、麻木和变凉。

四、心律失常

(一)概 述

心律失常是指心脏活动起源和(或)传导障碍,导致心脏搏动的频率和(或)节律异常。通常根据异常节律的起源部位进行分类,如房性、室性或交界性心律失常等。根据心律失常引起的血流动力学改变情况,可以判断心律失常的严重程度。

(二)病 因

1.心脏疾病,包括:心肌缺血或心肌梗死、先天性心脏病、心肌病、传导系统退行性改变、心脏瓣膜疾病。

2.非心脏疾病,包括:电解质失衡,如低钾、低镁、高钾等;低氧血症;低体温;甲状腺疾病;酸碱失衡;药物(如洋地黄、麻醉剂、三环类抗抑郁药物等)中毒。

(三)发病机制

心律失常的发生机制包括心肌细胞自律性增强或减弱以及传导异常(包括传导速度异常和传导路径异常)。

(四)临床表现

患者可有心悸或心律不齐的感觉,同时,因血流动力学的改变,患者会出现不同程度的组织灌注障碍的表现。当出现心搏停止、室颤和无脉性室速时,患者常表现为大动脉搏动消失、呼吸停止。其他表现根据灌注障碍的部位不同,可分别有眩晕、晕厥、胸痛、呼吸困难、低血压、面色苍白、四肢湿冷、焦虑、疲劳等症状。

(五)辅助检查

1. 标准 12 导联心电图检查可用于确诊心律失常。若想了解患者的右室和左室后壁情况,可做 18 导联心电图。

2. 动态心电图通过记录 24h 连续心电图的情况,可了解心律失常的发作情况,自主神经系统对自发心律失常的影响,以及自觉症状与心律失常的关系;同时,还可用于评估治疗效果。然而,动态心电图常难以记录非频繁发作的心律失常。

3. 通过运动试验,可以发现由运动诱发的心律失常。

4. 通过有创电生理检查,可发现心律失常发生的机制及异常传导通路的位置,并评价药物和非药物治疗的效果。

5. 通过实验室检查,可发现导致心律失常的非心脏性因素,如电解质紊乱、酸碱失衡、低氧血症或药物中毒等。

(六)治　疗

心律失常的治疗目标是恢复窦房结的起搏功能,使心室率恢复到正常范围,同时恢复心房和心室收缩的同步性,以维持正常的血液循环。

1. 病因治疗

治疗原发病,去除导致心律失常的诱因。

2. 药物治疗

(1)对于缓慢型心律失常,通常选用增强心肌自律性和(或)加速传导的药物,如阿托品、多巴胺、肾上腺素、异丙肾上腺素。

(2)对于快速型心律失常,通常选用延长不应期和(或)减慢传导的药物,如胺碘酮、利多卡因、索他洛尔、维拉帕米等。

3. 非药物治疗

(1)电复律和电除颤。

(2)植入临时或永久起搏器。

(3)植入心律转复除颤器(ICD)。

(4)应用射频消融术和冷冻或激光消融术。

(5)刺激迷走神经,如深吸气后屏气、诱导恶心等。

(七)各种常见的心律失常

1. 窦性心动过速

(1)心电图特点(见图 7-6-3):①心房、心室节律规则。②每个 QRS 波前均有相关的窦性 P 波。③HR>100 次/min,较少超过 160 次/min。

(2)病因:①生理性原因,如焦虑、疼痛、紧张、运动等正常的生理反应。②病理性原因,如发热、休克、左心衰竭、心脏压塞、甲状腺功能亢进、贫血、肺栓塞等。③药物原因:阿托品、肾上腺素、异丙肾上腺素、奎尼丁、咖啡因、酒精等导致的。

（3）治疗：纠正原发病。

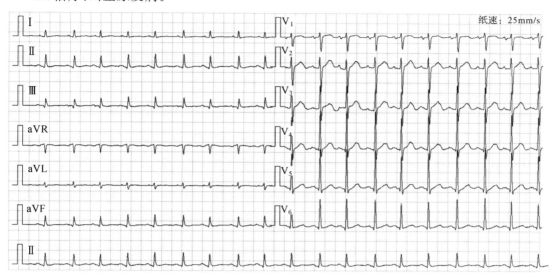

图 7-6-3　窦性心动过速心电图

2.窦性心动过缓

（1）心电图特点（见图 7-6-4）：①心房、心室节律规则。②每个 QRS 波前均有相关的窦性 P 波。③HR<60 次/min。

（2）病因：①生理性原因，如运动员或在睡眠状态下可能发生窦性心动过缓。②病理性

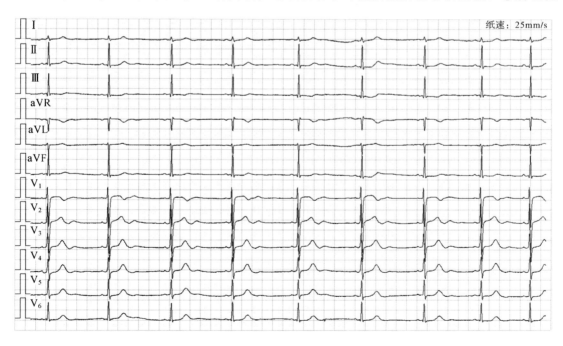

图 7-6-4　窦性心动过缓心电图

原因,如颅内压增高、迷走神经兴奋、病态窦房结综合征、甲状腺功能减退、下壁心梗、低体温等导致窦性心动过缓。③药物原因,如钙通道阻滞剂、吗啡、β受体阻滞剂、地高辛等药物可导致窦性心动过缓。

(3)治疗:①纠正原发病。②若出现循环障碍(如头晕、乏力、意识改变或低血压),可给予阿托品或肾上腺素、多巴胺增快心率。③植入临时或永久起搏器。

3.室上性心动过速

(1)心电图特点(见图7-6-5):①心房律、心室律规则,P波规则但有异常,常常很难与T波区分,每个QRS波群前均有P波。②频率多为150～250次/min。③突然发生,突然终止。

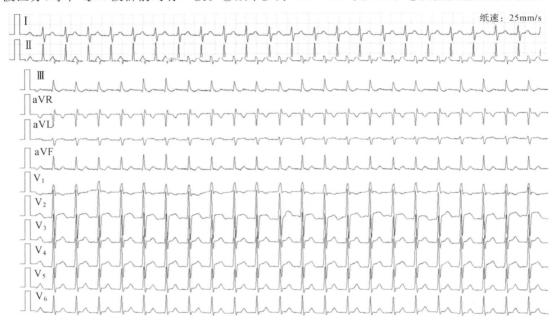

图 7-6-5　室上性心动过速心电图

(2)病因:①病理性原因,如低血钾、缺氧、心肌病、心肌梗死、预激综合征、风湿性心脏病、甲状腺功能亢进等可导致室上性心动过速。②药物原因,如地高辛、吗啡、中枢神经兴奋剂、尼古丁或酒精等可导致室上性心动过速。

(3)治疗:①若患者血流动力学不稳定,则立即给予电复律。②若患者血流动力学稳定,则可刺激迷走神经使其恢复窦性节律,如Valsalva动作(深吸气后屏气,再用力做呼气动作)、Muller动作(深呼气后屏气,再用力做吸气动作)、刺激悬雍垂诱发恶心、颈动脉按摩等方法均可刺激迷走神经。③治疗药物首选腺苷,也可选用钙通道阻滞剂或β受体阻滞剂。

4.心房扑动

(1)心电图特点(见图7-6-6):①P波消失,代之以一系列大小一致、间隔均匀、形状相似的锯齿状F波(Ⅱ、Ⅲ、aVF导联),频率为250～350次/min。②根据F波和QRS波传导比例是否恒定,心室律可表现为规则心室律,也可表现为不规则心室律。

(2)病因:①病理性原因,如二尖瓣或三尖瓣病变、肺栓塞、肺源性心脏病、心力衰竭、心包炎、甲状腺功能亢进等。②药物原因,地高辛中毒、酒精中毒等。

（3）治疗：①若患者病情不稳定，心室率＞150 次/min，则需行电复律。②若患者病情稳定，则可给予钙通道阻滞剂、β受体阻滞剂、胺碘酮或地高辛药物治疗，也可行电复律。③抗凝治疗。④射频消融术。

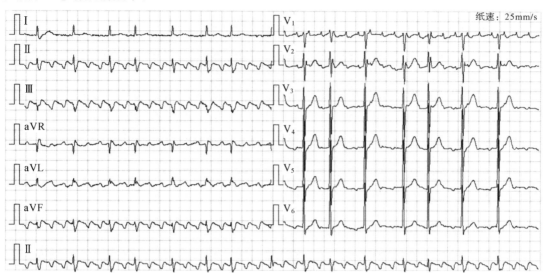

图 7-6-6　心房扑动心电图

5.心房颤动

（1）心电图特点（见图 7-6-7）：①P 波消失，代之以一系列大小不一、间隔不等、形状各异的 f 波（f 波以 V_1 导联最明显），频率为 350～600 次/min。②心室律绝对不规则。

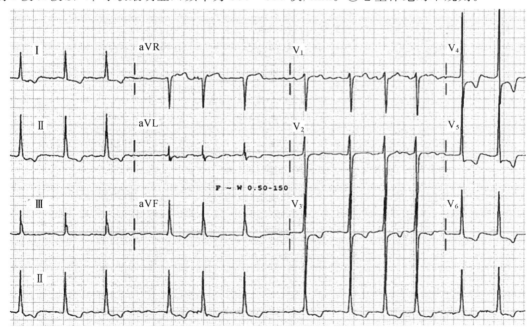

图 7-6-7　心房颤动心电图

(2)病因：①病理性原因,如二尖瓣或三尖瓣病变、肺栓塞、肺源性心脏病、心力衰竭、心包炎、甲状腺功能亢进、高血压等。②药物原因,如由地高辛、硝苯地平、饮酒等所致的。

(3)治疗：①若患者病情不稳定,心室率＞150 次/min,则需行电复律。②若患者病情稳定,可给予钙通道阻滞剂、β 受体阻滞剂、胺碘酮或地高辛药物治疗,也可行电复律。③抗凝治疗。④射频消融术。

6.交界性心律

(1)心电图特点(见图 7-6-8)：①心房、心室节律规则。②逆行性 P'波可出现在 QRS 波之前(P'-R 间期＜0.12s)、之后或融合其中。③心率 40～60 次/min。若心率为 60～100 次/min,常为加速性交界性心律。④若无室内传导异常,则 QRS 波群形态正常。

(2)病因：①病理性原因,如心肌梗死、缺氧、病态窦房结综合征、瓣膜病变术后等。②药物原因,如地高辛中毒。

(3)治疗：①纠正原发病。②治疗有症状的心动过缓,可应用阿托品进行药物治疗或植入起搏器。

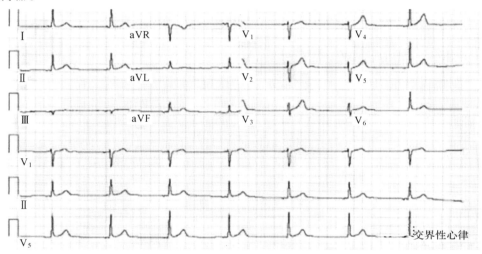

图 7-6-8　交接性早搏心电图

7.室性期前收缩

(1)心电图特点(见图 7-6-9)：①提前出现宽大、畸形的 QRS 波,时限一般≥0.12s。②QRS波前后无相关的 P 波。③一般有完全代偿间歇。

(2)病因：①生理性原因,可由焦虑、紧张、疼痛、劳累等导致。②病理性原因,由低血钾、低血钙、低血镁、心肌缺血、心肌梗死、心肌病、风湿性心脏病、酸中毒、缺氧等因素引起。③药物原因,地高辛、氨茶碱、三环类抗抑郁药等药物可导致室性期前收缩。

(3)治疗：①纠正电解质紊乱和酸碱失衡,改善缺氧,停用导致中毒的药物。②静脉使用胺碘酮、利多卡因。

8.室性心动过速

(1)心电图特点(见图 7-6-10)：①连续 3 个或 3 个以上快速、宽大畸形的 QRS 波群(即QRS 间期≥0.12s),心律基本规则。②频率多为 140～200 次/min。

(2)病因：①病理性原因,由低血钾、低血钙、低血镁、心肌缺血、冠心病、心肌梗死、心肌

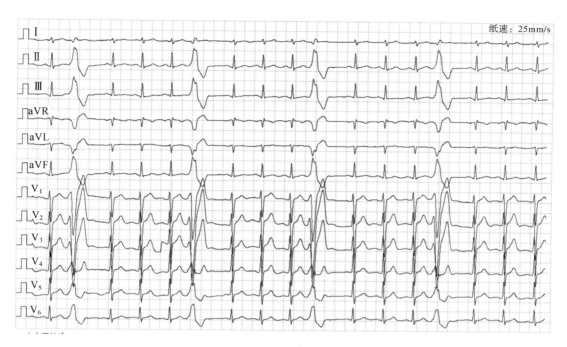

图 7-6-9 室性期前收缩心电图

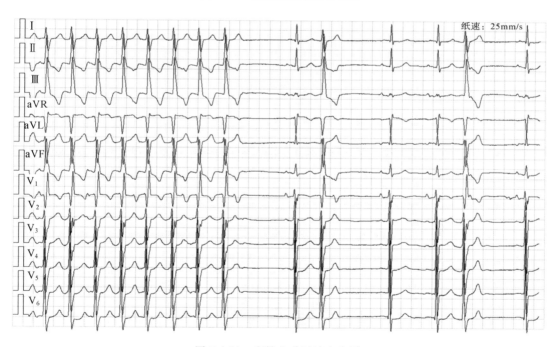

图 7-6-10 室性心动过速心电图

病、风湿性心脏病、动脉瘤、酸中毒、缺氧等所致。②药物原因,由地高辛、肾上腺素、奎尼丁等所致。

（3）治疗:①根据室性心动过速发作时是否有脉搏,可分为有脉室速和无脉室速。②如果患者没有脉搏,则应遵循心脏骤停治疗流程按室颤进行治疗。对于多形 QRS 波形的室性心动过速(多形性室速),如尖端扭转型室速,通常不可进行同步电复律,而应按除颤能量给予非同步电击并按室颤进行治疗。③如果患者情况不稳定、有脉搏且具有规则一致的宽波群室速(单形性室速),则使用同步电复律和 100J 的首轮电击进行治疗(单相波形)。如果患者对首轮电击没有反应,则逐步增加电击能量。④如果患者情况稳定,则应用抗心律失常药物治疗。a. 普鲁卡因胺静脉注射,50～100mg 静脉注射,必要时每 5～10 分钟重复,1 小时内总量不超过 1g。起效后,维持输注 1～4mg/min。如果 QT 间期延长或伴有充血性心力衰竭,则应避免使用。b. 胺碘酮静脉注射,第一剂 150mg,持续 10min;如果再次发生室速,必要时可重复给药。然后在前 6h 内维持 1mg/min 的输注。c. 索他洛尔静脉注射,100mg 持续 5min(1.5mg/kg);如果 QT 间期延长,则应避免使用。⑤若为反复发作的室性心动过速,则可植入心律转复除颤器(ICD)。

9. 心室扑动

(1)心电图特点见图 7-6-11。①表现为规则而宽大的心室波,向上和向下的波幅不等。②频率为 150～250 次/min。

(2)病因:①病理性原因,由冠心病、心肌梗死、病态窦房结综合征、心肌病、电击、低温等所致。②药物原因,由地高辛、肾上腺素及抗心律失常药物等所致。

(3)治疗:①按除颤能量给予非同步电击,并按室颤进行治疗。②植入心律转复除颤器。

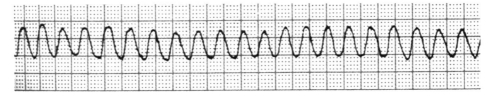

图 7-6-11　心室扑动心电图

10. 心室颤动

(1)心电图特点(见图 7-6-12):表现为形态、频率及振幅均为完全不规则的波形,频率为 150～500 次/min。

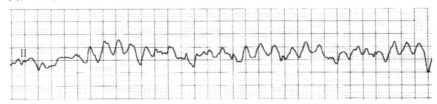

图 7-6-12　心室颤动心电图

(2)病因:①病理性原因,由心肌缺血、心肌梗死、严重缺氧、预激综合征合并快室率房颤、电击、低体温等所致。②药物原因,由可引起 QT 间期延长与尖端扭转的药物所致。

(3)治疗:①立即行 CPR、电除颤。②用血管加压药物可优化心排血量和血压。心搏骤停期间使用的血管加压药物为肾上腺素 1mg 静脉和(或)骨内输注,每 3～5 分钟重复 1 次,在给予每次剂量后,外周注射 20mL 冲管的静脉液体,并抬高四肢至心脏水平位置以上 10～20s。如果没有静脉和(或)骨内通路,则将肾上腺素 2～2.5mg 稀释在 5～10mL 生理盐水中进行气管内给药。③在对电击、CPR和血管加压药物无反应的情况下,可考虑用胺碘酮治疗,首次静脉和(或)骨内推注剂量为300mg;若无脉性室速仍然存在,则在3～5min内静脉推注150mg作为第2剂量。若没有胺碘酮,可考虑给予利多卡因,首次剂量1～1.5mg/kg,每隔5～10min重复给予0.5～0.75mg/kg,直至最大剂量3mg/kg;若没有静脉和(或)骨内通路,则气管内给药剂量为2～4mg/kg。静脉和(或)骨内注射硫酸镁可以终止或防止复发性尖端扭转型室速,注射方法为将1～2g负荷剂量稀释于10mL生理盐水中,在5～20min内静脉注射。④植入心律转复除颤器。

11. Ⅰ°房室传导阻滞

(1)心电图特点(见图7-6-13):①心房、心室节律规则。②P-R间期>0.20s。③每个P波后均有QRS波群。

(2)病因:Ⅰ°房室传导阻滞也可见于健康人。其他原因包括两个方面。①病理性原因:心肌缺血、心肌梗死、高钾血症、瓣膜置换术后等。②药物原因:洋地黄中毒,或应用钙通道阻滞剂、β受体阻滞剂、胺碘酮等药物所致。

(3)治疗:①纠正原发病,谨慎用药。②若心动过缓导致严重的症状,则可应用阿托品治疗。

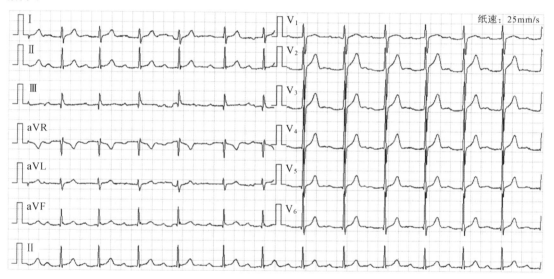

图7-6-13　Ⅰ°房室传导阻滞心电图

12. Ⅱ°房室传导阻滞Ⅰ型(文氏现象)

(1)心电图特点(见图7-6-14):①P-R间期逐渐延长,直至P波受阻与心室脱漏。②R-R间期逐渐缩短,直至P波受阻。③包含受阻P波的R-R间期比两个P-P间期之和更短。

(2)病因:①病理性原因:下壁心肌梗死、迷走神经刺激、心脏手术等。②药物原因:地高辛中毒,应用钙通道阻滞剂、β受体阻滞剂等。

(3)治疗:①纠正原发病。②有症状的心动过缓患者可植入临时起搏器(阿托品常常无效)。

若病情允许,患者可停用地高辛。

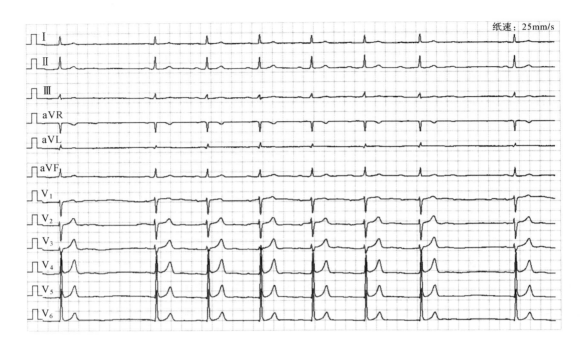

图 7-6-14　Ⅱ°房室传导阻滞Ⅰ型（文氏现象）心电图

13. Ⅱ°房室传导阻滞Ⅱ型（莫氏现象）

（1）心电图特点（见图 7-6-15）：①P-R 间期固定，可正常或延长。②QRS 波群有间期性脱漏，阻滞程度可经常变化，可为 1∶1;2∶1;3∶1;3∶2;4∶3 等。下传的 QRS 波群多呈束

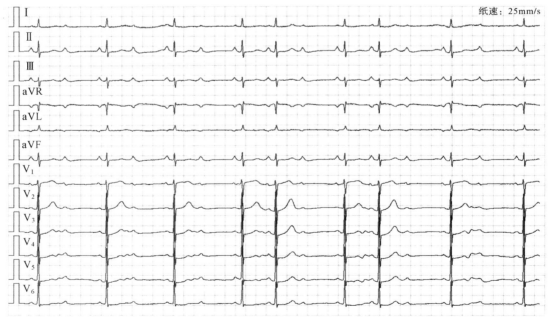

图 7-6-15　Ⅱ°房室传导阻滞Ⅱ型（莫氏现象）心电图

（2）病因：可由冠心病、心肌梗死、心肌炎、高血压、心脏手术等所致。

（3）治疗：①对有症状的心动过缓患者，可应用多巴胺或肾上腺素（阿托品常常无效）。②植入临时或永久起搏器。

14. Ⅲ°房室传导阻滞

（1）心电图特点（见图7-6-16）：①P波与QRS波群相互无关——房室分离。②心房率比心室率快，心房心律可能为窦性或异位起源。③心室心律由交界区或心室自主起搏点维持。

（2）病因：①病理性原因：下壁心肌梗死、血钾异常、心脏手术等。②药物性原因：地高辛中毒。

（3）治疗：①对有症状的心动过缓患者可应用阿托品、异丙肾上腺素或多巴胺治疗。②植入临时或永久起搏器。

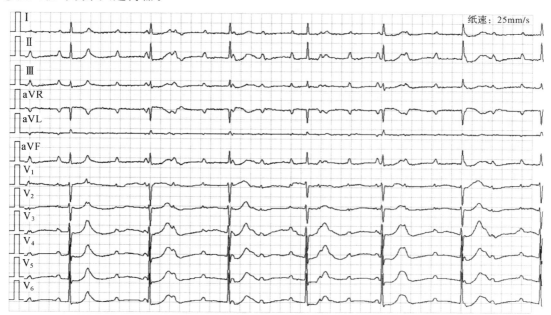

图 7-6-16 Ⅲ°房室传导阻滞心电图

（八）护理措施

1. 进行心电监护，定期观察患者的心电图，并遵医嘱进行血流动力学监测。

2. 在出现严重心律失常时，评估患者的意识、脉搏和呼吸情况，查看血流动力学参数，如患者呼吸、脉搏、意识消失，立即行心肺复苏及除颤。

3. 遵医嘱给予抗心律失常药物，并观察药物疗效及副作用，使用地高辛需监测血药浓度。如疑为药物中毒，应立即通知医生并暂停该药物。

4. 监测有无导致心律失常的诱因，纠正电解质紊乱和酸碱失衡，给予吸氧以改善氧合。

5. 如患者有植入临时起搏器，应固定起搏器外部导线和机盒，定时查看参数，检查电量，评估心电监护上的起搏信号和起搏效果。

五、心肌病

(一)概　述

心肌病是指由于心肌纤维病变,使心室结构改变和心肌壁功能异常,导致心脏功能进行性障碍的心脏疾病。其通常分为扩张型心肌病、肥原型心肌病、限制型心肌病 3 种类型。

1.扩张型心肌病以左右心室或双心室内径增大为特征,伴有收缩功能障碍,伴或不伴心衰表现。

2.肥厚型心肌病以心室壁不对称性肥厚、心室内腔变小为特征,导致左心室充盈受阻,左心室舒张期顺应性下降。根据流出道有无梗阻,其又可分为梗阻型和非梗阻型。

3.限制型心肌病以单侧或双侧心室充盈受限和舒张容量下降为特征,但其收缩功能和室壁厚度正常或接近正常。

(二)病　因

多数心肌病是原发性的,有的与病毒、细菌感染及药物中毒所致的心肌损伤有关,肥厚型心肌病多与常染色体显性遗传相关。其他危险因素包括妊娠、酒精中毒、使用抗癌药物等。

(三)发病机制

1.扩张型心肌病

(1)心脏功能异常:心肌收缩无力,每搏输出量、射血分数均下降,半月瓣口可能出现功能狭窄,当舒张末期容积增加时,可出现肺瘀血;交感神经系统兴奋可引起心率增快、心肌收缩力增强。

(2)肾脏功能:肾脏代偿性保钠保水,以维持心排血量,当肾素-血管紧张素系统激活时,血管收缩。

(3)左心室扩张:二尖瓣关闭不全,最终导致心房、心室均扩大,心室血液淤积增加了血栓形成的风险。

2.肥厚型心肌病

肥厚的左心室变僵硬,导致心脏顺应性下降,心室无法舒张,充盈受阻。同时,心室充盈障碍和流出道梗阻均可引起肺瘀血和呼吸困难。

乳头肌肥厚使二尖瓣无法完全关闭。心肌肥厚还可以导致冠状动脉小血管异常,从而引起心肌缺血。

3.限制型心肌病

心脏间质纤维化增生,使心内膜和心内膜下心肌纤维化,导致心室舒张和充盈受阻。

(四)临床表现

1.扩张型心肌病

扩张型心肌病起病缓慢,有时病程可达 10 年以上。症状以充血性心力衰竭为主。

(1)起初,仅在劳动或劳累后气促,呈进行性加重;以后在休息时也可出现呼吸困难、端坐呼吸或夜间阵发性呼吸困难,双肺可闻及湿啰音。

（2）体检可见心尖搏动向左下移位，可有抬举性搏动。

（3）二尖瓣或三尖瓣关闭不全引起全收缩期杂音。

（4）心率增快时可闻及奔马律。

（5）右心衰竭时，表现为肝大、颈静脉怒张、周围水肿。

2.肥厚型心肌病

肥厚型心肌病患者的症状呈多样性，最常见的是晕厥和心源性猝死。

（1）劳力性呼吸困难、端坐呼吸。

（2）心前区疼痛，多在劳累后发生，似心绞痛，但可不典型。

（3）乏力、头晕与晕厥，多在活动时发生。

（4）心悸。

（5）心力衰竭，多见于晚期患者，常合并心房颤动，易发生猝死。

3.限制型心肌病

限制型心肌病的临床表现以右心衰竭为主。早期可有发热，逐渐出现乏力、头晕、气急。病变以左心室为主的患者有左心衰竭和肺动脉高压的表现，如气急、咳嗽、咯血、肺部啰音等；病变以右心室为主的患者有右心室回血受阻的表现，如颈静脉怒张、肝大、下肢水肿、腹水等。心脏浊音界增大，心音低，可有舒张期奔马律和心律失常。

（五）辅助检查

1.扩张型心肌病

（1）X线检查：表现为心脏扩大，以左心室扩大为主，可伴有肺水肿。

（2）心电图：表现为不同程度的房室传导阻滞，以右束支传导阻滞多见。

（3）超声心动图：可发现心室运动幅度减低和射血分数下降，左心室明显扩大，左室流出道扩张，可有二尖瓣关闭不全的表现。

（4）血流动力学监测：可见 PAWP 和 PAP 升高，CO/CI 下降。晚期患者 CVP 升高。

2.肥厚型心肌病

（1）超声心动图：对诊断肥厚型心肌病有重要意义，可以发现室间隔肥厚、心室腔变小、左室流出道狭窄，并可显示室壁运动异常。

（2）X线检查：可以见到左心房、左心室增大。

（3）心电图：可发现左心室或双室肥厚及 ST-T 改变，可有深而倒置的 T 波，有时可见病理性 Q 波，能够发现心律失常。

（4）心脏磁共振：对诊断特殊部位的肥厚和不典型肥厚最为灵敏。

（5）心内膜下心肌活检：可以明确诊断。

3.限制型心肌病

（1）X线检查：表现为心脏增大，合并右心房扩大者可呈球形心，累及左心室的患者可见肺瘀血。

（2）超声心动图：多数患者超声心动图可表现为心室腔狭小、心内膜回声增强、房室瓣关闭不全、心房增大和附壁血栓。

（3）心电图：P波常表现为高尖型，QRS可呈低电压，常见房室传导阻滞等各种心律失常。

（4）心肌活检：可见心内膜增厚和心内膜下心肌纤维化。

(六)治　疗

1.扩张型心肌病

(1)治疗原发病。

(2)ACEI类药物和血管紧张素受体拮抗剂是一线用药,其可通过扩张血管、降低心脏后负荷来增加心排血量。

(3)使用利尿剂减少水钠潴留,常推荐使用螺内酯。

(4)可应用洋地黄制剂。但本病容易发生洋地黄中毒,故需严密监测血药浓度,并注意监测各种中毒表现,如黄绿视、室性心律失常、恶心呕吐等。

(5)β受体阻滞剂不仅能控制心衰,还能延长患者存活时间,但应用时应从小剂量依次递增。

(6)强调注意休息和避免劳累,限制盐和水的摄入。

(7)对有症状的患者,应用抗心律失常药物或电复律治疗,尤其对快速室性心律和高度房室传导阻滞且有猝死风险的患者,应更积极地进行治疗。

(8)使用抗凝剂,以降低发生血栓栓塞的风险。

(9)必要时植入起搏器或ICD。

(10)必要时进行心脏移植可延长生命。

2.肥厚型心肌病

(1)避免剧烈运动和情绪紧张。

(2)β受体阻滞剂可减慢心率,减少心肌耗氧量,同时可舒张心肌,从而增加心室充盈,增加心排血量。

(3)钙离子通道阻滞剂,如维拉帕米、地尔硫䓬等,可改善心肌顺应性。

(4)利尿剂和扩血管药物可用于控制心衰。

(5)应用抗心律失常药物可控制心脏节律。

(6)应用抗凝剂可降低发生血栓形成和栓塞的风险。

(7)避免使用洋地黄制剂、硝酸甘油和异丙肾上腺素等药物。

(8)可考虑采用室间隔肌切除术来治疗经药物治疗无效且左室流出道严重梗阻的患者。

(9)关于植入双腔起搏器的疗效,尚有争议。

(10)植入ICD。

(11)必要时,有条件者可行心脏移植。

3.限制型心肌病

(1)治疗原发病。如对于因血色素沉着病引起的限制型心肌病,应给予铁螯合剂或去铁剂,临床上最常用的是去铁胺。

(2)利尿剂和血管扩张剂可缓解心力衰竭的症状,但应注意小剂量使用,避免降低心室充盈而影响心排血量。

(3)可应用洋地黄制剂改善心室充盈。

(4)手术治疗方法包括切除附壁血栓和纤维化的心内膜以及瓣膜置换手术。

(5)必要时,有条件者可行心脏移植。

(七)护理措施

1.有心力衰竭或心律失常的患者应充分休息,稳定期患者活动强度以不引起胸闷、心悸等症状为宜。

2.当有心力衰竭的症状时,应控制水和盐的摄入,勿进食过饱。

3.保持排便通畅,避免用力排便,尤其对于肥厚型心肌病患者,以免诱发猝死。

4.遵医嘱用药,观察药物的不良反应,如患者出现使用血管扩张剂、利尿剂或 ACEI 所致的低血压,告知患者改变体位时需缓慢进行。

5.限制型心肌病患者应避免使用可降低心脏前负荷的药物(利尿剂和硝酸酯类),避免使用多巴胺或地高辛,因心肌收缩力增加可加重心室流出道梗阻。

6.遵医嘱吸氧,监测患者氧合及混合静脉血氧饱和度。

7.对有起搏器、ICD 植入的患者做好指导。

8.需要手术的患者做好术前准备。

六、心力衰竭

(一)概　述

心力衰竭是指心室充盈和心脏射血能力受损,从而导致心脏不能有效泵血,不能满足机体需要的一种心脏循环障碍症候群。

1.急性心力衰竭和慢性心力衰竭

根据症状发作时间和是否有代偿机制,可将心力衰竭分为急性心力衰竭和慢性心力衰竭。急性心力衰竭通常不出现钠、水潴留;而在慢性心力衰竭,机体发挥代偿机制,钠、水潴留已持续一段时间。

2.左心衰竭和右心衰竭

左心衰竭时,左心室收缩功能下降甚至无效,从而引起肺循环瘀血和心排血量降低。随着病情进一步恶化,可引起肺水肿和右心衰竭。单纯右心衰竭常由右心室梗死或肺栓塞导致,可引导起体循环瘀血的表现。

3.收缩期心力衰竭和舒张期心力衰竭

收缩期心力衰竭是指左心室在收缩期不能泵出血液,导致射血分数下降,血液反流入肺静脉导致肺静脉压力增高,心排血量减少。舒张期心力衰竭是指左心室在舒张期不能有效充盈,导致每搏输出量减少。心力衰竭会使患者体内发生液体潴留,导致组织灌注不良,患者日常活动能力受限,生活质量下降。

(二)病　因

各种先天性或继发性心脏疾病是导致心力衰竭的最常见原因,其中冠心病最为多见。其非心血管疾病和因素有妊娠、分娩、严重的机体或心理应激、甲状腺功能亢进、急性失血、肺栓塞等。

(三)发病机制

1.左心衰竭

(1)左室舒张末期容积增加,左心室扩大。

(2)左心室功能降低,血液淤积于左心室,继而影响左心房,使左心房压力增高,血液反流至肺静脉和毛细血管。

（3）肺循环瘀血使肺毛细血管压力增高，钠和水进入组织间隙，引起肺水肿。

（4）患者平卧时回心血量增加，加重了肺循环瘀血，使肺水肿加剧，因此患者常出现夜间阵发性呼吸困难和端坐呼吸。

2.右心衰竭

（1）右心室后负荷加重或收缩功能障碍，导致右心室射血减少，血液淤积于右心室和右心房。

（2）体循环瘀血，导致患者体重增加，外周水肿。

（四）临床表现

1.左心衰竭

左心衰竭患者常表现为劳力性或夜间阵发性呼吸困难、端坐呼吸、咳嗽、咯血、乏力、少尿，听诊可闻及舒张早期奔马律、肺部湿啰音。

2.右心衰竭

右心衰竭患者常表现为食欲缺乏、腹胀、恶心、呕吐、发绀、夜尿增多、少尿、呼吸困难、颈静脉怒张、水肿、胸腹水等。

（五）辅助检查

1. 胸部 X 线。可见肺血管纹理增多，肺间质水肿或胸腔积液，心脏增大。

2. 心电图。可有心肌缺血或梗死改变，也可出现心动过速。

3. 实验室检查。可见肝、肾功能异常，血肌酐、尿素氮增高，B 型脑钠肽（B-type brain natriuretic peptide，BNP）水平增高。

4. B 型脑钠肽（BNP）与 N 末端 B 型脑钠肽（NT-proBNP）。

（1）BNP 及 NT-proBNP 浓度增高已成为公认的诊断心力衰竭的客观指标。

（2）若 BNP<100ng/L 或 NT-proBNP<400ng/L，则心力衰竭可能性很小，其阴性预测值为 90％；若 BNP>400ng/L 或 NT-proBNP>1500ng/L，则心力衰竭可能性很大，其阳性预测值为 90％。

（3）有心力衰竭临床表现且 BNP 和（或）NT-proBNP 显著增高者属高危人群，临床过程中如该指标持续增高，常提示预后不良。治疗后 BNP/ NT-proBNP 水平降低且降幅＞30％，提示治疗有效，预后较好。

5. 血气分析。肺瘀血可影响肺泡的氧气交换，常见低氧血症；组织灌注不足和缺氧也可导致酸中毒；代偿性的呼吸加快可引起呼吸性碱中毒。

6. 超声心动图。可见左心室肥厚、扩张或收缩异常，心室射血分数下降。

（六）治　疗

1. 初始治疗包括经鼻导管或面罩吸氧，静脉给予吗啡、利尿剂、毛花苷 C、氨茶碱等。

2. 病情未能缓解的重症患者进一步治疗时，可根据收缩压和肺瘀血状况选择应用血管活性药物，包括正性肌力药物、血管扩张药物和缩血管药物。

3. 对病情严重或有血压持续降低（<90mmHg）甚至心源性休克的患者，应给予血流动力学监测并酌情采取各种非药物治疗方法，包括 IABP、机械通气支持、血液净化、心室机械

辅助装置等。

4. 对由冠心病所致的心力衰竭,可行冠状动脉旁路移植术和血管成形术。

5. 及时纠正基础心血管疾病,控制和消除各种诱因,如改善生活方式、减轻体重、限盐(2g/d)、限制饮酒、减少脂肪摄入、戒烟、制订合适的锻炼计划等。

(七)护理措施

1. 当患者出现气促、胸痛、心律失常、心率＞120 次/min、ST 段改变时,应限制活动,使患者得到充分休息。

2. 协助患者取半卧位或端坐位,以减少血液回流,减轻心脏负荷,扩张胸廓,有利于通气。

3. 遵医嘱吸氧,监测经皮氧饱和度及血气分析。如氧合进一步恶化,应协助医生行气管插管和机械通气。

4. 心电监护,观察心率、心律和血流动力学变化,如有异常,应立即通知医生。

5. 评估患者的呼吸情况,听诊呼吸音,及时发现肺部异常呼吸音,如湿啰音、干啰音,观察有无咳嗽、咳痰,痰液性质以及有无呼吸困难。

6. 监测液体出入量,控制输液速度。

7. 观察有无外周肢体水肿,监测体重。

8. 监测肝、肾功能,血 BNP、NT-proBNP 水平,及有无电解质紊乱等。

9. 遵医嘱用药,在应用地高辛之前应检查心率。若心率低于 60 次/min,应暂停用药并通知医生。

10. 在应用血管活性药物时,按血压目标值调整用量,防止血压过低。

11. 向患者做好健康教育,帮助患者制定改善生活方式的计划。

七、高血压危象

(一)概　述

高血压急症,常称高血压危象,收缩压(systolic blood pressure,SBP)和舒张压(diastolic blood pressure,DBP)大幅升高(SBP＞180mmHg,DPB＞120mmHg),并且伴有靶器官的进行性损害,如高血压脑病、颅内出血、急性心肌梗死、急性左心衰竭伴肺水肿、不稳定性心绞痛、主动脉夹层动脉瘤等。

以下几种特殊情况也视作高血压急症。

1. 患者 SBP＞220mmHg 和(或)DBP＞140mmHg,不论有无器官损害。

2. 妊娠期妇女或某些急性肾小球肾炎患者,特别是儿童,即使血压升高不明显也可伴有严重脏器损害。

3. 某些既往血压显著增高的患者,已有相应靶器官损害,就诊时 SBP＜210～240mmHg 和(或)DBP＜120～130mmHg,明确已有急性肺水肿、主动脉夹层、心肌梗死或脑血管意外,即使血压仅中度升高,仍视为高血压危象患者。

(二)病　因

大多数高血压危象患者有长期的慢性高血压病史,且血压控制不佳或未经治疗。嗜铬细胞瘤、库欣综合征也是引起继发性高血压危象的常见病因。

(三)发病机制

1. 在各种应激因素(精神创伤、情绪激动)、神经反射异常、内分泌激素水平异常等作用下,交感神经兴奋性增加,缩血管物质(如肾素、血管紧张素等)释放增加,诱发血压在短期内急剧升高。

2. 全身小动脉痉挛,导致压力性多尿和循环血容量减少,反射性激活缩血管物质,导致进一步的血管收缩和炎性因子产生,形成恶性循环。

3. 血压升高导致血管内皮受损,引起缺血和血管活性物质进一步释放。

(四)临床表现

高血压危象时,患者血压在短时间内急剧升高,可伴有头痛、头晕、烦躁、恶心呕吐、心悸、气促和视力模糊等靶器官损伤的表现(见表7-6-3)。

表 7-6-3　高血压危象靶器官损伤临床症状

靶器官	损伤	临床症状
脑	脑出血	意识障碍,瞳孔散大,不同程度偏瘫,失语,抽搐,喷射性呕吐
	蛛网膜下腔出血	剧烈头痛,恶心呕吐,颈背疼痛,意识障碍,脑膜刺激征,抽搐,偏瘫,失语
	脑梗死	失语,面瘫,偏身感觉障碍,肢体偏瘫,意识障碍,癫痫样发作
	高血压脑病	剧烈头痛,恶心呕吐,出现意识模糊、嗜睡、抽搐、视力异常、昏迷等精神症状,进行性视网膜病变
心脏	充血性心力衰竭	呼吸困难,胸痛,发绀,肺部啰音,心率增快,心脏扩大,咳粉红色泡沫痰等
	急性冠脉综合征	急性胸痛,胸闷,心电图有明显的心肌缺血表现,心肌梗死患者心肌损害标记物阳性
血管	主动脉夹层	撕裂样胸痛,波及不同血管范围可有相应临床表现,如周围脉搏消失、少尿、无尿等
肾脏	肾功能不全	少尿、无尿、蛋白尿,管型,血肌酐和尿素氮升高
眼	眼底改变	视觉障碍,视乳头水肿,视网膜出血和渗出

(五)辅助检查

1. 测量血压,可确诊高血压危象。

2. 实验室检查,血心肌酶谱、肌钙蛋白、肌酐、尿素氮、尿常规、尿比重可异常。若继发于嗜铬细胞瘤,24h尿检可见儿茶酚胺和香草扁桃酸水平升高。

3. 胸部 X 线检查可见心影增大,心衰时可见肺瘀血和胸腔积液。

4. 心电图,可见心肌缺血、损伤、坏死的表现。

5. 超声心动图,可见心室扩大表现。

6. 肾脏 B 超,可见肾动脉狭窄。

7. 头颅 CT、MRI,可见脑出血或脑梗死。

(六)治　疗

治疗时,血压下降的速度(或水平)并非越快越好(或越低越好),而应在对患者充分评估的基础上,在数日内有目标地降低血压。最初 1h 内,平均动脉压下降幅度不应＞25％。

1. 对于大多数患者,降压目标为:在第 1 个小时内,平均动脉压下降不超过治疗前水平的 25％;随后 2～6h,使血压进一步降低至 160/100mmHg,但主动脉夹层患者除外。

2. 先静脉输注降压药物,在达到第一目标后,放慢降压速度,减慢静脉给药速度,加用口服降压药,2～6h 内将血压逐步降至 160/(100～110)mmHg。

3. 在达到第二治疗目标后,24～48h 逐步降低血压至正常范围。

4. 临床常使用半衰期较短的降压药物。并采取静脉途径给药,避免口服或舌下含服快速降压的药物(如硝苯地平)。

5. 安静休息,吸氧,适当镇静。

(七)护理措施

1. 进行心电监护,监测血压,观察有无心律失常,心电图检查有无心肌缺血或损伤改变。

2. 遵医嘱使用降压药物,将血压控制在目标范围内,避免血压过快降低。

3. 评估患者的意识、瞳孔对光反射、肢体活动情况,有无头痛、头晕、胸痛、视物模糊等主诉,听诊心音、呼吸音,观察有无外周循环障碍的表现。

4. 遵医嘱监测尿量以及液体出入量,监测尿素氮、肌酐水平。

5. 向患者宣教改变生活方式,包括减轻体重、控制饮食、戒烟和适当锻炼等。

八、心脏瓣膜病

(一)概　述

正常人的心脏共有四个主要的心瓣膜,分别是二尖瓣、三尖瓣、主动脉瓣和肺动脉瓣。瓣膜张开,血液流过,瓣膜关闭,血液不能倒流,这确保了正常的心脏泵血功能和血液循环。若心脏瓣膜不能充分张开(即瓣膜狭窄),或关闭时不能完全密闭(即关闭不全),则会影响血液的正常流动,导致心脏功能异常。

(二)病　因

儿童和青年心脏瓣膜疾病多为先天性异常,成年人心脏瓣膜疾病主要由风湿热、瓣膜退行性改变、感染和创伤等引起。

(三)发病机制

不同瓣膜发生的病变,会有不同的病理生理改变和临床表现。

1. 二尖瓣狭窄

二尖瓣狭窄时,一方面,血液由左心房流入左心室障碍,左心房内血液淤积,使左心房增大。严重时,可导致肺动脉压升高,引起右心衰竭。另一方面,左心室充盈减少,心排血量减少。

2.二尖瓣关闭不全

二尖瓣关闭不全时,收缩期左心室压力升高,血液逆流入左心房,引起左心房增大。左心室容纳所增加的左心房血液,并代偿心排血量的不足,引起左心室增大。左心房压力增高,引起肺动脉压增高,最终导致右心衰竭。

3.主动脉瓣狭窄

主动脉瓣狭窄时,一方面,左心室为克服射血阻力,左心室内压力增高,心肌做功增加,导致心肌肥厚。另一方面,每搏心排血量减少,导致冠状动脉血供减少,引起左心室缺血和左心衰竭。

4.主动脉瓣关闭不全

主动脉瓣关闭不全时,在心脏舒张期,血液由主动脉反流入左心室,使左心室容量负荷增加,导致左心室扩大,心肌肥厚。随着左心功能的减退,逐渐出现左心衰竭和肺水肿。

5.三尖瓣狭窄

三尖瓣狭窄时,血液由右心房流入右心室障碍,使右心房内血液淤积,导致右心房增大。体循环血液回流受阻,引起体循环瘀血。

6.三尖瓣关闭不全

三尖瓣关闭不全常由右心室扩大引起,使右心室血液在收缩期逆流入右心房,引起右心房增大。体循环血液回流受阻,引起体循环瘀血。

7.肺动脉瓣狭窄

肺动脉瓣狭窄常见于先天性心脏病,因肺动脉狭窄导致右心室射血阻力增加,右心室压力增高,心肌肥厚,最终引起右心衰竭,体循环瘀血,进一步导致左心室回血减少,心排血量减少。

8.肺动脉瓣关闭不全

肺动脉瓣关闭不全通常由肺动脉高压导致肺动脉根部扩大引起,血液从肺动脉反流入右心室,右心室容量负荷增加,引起右心衰竭,体循环瘀血。左心室回血减少,心排血量减少。

(四)临床表现

1.二尖瓣狭窄和(或)关闭不全

二尖瓣狭窄和(或)关闭不全的患者常会感觉疲乏无力,伴劳力性呼吸困难、夜间阵发性呼吸困难、端坐呼吸、心悸,少见心绞痛。严重时,可引起右心衰竭,出现颈静脉怒张、外周水肿和肝大。听诊二尖瓣狭窄可闻及收缩期杂音。二尖瓣关闭不全时,心脏杂音可出现在舒张中期。

2.主动脉瓣狭窄和(或)关闭不全

主动脉瓣狭窄和(或)关闭不全患者常感觉疲乏,合并劳力性呼吸困难、夜间阵发性呼吸困难。主动脉瓣狭窄可引起心绞痛、心悸、心律失常和晕厥。在主动脉根部可闻及收缩期杂音。在主动脉瓣关闭不全患者,可触及水冲脉(脉搏突然增强或减弱),可闻及舒张期叹气样杂音。

3.三尖瓣狭窄和(或)关闭不全

三尖瓣狭窄和(或)关闭不全患者感觉疲乏,有腹胀、肝大、外周水肿,可见颈静脉怒张伴搏动。三尖瓣狭窄时,可闻及收缩期杂音;三尖瓣关闭不全时,可闻及舒张期杂音。

4.肺动脉瓣狭窄和(或)关闭不全

肺动脉狭窄患者活动耐力差,劳累后可有心悸、气急,严重时可有活动后晕厥发作。可闻及收缩期喷射性吹风样杂音。

(五)辅助检查

心脏瓣膜疾病可通过心导管、胸部 X 线、超声心动图、心电图等检查确诊。

(六)治 疗

1.左心衰竭的治疗,如强心、利尿、扩血管、低盐饮食等。

2.抗凝治疗,预防血栓形成。

3.吸氧,增加血液氧供。

4.治疗心律失常。

5.手术治疗。①球囊瓣膜成形术可用于扩张狭窄的心脏瓣膜。②膜成形手术可用于治疗瓣膜关闭不全。③瓣膜置换术可用于治疗二尖瓣和主动脉瓣病变。④开胸或闭式瓣膜分离术可用于分离黏连或增厚的瓣膜。

(七)护理措施

1.进行心电监护、血流动力学监测,观察患者有无心律失常,若发现异常,及时通知医生。

2.观察左心衰竭和右心衰竭的症状和体征。

3.遵医嘱用药,监测凝血功能、电解质,记录液体出入量。

4.观察用药对肺动脉高压的治疗效果。

5.评估呼吸情况,遵医嘱吸氧,监测血气分析、经皮氧饱和度,评估患者有无氧合障碍和组织缺氧。

6.对手术患者按术后护理常规进行护理。

参考文献

[1]边圆,王甲莉,程凯,等.欧洲心脏病学会急性心力衰竭指南解读[J].中华急诊医学杂志,2016,25(7):849-853.

[2]中国医师协会急诊医师分会.急性冠脉综合征临床实践指南(二)[J].中国急救医学,2016,36(1):9-11.

[3]中国医师协会急诊医师分会.急性冠脉综合征临床实践指南(三)[J].中国急救医学,2016,36(2):108-115.

[4]中国医师协会急诊医师分会.急性冠脉综合征临床实践指南(一)[J].中国急救医学,2015,35(12):1063-1067.

[5]中国医师协会体外生命支持专业委员会.成人体外膜氧合循环辅助专家共识[J].中华医学杂志,2018,98(12):886-894.

[6]中华心血管病杂志编辑委员会.2014胸痛规范化评估与诊断中国专家共识[J].中华

心血管病杂志,2014,42(8):627-632.

[7]中华医学会心血管病学分会,中华心血管病杂志编辑委员会. 急性心力衰竭诊断和治疗指南 2014[J]. 中华心血管病杂志,2014,42(2):98-122.

[8] Williams B，Mancia G，Spiering W，et al. ［2018 ESC/ESH Guidelines for the management of arterial hypertension. The Task Force for the management of arterial hypertension of the European Society of Cardiology（ESC）and the European Society of Hypertension（ESH）］[J]. G Ital Cardiol（Rome），2018，19(11)：3-73.

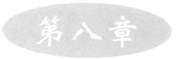

呼吸系统

第一节　呼吸系统的解剖结构和功能

一、概　述

呼吸系统由呼吸道、肺、骨性胸腔和呼吸肌组成（见图 8-1-1）。其主要功能是将氧气运送到血液系统并将二氧化碳排出体外，以完成体内、外气体交换，维持机体细胞正常的新陈代谢和生理功能。

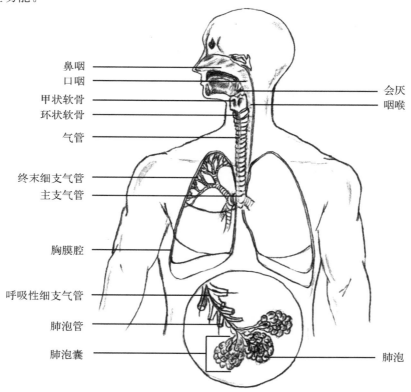

图 8-1-1　呼吸系统解剖图

二、解剖与生理

(一)上呼吸道

呼吸道由上呼吸道和下呼吸道两部分组成。上呼吸道包括鼻、咽、喉，能加温、过滤、湿化吸入的气体，并将其输送到下呼吸道，同时参与声音的构成。

1.鼻是呼吸道的起始部位，具有通气、嗅觉、辅助发音的功能。

2.咽是消化和呼吸的共用通道，分鼻咽、口咽、咽喉部，具有吞咽、呼吸、辅助发音及防御功能。会厌是患者吞咽时关闭喉口的组织活瓣，可防止食物或液体吸入下呼吸道。

3.喉是上呼吸道和下呼吸道的交界点，位于气管的顶端，是声带的所在地，主要作用是通气和发音。

(二)下呼吸道

下呼吸道起始于气管，包括气管、支气管、肺。

1.气管

气管上端起自环状软骨下缘，向下至胸骨角平面分为左、右主支气管，通常由 14～18 个气管软骨构成，分叉处称隆突。

2.支气管

气管在隆突部位分为左、右肺的主支气管。右主支气管较左主支气管短、宽且角度较小，所以经气管堕入的异物易进入右主支气管。主支气管分支进入肺部，形成肺叶支气管、三级支气管、终末细支气管、呼吸性细支气管、肺泡管、肺泡。

3.肺

肺位于胸腔内，左、右各一，分别居于纵隔两侧：右肺较大，由上叶、中叶和下叶 3 个肺叶构成。左肺较小，由上、下两个肺叶构成。肺是进行气体交换的主要场所，肺泡是肺的气体交换单位。

肺泡由Ⅰ型和Ⅱ型肺泡上皮细胞组成：Ⅰ型肺泡上皮细胞构成肺泡壁，通过肺泡壁进行气体交换；Ⅱ型肺泡上皮细胞生成表面活性物质，即覆盖于肺泡表面的一种脂类物质。吸气时，肺泡表面活性物质起协同肺泡扩张的作用；呼气时，肺泡表面活性物质可防止肺泡塌陷。

两侧肺均有脏层胸膜包裹，脏层胸膜与壁层胸膜之间以胸膜腔相隔，共同包裹肺部。胸膜腔中有少量液体，随着胸廓的扩张和收缩，可使壁层和脏层胸膜平稳地移动。壁层胸膜上分布有神经末梢，发生感染时可传递疼痛信号。

(三)胸　廓

骨性胸廓由锁骨、胸骨、肩胛骨、12 对肋骨、12 节胸椎组成。骨和软骨共同组成肋骨，每次呼吸时，胸廓扩张和回缩。所有肋骨均与胸椎相连，第 1～7 对肋骨直接与胸骨相连，第 8～10 对肋骨连接于同一肋骨上，第 11 和 12 对肋骨因为其前端不与任何骨骼相连接而被称为浮肋。

(四)呼吸肌

主要的呼吸肌是膈肌和肋间外肌,这些肌肉在吸气时收缩;辅助吸气肌(斜方肌、胸锁乳突肌和斜角肌)则通过提升肩胛骨、锁骨、胸骨和肋骨辅助吸气。呼气时,膈肌和肋间外肌舒张。如果患者气道受阻,腹部的肌肉和肋间肌也会帮助呼气。

延髓的呼吸中枢通过膈神经发出冲动到主要的呼吸肌以启动呼吸,呼吸频率和呼吸深度由脑脊液中二氧化碳的浓度和 pH 值控制。

(五)呼吸运动

机械力量(例如肋间肌和膈肌的运动)驱动呼吸的过程如下(见图 8-1-2)。

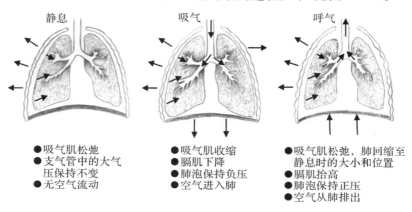

静息　　　　　吸气　　　　　呼气

● 吸气肌松弛　　　● 吸气肌收缩　　　● 吸气肌松弛,肺回缩至
● 支气管中的大气　● 膈肌下降　　　　　静息时的大小和位置
　压保持不变　　　● 肺泡保持负压　　● 膈肌抬高
● 无空气流动　　　● 空气进入肺　　　● 肺泡保持正压
　　　　　　　　　　　　　　　　　　　● 空气从肺排出

图 8-1-2　呼吸运动

有效的呼吸需要气体在肺部(外呼吸)和组织(内呼吸)中进行交换。肺通气、肺灌注、弥散是保持机体合适的氧合作用和酸碱平衡需要的三个外呼吸过程。

通过弥散,红细胞释放氧气和吸收二氧化碳,从而进行内呼吸。在肺的不同部位,通气和血流有所差别。这主要是因为重力作用把更多的非氧合血运送到中下肺,而影响氧和二氧化碳的运输。

正常情况下,通气-血流比(V/Q)为 0.84,此时气体交换最有效。当肺通气或血液灌注异常或肺机械性损伤时,V/Q 失调,会造成气体交换受损,在肺泡和肺毛细血管间形成无效气体交换,改变了运送到机体细胞中的氧含量,进而影响全身系统。

1. 通气不足(分流)

当肺循环正常时,通气不足导致 V/Q 下降,肺泡缺乏足够的氧供,部分通过肺血管的血流无法进行氧合作用,导致非氧合的血从右心进入左心,从而进入循环系统。常见于急性呼吸窘迫综合征、肺不张、肺炎、肺水肿患者。

2. 血流不足(通气死腔)

当通气正常,而肺泡血流量减少或缺失,导致 V/Q 增高时,可产生通气死腔(每单位的肺灌注减少)。常见于肺栓塞和肺梗死患者。

3. 通气和血流均不足(冬眠单位)

通气和血流均不足(冬眠单位)指肺脏存在通气和灌注功能均缺乏的区域,但此现象可通过将血流运送到通气功能正常的区域来弥补，以维持 V/Q 平衡。常见于气胸和重度呼吸窘迫综合征的患者。

第二节　呼吸系统的评估

一、病　史

向患者或家属了解患者的主诉、既往史、家族史和社会史。

(一)主　诉

呼吸系统疾病常见的主诉有咳嗽、咳痰、喘息、气短、胸痛和睡眠障碍。如患者有上述症状，应仔细询问下列问题(见表 8-2-1)。

表 8-2-1　问诊内容

主诉	问诊内容
咳嗽	每天什么时间咳嗽最重？是否有痰？最近是否有变化(慢性支气管炎患者)？如果有，有什么改变？什么情况下使咳嗽减轻？什么情况使咳嗽加重？
咳痰	向其询问咳痰的量，痰的颜色，是否黏稠？最近是否有变化(慢性支气管炎患者)？如果有，有什么改变？是否有咯血？如果有，咯血量是多少？多久咯一次？
喘息	询问患者什么时候出现喘息，什么情况导致喘息？有明显喘息时，周围的人是否能听见？采取什么措施能够帮助停止喘息？
气短	询问患者什么时候出现气短？缓解方式是什么？根据患者呼吸困难的评分(0～10 级)来评估气短的程度，0 级表明没有呼吸困难，10 级表明呼吸困难最重
胸痛	如果患者诉胸痛，询问患者哪个部位疼痛？疼痛的性质？是刀割样的、针刺样的、烧灼痛还是隐隐作痛？是否向其他部位放射？持续多长时间？什么原因引起疼痛？什么使疼痛减轻？
睡眠障碍	如果患者抱怨白天嗜睡或易怒，可以询问下列问题：晚上可连续睡几个小时？睡眠中是否经常醒来？家人是否抱怨因患者的鼾声而影响家人的休息？

(二)既往史

询问患者的既往史，包括吸烟/被动吸烟史、过敏反应史、既往手术史。是否曾患有呼吸系统疾病，如肺炎或肺结核；询问目前的免疫情况，如是否注射流感疫苗或肺炎球菌疫苗；确定患者是否应用辅助通气的设备，如吸氧或雾化吸入。

(三)家族史

应询问患者家族中是否有肿瘤、镰状细胞贫血、心脏病或哮喘、肺气肿病史等。

(四)社会史

询问患者的工作环境，如患者暴露在煤矿业、建筑业等的工作环境，可引起一些肺部疾病。心理和社会因素也会影响疾病的发生和治疗,如患者的人际关系、工作压力等。

二、体格检查

在了解患者病史的基础上,通过视诊、触诊、叩诊、听诊来观察患者呼吸体征的变化。一般来说,先检查背部,再检查前胸,同时对比左右两侧的呼吸情况。

(一)视　诊

首先观察患者的体位是坐位、卧位还是不断变换体位,看上去是否舒适,患者是否焦虑,有无呼吸困难,是否吸氧,氧疗工具是什么等。

在胸部视诊时,尽可能协助患者保持直立位。检查内容主要包括患者胸廓外形、对称情况、气管的位置、皮肤情况、鼻腔(鼻翼扇动)和辅助呼吸肌运动情况。

1. 胸廓外形

(1)对称情况:检查患者双侧胸廓的对称情况,休息时双侧胸廓是否对称,吸气时扩张幅度是否一致。

(2)有无畸形:正常胸廓的前后径约是横径的 1/2。胸廓畸形患者常因呼吸受限而导致肺活量较正常减少,活动耐力下降。常见的畸形有桶状胸、鸡胸、漏斗胸以及胸椎向后凸。桶状胸为环形膨出,常见于慢性阻塞性肺疾病患者和由胸椎疾病所致的驼背患者等;鸡胸患者的胸骨较腹壁突出,轻微畸形者无须治疗;漏斗状胸或胸廓凹陷的患者全部或部分胸骨呈漏斗状凹陷,可压迫心脏和大血管引起杂音,导致呼吸或心脏功能紊乱;胸椎向后凸患者的脊柱向一边弯曲,椎骨移位,常使肺组织受到挤压。

(3)肋角:为剑突上肋骨与胸骨之间的角度,在成人应小于 90°。但一些患者,如慢性阻塞性肺疾病患者,会因肋间肌肥厚而导致胸廓长期扩张,使该角度增加。

2. 皮肤情况

观察患者的皮肤颜色是否苍白、发绀,有无出汗。发绀是低氧血症的表现,即组织氧合减少时,患者的皮肤、甲床和黏膜可表现为蓝色。在检查患者手指时,应注意是否有杵状指。杵状指是长期心肺疾病的征象之一。

3. 肌肉运动

呼吸系统疾病常会导致患者辅助呼吸肌频繁地运动而发生肥厚。吸气时,横膈膜下降,肋间肌收缩,这种双重运动使腹肌向外扩张,肋骨向下运动,胸廓向两侧扩张;呼气时,腹肌和肋骨会回到原来位置。

4. 呼吸频率和类型

成人正常的呼吸频率是 12～20 次/min。通常,计数患者 1min 的呼吸次数,如发现有异常,应计数更长时间。另外,正常的呼吸模式应是稳定、协调、有规律的,吸气与呼气之比大约是 1∶2。呼吸受意识控制,因此测量呼吸前不必解释;在测量过程中,不使患者察觉,以免紧张,影响测量的准确性。

确定呼吸类型对于了解患者的呼吸状况和全身情况有很大的帮助,异常的呼吸类型包括以下几种。

(1)呼吸急促:指呼吸频率大于 20 次/min。其常见的原因包括限制性肺部疾病、疼痛、脓毒血症、肥胖、焦虑和呼吸窘迫等;发热也能引起呼吸急促,体温每上升 0.6℃,呼吸频率随之上升 4 次/min。

（2）呼吸缓慢：指呼吸频率小于 10 次/min。其通常发生在呼吸暂停或呼吸完全停止之前。导致呼吸缓慢的原因可能是患者中枢神经系统受到了抑制，如过量镇静药物、组织损伤、糖尿病昏迷或任何引起呼吸中枢受抑制的情况；颅内压增高和代谢性酸中毒也可以导致呼吸迟缓。

（3）呼吸暂停：指呼吸突然停止。呼吸暂停的时限可为短暂或偶发，可表现为陈-施呼吸或其他异常的呼吸模式。如呼吸暂停发生的时间过长，会威胁患者的生命，应立即处理。

（4）喘息：其特点是呼吸变深，但频率可正常或加快。这种情况常发生于运动、发热、缺氧或酸中毒时。

（5）Kussmaul 呼吸：其特点是呼吸深而快，常伴有叹气样呼吸。通常发生于酸中毒尤其是酮症酸中毒患者，机体通过该呼吸模式代偿性减少体内的二氧化碳含量，以维持正常的pH 值。

（6）陈-施呼吸：是指呼吸频率及深度呈周期性变化的呼吸方式。开始呼吸较浅，但逐渐变得越来越深，直到呼吸暂停后再变浅，这个过程持续 20～60s，然后开始下一次循环。这种呼吸模式见于心力衰竭、肾衰竭或中枢神经系统损伤患者。在老年人中，陈-施呼吸可能是一种正常的呼吸模式。

（7）Biot 呼吸：指快而深的呼吸突然停止，是严重中枢神经系统损伤的前兆。

（二）触　诊

胸部触诊可以提供关于呼吸系统疾病的重要信息。触诊时，将手掌轻放在患者胸壁上，触诊胸部是否对称，是否有触痛及触觉语颤情况。在患者背部完成同样的检查。然后用指腹在患者胸廓的前后触诊，即将手指放在肋骨瘢痕、肿块、损伤和溃疡上，注意其温度、弹性、湿度，及有无骨擦音和皮下捻发音。

1. 胸部对称性

检查者将双手放在患者前胸，其拇指在第 2 肋间隙水平对接。当患者吸气时，观察拇指的位置，两侧的拇指应同时分开，而且分开的距离相对中线来说应是相同的。然后，分别在第 5 肋间和胸廓后部第 10 肋间进行相同的检查。如患者有胸腔积液、肺不张、肺炎、气胸等，其胸部可出现不对称扩张；肺气肿、呼吸窘迫、肺不张、肥胖、腹水可导致患者胸廓扩张度减小。

2. 触痛

轻轻的触诊不会引起患者疼痛，但肋骨或脊椎骨骨折、剧烈咳嗽、呼吸困难、肺萎陷可引起患者胸部疼痛。若患者主诉胸部疼痛，应确定疼痛的区域，如典型的肋软骨疼痛位于锁骨中线或胸骨旁。

3. 皮下气肿

当空气从肺或呼吸道渗入皮下时，可在相应的部位触及捻发音，这是一种极细微而均匀的破裂音，像手指在耳朵边捻转一束头发时发出的声音。放置胸导管的患者，可在其导管周围皮下发现少量皮下气体。未留置胸导管的患者若出现捻发音或捻发音的区域扩大，应立即通知医生。

4.触觉语颤

检查时,嘱患者两臂在胸前交叉,使肩胛骨分开。检查者将两个手掌轻放在患者后背的两侧,手指不要接触皮肤,让患者拉长声音说"一"或"啊",声音要大到能感觉到震颤,再用同样的方法检查前胸。若震颤增强,提示组织有实变,如肺炎;若震颤减弱,说明有肺气肿、气胸、肺不张等;上后胸廓震颤微弱或消失,提示可能有支气管阻塞或大量胸腔积液。

(三)叩 诊

胸部叩诊有助于确定肺的界限,肺是否充满空气、液体或实性物质,以及评估患者呼气和吸气时膈肌的移动度。同时,叩诊时应比较两侧的声音变化,以确定患者肺部的叩诊音是否正常。

1. 正常叩诊音

正常肺组织的叩诊音为清音;肺部与实质性脏器(心、肝)相重叠部分的叩诊音为浊音。

2. 异常叩诊音

当肺部叩诊出现过清音时,提示肺部气体增多,常见于气胸、急性哮喘或肺大疱患者;当叩诊出现浊音时,提示肺部空气减少,常见于胸腔积液、实变的肺不张和肿瘤等患者;当叩诊出现实音时,提示肺部含气减少或不含气,常见于胸膜病变患者。

此外,叩诊也可用于判断横膈膜在吸气和呼气过程中的移动情况。正常情况下,患者吸气时横膈膜向下移动 3～5cm;若患者有肺气肿、呼吸窘迫、膈肌麻痹、肺不张、肥胖或腹水,则膈肌的移动度减小。

(四)听 诊

空气在气管中流动时产生的声波可传导至胸壁。正常情况下,当气体由大气道向小气道流动时,呼吸音会发生变化;在一些病理情况下,如气体通过液体、黏液或狭小的气道,呼吸音也会发生改变。

1.正常呼吸音

在正常的肺组织上,可闻及四种呼吸音,分别为气管呼吸音、支气管呼吸音、支气管肺泡呼吸音和肺泡呼吸音,这四种呼吸音的强度依次减弱。气管呼吸音常在气管上方闻及,为不连续的高调呼吸音,在吸气和呼气时出现。支气管呼吸音常在气管旁、锁骨上下闻及,为响亮、高调、不连续的声音,患者呼气时声音最大。支气管肺泡呼吸音是一种连续的中等程度的呼吸音,其最佳听诊区在胸骨上 1/3 和肩胛骨内,吸气、呼气时最为明显。肺泡呼吸音是一种低调柔和的呼吸音,在吸气时延长,呼气时缩短。

听诊时,应根据呼吸音的强度、音调、持续时间、特点和位置进行分类;注意听诊呼吸音发生的时间是在吸气过程中,还是在呼气过程中,或两者都有。

2.异常呼吸音

声音在固体中传递优于气体和液体,实变区域的呼吸音较正常区域的呼吸音增强。若胸膜腔中充满脓液、液体或空气,呼吸音会变小。若气体中有异物或分泌物,呼吸音会变弱或消失。

额外音包括湿啰音、哮鸣音、干啰音、喘鸣音和胸膜摩擦音。不论在哪些听诊区域,闻及额外音均为异常情况。

（1）湿啰音：指在患者吸气时，塌陷或充满液体的肺泡突然开放而间断产生的短暂、刺耳的额外音，可分为粗、细湿啰音，通常在咳嗽后消失。

（2）哮鸣音：是由气道狭窄所致的在呼气早期所闻及的高调音。若气道严重阻塞，则在吸气时也可闻及。常见于哮喘、炎症、心力衰竭以及肿瘤或异物阻塞气道的患者。

（3）干啰音：是一种低调鼾样啰音，一般在呼气早期出现。主要发生在痰液阻塞大气道时，可随咳嗽而改变或消失。

（4）喘鸣音：是一种在吸气时不需要听诊器就可以听到的响亮、高调的鸟鸣音。见于上呼吸道阻塞的患者，需要立即引起注意。

（5）胸膜摩擦音：是在呼吸两相均可听到的一种低调摩擦音，主要是由胸膜炎症使两层胸膜互相磨擦而导致的。在闻及摩擦音的部位，患者可以感觉到疼痛。

第三节　辅助检查

一、实验室检查

（一）动脉血气分析

动脉血气分析通过测量部分溶解在动脉血中的气体压力来评估肺部气体交换的状态。其结果反映了可被外周组织所利用的氧量，可以帮助确定患者通气功能是否良好以及是否存在酸中毒或碱中毒。动脉血气分析的主要指标见表8-3-1。

表8-3-1　血气指标

主要指标	正常值	意义
pH 值	7.35～7.45	测量血液中的氢离子浓度，提示血液的酸碱度
$PaCO_2$	35～45mmHg	反映肺通气情况
PaO_2	80～100mmHg	反映机体从肺部摄取氧的能力
HCO_3^-	22～26mmol/L	反映肾脏潴留及排泄碳酸氢盐的能力
SaO_2	95%～100%	血红蛋白实际携带氧量与血红蛋白最大携氧能力之比

1. 检查前护理要点

一般选择穿刺桡动脉，但也可选肱动脉或股动脉。抽血前，应将注射器肝素化，抽血完毕应及时排出注射器内的气泡，避免将样本暴露于空气中而干扰测试结果。

当 pH 值＞7.45 时，提示碱中毒，要进一步检查 $PaCO_2$。$PaCO_2$ 为呼吸参数，反映肺清除 CO_2 的能力，$PaCO_2$＜35mmHg 提示呼吸性碱中毒或通气过度，应进一步检查 HCO_3^- 值。HCO_3^- 为代谢性参数，高于 26mmol/L 提示代谢性碱中毒。同样地，pH 值＜7.35 提示酸中毒，$PaCO_2$＞45mmHg 提示呼吸性酸中毒，HCO_3^-＜22mmol/L 提示代谢性酸中毒。

2. 检查后护理要点

（1）抽完血气标本后，要压迫穿刺部位至少 5min，并用敷贴覆盖。

（2）要定期检查穿刺部位，注意是否有出血及上臂并发症的体征，如上肢肿胀、变色、疼痛、麻木、麻刺感。

（3）标注患者当时吸入的是空气还是氧气。如果患者吸氧，则需标注氧浓度或氧流量。

（4）应尽快将动脉血标本送到化验室检验，以免影响检验结果。

（二）痰液检查

痰液是患者用力咳嗽，从肺及支气管咳出的物质。通过评估痰液样本，可以帮助诊断呼吸系统疾病。

1. 检查的目的

（1）确定肺部感染的原因，有时需做细菌培养和药物敏感试验来确定具体微生物及其敏感抗生素，阴性培养结果可提示病毒感染。

（2）通过发现肺部异常细胞，帮助呼吸系统疾病的诊断。

2. 护理要点

（1）如果患者情况允许且不需要控制液体入量，则可在收集痰液前一晚多摄入液体以帮助排痰。

（2）嘱患者留痰前勿进食，并刷牙漱口，也可用水冲洗口腔，以防止异物污染痰液。

（3）当患者准备留痰时，嘱其深呼吸 3 次后用力咳嗽，以确保标本留取的是痰液而非唾液。标本留取后及时送检，避免污染。

二、支气管镜检查

支气管镜检查，即通过纤维支气管镜直接观察喉、气管及支气管的形态，并从气管、支气管中摘取异物、良恶性肿瘤以及吸引过多分泌物；也可以用于治疗严重的咯血，或者用于获取组织标本进行细胞学评估。

1. 检查前护理要点

（1）向患者及其家属解释支气管镜检查的操作步骤以及操作后患者可能出现的问题，并解答他们的疑问。

（2）采集患者的病史，进行体格检查并完成其他相关检查，包括胸片、动脉血气分析和凝血功能检查。

（3）给予阿托品以减少分泌物；使用镇静剂或抗焦虑药，以帮助患者放松。在插入支气管镜之前，在患者的口咽、鼻咽、喉、声带和气管处用局部麻醉剂以抑制咳嗽反射和防止恶心。

2. 检查后护理要点

（1）患者体位需保持侧卧位或抬高床头 30°，直至咽反射恢复。

（2）对未插管的患者，需评估其咽反射、咳嗽反射及吞咽反射的恢复情况。在这 3 种反射恢复前，患者应禁食、禁饮。

（3）遵医嘱给予漱口液以减轻不适。

（4）监测患者的生命体征、血氧饱和度、脉搏、心律等，评估其呼吸状态。如患者出现呼吸困难、喉痉挛或低氧血症等呼吸窘迫的症状和体征，需及时向医生报告。

（5）遵医嘱进行胸部 X 线检查，以发现气胸，并评估肺部情况。

三、影像学检查

（一）胸部 X 线检查

X 线光束能穿透胸部的正常组织，而在异常组织（如胸腔积液、异物、液体、肿瘤等）的通透性差，故在底片上表现为高密度影。虽然胸部 X 线片本身并不能提供明确的诊断信息，但它可以显示病变的位置、大小，并帮助确定影响患者通气和弥散的异常结构。通过 X 线检查可以发现气胸、肺纤维化、肺膨胀不全、浸润性病变和肿瘤等病变。并且在与患者以往的胸部 X 线片相比较时，价值更大。

（二）磁共振成像（MRI）

MRI 通过追踪血流和对肺部结构进行高分辨率、横断面成像，帮助诊断呼吸系统疾病。

1. 优点

MRI 成像软组织分辨率高，可获得很好的软组织对比度，有助于鉴别血管、肿块、淋巴结和血管结构。

2. 护理要点

（1）去除患者身上所有的金属物，包括金属的眼镜、饰品等。

（2）嘱患者在检查过程中正常呼吸，不要讲话或活动，以免产生伪影。如患者神志异常、不能配合，遵医嘱给予镇静剂。

（3）告知患者检查耗时一般为 15～30min。

（三）胸部 CT 扫描

胸部 CT 扫描是指通过计算机扫描仪的 X 线光束，以不同的角度和深度穿过人体进行断层扫描，有时需要使用造影剂以增强血管显影，从而获取更清晰的图像。该检查可对肺部进行三维成像，使医生能够评估患者气管、主支气管的异常形态以及肿块和肺部病变，如肿瘤、脓肿和异常的肺阴影。

1. 检查前护理要点

（1）向患者解释检查的目的。

（2）如需使用造影剂，询问患者有无造影剂过敏史以及是否做过碘过敏试验，并告知其在注射造影剂时可能会感觉到脸红，或口中有金属味或咸味。

（3）嘱患者在检查时平卧不动，告知患者因检查方式的要求，CT 扫描仪需要围绕其身体旋转 10～30min。

2. 检查后护理要点

（1）嘱患者多饮水，以促进造影剂排出。对有饮食禁忌或不能进食者，医生可以开医嘱增加静脉液体输注量。

（2）告诉患者造影剂可能会导致尿液在 24h 内的颜色改变，嘱其不用紧张。

（3）监测造影剂的不良反应。

(四)通气-灌注扫描

通气-灌注扫描包括通气和灌注两部分。在通气部分,患者吸入气体对比介质,扫描仪上可显示通气模式及通气频率;在灌注扫描时,静脉注射造影剂,扫描仪上可显示血液流入肺部的情况。该项检查可帮助评估通气-灌注不匹配情况、诊断肺栓塞及评估肺功能,尤其当患者的肺功能储备处于临界时。但通气-灌注扫描不适用于机械通气的患者,因机械通气的患者在检查时难以维持通气。

1. 检查前护理要点

(1)向患者解释检查的目的及如何配合。在通气部分,患者需戴口鼻面罩,吸入混有空气的造影剂气体,同时接受扫描并提取肺部图像;在灌注扫描部分,患者需仰卧于移动平台上,静脉注射造影剂,同时接受扫描并提取肺部图像。

(2)询问患者的过敏史,做造影剂过敏试验,以确定患者对造影剂不过敏。

2. 检查后护理要点

(1)嘱患者按要求卧床休息,监测患者的生命体征、血氧饱和度及心律。

(2)监测患者有无发生造影剂导致的不良反应,如躁动、呼吸急促、呼吸窘迫、心动过速、荨麻疹和恶心呕吐。

四、肺血管造影

肺血管造影亦称肺动脉造影,是经导管向肺动脉或其一个分支注射放射性显影剂,然后摄取一系列的 X 线片,以确定患者是否存在可能由栓子引起的血流异常或肺梗死。虽然其结果比通气-灌注扫描的结果更可靠,但其风险更大,可导致心律失常。

1. 操作前护理要点

(1)向患者及其家属解释整个检查的程序、所需的时间及患者如何配合,并回答他们的问题。

(2)询问患者的过敏史,做造影剂过敏试验。

(3)完成实验室检查,包括肾功能、凝血功能等检查。

2. 操作后护理要点

(1)嘱患者卧床休息,监测患者的生命体征、血氧饱和度及心律。

(2)遵医嘱在穿刺部位上方放置沙袋或股动脉加压装置,检查加压敷料有无渗血。

(3)监测患者进行导管插管的手臂或下肢动脉的远端搏动情况;检查穿刺点周围的皮肤温度、颜色和搏动,并与对侧比较。

(4)监测患者的血肌酐和尿素氮水平,鼓励患者多摄入液体或遵医嘱加快输液速度,以预防造影剂造成的急性肾衰竭。

(5)监测患者是否有造影剂的不良反应,如躁动、呼吸急促、呼吸窘迫、心动过速、面部潮红、荨麻疹和恶心呕吐等。

五、床旁检查项目

(一)脉搏血氧饱和度(SpO_2)监测

脉搏血氧监测仪是用于监测动脉血氧饱和度的无创仪器,可以间断监测,也可以持续监测。其原理是两个二极管发出红外线,通过指套中的光电探测器(也称感应器或换能器)监测搏动的动脉血管床透过的光度,确定由动脉血吸收的相对色度并计算,是不受静脉血、皮肤、结缔组织干扰的血氧饱和度监测。SpO_2反映了血红蛋白中氧含量的百分比。SpO_2监测时需注意以下事项。

1. 监测时,可将传感器放在皮肤完好、无色素沉着的手指、脚趾、鼻梁或耳垂上。

2. 需经常检查传感器,至少每4小时更换1次位置,或按照制造商说明书和单位要求的时间更换,确保其在正确的位置,并避免皮肤受损或血液循环受阻。

3. 避免传感器暴露在强光下,以免影响结果。

4. 检查脉搏血氧监测仪的脉率与患者的实际脉率是否一致:如不一致,那么检测到的血氧饱和度结果不可信,需要重新放置传感器,以获得可靠的数值。

5. 因该仪器不能区分与血红蛋白结合的O_2和CO,所以在怀疑患者CO中毒时,不能用脉搏血氧监测仪。

(二)混合静脉血氧饱和度(SvO_2)监测

SvO_2通过测量被身体吸收、利用、消耗的氧而得出,反映了静脉血血氧饱和度。理想状态下,检测SvO_2的标本应从肺动脉导管的末端获取,因为此处是心脏所有静脉血混合最佳的部位,如不能从肺动脉导管抽取血标本,也可从中心静脉导管抽取。

健康成人SvO_2水平在60%~80%,提示组织有足够的灌注;当SvO_2低于60%时,提示输氧量下降或组织耗氧增加;当SvO_2水平超过80%时,提示输氧增加或者组织氧利用降低。

1. 检查前护理要点

(1)向患者及其家属解释操作过程,说明可能发生的风险,如感染、气胸和心律失常。

(2)监测患者的生命体征、心律,评估换气功能。

2. 检查后护理要点

(1)用无菌敷料覆盖导管穿刺点,定期更换敷料和PA监测系统。

(2)记录导管插入的日期、时间及SvO_2的初始数值。

(3)监测并记录肺动脉压和SvO_2读数。

(4)密切监测患者的血流动力学状况及病情变化。

(5)反复检查是否有影响检测结果准确性的情况,如导管连接松弛、球囊破裂、导管头端血凝块形成等。

(三)呼气末CO_2浓度($ETco_2$)监测

$ETco_2$用来测量呼吸末CO_2的浓度。在监测过程中,一个光电探测器测量在吸气和呼气过程中气道吸收的红外线,探测器将这些数据转换为 CO_2 值和相应的波形,如果使用二氧化碳描记法,则转换为二氧化碳描记图。

$ETco_2$ 监测的指征:心肺复苏、严重休克、心力衰竭和肺梗死的患者;确定气管内插管位置。

护理要点

(1)向患者及其家属解释操作过程。

(2)评估患者的呼吸情况、生命体征、氧饱和度和 $ETco_2$ 值。

(3)观察波形质量、$ETco_2$ 读数变化趋势。$ETco_2$ 读数突然增高,提示过度通气、部分气道阻塞或源于药物的呼吸抑制;$ETco_2$ 读数突然降低,提示气道完全阻塞、气管导管移动或呼吸肌功能障碍。

第四节 治 疗

呼吸系统疾病可导致呼吸道的清洁、呼吸和气体交换障碍。如果得不到纠正,可对身体各个系统产生不利影响,甚至危及生命。对呼吸系统疾病的治疗包括药物治疗、外科治疗、人工气道和机械通气等。

一、药物治疗

药物可用于治疗急性呼吸衰竭、急性呼吸窘迫综合征、哮喘、肺气肿、慢性支气管炎等疾病。常用于治疗危重症的药物包括抗炎药物、支气管扩张剂、神经肌肉阻断剂和镇静剂(见表 8-4-1)。

表 8-4-1 治疗呼吸系统危重症的常用药物

药物		适应证	不良反应	注意事项
抗炎药物	作用于全身的类固醇激素(泼尼松、甲泼尼龙、地塞米松)	急性呼吸衰竭、急性呼吸窘迫综合征、慢性阻塞性肺疾病急性发作;其他药物治疗无效的严重哮喘或哮喘持续状态	全身过敏反应;肾上腺皮质功能亢进引发代谢异常;诱发和加重感染;诱发或加重青光眼、白内障;出现精神症状	近期心肌梗死、高血压、肾脏疾病、消化性溃疡患者慎用;使用时监测血压与血糖水平
	可吸入的类固醇(丙酸倍氯米松、布地奈德、丙酸氟替卡松、环索奈德)	哮喘的长期控制	声音嘶哑、口干、喉部不适、喘息、支气管痉挛、口腔念珠菌病、头痛	不要用于急性哮喘发作;使用储雾器,以减少不良反应;用药后漱口,以防止真菌感染
支气管扩张剂	沙丁胺醇	防治支气管哮喘、喘息型支气管炎	恶心、头晕、心悸、心动过速、四肢及面颈部肌肉震颤	高血压、心功能不全、甲状腺功能亢进、糖尿病患者慎用或禁用;使用时需监测呼吸状态、生命体征及心脏节律

续表

	药物	适应证	不良反应	注意事项
支气管扩张剂	氨茶碱	支气管哮喘、喘息型支气管炎、重症哮喘、哮喘持续状态、慢性阻塞性肺疾病	恶心、呕吐、失眠、震颤、心动过速、心律失常；静脉注射过快或剂量过大可导致心律失常、血压骤降，严重者出现心搏、呼吸骤停	提醒患者可能出现矛盾性支气管痉挛，一旦发生，停用药物并立即就医治疗；老年患者所需要的剂量可能较低；使用时，监测呼吸状态、生命体征及心脏节律
	异丙托溴铵	高迷走神经活性的哮喘患者，及禁用或不能耐受 β_2 受体激动剂的哮喘患者	支气管痉挛、心悸、神经质	由于其支气管扩张作用较慢，所以不推荐用于治疗急性呼吸窘迫；闭角型青光眼、膀胱颈梗阻、前列腺增生患者慎用；监测呼吸状态、生命体征及心脏节律
神经肌肉阻滞剂	琥珀酰胆碱	与麻醉药合用诱导骨骼肌松弛；使气管插管及机械通气更容易进行	心动过缓、心律失常、心搏骤停；术后肌肉疼痛；呼吸抑制、呼吸暂停、支气管收缩；高热、眼内压升高、脸红、过敏	有高热史、闭角型青光眼、眼外伤者禁用；监测组胺释放可能引起的血压过低、脸红；注意突发事件，保证通气装置良好
	维库溴铵	作为麻醉的辅助用药。用于全麻时的气管插管及手术中的肌肉松弛	呼吸抑制或暂停；骨骼肌无力	脓毒症、肾衰患者慎用；肝硬化、胆汁淤积者，药物的持续时间及恢复时间均延长
镇静剂	地西泮	焦虑；惊厥、癫痫；失眠	头昏、嗜睡、乏力、记忆力下降；昏迷、呼吸和循环抑制	短期、间断使用，避免长期服用或突然停药；静脉注射速度不宜过快；老年人、肝肾功能不全、呼吸衰竭、青光眼、重症肌无力患者慎用；密切监测患者心肺功能，持续观察患者是否有危及生命的呼吸抑制，应备好急救设备
	咪达唑仑	术前镇静；内镜检查术及侵入性检查前的镇静；在机械通气或重症治疗过程中，作为一种麻醉剂持续输注镇静	嗜睡、头痛、幻觉、呃逆；共济失调、心搏骤停；恶心、呼吸频率减慢、呼吸暂停、低血压；健忘	闭角型青光眼、休克、昏迷及急性酒精中毒的患者禁用；急性疾病患者、老年人或虚弱患者慎用；密切监测患者心肺功能，持续观察患者是否有危及生命的呼吸抑制，应准备好急救设备；偶可出现喉和支气管痉挛；注意只能用 5% 葡萄糖注射液、生理盐水或乳酸钠溶液作为稀释液

二、外科治疗

当药物或其他治疗措施不能维持患者的气道开放或不能保护健康组织时,可采取外科治疗手段。呼吸系统的外科治疗包括气管切开术、胸腔闭式引流术、肺切除术和肺移植术。

(一)气管切开术

气管切开术是临床上常用的抢救性手术,常在紧急情况下施行,其目的在于保持患者气道通畅。

1.适应证

(1)喉梗阻:对喉头水肿、急性喉炎、双侧声带麻痹、咽喉部或声带肿瘤、瘢痕狭窄、脓肿、痉挛、畸形而致上呼吸道梗阻者,均可施行气管切开术。

(2)下呼吸道分泌物阻塞呼吸道:中枢神经病变(如药物中毒、脑外伤、脑炎、脑溢血及脑梗死等)可致患者咳嗽反射消失,导致痰液积聚而阻塞呼吸道。气管切开术可有助于吸除分泌物,辅助通气。

(3)各种原因所致的呼吸衰竭:对于严重的慢性阻塞性肺疾病、肺源性心脏病、创伤性湿肺、多发性肋骨骨折、呼吸肌麻痹等,气管切开术有利于人工机械辅助呼吸、呼吸道给药及呼吸道分泌物吸除。

(4)上呼吸道手术前准备:对于某些口腔、鼻咽、咽部及喉部手术,为防止术中血液及分泌物流入气道引起呼吸道阻塞,可施行预防性气管切开术。

2.护理要点

(1)如时间允许,在急诊气管切开术前向患者及其家属简单介绍手术过程,并迅速准备好术中用品。

(2)确保已进行动脉血气分析及其他诊断试验,且患者或授权的家属已签署知情同意书。

(3)记录手术过程,分泌物的量、颜色和黏稠度,皮肤状况,患者的呼吸状况,充气时的气囊压。

(4)术后监测并记录患者的呼吸状况、氧饱和度、生命体征。

(5)观察患者是否出现并发症,包括出血、组织水肿引起的气道阻塞、低氧血症以及皮下气肿等。

(6)在床旁准备好急救设备以备急需之用。

(7)及时更换被渗出物或分泌物污染的敷料,以免引起患者皮肤表皮脱落、破溃和感染。

(二)胸腔闭式引流术

当患者发生气胸、血胸、脓胸、胸腔积液或乳糜胸时,需要采取胸腔闭式引流术来引流胸腔内的血液、液体、脓性分泌物或气体,从而使肺复张。

1.适应证

(1)中、大量气胸,开放性气胸,张力性气胸,中等量以上血胸、乳糜胸。

(2)气胸,但经胸膜腔穿刺术抽气后,肺仍不能复张者。

(3)胸腔内仍有脓液的急性脓胸或慢性脓胸患者,支气管胸膜瘘患者,开胸术后患者。

2.禁忌证

凝血功能障碍或有出血倾向者。

3.护理要点

(1)向患者及其家属解释手术过程,并签署知情同意书。

(2)获取患者的基础生命体征。

(3)插管后立刻监测患者的呼吸状况、生命体征及血氧饱和度,检查胸腔插管状况。

(4)观察液面波动情况,监测排气及引流液的量和性质。

(5)避免导管缠绕、打结、受压,避免将水密封引流装置放于高于患者胸部的位置,以免液体回流至胸腔。

(6)更换水封瓶时,双重夹闭胸腔引流管的近胸端(两个夹子以相反方向夹闭引流管);更换装置后,放开夹子,开通装置。对于吸气相和呼气相均有气体持续溢出的患者,导管夹闭时间不应超过 1min,以免出现张力性气胸。

(7)如果患者出现发绀、浅快呼吸、胸部皮下气肿、胸痛、出血过多,应立即通知医生。

(三)肺切除术

肺切除术式包括全肺切除、肺叶切除、肺部分切除或肺楔形切除。全肺切除是指切除整个肺脏,一般用于治疗支气管肺癌,也可用于治疗肺结核、支气管扩张或者肺脓肿。肺叶切除术是指切除 5 个肺叶中的一个,常用于治疗支气管肺癌、肺结核、肺脓肿、肺大疱、良性肿瘤或局部真菌感染;术后剩余的肺叶可代偿性膨胀,充满整个胸腔。肺部分切除是指将肺的一个或多个肺叶部分切除,其可以较肺叶切除术保留更多的健康组织,通常用于治疗支气管扩张。肺楔形切除术是指切除肺的一小部分,并非节段性切除,其可以保护几乎所有其余的正常肺组织,但该手术只适用于病灶小且分界清楚、清晰的病变。

护理要点

(1)向患者及其家属解释手术过程,并告知患者术后可能需要胸部插管和吸氧。

(2)术后监测患者的生命体征、呼吸情况、血氧饱和度及心肺血流动力学,注意有无心律失常。

(3)注意胸导管插入的部位,评估并记录引流液的颜色、量和性质。

(4)肺切除术患者在病情平稳前应取患侧卧位或平卧位,以防止缝合的支气管破裂,导致引流液从患侧流向健侧。

(5)注意术后有无并发症发生,包括出血、感染、张力性气胸、支气管胸膜瘘和脓胸等。

(四)肺移植术

肺移植术是指将供者的一侧或双侧肺移植到患者身上。最常见的需要肺移植治疗的疾病包括肺囊性纤维化,以及支气管、肺发育异常,如肺动脉高压、肺纤维化。

1.适应证

根据原发病的不同,肺移植的适应证差异较大,但患者必须有严重的肺部疾病并符合肺移植的其他特殊标准。

2.禁忌证

(1)绝对禁忌证:重要器官功能衰竭,尤其肾脏或心血管系统衰竭;HIV 感染;恶性疾病活动期;丙型肝炎并有活检证实的肝脏损害。

（2）相对禁忌证:骨质疏松症。

3. 护理要点

（1）回答患者关于肺移植的所有问题,解释术后护理、术后早期阶段使用的设备,告知患者疼痛时可应用止痛剂等。

（2）遵医嘱给予药物,并进行实验室检查。

（3）术后需密切评估患者的心肺状态,直至病情稳定。如果患者出现心脏指数低于2.2、低血压、体温超过37.5℃、肺脏听诊出现捻发音或干啰音、氧饱和度降低等情况,要保持高度警惕。

（4）密切监测患者的呼吸情况和通气设备,必要时吸引呼吸道分泌物;经常进行血气分析,每日行胸部X线检查,以评估患者何时能脱机治疗。

（5）观察患者胸部引流管引流液的量、颜色和性质,观察有无出血等;早期需及时检查伤口敷料有无出血,后期检查手术切口有无红肿以及其他感染迹象。

（6）密切监测液体出入量。如患者出现血流动力学不稳定等情况,应遵医嘱给予血管活性药和强心剂,并逐渐调整药物剂量以达到预期效果。

（7）拔管后密切观察患者有无喘息、呼吸急促、呼吸困难、不适和痰液增多症等症状;若有这些症状,则提示有急性排斥反应。

（8）采取严格措施,预防性控制感染,如认真洗手等。

（9）术后常见并发症有感染、缺血再灌注损伤、气道并发症、急性排异反应、慢性排异等。①感染:是移植术后早期最主要的并发症,也是围手术期最主要的死亡原因。常见病原体有细菌、念珠菌、霉菌、单纯疱疹病毒和巨细胞病毒。围手术期常规使用广谱抗生素,通常选择能够覆盖供体和受体可能致病菌的抗生素。②缺血再灌注损伤:是急性肺损伤的一种,伴有肺泡的破坏和血管通透性增高。其在移植术后的发生率为$10\%\sim15\%$。发生的高峰期为术后72h。对此进行机械通气,以充分保护移植肺功能为原则,采用低潮气量($5\sim8mL/kg$)和低气道峰压($\leq30cmH_2O$)降低肺损伤程度。③气道并发症:最常见支气管吻合口狭窄,其他还可能发生的并发症有吻合口断裂、气管软化等。气道狭窄通常伴有呼吸困难、喘鸣及1秒用力呼气量(FEV_1)下降,通过支气管镜检查可确诊。真菌感染会增加吻合口断裂并发症的发生率。如果支气管镜检查发现吻合口存在假膜情况,则需要立即进行活检以排除真菌感染,一旦确诊真菌感染,需要全身及局部使用抗真菌药物。④急性排异反应:为非特异性表现,通常发生于术后数个月内,主要有低热、气促、咳嗽、低氧、白细胞增多、肺功能下降等。影像学检查可见肺门周围浸润影、肺间质水肿、胸腔渗出等。通常选用大剂量激素冲击治疗,甲强龙$500\sim1000mg/d$,连用3天,症状缓解后逐渐减量并维持。⑤慢性排异:是影响患者长期生存质量的最重要因素,包括慢性血管排异和慢性气道排异反应。慢性血管排异主要表现为肺血管硬化,慢性气道排异表现为闭塞性细支气管炎。常用的治疗方法有免疫抑制剂、体外光疗等,但最重要的措施是预防,即移植后早期加强免疫抑制以减轻急性排异程度。

三、人工气道和机械通气

(一)气管插管术

气管插管术是指通过口或鼻将导管插入气管以建立开放气道,是治疗、抢救危重症患者极其重要的操作技术,可分为口腔气管插管和鼻腔气管插管。其作用包括确保上呼吸道通畅、防止胃内容物反流入气道、经插管吸除气道内的分泌物、经插管施行机械通气等。

1. 适应证

(1)心搏、呼吸骤停的复苏治疗。

(2)急慢性呼吸功能不全,严重缺氧及二氧化碳积聚。

(3)严重虚脱、衰竭患者因无力咳嗽而致的呼吸道痰液积聚。

(4)需长时间全身麻醉的手术,如颅脑外科、胸外科、部分腹部及颌面、颈部手术。

(5)部分口腔内手术,预防血性分泌物阻塞气道。

(6)低温麻醉及控制性低血压手术。

(7)特殊体位(如俯卧位),可影响呼吸道通气的手术。

(8)初生儿严重呼吸道窒息。

2. 禁忌证

口腔气管插管的禁忌证包括口腔损伤、颈部脊髓损伤、脊髓退行性病变等;鼻腔气管插管的禁忌证有面部或颅底骨折等。

3. 护理要点

(1)患者可因气管插管而表现出急躁、恐惧、不能耐受等,应给予解释、安慰,并给予适当的镇痛、镇静治疗,必要时将患者双手制动,避免意外拔管。

(2)至少将患者的床头抬高30°。

(3)对于肠内营养患者,至少每4小时监测胃排空情况。

(4)气管插管应每天更换固定器(牙垫),并检查导管深度、位置,妥善固定。

(5)使用含洗必泰的漱口液,每4～6小时进行口腔冲洗或口腔护理。

(6)将气管插管的气囊压力维持在25～35cmH$_2$O,每4小时监测压力并记录。

(7)监测患者的呼吸音,定时做胸部物理疗法,若有分泌物应及时抽吸,对黏稠的分泌物应充分湿化。

(8)做好插管日期、时间、插管型号、距门齿刻度等的记录。

(二)机械通气

机械通气是应用仪器将空气送入患者肺部,以维持患者的有效通气。其分类方式有两种:一种为控制通气(CV)和辅助通气(AV);另一种为容量控制通气(VPV)和压力控制通气(PPV)。但临床上任何一种通气模式都由上述几种基本模式组合扩展而来。临床上常用的通气模式见表8-4-2。

8-4-2 临床常用的通气模式

模式	预设项目	应用指征
控制通气（CMV）	呼吸频率、潮气量、吸气时间、呼气末正压	中枢神经功能障碍,如脊髓束损伤引起的瘫痪或神经肌肉疾病;中度呼吸肌衰竭;心肺功能储备耗竭等
辅助/控制通气（A/C）	呼吸频率、潮气量、吸气时间、呼气末正压	呼吸中枢的驱动力正常,但呼吸肌衰竭或所需的呼吸功增加,导致呼吸肌不能完成全部呼吸功
间歇强制通气（IMV）	呼吸频率、潮气量、吸气时间、灵敏度、呼气末正压	呼吸衰竭早期;需要患者有自己的呼吸频率以维持正常的 $PaCO_2$;准备撤离呼吸机,逐渐降低间歇强制通气的频率和潮气量,以锻炼呼吸肌群
同步间歇强制通气（SIMV）	呼吸频率、潮气量、吸气时间、灵敏度、呼气末正压	呼吸中枢正常,但患者的呼吸肌群不能完成全部的呼吸功;撤离呼吸机
持续气道正压（CPAP）	吸气压水平、呼气末正压、触发灵敏度、高低限	功能残气量下降,肺不张;气道水肿或阻塞;准备撤离呼吸机
压力支持通气（PSV）	吸气压水平、呼气末正压、灵敏度	撤离呼吸机,长时期的机械通气
压力控制通气（PCV）	吸气压水平、呼吸频率、吸气时间、呼气末正压	肺顺应性差、气道压力较高者

1. 适应证

（1）各种原因引起的急性呼吸衰竭,如急性呼吸窘迫综合征、肺炎、慢性阻塞性肺气肿急性加重期、肺栓塞、心力衰竭、创伤、肿瘤和药物过量。

（2）由卒中、脑损伤或外伤所致的呼吸中枢抑制。

（3）神经肌肉系统疾病引起的神经肌肉功能障碍,如格林-巴利综合征、多发性硬化和重症肌无力;外伤,包括脊髓束损伤和中枢神经系统损伤。

2. 护理要点

（1）确定报警装置始终处于工作状态,以便能及时发现潜在危险和患者病情变化。如果发生不明原因报警,且未能发现问题,则应使患者脱机并使用手动复苏带给患者通气。

（2）至少每 2～4 小时观察 1 次心肺情况,并监测患者的生命体征、氧饱和度及血流动力学参数,记录 24 小时出入量。

（3）遵医嘱用药,包括镇静药和神经肌肉阻滞剂等。密切观察患者的病情,以防发生意外。

（4）警惕与机械通气相关的并发症,如气压伤、气胸、肺不张、氧中毒、心排血量下降（特别是使用呼气末正压时）、应激性溃疡及呼吸机相关性肺炎（VAP）。

（5）若无禁忌,每 1～2 小时翻身 1 次,并进行全范围的主动或被动肢体运动（ROM）以减少卧床引起的并发症。

（6）机械通气患者难以用语言表达,因而需为患者建立沟通的途径,如用画板写字等。

（7）随时准备好应急设备,以防止呼吸机故障或气管插管意外脱出。

当患者的意识水平能够维持自主呼吸,且呼吸肌有力、心血管系统稳定时,可尝试脱机（见表 8-4-3）。

表 8-4-3　呼吸机脱机指征

脱机标准	具体指标
肺功能标准	每分钟通气量≤10L/min； 负吸气压≥20cmH$_2$O； 潮气量≥5mL/kg； PaO$_2$≥60mmHg（慢性阻塞性肺疾病患者的 PaO$_2$≥50mmHg 或保持极限水平）； PaCO$_2$≤40mmHg（或相对患者正常）； pH 值在 7.35～7.45（或相对患者正常）； 吸入氧浓度≤0.5
其他标准	气道通畅，气管插管正常； 有咳嗽或排出气道分泌物的能力； 成功停用神经肌肉阻滞剂或减小镇静剂用量； 胸部 X 线片清晰或正在变清晰； 感染、酸中毒、电解质紊乱、糖尿病、心律失常、肾衰竭等症状改善或消失
脱机后标准	呼吸频率≤24 次/min； 心率波动小于正常范围的 10%； 自主呼吸潮气量不少于 3～5mL/kg； PaO$_2$≥60mmHg； PaCO$_2$≤45mmHg； SpO$_2$≥90%； 无心律失常； 辅助肌未参与呼吸运动

3.脱机方法

（1）SIMV/IMV 模式撤离法：逐渐降低呼吸机的呼吸频率，并允许患者自主呼吸，逐渐减少呼吸次数，可使患者呼吸肌的力量和耐力逐渐增加。

（2）PSV 模式撤离法：在脱机过程中可单独使用 PSV 模式，也可结合 IMV 模式，对正常呼吸的患者设定吸气相的气道压力，以加强患者的呼吸肌力量。

4.脱机护理要点

（1）脱机时要严密监测患者有无呼吸窘迫、疲劳、低氧血症、心律失常等发生。

（2）记录脱机尝试的时间及患者对脱机尝试的耐受情况。

（3）成功脱机和拔管后，给予适当的氧疗。

（三）氧　疗

氧疗是指通过吸入浓度高于空气中的氧来提高 PaO$_2$，以维持充分的组织供氧，同时降低心肺工作负荷，改善缺氧症状。这是治疗低氧血症的最重要手段，也是治疗呼吸衰竭的一个十分重要的手段。

1.适应证

（1）低氧血症，即在吸入室内空气的条件下，动脉血氧分压（PaO$_2$）≤60mmHg 或者动脉血氧饱和度（SaO$_2$）≤90%；或者在特殊环境下，PaO$_2$ 与 SaO$_2$ 未达到理想水平。

（2）急性心肌梗死。

（3）严重创伤。

（4）短期治疗或外科处理（如麻醉后复苏、髋部手术等）。

2. 氧疗种类

（1）低流量系统：包括鼻导管、简易面罩、部分重吸式面罩、无重吸式面罩等。①鼻导管：用于病情稳定的、对氧浓度要求不高的患者。氧流量范围为 1～6L/min；当流速超过 6L/min后，患者可出现鼻腔干燥、鼻出血、头痛等不适。②简易面罩：氧流量设置应大于 5L/min（一般为 5～12L/min），以防止潴留在面罩内的二氧化碳被重复吸入。长时间使用普通面罩可能引起皮肤刺激和面部压痛。③部分重吸式面罩：由普通面罩外加一个储氧袋构成，氧气流量大小以吸气时充满储氧袋 1/3～1/2 容量为宜。当氧气流量在 6～10L/min 时，可提供大约 40%～70% 的氧浓度。④无重吸式面罩：类似于部分重吸式面罩，只是它多一个单向活瓣。活瓣的位置位于面罩与储氧袋之间，用来防止呼出气体进入储氧袋；这种储氧袋氧气流量至少为 10L/min，可以提供的吸入氧浓度在 60%～80%。它需要面罩与患者脸部紧贴，并且面罩上阀正常工作。

（2）高流量系统：如文丘里面罩、氧头罩和氧帐等。其中，文丘里面罩在临床上应用最多，其可以精确地提供预定的氧浓度，氧浓度范围在 25%～50%。经鼻高流量氧疗（high-flow Nasal Cannula，HFNC）是一种新型高流量给氧系统，其通过鼻导管直接将一定浓度的空气氧气混合高流量气体输送给患者。该供养装置可输出恒定氧浓度 21%～100%、温度37℃左右、相对湿度 100%、流速最高可达 60L/min 的高流量气体。HFNC 产生的生理学效应主要有以下三个方面。①可减少鼻咽部死腔，间接提高 FiO_2，从而提高患者 PaO_2。②产生气道正压，提高呼气末容积。③其在气道内产生的正压随呼吸周期的不同而变化，且压力低于无创正压通气，因此，对呼吸做功及支持力度较无创正压通气低。④通过供应温度、湿度恒定的气体，使气道水分丢失最少，从而保护气道黏膜，增强纤毛清理能力。

3. 护理要点

（1）告知患者及其家属用氧的目的、需要配合的事情及注意事项。

（2）根据患者的病情及呼吸情况选择合适的给氧工具。

（3）正确连接氧流量表与氧源，调节正确的吸氧浓度。

（4）监测患者的呼吸频率、节律、深度、氧饱和度、意识、生命体征及血气分析结果。

（5）关注皮肤情况，避免因氧疗工具的压迫而导致皮肤破损。

第五节　呼吸系统急危重症和护理

一、呼吸困难

（一）概　述

呼吸困难是指患者感到空气不足、呼吸费力，表现为呼吸活动用力，重者有鼻翼扇动、张口耸肩、端坐呼吸，甚至出现发绀，或伴有呼吸频率、深度和节律的异常。

（二）病　因

1. 呼吸系统疾病，如气道阻塞，肺疾病，胸廓、胸膜疾病，神经-肌肉疾病，膈肌运动障碍等。

2. 心血管系统疾病，如心力衰竭、心脏压塞等。

3. 中毒，如酸中毒、急性感染与传染性疾病、药物和化学物质中毒等。

4. 神经精神性疾病，如器质性颅脑疾病、精神或心理疾病等。

5. 血液病，如重度贫血、高铁血红蛋白血症、硫化血红蛋白血症等。

（三）临床表现

1. 肺源性呼吸困难

（1）吸气性呼吸困难（inspiratory dyspnea）：表现为吸气显著费力，重者吸气时可见三凹症（three depression sign），常伴有干咳及高调的吸气性喉鸣。常见于喉、气管、大支气管的炎症、水肿、痉挛、异物、肿瘤，及喉上神经、喉返神经麻痹患者。

（2）呼气性呼吸困难（expiratory dyspnea）：表现为呼气费力，呼气时间延长而缓慢，常伴有呼气期哮鸣音。主要是由肺泡弹性减弱和（或）小支气管痉挛或炎症所致的。常见于支气管哮喘、喘息型慢性支气管炎、慢性阻塞性肺气肿患者。

（3）混合性呼吸困难（mixed dyspnea）：常见于重症肺部疾病（如重症肺炎、重症肺结核、大片肺不张、肺梗死、弥漫性肺间质纤维化）、胸廓活动障碍、神经肌肉病变、膈肌运动受限。

2. 心源性呼吸困难

心源性呼吸困难是在发生由各种原因心脏疾病导致的左心功能不全时，患者自觉呼吸时空气不足、呼吸费力的状态。

（1）劳力性呼吸困难（dyspnea on exertion）：是最早出现的症状，多为首发症状，常在体力活动时发生，休息后即缓解。这是由于体力活动时，回心血量增加，从而导致肺瘀血加重。

（2）夜间阵发性呼吸困难（paroxymal nocturnal attacks of dyspnea）：常发生在夜间，由于平卧时回心血量增加，且夜晚时迷走神经兴奋，心率减慢，使肺瘀血加重，所以患者可于睡眠中突然憋醒，被迫坐起，轻者症状经数分钟至数十分钟可缓解，重者症状经数小时后缓解。

（3）心源性哮喘（cardiac asthma）：是指由左心衰竭和急性肺水肿等引起的发作性气喘，其发作时的临床表现可与支气管哮喘相似。心源性哮喘患者既往有高血压或心脏病病史。哮喘发作时，伴有频繁咳嗽、咳泡沫样痰，特别是血沫样痰，同时有心脏扩大、心律失常和心音异常等表现。

（4）端坐呼吸（orthopnea）：心功能不全后期，患者休息时亦感呼吸困难，不能平卧，被迫采取坐位或半卧位以减轻呼吸困难，称为端坐呼吸。坐位时，膈肌下降，回心血量减少，故患者采取的坐位越高，左心衰竭的程度越严重。

（四）护理措施

1. 监护与治疗

（1）观察患者呼吸困难类型，动态评估呼吸困难的严重程度，监测血氧饱和度的变化。

（2）保持病室环境安静、舒适，温度、湿度适宜。不能平卧者采取半卧位、坐位或身体前倾位,休息时尽量减少不必要的护理操作。

（3）协助患者清除呼吸道分泌物及异物,指导患者正确使用支气管舒张剂,必要时协助医生建立人工气道,以保证患者的呼吸道通畅。

（4）根据呼吸困难的类型、严重程度进行合理的氧疗或机械通气;密切观察氧疗的效果及不良反应;对接受机械通气的患者,应做好相应护理。

（5）遵医嘱应用支气管舒张剂、呼吸兴奋剂等,观察药物的疗效和不良反应。

（6）安慰患者,及时满足患者的需求,增强其安全感,保持情绪稳定。

2. 健康宣教

（1）指导患者做腹式呼吸和缩唇呼吸训练,以增强其肺功能储备,提高自我护理能力。

（2）指导患者制订合理的休息与活动计划,逐步提高肺活量和活动耐力。

（3）指导患者合理安排饮食,加强营养,改善体质。

（4）指导患者自我监测病情,若出现呼吸费力、气急等症状,应及时就医。

二、急性呼吸窘迫综合征

（一）概　述

急性呼吸窘迫综合征（acute respiratory distress syndrome, ARDS）,也称休克肺、白肺、湿肺。直接或间接肺损伤均可导致急性呼吸窘迫综合征,并可迅速发展至急性呼吸衰竭。

急性呼吸窘迫综合征有三个特点:①胸片显示双肺片状浸润;②无心力衰竭的症状、体征;③尽管增加氧供,但 PaO_2 不增加。其预后取决于急性呼吸窘迫综合征的病因、患者的年龄、患者发展至急性呼吸窘迫综合征之前的健康状况。

（二）病　因

急性呼吸窘迫综合征常见的病因有:脓毒血症;创伤所致的肺损伤,如胸部挫伤;肺栓塞（空气、脂肪、羊水、血栓）;休克（任何类型）;弥散性血管内凝血;胰腺炎;大量输血;烧伤;心肺旁路;药物过量;吸入胃内容物;肺炎;溺水;吸入有害气体（如氨气或氯气）。

（三）发病机制

胃内容物反流或有害气体吸入,可直接导致肺损伤。作为机体对全身性疾病的反应,其释放的化学物质可间接致肺损伤,造成肺泡组织和肺毛细血管受损。组织受损伤后,释放细胞因子和其他分子,引起损伤部位炎症介质及白细胞聚集,发生炎症反应,引起局部肿胀。炎症反应导致肺组织渗透性增强,水和蛋白质易于渗透,致使肺泡和毛细血管之间的静水压力梯度发生逆转。

蛋白质和水从肺毛细血管进入肺泡中,导致肺泡的气体交换功能受损,如进一步发展,可使肺泡萎陷,不能进行气体交换。在内质腔、肺泡、小气道内的液体,可造成肺僵硬度增加,阻止空气进入肺（通气）。当肺泡内充满液体或肺泡萎陷时,肺泡内的毛细血管不能吸收氧气。当肺泡内有液体积聚时,患者可出现泡沫黏痰、低氧血症,导致呼吸系统功能被抑制。随着肺水肿进一步发展,炎症导致肺纤维化,进一步阻止气体交换。

由于呼吸窘迫引起患者呼吸气促,导致二氧化碳水平下降,发生呼吸性碱中毒,机体通过代谢性酸中毒进行代偿。缺氧导致机体进行无氧代谢，又进一步加重了酸中毒，直至全身各系统受到影响，出现衰竭。

(四)临床表现

急性呼吸窘迫综合征的发展分为四个阶段，每一个阶段都有典型的症状和体征。

第一阶段：患者表现为呼吸困难，尤其是劳力性呼吸困难，呼吸频率和心率正常或高于正常，听诊呼吸音减弱，尤其当患者呼吸急促时。第一阶段通常在初始损害发生 12h 内。

第二阶段：以呼吸窘迫为特征；患者呼吸频率加快，需用辅助呼吸肌帮助呼吸；患者出现烦躁、恐惧、反应迟钝、焦虑不安；可有干咳或咳泡沫样痰；心率增加，皮肤湿冷；肺部听诊基底部可闻及捻发音。

第三阶段：有明显的呼吸窘迫、呼吸急促、反应迟钝等症状，使用辅助呼吸肌呼吸；患者出现快速性心律失常(以室性期前收缩为多见)，血压不稳定；皮肤苍白、发绀；肺部听诊呼吸音减弱，基底部听诊可闻及干、湿啰音。通常，此阶段需要气管插管和呼吸机治疗。

第四阶段：呼吸频率和心率均降低。患者几乎无意识，皮肤冷而发绀，呼吸音减弱或几乎消失。

(五)辅助检查

1. 实验室检查

初始血气分析显示，PaO_2 下降，由于呼吸急促造成 $PaCO_2$ 也下降，血 pH 增加(呼吸性碱中毒)；随着急性呼吸窘迫综合征的进一步恶化，$PaCO_2$ 增加，pH 值下降，患者出现酸中毒。缺氧迫使机体进行无氧代谢，导致代谢性酸中毒，患者的酸中毒进一步恶化。

2. 影像学检查

(1)胸部 X 线：初始可能正常；大约 24h 后，肺基底部有液体渗出，X 线显示肺野有毛玻璃样改变；当液体充满整个肺泡时，X 线片上可出现白色斑点、斑片；在急性呼吸窘迫综合征的最后阶段，以上变化可在全部肺野出现。

(2)胸部 CT：可清晰显示急性呼吸窘迫综合征患者肺部病变的分布、范围和形态。疾病早期，由于肺部毛细血管通透性增高，可造成血管内液体渗出，CT 可呈现重力依赖性影像学变化。随病情进展，渗出液充满肺泡后，由于重力依赖性作用，渗出液易坠积在下垂的肺区域，CT 影像主要表现为非重力依赖区(仰卧时主要在前胸)正常或接近正常，前部和中间区域呈磨玻璃样阴影；重力依赖区呈实变影。

(3)磁共振成像(MRI)：可显示肺微血管床水肿的轻微病变。MRI 增强有助于鉴别高静水压性肺水肿和肺血管通透性增高所致的肺水肿。

(六)治　疗

急性呼吸窘迫综合征治疗的目标是纠正病因，如果可能，给机体提供足够氧气供应，以维持正常呼吸功能直至肺病治愈。

1. 肾上腺糖皮质激素的应用

目前认为，对于吸入刺激性气体、创伤性骨折所致的脂肪栓塞等非感染性疾病引起的急性呼吸窘迫综合征，越早使用糖皮质激素越好。若发病 4d 以后再使用，疗效较差。其使用原则为早期、大量和短程。如地塞米松 20～30mg,2～3 次/天,连用 2d,若有效,继续使用数天即停止。但急性呼吸窘迫综合征伴有菌血症或严重感染者禁用或慎用糖皮质激素。

2. 呼吸支持

急性呼吸窘迫综合征最主要的治疗措施是呼吸支持,可通过密闭的面罩和应用 CPAP 给予充分的湿化氧气。患者通常需要接受气管插管和机械通气。PEEP 模式可以预防肺泡塌陷,有时需要高频喷射通气,必要时,需采取吸引术清除气道内积聚的分泌物。对于急性呼吸窘迫综合征患者,机械通气的策略包括如下几点。①采用限制性通气策略(4～8mL/kg),吸气压力平台压 30cmH₂O。②有严重急性呼吸窘迫综合征的患者若无禁忌,每天取 12h 以上的俯卧位,以改善其氧合情况。③对中重度急性呼吸窘迫综合征患者,不建议常规进行高频振荡通气(HFOV)。④对中重度急性呼吸窘迫综合征患者,应给予更高水平而不是更低水平的 PEEP。⑤对急性呼吸窘迫综合征成年患者,若无低血压或休克,可予以肺复张治疗。

3. 合理的液体输入

在保证血容量足够、血压稳定的前提下,要求液体出入量呈轻度负平衡(－500mL～－1000mL)。可给予利尿剂(如呋塞米 40～60mg/d)治疗,以减轻间质水肿和肺水肿。如果患者的内皮细胞受损,导致毛细血管通透性增加,则胶体液可渗入肺间质,加重肺水肿,故在急性呼吸窘迫综合征早期不宜补胶体。在患者创伤出血过多而必须输血时,宜加用微过滤器输新鲜血液,避免库存血含微形颗粒引起肺毛细血管微血栓。

4. 营养补给和原发病的治疗

急性呼吸窘迫综合征患者往往合并营养缺乏,应给予鼻饲和静脉高营养物质供给,以维持足够的能量供应,避免代谢和电解质紊乱。

(七)护理措施

1. 严密监护与治疗

(1)监测患者的生命体征,观察是否有由低氧血症、酸碱失衡、电解质紊乱引起的心律失常。

(2)监测患者的意识水平,注意有无意识紊乱和反应迟钝。

(3)观察患者的呼吸频率、节律、深度,记录是否有呼吸困难的情况以及辅助呼吸肌参与呼吸的情况,警惕出现三凹症。

(4)机械通气监护。正确选择呼吸机模式,对各种参数做合理调整;注意患者的体温、心率、血压、神志、尿量改变;观察患者的胸廓活动幅度、两肺呼吸音是否对称、自主呼吸增强或减弱;注意患者呼吸节律、频率、深浅度的改变,有无人机对抗情况发生。

(5)遵医嘱及时正确给药,观察药物的疗效及不良反应。

(6)对不能进食者,可采用鼻饲或静脉营养,按需要增加营养的摄入。

(7)警惕与治疗相关的并发症,包括心律失常、弥散性血管内凝血、胃肠道出血、感染、营养不良、麻痹性肠梗阻、气胸、肺纤维化、肾衰竭、血小板减少症和气管狭窄,警惕多脏器功能衰竭综合征的发生。

2. 保持呼吸道通畅,严格无菌操作

(1)加强呼吸道湿化处理,做好人工气道的护理。

（2）正确有效地吸痰，掌握吸痰时机，做好气道湿化。

（3）检查气囊是否呈密闭状态，定时监测气囊压力。

（4）气管吸痰、气管切开换药、添加无菌蒸馏水以及各项处置等应严格按照无菌操作原则进行。

3. 做好生活护理及心理护理

（1）患者取半卧位或坐位休息，尽量减少自理活动和不必要的操作，以减少体力消耗，降低氧耗量。

（2）加强口腔、皮肤、会阴护理等基础护理工作。

（3）对于应用神经肌肉阻滞剂的机械通气患者，在失去眨眼反射时，应给予常规的眼部护理，可滴注人造泪液来防止角膜干燥磨损。

（4）对能合作的患者，可用肢体语言或文字进行沟通，满足患者身心的需求。

4. 呼吸运动受限或气道阻塞患者的健康宣教

（1）指导患者自觉避免诱发本病的因素，如防止胃内容物吸入、淹溺，避免大量输血和防止感染等。

（2）休养环境要舒适、安静，每日通风换气，保持空气新鲜；根据气候的变化随时增减衣服，避免受凉，预防上呼吸道感染。

（3）饮食上应多食高维生素（如绿色蔬菜、水果）、高蛋白（如瘦肉、豆制品、蛋类）、粗纤维（如芹菜、韭菜）的食物，少食动物脂肪和胆固醇含量高的食物（如动物内脏）等。

三、急性呼吸衰竭

（一）概　述

急性呼吸衰竭（acute respiratory failure，ARF）是指当肺部不能充分地氧合排出二氧化碳时，导致动脉血氧分压（PaO_2）低于 60mmHg，伴或不伴二氧化碳分压（$PaCO_2$）增高，从而产生一系列生理功能紊乱及代谢障碍的临床综合征。

（二）病　因

所有能导致肺泡换气不足、通气-血流比值失调和血流由右向左分流的病因均能导致呼吸衰竭，包括慢性阻塞性肺疾病病情急剧恶化、肺炎、肥胖、感觉缺失、气胸、肺不张、呼吸暂停、肺水肿、肺栓塞、中枢神经系统疾病（如肌无力、格林-巴利综合征、脊髓侧索硬化症）、颅脑损伤及中枢神经系统抑制等。

当气道阻塞导致空气进入肺泡减少时，即发生肺通气不足；当流经肺部的血液未被充分氧合时，即出现血液分流。当 $PaCO_2$ 水平高于正常且 pH 值低于正常时，即发生呼吸性酸中毒，这时其他器官会发生代偿反应，例如交感神经兴奋，使血管收缩、外周阻力增加、心率增快。若组织缺氧进一步发展，则机体转向无氧代谢，导致乳酸（无氧代谢产物）堆积和代谢性酸中毒。代谢性酸中毒发生的时间要长于呼吸性酸中毒所需的时间，且可使血液进一步酸化，从而影响其他器官的正常代谢。

(三)临床表现

1. 低氧血症

(1)神经系统:轻度缺氧者表现为头痛、激动、思维紊乱、定向力下降、运动不协调等;重度缺氧者表现为烦躁不安、谵妄、抽搐、意识丧失、昏迷等,甚至死亡。

(2)心血管系统:最初,患者的心率可增快,脉搏可能强而快;但随着病情的发展,患者的脉搏可变得微弱且不规则,最终发生循环衰竭、心脏停搏。

(3)呼吸系统:一开始,患者的呼吸中枢兴奋,导致呼吸频率增加,出现鼻翼扇动、三凹现象;随后,患者的呼吸变浅、变慢,直至停止。

(4)皮肤黏膜:表现为皮肤湿冷、出汗,以颜面部为主;若缺氧严重,皮肤黏膜可出现发绀。

(5)凝血功能:患者可出现弥散性血管内凝血。

(6)消化系统:表现为消化道黏膜溃疡、坏死和出血,甚至出现肠麻痹。患者的肝功能可发生异常,并有黄疸。

(7)肾功能:表现为尿量减少、氮质血症、肾功能不全。

(8)代谢:代谢性酸中毒。

2. 高碳酸血症

(1)中枢神经系统:表现为脑血管扩张、脑血流量增加、颅内压升高,患者可有头痛、头晕、烦躁不安、言语不清、精神错乱、嗜睡、昏迷、抽搐、呼吸压制、扑翼样震颤等。

(2)心血管系统:表现为心率增加、心排血量增加,血压升高;严重时,可发生心率减慢、血压下降、心律不齐。

(3)呼吸系统:呼吸中枢反应迟钝,CO_2刺激减弱,呼吸变浅。

(4)酸碱失衡:早期出现代偿性呼吸性酸中毒,晚期则发展为失代偿性呼吸性酸中毒。

(四)辅助检查

1. 血液检查

动脉血气分析,如果PaO_2降低(通常低于60mmHg),$PaCO_2$升高(高于45mmHg),碳酸氢根水平正常,则提示早期呼吸衰竭,此时pH值也将降低。

2. 影像学检查

胸部X线检查可用于诊断肺气肿、肺不张、气胸、浸润和渗出等肺部疾病。

3. 心电图

肺源性心脏病和心肌缺氧可导致心律失常,心电图检查可见异常表现。

(五)治 疗

急性呼吸衰竭治疗的主要目标是恢复充足的气体交换,纠正原发病因,阻止呼吸衰竭进一步发展。

1. 氧疗

立即开始氧疗,使肺部血液充分氧合。指导患者尽量采取缩唇呼吸,以防肺泡萎陷;如果患者不能充分自主呼吸,则予以气管插管和机械通气。

2. 药物治疗

遵医嘱用药,包括应用抗生素、支气管扩张剂、皮质类固醇激素等。

3. 限制液体入量

限制患者的液体入量,以减轻心脏负荷,减轻肺水肿。

(六)护理措施

1. 监护与治疗

(1)监测患者的意识、生命体征、心率,根据情况至少每 2 小时或更短时间评估 1 次患者的呼吸情况,观察患者对氧疗的反应,监测呼吸、皮肤黏膜颜色、血氧饱和度等的变化。

(2)监测动脉血气分析结果,及时掌握患者的氧合情况、电解质水平及酸碱平衡情况。

(3)监测液体出入量,包括每天称体重以确定液体负荷是否过多(源于静脉输液和药物治疗)或利尿剂应用是否过量。

(4)根据患者呼吸衰竭的类型和缺氧的严重程度,选择适当的给氧方法和吸入氧分数。如果经过氧疗后,患者的低氧血症和二氧化碳潴留仍不能得到有效改善,则应积极配合医生进行气管插管和机械通气。

(5)控制感染,积极治疗原发病。

(6)补充足够营养,给予高热量、高维生素、高蛋白饮食,少量多餐。对气管切开患者,可给予鼻饲饮食。

(7)注意有无肺性脑病、代谢性碱中毒、上消化道出血、心力衰竭等并发症的发生。

2. 保持呼吸道通畅,严格执行无菌操作

(1)如无禁忌,将床头抬高 30°。

(2)保持呼吸道畅通,及时清除口、鼻腔及咽喉部的分泌物、异物和胃反流物。

(3)因气管插管绕过了许多机体防御感染的屏障,插管患者有感染的高风险,所以在未确定呼吸机报警原因的情况下,不要频繁吸引。如需吸引,应严格遵循无菌操作技术。

(4)定时检查气管插管的气囊压,防止充气过度而造成气道黏膜受压坏死;或气囊压不足而造成误吸。

3. 做好基础护理,提高患者舒适度

(1)加强对口腔、皮肤、会阴等部位的基础护理工作。

(2)采取措施预防鼻黏膜坏死,小心固定导管,注意应用无刺激的胶带以避免皮肤损伤。

(3)对于进行气管插管且神志清醒的患者,要为其提供与外界交流的方法,如使用手势、表情或者交流板等,向患者及其家属解释所有的操作过程。

4. 健康宣教

(1)根据患者的具体情况指导患者制订合理的活动与休息计划,避免氧耗量较大的活动,并在活动过程中增加休息。

(2)指导患者合理安排饮食,加强营养,改善体质。避免劳累、情绪激动等不良因素刺激。

(3)指导患者有效呼吸和咳嗽、咳痰的技术,如缩唇呼吸、腹式呼吸、叩背等,提高患者的自我护理能力。

(4)避免吸入刺激性气体,尽量少去人群拥挤的地方,避免与呼吸道感染者接触,减少感染的机会。

四、慢性阻塞性肺疾病急性加重

（一）概　述

慢性阻塞性肺疾病急性加重（acute exacerbation of chronic obstructive pulmonary disease，AECOPD)是指慢性阻塞性肺疾病患者的病情在短期内出现快速恶化，并需改变常规基础用药。患者可表现为在短期内咳嗽、气短和（或）喘息加重，痰量增多，呈脓性或黏液脓性，可伴发热等症状。2000 年，欧美共识会议提出了慢性阻塞性肺疾病急性加重常用的可操作定义：与慢性阻塞性肺疾病稳定期相比，慢性阻塞性肺疾病急性加重患者病情持续恶化，且超过日间正常变化。即有慢性阻塞性肺疾病基础的患者急性起病，需要调整常规用药。目前，大多数研究仍采用 Anthonisen 定义和分型标准，该标准认为至少具有以下 3 项中的 2 项才可诊断为慢性阻塞性肺疾病急性加重：①气促加重；②痰量增加；③痰变脓性。

（二）病因及发病机制

呼吸道感染、大气污染及其他理化刺激、气胸、肺栓塞、心力衰竭、心律失常、胸部创伤等都可造成慢性阻塞性肺疾病急性加重。其中，呼吸道感染是慢性阻塞性肺疾病急性加重最常见的原因，约占 80%。目前，慢性阻塞性肺疾病急性加重的发病机制尚不清楚，可能与各种因素刺激引起呼吸道黏膜充血、水肿，气道分泌物增多，进一步使气道阻塞、气流受限有关，致使慢性阻塞性肺疾病急性加重。

（三）临床表现

患者呼吸系统症状恶化，表现为咳嗽加剧，痰量增加，痰液变浓，气促加重，常伴喘息、胸闷等症状；重者可出现严重的呼吸困难，甚至出现精神障碍、嗜睡、昏迷。

（四）辅助检查

1. 血常规
血常规显示白细胞计数增加，特别是中性粒细胞增加，提示患者有细菌感染。脓性痰是开始经验性抗生素治疗的指征。同时，应进行痰培养和细菌敏感试验，以确定致病菌。

2. 动脉血气分析
在静息、未吸氧的情况下，$PaO_2 \leqslant 60mmHg$ 和（或）$SaO_2 \leqslant 90\%$，提示患者出现呼吸衰竭。

3. 胸部 X 线检查
通过高质量的后前位加侧位胸部 X 线检查，可排除肺部肿瘤、气胸、支气管扩张等疾病，有助于慢性阻塞性肺疾病急性加重的诊断。

（五）治　疗

1. 吸氧
吸氧是治疗严重低氧血症患者的首要措施之一。对于慢性阻塞性肺疾病患者，尤其合并Ⅱ型呼吸衰竭的患者,吸氧可显著改善其缺氧程度,但高浓度吸氧会引起和加重CO_2潴留及呼吸性酸中毒,造成意识改变。因此,对此类患者应予以鼻导管低浓度持续给氧,以纠正低氧血症,避免CO_2潴留。

2. 控制呼吸道感染

控制呼吸道感染是治疗慢性阻塞性肺疾病急性加重的关键。应根据慢性阻塞性肺疾病严重程度及细菌培养情况,结合本地区常见致病菌类型及耐药流行趋势和药物敏感试验结果调整抗生素的使用。

3. 支气管扩张剂的应用

支气管扩张剂已成为慢性阻塞性肺疾病急性加重的重要辅助治疗药物。常用的药物包括抗胆碱能制剂及肾上腺素β受体激动剂。吸入型支气管扩张剂可缓解慢性阻塞性肺疾病急性加重患者的临床症状,改善肺功能,防止呼吸衰竭的发生。

(六) 护理措施

1. 监护与治疗

(1)保持患者呼吸道通畅,指导患者深呼吸以及有效咳嗽的方法。对痰多者,可协助叩背或采用雾化吸入,以促进痰液排出。

(2)监测患者的意识、生命体征、SpO_2,观察患者咳嗽、咳痰情况及呼吸困难的程度。

(3)监测患者动脉血气分析结果和水、电解质、酸碱平衡情况。

(4)对伴有气急、哮喘的患者,可给予持续低浓度吸氧;对严重呼吸困难伴低氧血症者,可遵医嘱给予面罩、BiPAP给氧,或采用气管插管或气管切开呼吸机辅助机械通气。

(5)遵医嘱应用抗生素、支气管扩张剂和祛痰药,注意观察药物的疗效及不良反应。

(6)观察患者有无肺气肿、肺源性心脏病、肺性脑病、呼吸衰竭等并发症。

2. 卧位与活动

(1)中度以上AECOPD患者应卧床休息;协助患者取舒适的体位;极重度患者宜采取身体前倾位,使辅助呼吸肌参与呼吸。

(2)视患者病情的严重程度安排适当的活动,以不感到疲劳、不加重症状为宜。冬季应在有保暖设备的环境,避免直接吸入冷空气。

(3)指导患者进行呼吸功能训练,鼓励患者进行腹式呼吸、缩唇呼吸。

3. 健康宣教

(1)保持室内空气新鲜,定时开窗通风,减少有害粉尘、烟雾或气体的吸入。对吸烟者,应采取多种宣教措施劝导戒烟。在寒冷的季节或气候骤变时,注意保暖,防止受凉感冒。

(2)有计划地进行运动锻炼,如散步、慢跑、打太极拳、练气功等,以不感到疲劳为宜。在缓解期,应加强呼吸运动锻炼,如腹式呼吸、缩唇呼吸等。

(3)制订高热量、高蛋白、高维生素的饮食计划。当正餐进食量不足时,安排少量多餐,避免餐前和进餐时过多饮水。

(4)坚持家庭氧疗,氧流量控制在$1\sim2L/min$,每日吸氧时间$\geqslant15h$,目标为$PaO_2\geqslant60mmHg$和(或)SaO_2升至90%。

五、气　胸

(一)概　述

气胸是指气体在胸膜腔内积聚,导致肺部分或完全萎陷。胸膜腔内积聚的气体量决定了肺萎陷的程度;当气胸导致静脉回流受阻时,可危及患者的生命。

气胸分为外伤性气胸和自发性气胸。外伤性气胸可进一步分为开放性气胸和闭合性气胸(注意开放性外伤也可造成闭合性气胸)。自发性气胸常为闭合性气胸,可发生在慢性阻塞性肺疾病老年患者或健康的年轻人。

(二)病因及发病机制

不同类型气胸的病因及发病机制见表 8-5-1。

表 8-5-1　不同类型气胸的病因及发病机制

类型	病因	发病机制
开放性气胸	胸部穿透伤(刺伤或枪伤)、植入中心静脉导管、胸部外科手术、支气管镜活检、胸腔穿刺术或闭合性胸膜活检	当空气直接进入胸腔内时,导致开放性气胸(负压下);随着空气进入胸腔内,肺内变成正压,患侧肺组织萎缩,肺容积缩小,其结果为 V/Q 不平衡,进而导致低氧血症
闭合性气胸	胸部钝性外伤、肺大疱破裂导致空气漏入胸腔;在机械通气过程中,胸腔内高压造成的气压性创伤破裂	当开放口位于胸膜腔和肺组织之间时,即发生闭合性气胸,此时空气从肺组织进入胸膜腔,引起胸腔压力增加,导致吸气时肺组织扩张障碍
张力性气胸	胸部穿透伤、肋骨骨折、机械通气、高水平 PEEP 引起肺大疱破裂、胸部导管闭塞或故障	空气从胸膜破裂处进入胸腔,破裂口扮演了活瓣的功能,吸气时空气进入胸腔,但呼气时破裂口关闭,空气不能从胸腔排出,导致越来越多的空气在吸气时进入胸腔,胸腔内压力渐渐超过大气压,挤压已经萎陷的肺、纵隔、心脏和大血管,致使纵隔移向健侧,影响静脉回流,心脏、大血管、气管、对侧肺受到的压力比以往更大

(三)辅助检查

1. 影像学检查

(1)X 线检查:不仅是诊断气胸的最可靠方法,而且可帮助医生了解肺萎陷的程度。气胸患者 X 线胸片检查可表现为患侧外带透光度增强,内侧见肺压缩影,内外侧可见发线状阴影,即气胸线。张力性气胸可见肺压缩呈团状,气胸压缩线呈弧线或分叶状。

(2)胸部 CT:能清楚显示胸膜腔积气的位置,尤其在纵隔面的胸膜腔气肿与纵隔气肿的鉴别诊断中具有重要价值。

2. 动脉血气分析

动脉血气分析可显示低氧血症,早期常表现为 $PaCO_2$ 升高和标准碳酸氢根水平正常。

3.心电图检查

心电图检查显示 QRS 波群振幅降低，心前导联 T 波倒置，额面 QRS 电轴右偏，心前导联 R 波降低。

(四)治 疗

根据气胸的病因和严重程度，选择适当的治疗方式。开放性气胸需要采取外科手术修补患处组织，术后留置双腔水封瓶闭式引流装置。自发性气胸患者在肺压缩小于30％，且无胸腔压力增加，无呼吸困难或生理功能受损表现时，无须特殊处置；但当肺压缩明显（≥30％）时，需在锁骨中线第2或第3肋间放置胸腔引流管，以恢复胸腔负压，使肺复张。对于典型的张力性气胸患者，需立即从第2肋间用大口径针头穿刺排气，使肺复张，如果有大量气体自针头排出，则应置胸腔引流管行闭式引流；同时应用镇痛药物，鼓励患者深呼吸和咳嗽。

(五)护理措施

1. 监护与治疗

(1)患者取半卧位休息，避免用力、屏气、咳嗽等可导致胸腔内压增加的活动。

(2)至少每1～2小时评估1次患者的呼吸情况，包括呼吸的频率、深度、呼吸音情况；严密监控患者氧饱和度的变化，根据医嘱行血气分析。

(3)密切监测血流动力学参数。血氧低的患者有心律失常倾向，应予以关注。

(4)通过观察患者有无面色苍白、呼吸困难和突发胸痛，及时发现并发症。严密监测患者的生命体征，注意有无休克、呼吸窘迫和纵隔移位的征象。

(5)根据患者缺氧的严重程度，选择适当的给氧方式和吸入氧流量，使 SaO_2 保持在90％以上。

(6)对于开放性气胸患者，应立即用凡士林纱布或者敷料封闭胸壁伤口，使之成为闭合性气胸。对于闭合性气胸积气量多者或张力性气胸，可行胸膜腔抽气或闭式引流。

(7)遵医嘱给予止痛剂。指导和协助患者在咳嗽、咳痰时双手按压患侧胸壁，以减轻咳嗽所致的疼痛。

(8)护理胸腔闭式引流导管，观察水柱波动和排气情况。

2. 做好基础护理及心理护理

为患者提供安静、舒适的环境，做好口腔护理，保持口腔清洁。对无法自行翻身者，予以定时翻身，做好皮肤护理。向患者及其家属解释病情，及时回应患者的需求。

3. 健康宣教

(1)自我监测病情，如突发一侧似刀割样或针刺样的胸痛，并伴有胸闷、气促及呼吸困难等情况，应立即告知医护人员。

(2)指导患者加强营养，多进食富含蛋白质、维生素的食物，增强机体抵抗力；多吃新鲜的蔬菜、水果和富含粗纤维的食物，保持大便通畅，如有必要可适当使用缓泻剂；避免屏气、用力排便，以免诱发气胸。

(3)保持乐观、稳定的心理状态，避免精神紧张、悲观等不良情绪。

(4)嘱患者注意休息，避免剧烈活动；注意保暖，防止受凉；避免剧烈咳嗽，预防呼吸道感染。吸烟患者应戒烟。

六、大咯血

(一)概　述

大咯血是指喉及喉以下的呼吸道出血,血液经由咳嗽动作从口腔排出,一次咯血量大于300mL 或 24 小时咯血量超过 500mL。若抢救不及时,患者可因发生窒息或出血性休克而死亡。

(二)病　因

咯血的原因有很多,其中以呼吸系统疾病和心血管疾病最为常见。

1. 呼吸系统疾病,包括支气管扩张、支气管肺癌、肺结核、肺脓肿等,最常见的原因为肺结核。

2. 心血管疾病,包括二尖瓣狭窄、房间膈缺损、动脉导管未闭等。

3. 全身性疾病,包括流行性出血热、肺出血型钩端螺旋体病、白血病、再生障碍性贫血等。

(三)发病机制

各种原因导致的病变使毛细血管破裂,或炎症、瘀血导致毛细血管通透性增加;传染性疾病使全身小动脉及毛细血管充血、扩张、通透性增加;血液系统疾病患者因凝血机制障碍、血液成分异常,可导致咯血。

(四)临床表现

1. 前驱症状,即发生咯血前可有刺激性咳嗽,胸部不适或出血侧不适感;若为气管切开患者;但多数患者没有前驱症状。

2. 大咯血时,患者咯出大量鲜红或暗红色血液。

3. 窒息,如患者突感胸闷难忍,烦躁不安,面色苍白或发绀,咯血突然中止,患者发生呼吸困难,意识丧失。

(五)辅助检查

1. 实验室检查

(1)血液检查:血常规、出凝血时间、血细胞比容等检查可以帮助判断咯血的原因、贫血程度及有无感染等。

(2)痰液检查:进行痰液细菌培养和药物敏感试验,以确定致病菌。

2. 影像学检查

胸部 X 线、CT 检查有助于诊断肺实质病变。

3. 纤维支气管镜检查

纤维支气管镜检查可确定患者的出血部位、出血原因,并有助于清除分泌物、积血,及取活组织检查。

(六)治　疗

治疗原则:积极迅速止血,保持呼吸道通畅,防止窒息,维持患者生命,治疗原发病,防治并发症。

1.镇静、休息

对于咳嗽剧烈的大咯血,可适当给予镇咳药(如咳必清、可待因等),但禁用吗啡,以防过度抑制咳嗽而引起窒息。

2.加强护理、密切观察

对咯血中量以上者,应定时测量血压、脉搏和呼吸。鼓励患者轻咳,将血液咯出,以免滞留于呼吸道内。为防止患者用力大便而加重咯血,应保持大便通畅。

3.止血措施

(1)止血药物:垂体后叶素能收缩肺小动脉,使局部血流减少,促进血栓形成而止血;酚妥拉明通过直接扩张血管平滑肌、降低肺血管压而止血;普鲁卡因有扩张血管和镇静的作用,可用于有大量咯血但不能使用垂体后叶素的患者。

(2)其他止血措施:包括气管镜止血、气囊导管止血、支气管动脉栓塞术及外科手术等。

(七)大咯血并发窒息的处理

1.咯血时,患者取侧卧位,便于将血咯出,保持呼吸道通畅。若有窒息,应立即取头低脚高俯卧位,并轻拍背部,迅速清除在气道和咽部的血块,也可用较粗的吸引管进行机械吸引。

2.高浓度吸氧(氧浓度高于50%)。

3.静脉缓慢注射或滴注垂体后叶素。

4.咯血过多者,予以输血、补液。对反复大咯血且药物治疗不易控制者,可根据病情和病变范围行肺段或肺叶切除治疗。

5.咯血停止后,予以温凉流质饮食,卧床休息,避免咳嗽,保持大便通畅。

(八)护理措施

1.监护与治疗

(1)绝对卧床休息,尽量避免搬动患者。患者取患侧卧位,以减小患侧胸部的活动度。

(2)遵医嘱静滴垂体后叶素,控制静滴速度,观察患者有无恶心、便意、心悸、面色苍白等不良反应。

(3)对精神极度紧张、咳嗽剧烈的患者,遵医嘱给予小剂量镇静剂或镇咳剂。

(4)密切观察患者咯血的量、颜色、性质及出血的速度,观察生命体征及意识状态的变化,有无胸闷、气促、呼吸困难、发绀等窒息征象;注意观察患者有无阻塞性肺不张、肺部感染及休克等并发症的表现。

(5)咯血时,轻拍患者健侧背部,嘱患者不要屏气,以免诱发喉头痉挛,导致窒息。

2.基础护理及心理护理

(1)禁食:咯血后为患者漱口,擦净血迹,防止口咽部异物刺激,引起剧烈咳嗽而诱发咯血。

(2)安慰患者,及时清理患者咯出的血块及被污染的衣物、被褥等,稳定患者情绪,增强其安全感。

3.健康宣教

（1）积极防治百日咳、麻疹、支气管肺炎、肺结核等呼吸道感染，及时治疗上呼吸道慢性感染性疾病（如扁桃体炎、鼻窦炎等）；避免受凉，预防感冒。

（2）增强营养，多食高维生素、高蛋白、粗纤维食物，以增加机体抗病能力。

（3）告知患者戒烟，避免烟雾和灰尘刺激，防止病情恶化。

（4）嘱患者自我监测病情的变化，如出现胸闷、气促、呼吸困难、冷汗或咯血突然减少，要及时呼救，避免窒息的发生。

七、肺栓塞

（一）概 述

当大的栓子阻塞在肺动脉分支，部分或完全阻断远端血流，即肺动脉血管床发生阻塞时，为肺栓塞。肺栓塞可引起通气-血流比值失调，导致低氧血症和肺内分流。

（二）病 因

形成肺栓塞的栓子种类包括血栓、脂肪、空气、羊水、肿瘤细胞和异物（穿刺针等）等。其中，血栓是最常见的栓子类型，主要来自下肢深静脉。形成静脉血栓的三要素包括：①血液瘀滞，如长期卧床、制动、肥胖、烧伤患者，40岁以上的患者以及石膏固定的患者；②静脉损伤，如长骨及骨盆骨折，滥用静脉注射毒品，静脉治疗，或置入中心静脉导管操作或中心静脉导管断开等；③血液高凝，如肿瘤患者以及以雌激素为主的避孕药使用者或妊娠期妇女。脂肪栓塞主要发生于骨髓炎、长骨骨折、烧伤、脂肪组织或肝脏创伤的患者；空气栓塞较常发生于心肺分流术、透析、深静脉导管置入、内窥镜检查患者。

（三）发病机制

在发生肺栓塞时，栓子通过静脉系统进入右心和肺血管系统，嵌在细小的血管里，阻碍血液流动，导致通气-血流比值失调，进而导致不可逆的血氧饱和度下降。

（四）临床表现

患者的临床表现主要取决于栓子的大小、数目、部位，多个栓子的递次栓塞间隔时间及患者的基础心肺贮备功能等。同时，由于机械、体液和神经反射的作用，患者的临床表现各异，错综复杂。

小栓塞可不引起任何症状和体征。当栓塞肺动脉血管床不足50%时，可引起喘息、焦虑、胸痛，听诊可闻及捻发声；当栓塞肺动脉血管床大于50%时，可有濒死感、呼吸困难、心动过速、意识障碍、右心衰、低血压、电机械分离等症状。

栓子的种类不同，患者的临床表现也会有差异。如脂肪栓塞在24h内可以没有症状；随后，患者可出现烦躁、意识障碍、气短、喘息和低氧血症，胸部出现瘀斑；气体栓塞可造成患者心悸、虚弱、心动过速和低氧血症。

（五）辅助检查

1. 血液分析

（1）动脉血气分析：结果可提示患者有低氧血症，还有可能伴有因呼吸急促引起的低碳酸血症；但血气指标正常时并不能排除肺栓塞。

（2）血浆 D-二聚体测定：血浆 D-二聚体是交联纤维蛋白特异的降解产物，若体内有活化的血栓形成和纤维溶解过程，血浆 D-二聚体水平就会升高。因此，在急性深静脉血栓或肺血栓患者，血浆 D-二聚体水平可异常增高。D-二聚体水平在很多情况下（如外伤、手术、肿瘤、炎症等）可增高，因此不能完全根据此指标就确诊肺栓塞。

2. 影像学检查

（1）胸部 X 线：不能确诊 1～2h 形成的栓塞，但可用于排除其他肺部疾病，而且胸部 X 线检查可提示肺萎陷的部位、膈肌高度、胸膜有无渗出、肺动脉段是否突出；少数情况下，肺栓塞患者的胸部 X 线片还可出现典型的楔形渗出影，提示肺梗死形成。

（2）磁共振（MRI）：用于确定栓子的部位，并可提示栓塞部位的血流变化。

3. 心电图

心电图可用于鉴别诊断肺栓塞和心肌梗死。肺栓塞患者的心电图表现为电轴右偏，右束支传导阻滞，P 波高尖，ST 段压低，T 波倒置和室上性心律失常。

（六）治 疗

肺栓塞治疗的目标是为患者提供充足的气体交换，直至栓子被清除或溶解。对血栓栓塞患者，除氧疗外，可采用肝素治疗，以抑制更多的血栓形成，然后可根据发病的危险因素给予华法林治疗 3～6 个月；对大块肺栓塞并休克的患者，需要用链激酶或阿替普酶进行溶栓治疗，促使血栓溶解；对其他来源的栓子，需根据栓子的性质对症施治，如对细菌栓子提倡用抗生素治疗而不是抗凝治疗。

对于因近期行外科手术或患有血液病而不能行抗凝治疗的患者，或在抗凝治疗过程中重新出现栓子的患者，应采用手术治疗。外科治疗措施包括静脉结扎，或放置滤网（过滤伞）以过滤回流到心脏和肺的血液。但如果血管造影无肺栓塞的证据，则不应行手术治疗。

（七）护理措施

1. 监护与治疗

（1）保持氧气供需平衡。患者应绝对卧床休息，抬高床头或取半卧位，根据缺氧严重程度选择适当的给氧方式和吸入氧浓度。对于轻中度呼吸困难的患者，可采用鼻导管或面罩给氧；对严重呼吸困难的患者，应予以机械辅助通气。

（2）监测患者的呼吸功能及重要脏器的功能状态，包括呼吸、意识、循环状态及心电图的改变。

（3）遵医嘱及时、正确给予溶栓及抗凝制剂，监测药物的疗效及不良反应。

（4）抗凝治疗时要定期监测患者的 APTT，有效的肝素治疗应使 APTT 延长至正常的 2～2.5 倍；注意观察患者有无鼻出血、出血点和其他出血征象。

（5）准备好抗凝剂的拮抗剂，一般采用硫酸鱼精蛋白拮抗肝素的效果，用维生素 K 拮抗华法林的出血危险。对危及生命的出血,可能需要使用血液制品。

（6）每日测量和比较双侧下肢周径,观察局部皮肤的颜色有无改变,及早发现下肢深静脉血栓形成的征象。

（7）监测患者每天的营养摄入量,确保患者摄入足够的热量和液体。

（8）做好心理护理,关注患者的心理状态,尽量陪伴、安慰患者,增加患者的安全感,减轻其恐惧感。

2. 健康教育

（1）对存在 DVT 危险因素的人群,指导其避免可能增加静脉血流瘀滞的行为,如长时间保持坐位,特别是坐时跷二郎腿或穿束膝长筒袜;长时间站立不活动等。

（2）鼓励卧床的患者在床上进行肢体活动;不能自主活动的患者需进行被动关节活动;在病情允许的情况下,应尽早下地活动和走路。

（3）卧床患者可利用机械作用(如穿加压弹力抗栓袜、下肢间歇序贯加压充气泵等)促进下肢静脉血液回流。

（4）适当增加液体摄入,防止血液浓缩。

（5）对于高危患者,应指导其遵医嘱使用抗凝制剂。

（6）自我监测病情。长时间卧床患者若出现一侧肢体疼痛、肿胀,应注意 DVT 的发生风险;若患者突然出现胸痛、呼吸困难、咯血痰等表现,应注意肺栓塞的可能性,需及时告诉医护人员或就诊。

八、肺动脉高压

（一）概　述

肺动脉高压(pulmonary hypertension,PH)是以肺动脉压力升高持续超过 30mmHg,平均肺动脉压大于 18mmHg 为特点的一种病理生理综合征。

（二）病　因

原发性或特发性肺动脉高压病因不明,最常见于 20～44 岁的女性。在确诊后,患者存活期一般少于 4 年,但也有的患者可存活 10 年及以上。妊娠期妇女患肺动脉高压的死亡率最高。继发性肺动脉高压源于心脏疾病(左心衰、室间隔缺损、动脉导管未闭)和(或)肺脏疾病(慢性阻塞性肺疾病,由低氧血症和酸中毒引起的动脉血管收缩)。

（三）发病机制

目前认为,肺动脉高压涉及细胞、体液介质和分子遗传等多个途径,不能以单一的病理生理理论来解释。血管收缩、血管重构和原位血栓是肺动脉高压发生、发展的重要基础,内皮细胞、平滑肌细胞、成纤维细胞和血小板等细胞参与形成,血管收缩因子和血管舒张因子、促进增殖因子和抑制增殖因子、促凝物质和抗凝物质等多种血管活性物质失衡促使其发生。

（四）临床表现

轻度肺动脉高压的患者可无症状,随着病情的加重,患者可有以下表现。

1. 呼吸系统

呼吸系统表现为轻微活动即感呼吸急促,膈肌呼吸运动减弱。

2. 循环系统

循环系统表现为心动过速、血压降低以及右心衰竭的症状,如腹水、颈静脉怒张,明显可触的右心抬举样搏动和颈动脉搏动减弱,可能出现周围水肿;心脏最强搏动点超过锁骨中线;可闻及心脏收缩期杂音,明显的第二心音分裂,可闻及第三、四心音。

3. 神经系统

患者表现为神志的改变,可出现烦躁、兴奋或意识障碍。

(五) 辅助检查

1. 影像学检查

(1)胸部 X 线:表现为肺动脉段凸出及右下肺动脉扩张,伴外周血管稀疏,称"截段征",右心房和右心室扩大。胸部 X 线检查对特发性肺动脉高压及中、重度肺动脉高压患者的诊断价值较高。但即使 X 线显示正常,也不能排除肺动脉高压。

(2)胸部 CT:能准确显示明显扩张的主动脉及左、右肺动脉,与周围血管的管径大小形成鲜明对比。

2. 超声心电图

超声心电图是筛查肺动脉高压最重要的无创方法。在不合并肺动脉狭窄、肺动脉闭锁及右心室流出道梗阻的情况下,肺动脉收缩压等于右室收缩压。

3. 右心导管检查

右心导管检查是确诊肺动脉高压的金标准。可用于测定导管走行过程中心腔及肺动脉的压力,明确肺血管阻力等。

4. 心电图

心电图表现为电轴右偏;Ⅰ导联出现 S 波;右心室高电压;右胸导联出现 ST 段压低,T 波低平或倒置。但即使心电图正常,也不能排除肺动脉高压。

(六) 治 疗

1. 充分治疗原发病

因原发性肺动脉高压的病因不清,治疗带有经验性。治疗主要应针对血管收缩、血栓形成、内皮损伤及心功能不全等方面进行,旨在恢复肺血管张力、阻力和压力,改善心功能,增加心排血量,提高患者生存质量。

2. 药物治疗

(1)血管扩张剂:是治疗肺动脉高压的主要药物,包括钙离子通道阻断剂、前列环素及类似物、内皮素受体阻断剂、磷酸二酯酶抑制剂等,需长期应用。

(2)利尿剂:可降低血容量和静脉回流血流量。

(3)支气管扩张剂:可松弛气管平滑肌,并促使气道开放。

(4)β-肾上腺素能受体阻滞剂:用于减轻心脏负荷,并改善患者的氧合。

3. 抗凝治疗

肺动脉高压患者可因肺血流缓慢、右心功能不全及活动受限等而致静脉血流瘀滞,有血栓形成及发生栓塞的风险,故推荐抗凝治疗。但有出血或出血倾向者禁用。

4. 支持治疗

对伴有低氧血症者,可给予长期吸氧;对营养不良者,可给予营养支持等。

(七)护理措施

1. 监护与治疗

(1)监测患者的心肺情况,听诊心音和呼吸音,如果出现第三心音、杂音或爆裂音,则提示发生心力衰竭。

(2)监测患者的生命体征、血氧饱和度及心率。

(3)评估患者的血流动力学情况,监测 PAP 和 PAWP 变化。

(4)密切监测液体出入量,每日称体重,遵医嘱限制液体量。

(5)遵医嘱给予药物治疗,以改善心肺功能。注意药物的不良反应,如应用利尿剂和 β 肾上腺素能阻滞剂后出现的体位性低血压。

(6)给予高纤维素、易消化、清淡饮食,保持大便通畅。

2. 做好基础护理,提高患者舒适度

(1)保持病室环境安静、舒适,空气洁净,温、湿度适宜;根据疾病的严重程度安排休息与制订活动计划。

(2)保持呼吸道通畅,协助患者翻身叩背,及时清除呼吸道分泌物。

(3)协助患者定时更换体位,使用气垫床,穿宽松、柔软的衣服,预防皮肤压力性损伤。

3. 健康宣教

(1)积极防治原发病,避免和防治各种可能导致病情加重的诱因,坚持家庭氧疗。

(2)加强饮食营养,以保证机体康复的需要。

(3)适当进行体育锻炼和呼吸功能锻炼,如气功、散步、腹式呼吸、缩唇呼吸等。

(4)自我监测病情,如出现体温升高、呼吸困难、剧烈咳嗽、尿量减少、明显水肿等情况,提示病情加重,需及时就诊。

九、哮喘持续状态

(一)概 述

哮喘是一种慢性炎症性气道疾病,它可引起短暂的气道阻塞,导致气道对多种刺激呈高反应性。哮喘持续状态源于哮喘急性发作,可危及患者生命。

(二)病 因

1. 外因

(1)接触过敏原:如花粉、药物、动物皮毛、房屋灰尘或霉菌、木棉枕头或羽绒枕头、有毒气体的刺激等。

(2)感染:呼吸道感染尤其病毒感染,可诱发潜在的变态反应。

(3)药物使用不当:如突然停用激素,可诱发哮喘。

(4)遗传性变态反应:幼儿时期发病的外源性哮喘通常伴有其他遗传性变态反应,如湿疹或过敏性鼻炎。

2. 内因

内因包括精神应激、疲劳、内分泌的变化、温湿度变化、焦虑、咳嗽或大笑、遗传因素等，均可引起哮喘急性发作。

（三）发病机制

免疫学途径是哮喘发病的基础，T淋巴细胞被抗原激活是发生免疫反应的关键步骤。哮喘发生时，T细胞被激活，分化为Th_1和Th_2两个亚群。其中，Th_2细胞在哮喘发病中起重要作用。哮喘患者Th_1功能下降，而Th_2功能异常增高。Th_2细胞可合成和释放多种细胞因子和趋化因子，调节IgE，引起肥大细胞、嗜碱性粒细胞、嗜酸性粒细胞的成熟、募集和活化，并释放多种炎症介质，导致哮喘的气道炎症反应。

在重症哮喘中，中性粒细胞参与了炎症反应，导致支气管上皮组织损伤和气道重构，表现为持续的支气管上皮细胞破坏和修复的慢性损伤特点。支气管上皮组织的损伤刺激动员了间质细胞释放多种生长因子，参与损伤修复的过程，这些因子可共同促进气道重构及新生血管的形成。

（四）临床表现

哮喘发病时，患者取坐位或略前倾位，面色苍白，出汗，呼吸频率高于正常；有窒息感，有胸部紧缩感伴咳嗽，咳出白色泡沫痰或黄痰；呼吸困难明显，仅在喘息间期能间断吐字讲话。胸部叩诊呈过清音，听诊可闻及粗糙呼吸音伴吸气和呼气时哮鸣音，局部呼吸音可能减弱，呼气相延长。当患者精疲力尽时，呼吸频率开始减慢；如果患者同时有意识模糊和嗜睡，提示呼吸衰竭。

（五）辅助检查

1. 血液学检查

（1）血常规：因气道炎症，白细胞计数及分类可显示嗜酸性粒细胞增加；如果存在感染，则白细胞计数和嗜酸性粒细胞也可增加。

（2）血气分析：结果可显示氧分压下降，二氧化碳分压增高。

2. 痰液分析

痰液表现为黏性增加，有黏液栓，出现黏蛋白原纤维螺旋（气道管型）、Charcot-Leyden晶体、嗜酸性粒细胞。如果存在感染，痰培养可以发现病原菌。

3. 影像学检查

胸部X线检查显示，患者可出现肺过度膨胀伴有区域性肺不张。由于胸廓内容量增大，所以膈肌变平。

4. 肺功能检查

急性发作期，患者肺活量降低，肺总容量和残气量增加。测量峰值流速和呼气流速，结果均低于基线值的60%。

（六）治疗

哮喘急性发病期要密切监测患者是否出现呼吸衰竭。遵医嘱给予氧疗、支气管扩张剂、肾上腺素、皮质类固醇和气雾剂治疗。如二氧化碳分压增高或发生呼吸停止,应行气管插管和呼吸机治疗。

1. 去除诱发因素

通过识别和避免诱发因素来预防哮喘发作,如接触过敏的环境或刺激物。

2. 脱敏治疗

如不能从根本上去除刺激物,则需用特效抗原脱敏治疗,这样可以减轻将来接触过敏原时哮喘发作的严重程度。

3. 药物治疗

(1)支气管扩张剂(如肾上腺素、沙丁胺醇)可舒张支气管,减轻支气管黏膜水肿,改善肺通气。

(2)抗胆碱酯酶药可增强支气管扩张剂的作用。

(3)应用肾上腺皮质激素(如甲强龙),可以缓解支气管狭窄,减轻呼吸道水肿,增加肺通气量。

(4)皮下注射肾上腺素,消除引发哮喘的过敏介质的影响。

(5)对季节性发作的变态反应性哮喘患者,要应用细胞膜稳定剂(如色甘酸钠、奈多罗米等)。在预防性用药时,膜稳定剂可以抑制炎症细胞释放介质,从而减少化学递质介导的过敏反应的发生。

(6)可预防性给予白三烯受体调节剂(孟鲁司特和扎鲁司特),以阻断哮喘发作时炎症因子的作用。

4. 氧疗

湿化氧气可纠正呼吸困难、发绀、低氧血症,同时维持血氧饱和度大于90%。若患者对初始通气支持和药物治疗的反应差,发生呼吸衰竭,则要给予机械通气。

(七)护理措施

1. 监护与治疗

(1)观察患者的意识状态、呼吸频率、节律、深度,监测呼吸音、哮鸣音的变化,监测动脉血气分析和肺功能情况。

(2)给予控制哮喘发作的药物,迅速缓解支气管痉挛,缓解哮喘症状。观察药物的疗效和不良反应。

(3)给予鼻导管或面罩吸氧,吸入的氧气应尽量温暖、湿润。如患者病情严重,应准备机械通气。

(4)提供清淡、易消化、足够热量的饮食,避免进食硬、冷、油煎及可能与哮喘发作有关的食物。

(5)指导患者进行有效咳嗽、咳痰,协助拍背。

(6)建立静脉通路,遵医嘱及时、充分补液,以稀释痰液,纠正水电解质和酸碱平衡紊乱。

2. 做好基础护理及心理护理

(1)为患者提供安静、舒适、温湿度适宜的环境;有明确过敏原者应尽快脱离过敏原;病室内不宜摆放花草,避免使用皮毛、羽绒、蚕丝织物等。

(2)提供舒适卧位,做好口腔与皮肤护理。

（3）给予心理疏导和安慰，消除患者过度紧张的情绪，以减轻哮喘发作的症状。

3．健康宣教

（1）避免诱发因素，如避免摄入引起过敏的药物，避免强烈的精神刺激和剧烈运动，避免持续的喊叫等过度换气动作，不养宠物，避免接触刺激性气体，预防呼吸道感染。

（2）加强体育锻炼、耐寒锻炼及耐力训练，增强体质。

（3）了解所用各种药物的名称、用法、用量、注意事项及不良反应，掌握正确的药物吸入技术。

（4）保持有规律的生活和乐观情绪，培养良好的情绪和战胜疾病的信心。

参考文献

[1]潘虹,黄琴红,蔡英华,等. 14 例重症特发性肺动脉高压患者肺移植术后合并急性左心衰竭的护理[J]. 中华护理杂志,2017,52(11):1330-1333.

[2]魏文举,张强,那海顺. 经鼻高流量氧疗在成人患者中的应用进展[J]. 中华护理杂志,2016,51(7):853-857.

[3]张稷. 2016 国际心肺移植协会共识:肺移植术后抗体介导的排斥反应[J]. 实用器官移植电子杂志, 2017, 5(5)：321-328.

[4]中国呼吸科专家组.慢性阻塞性肺疾病急性加重（AECOPD)诊治中国专家共识[J].国际呼吸杂志,2017,37(14):1041-1057.

[5]中华医学会心血管病学分会.急性肺栓塞诊断与治疗中国专家共识[J].中华心血管杂志,2016,44(3):197-211.

[6] Fan E，Del SL，Goligher EC，et al. An Official American Thoracic Society/European Society of Intensive Care Medicine/Society of Critical Care Medicine Clinical Practice Guideline：Mechanical ventilation in adult patients with acute respiratory distress syndrome[J]. Am J Respir Crit Care Med，2017，195(9)：1253-1263.

消化系统

第一节　消化系统的解剖结构和功能

一、概　述

消化系统(digestive system)包括消化道和附属器官两部分。消化道是指从口腔到肛门的管道,包括口腔、咽喉、食管、胃、小肠(十二指肠、空肠和回肠)和大肠(盲肠、阑尾、结肠、直肠和肛管);附属器官包括肝脏、胆囊、胰腺等(见图9-1-1)。腹主动脉、胃动脉和脾动脉维持消化系统的血液供应。消化系统的主要功能是摄取和消化食物。食物的消化过程包括物理性和化学性消化,经消化的食物由消化管黏膜上皮细胞吸收,最后的食物残渣形成粪便排出体外。

二、解剖和生理

(一)消化道

1.口腔

消化过程从口腔咀嚼、分泌唾液以及吞咽开始。舌用于感知味觉。食物在咀嚼过程中与腮腺、下颌下腺及舌下腺分泌的唾液混合,唾液中的淀粉酶能部分分解碳水化合物,将淀粉分解成麦芽糖。

2.咽喉

咽喉连接口腔和食管,通过吞咽动作使口腔内的食物进入食管。会厌位于舌根后部。吞咽时,在喉头上方关闭会厌,同时软腭上抬封闭鼻腔,这个动作可阻止食物和液体进入气管。

3.食管

食管是一条肌性中空管道,连接咽喉部和胃。吞咽食物时,咽部收缩,食团经过食管上括约肌后,引起该括约肌反射性收缩,食管产生由上而下的蠕动,将食团推送入胃。

4.胃

胃是各部分消化道中最膨大的部分,上接食管,下续十二指肠。成人胃容积约为

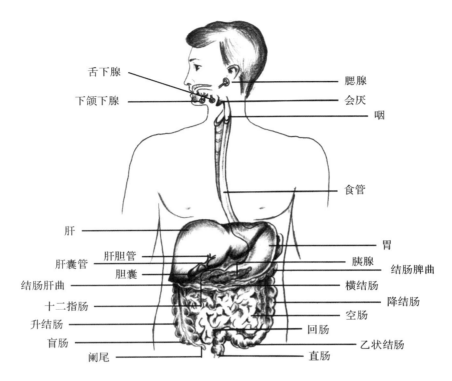

舌下腺
下颌下腺
腮腺
会厌
咽
食管
肝
肝胆管
肝囊管
胆囊
结肠肝曲
十二指肠
升结肠
盲肠
阑尾
胃
胰腺
结肠脾曲
横结肠
降结肠
空肠
回肠
乙状结肠
直肠

图 9-1-1　消化系统解剖

1500mL。胃的主要功能是容纳和消化食物，由食管进入胃内的食团经胃内机械性和化学性消化后形成食糜，食糜借助胃的运动进入十二指肠。

（1）胃的形态：胃是一个大的蚕豆形肌性空腔脏器，位于左上腹膈肌下方，包括贲门、胃体和胃窦三部分。胃有两种重要的括约肌，即胃入口处的贲门括约肌和胃出口处的幽门括约肌。

（2）胃的分泌功能：胃表面的细胞主要分泌 3 种重要物质——黏液、盐酸和胃蛋白酶。①黏液：覆盖于胃的表面，保护其免受盐酸和酶的损伤。②盐酸：为胃蛋白酶分解蛋白提供所需要的高酸环境。此外，盐酸还能杀灭大多数细菌，是机体抵御感染的屏障。③胃蛋白酶：初步消化蛋白质，能分解食物中约 10% 的蛋白质。

5.小肠

小肠长约 6m，包括十二指肠、空肠和回肠 3 部分。食物在小肠内完全消化，糖类、脂类以及蛋白质被降解，最后的消化产物通过肠黏膜屏障吸收入血。

6.大肠

大肠又称结肠，依次包括盲肠、升结肠、横结肠、降结肠、乙状结肠和直肠。阑尾呈手指状连接于盲肠末端。大肠的功能包括吸收多余的水分和电解质，贮存食物残渣，并以粪便的形式把废物排出体外。

（二）附属消化器官

1.肝脏

肝脏是人体内最大的腺体，也是最大的消化腺。肝位于右上腹膈肌下方，由肝左叶、右叶、尾状叶和方叶 4 个叶组成。肝的血供十分丰富,质地柔软而脆弱,易受外力冲击而破裂,从而引起腹腔内大出血。

肝小叶是肝的功能单位,由肝细胞组成,其围绕着一条中央静脉并向四周呈放射状排列。肝静脉窦为肝毛细血管网,将肝板相互分割。网状内皮吞噬细胞沿静脉窦排列,将通过肠道毛细血管进入血液的细菌和毒物排出。肝脏的功能如下。

(1)代谢糖类、脂类、蛋白质:肝脏通过调节糖原的合成与分解,糖酵解与糖异生和糖类的转化来维持血糖浓度的相对稳定。通过合成极低密度脂蛋白和高密度脂蛋白,将其合成的甘油三酯、磷脂及胆固醇分泌入血,是脂类代谢的重要场所。肝脏除合成它本身的结合蛋白质外,还合成多种蛋白质分泌到血浆中而发挥不同的作用。

(2)合成和贮存功能:摄入的大部分营养物质通过胃与小肠的消化吸收后,经门静脉进入肝脏,通过肝细胞的作用合成人体所需的各种重要物质,如血浆蛋白、非必需氨基酸和维生素 A 等;同时,肝脏还可贮存糖原、铁、维生素 D、维生素 K、维生素 B_{12} 等物质。

(3)分泌胆汁:肝细胞可分泌胆汁,胆汁中的胆盐有助于脂肪的消化吸收。

(4)解毒功能:肝脏能将吸收入体内的毒物或机体代谢过程中产生的有毒物质转变成无毒或毒性较小的物质,并加速其排泄,以保护机体免受毒害,维持正常的生理功能。

(5)转化功能:将氨转化为尿素排出体外。

(6)防御功能:肝内富含吞噬细胞,能吞噬和清除血液中的异物,是机体防御系统的主要组成部分。

(7)造血功能:胚胎时期的肝脏具有造血功能。

2.胆囊

胆囊呈梨形,位于肝右叶脏面的中部。它具有贮存和浓缩胆汁的功能,并通过奥狄(Oddi)括约肌的收缩和舒张,使贮存的胆汁通过胆总管进入十二指肠。

胆汁是一种绿色的液体,由水、胆固醇、胆盐和磷酸盐组成,可以乳化脂肪,促进脂肪酸、胆固醇和其他脂类物质在肠道被吸收。

3.胰腺

胰腺是人体第二大消化腺,横于腹部胃的后方,包括头部、体部和尾部。它具有两种基本的组织成分:分泌消化酶的胰腺腺泡和分泌激素的胰岛细胞。其中,所分泌的消化酶进入十二指肠,而激素进入血液。

(1)分泌的消化酶:胰腺腺泡分泌消化酶进入胰管,胰管贯穿胰腺全长,与胆囊发出的胆管共同进入十二指肠。消化酶能消化蛋白质、碳水化合物和脂肪。

(2)分泌的激素:如胰岛素、胰高血糖素和生长抑素等。①胰岛素:由胰岛 β 细胞分泌,可降低血液中糖的水平,促进碳水化合物代谢。②胰高血糖素:由胰岛 α 细胞分泌,可促进肝糖原分解,升高血糖水平。③生长抑素:可抑制胰岛素与胰高血糖素的释放。

第二节　消化系统的评估

消化系统评估是了解消化功能或消化系统潜在问题的重要手段。对于急危重症患者,除需立即采取抢救措施外,应同时采集完整的病史,再通过视、触、叩、听诊的顺序和方法进行完整的体格检查。

一、病　史

病史包括主诉、既往史、家族史和社会史。

（一）主　诉

消化系统疾病常见的主诉包括疼痛、胃灼热、恶心、呕吐、腹胀、食欲改变、排便习惯改变等。需询问患者每种症状的发作情况、严重程度，以及疼痛部位、加重减轻因素、伴随症状等（见表9-2-1）。

表 9-2-1　问诊

问诊方面	问诊内容
加重因素	哪些因素可引起这些症状？哪些使其更严重？与进食是否有关？是不是在同一部位或同一时间？
缓解因素	有因素能减轻症状吗？是否用了药物来减轻症状？是否尝试了其他方法来减轻症状？
发作情况	症状是如何开始的？逐渐发生还是突然发作？有没有先兆？
持续时间	症状是什么时候开始的？出现症状之前有什么情况？疼痛开始的时间？是持续的还是间断的？
性质	症状以前是否出现过？如果有，是什么诊断？疼痛的性质是锐痛、钝痛、酸痛、绞痛还是灼烧痛？
剧烈程度	让患者描述症状的严重程度，如疼痛时用合适的疼痛评分标准进行评定。是否影响了正常活动？比开始时好转还是加重？影响夜间睡眠吗？
部位	症状出现的部位在哪？是否播散、放射或转移？让患者指出症状最明显的部位
伴随症状	发病时有没有出现其他症状？有无食欲、体重改变？如果有，增加或减少了多少？肠蠕动的情况？大便的情况？进食、饮酒的情况？

（二）既往史

为了明确患者的疾病为新发还是复发，应询问患者既往有无消化系统疾病，如溃疡、胆道疾病、胰腺疾病、炎症性肠病及消化道出血等，是否有腹部手术史或外伤史。同时，询问用药史也很重要，包括阿司匹林、磺胺类药、非甾体抗炎药、通便药等，以及可能引起恶心、呕吐、腹泻、便秘等症状和体征的药物使用史。

（三）家族史

因为部分消化系统疾病具有遗传性，所以应询问家族中是否有同类患者。这类疾病包括溃疡性结肠炎、结肠癌、糖尿病、克罗恩病等。

（四）社会史

为明确病因，应询问患者心理和社会因素，如职业、家庭生活方式、经济状况、工作压力、饮食习惯及睡眠情况等。

二、体格检查

消化系统的体格检查包括对口腔、腹部、肝脏和直肠等的评估。

(一)口 腔

评估口腔采用视诊和触诊的方法。

1. 检查口和下颌是否对称、有无肿胀,检查咬合情况,有无假牙。

2. 检查口腔黏膜、牙龈有无出血、溃疡等情况。

3. 检查舌表面有无覆盖物、震颤、肿胀和溃疡,观察呼吸气味。

4. 检查咽喉部,包括悬雍垂是否偏移,扁桃体有无异常、病变、斑块和渗出物。

(二)腹 部

评估腹部时,听诊应在触诊和叩诊前进行,以免因检查刺激激惹肠蠕动而影响听诊。

1. 腹部听诊

(1)肠鸣音:将听诊器轻放于右下腹,顺时针方向听诊腹部四区,每个位置听诊时间不少于 2min。肠鸣音的音调和强度变化不规律,频率为 3~5 次/min,空腹时最响。肠鸣音减弱表现为肠鸣音次数减少,呈微弱、低钝;肠鸣音亢进表现为肠鸣音次数增多,呈嘈杂、高调或金属音。

(2)血管杂音:将听诊器置于腹主动脉、肾动脉、髂动脉、股动脉上方听诊血管杂音、嗡鸣音和摩擦音(见表 9-2-2)。

表 9-2-2 异常腹部听诊音

声音和描述	部位	可能的原因
异常肠鸣音		
亢进(与饥饿无关)	任何区域	腹泻、应用缓泻剂或早期肠梗阻
减弱,甚至消失	任何区域	麻痹性肠梗阻或腹膜炎
高调肠鸣音	任何区域	肠内的液体和气体淤滞在扩张的肠管内
腹部绞痛,高调尖锐肠鸣音	任何区域	肠梗阻
	腹中部	腹主动脉瘤或腹主动脉狭窄
	上腹两侧	肾动脉狭窄
收缩性杂音	下腹两侧	髂动脉狭窄
吹风样杂音或轻微的连续性杂音	腹中部包块部位	左叶肝癌压迫肝动脉或腹主动脉
静脉杂音		
连续不断的中调声音,因血液流入大的充血的器官而产生,如肝脏	上腹部和脐部	门静脉和静脉系统之间的侧支循环增加,如肝硬化
摩擦音		
像两片砂纸在一起摩擦产生的刺耳声音	肝和脾	肝癌并发的肝腹膜表面炎症

2. 腹部触诊

触诊时,患者平卧,膝下置一软枕,使其腹部肌肉放松。检查中若出现不适,鼓励患者深呼吸或分散其注意力,最后检查疼痛部位。

浅触诊时,手指轻轻下压腹壁1.5～2cm,勿用力过大。浅触诊用于检查腹部肌肉的紧张度、压痛和浅表器官的位置。深触诊时,双手手指将腹壁下压3.5cm,缓慢环形移动双手。深触诊用于检查腹壁下脏器(见表9-2-3)。

表9-2-3 常见腹部疼痛体征及引出方法

腹部疼痛体征	引出方法	图示
反跳痛	帮助患者仰卧屈膝,使腹部肌肉放松,检查者在压痛处缓慢下压手指,然后迅速抬起,出现反跳痛为阳性体征。这种疼痛可放射至脐部	
髂腰肌征	帮助患者取仰卧位,两腿伸直,让其向上抬高右腿,同时检查者用手轻轻下压,左腿重复上述检查。按压任一腿时出现腹部疼痛加剧即提示腰大肌受刺激	
闭孔肌征	帮助患者取仰卧位,屈髋屈膝90°。检查者在患者膝部以上和踝部分别握住患者下肢,然后使其内旋。出现下腹部疼痛即为阳性体征,提示闭孔肌受刺激	

3. 腹部视诊

(1)观察腹部是否对称,有无膨出或肿块。观察腹部外形和轮廓是否有膨隆或凹陷,根据病情测量腹围。

(2)检查腹部皮肤是否光滑和完整,有无瘢痕、破损、出血、黄染等。

(3)正常情况下,肠蠕动波是不可见的,若可见明显的涟漪状蠕动波,则提示肠梗阻可能。高血压、主动脉瓣关闭不全、其他引起脉压增大的疾病患者或消瘦患者,可在腹部观察到主动脉搏动。

4. 腹部叩诊

叩诊时,从右下腹开始按顺时针方向叩诊腹部四区。但腹主动脉瘤或器官移植患者的腹部禁忌叩击,以免造成瘤体破裂或吻合口出血。空腔脏器叩击时呈鼓音,音调高低与腔内气体的多少有关。实质脏器叩击时呈浊音。

(三)肝 脏

通过触诊和叩诊可以探查肝脏的大小和位置。

肝脏叩诊时,从右侧锁骨中线脐水平以下开始,逐渐向上移动,直到叩诊音从鼓音变为浊音;或轻轻叩诊至肋骨下缘,用记号笔标记。然后沿着锁骨中线乳头水平向下叩诊,直至正常胸部清音变为浊音,通常在第5～7肋间,用记号笔再次标注。通过测量两个标记间的距离估计肝脏大小。

肝脏触诊时,从右下腹较低位置开始。嘱患者深呼吸:在深吸气时,检查者用手指指端触诊;呼气时,慢慢沿肋骨边缘水平向上移动手指进行触诊。

(四)直 肠

肛周和直肠检查是40岁以上患者消化系统体格检查的重要内容。

1. 肛周检查

充分暴露患者肛门及肛周组织;检查者戴上手套,检查有无肛裂、破溃、瘢痕、直肠脱垂和外痔等;嘱患者做类似排便的动作以增加腹压,观察有无内痔、息肉或肛裂等。

2. 直肠检查

检查者戴上手套,用液状石蜡涂抹食指部位,嘱患者放松;将手指慢慢向脐的方向插入肛门,旋转手指,正常情况下肠壁光滑而柔软,无肿块、粪便嵌顿或触痛;移开手指,检查手套上的排泄物有无血液或黏液,必要时可收集标本送检。

第三节 辅助检查

辅助检查能够帮助我们更早、更准确地了解消化系统的状况。常见的消化系统辅助检查包括内镜检查、实验室检查和影像学检查。

一、内镜检查

通过光学纤维内镜,可以直接观察空腔脏器。内镜检查既可用于诊断炎症性、溃疡性和感染性疾病以及良性、恶性肿瘤,也可用于诊断消化道黏膜的病变,或介入性治疗和采集活检标本。

(一)上消化道内镜

上消化道内镜也称为食管、胃、十二指肠镜,用于明确食管、胃、十二指肠病变,也可用于明确放射学检查遗漏的小的或浅表的病变,还可用于进行硬化治疗和取出异物。经内镜逆行胰胆管造影,对胆、胰疾病有较高的诊断价值。

1. 检查前护理要点

(1)向患者解释检查的目的和方法。告知患者检查所需的时间,检查前需静脉给药或经口腔局部喷洒麻醉剂,局部用药可使其感到口腔肿胀和麻木,引起吞咽困难,检查后约需1h恢复正常。

(2)至少禁食、禁水6h,若为紧急行此检查,则需插鼻胃管进行胃肠减压以降低发生误吸的风险。

(3)需去除假牙和牙套。

(4)检查前建立静脉通路,准备抢救药物和设备、仪器,如吸引器、气管插管装置、抢救车等。

(5)监测患者的意识水平、生命体征、气道情况、血氧饱和度、腹胀情况和疼痛耐受力等。

2．检查后护理要点

（1）检查后将患者安置于合适的体位，监测患者的意识水平、生命体征、血氧饱和度等情况。对于使用过镇静药物的患者，需观察有无呼吸抑制、呼吸暂停、低血压、大汗淋漓、心动过缓和喉痉挛等情况发生；如有，应及时告知医生。

（2）在吞咽功能恢复后，根据病情合理安排饮食。

（3）观察患者有无疼痛、黑便、血性呕吐物等消化道穿孔和出血的征象。

（二）下消化道内镜

下消化道内镜也称为结肠镜或直肠乙状结肠镜，常用于诊断炎性和溃疡性肠病，明确下消化道出血的部位，以及发现下消化道病变（如肿瘤、息肉、脓肿和痔疮等）。

1．检查前护理要点

（1）向患者解释检查的目的和方法，告知检查所需的时间，并告知患者需静脉给予检查前用药和镇静麻醉药。

（2）禁食、禁水一餐。遵医嘱进行肠道准备，使用电解质溶液进行清洁灌肠，或口服、经鼻胃管注入电解质溶液。老年患者进行肠道准备时危险性增加，可能发生恶心、呕吐、腹部绞痛、腹胀、头晕和电解质失衡等并发症，护理人员应提高警惕并加强观察。

（3）告知患者内镜插入时会有便意，嘱其缓慢深呼吸。

（4）建立静脉通路，准备抢救药物和设备、仪器，如吸引器、气管插管装置、抢救车等。

（5）监测患者的意识水平、生命体征、气道情况、血氧饱和度、腹胀情况和疼痛耐受力等。

2．检查后护理要点

（1）将患者安置于合适的体位，监测患者的意识水平、生命体征、心肺状态、呼吸音、血氧饱和度等情况。对于有使用镇静药物的患者，观察有无呼吸抑制、呼吸暂停、低血压、大汗淋漓、心动过缓和喉痉挛等发生，如有，应及时告知医生。

（2）观察患者大便的颜色和腹部体征，有无血便、黑便、剧烈腹痛、腹胀、板状腹。

二、实验室检查

（一）粪便检查

在进行粪便检查时，应用清洁、干燥的容器收集粪便标本并立即送检。正常粪便为棕色的成形软便。若出现异常，提示可能有某些疾病，如细条状粪便提示肠痉挛或肠梗阻可能；黏液血便、软便提示细菌感染；黄色或绿色粪便见于严重腹泻；黑便见于上消化道出血、摄入铁剂等；灰色或白色粪便见于肝管或胆管阻塞、肝炎或肝癌；鲜红色血便见于结肠或直肠出血等。

（二）尿液检查

尿液检查能为肝脏和胆道功能判断提供有价值的信息。常用尿胆红素和尿胆原评估肝功能。

粪便及尿液检查的异常结果意义见表9-3-1。

表 9-3-1　粪便及尿液检查异常结果

检查及正常值	目的	异常结果意义
胆红素 无	确定尿中胆红素水平	胆道梗阻
难辨梭状芽孢杆菌毒素 阴性	确定或排除伪膜性肠炎	提示有难辨梭状芽孢杆菌,可出现假阴性结果
粪便中的脂类 <7g/24h	怀疑有吸收障碍时检测	可能有胰酶分泌不足引起的营养吸收障碍
大便隐血 <2.5mL/d	测量大便标本中的隐血	消化道出血或大肠癌、肛门出血
大便培养 无病原体	确定引起消化道疾病的病原体	消化道细菌、病毒或真菌感染
大便寄生虫或虫卵检测 无寄生虫或虫卵	明确或排除肠道寄生虫感染和疾病	有寄生虫侵袭或可能存在感染

(三)经皮肝脏穿刺活组织检查

经皮肝脏穿刺活组织检查是在局麻或全麻下,用细针穿刺肝组织行组织学分析,常用于诊断经放射学检查不能明确的肝脏疾病和肿瘤。

1. 检查前护理要点

(1)向患者解释操作过程,告知患者检查中有可能会引起不适,医生会酌情使用镇静、镇痛药物。

(2)至少禁食、禁饮 4h。

(3)遵医嘱完成各项实验室检查,如血常规、凝血功能检查等。若有异常结果,及时告知医生。

2. 检查后护理要点

(1)检查后,至少保持右侧卧位 2h,卧床休息 24h。

(2)观察患者有无出血及胆源性腹膜炎的症状,包括反跳痛、穿刺部位周围有无肌紧张等。

(3)观察患者有无气胸的症状,如呼吸加快、呼吸音减弱、呼吸困难、持续肩背痛及胸痛等。

(4)观察穿刺部位有无出血、血肿等情况,必要时可行加压包扎;包扎后,敷料需保持干燥,防止感染。

(四)腹腔液体检查

腹腔穿刺术通过腹壁采用穿刺针、留置针等工具插入腹膜腔抽取腹腔积液。对腹腔液体可进行一般性状检查、红细胞和白细胞计数、细胞学检查、细菌和真菌等微生物检查以及蛋白、糖、淀粉等生化指标的定量分析。

1. 腹腔穿刺术适应证

腹腔穿刺术适应证有：明确外伤或损伤后是否有腹腔内出血；采集腹水标本送检；降低腹腔内压力，减轻腹胀及呼吸困难。

2. 护理要点

(1)向患者解释操作步骤。

(2)嘱患者排空膀胱，或予以留置导尿。

(3)穿刺前后监测患者的生命体征，测量体重和腹围。

(4)术中监测患者的生命体征、血氧饱和度，观察有无心动过速、低血压、头晕、面色苍白、大汗淋漓和焦虑症状；当一次性抽吸腹水超过 1500mL 时，应格外注意。

(5)术后监测患者的生命体征、血氧饱和度等情况，并检查穿刺部位有无腹腔液体渗漏，必要时加压包扎或用沙袋压迫。

(6)观察患者有无腹痛、腹肌紧张、出血或休克体征，及早发现腹腔内出血、肠穿孔，及时告知医生。

(五)血清胆红素定量测定、肝功能试验

血清胆红素定量测定、肝功能试验可用于确诊黄疸和肝胆疾病。

(六)血清、尿、胸腹水淀粉酶测定

血清、尿、胸腹水淀粉酶的测定对急性胰腺炎有协助和确定诊断的价值。

三、影像学检查

(一)X 线检查

1. 腹部 X 线平片

腹部 X 线平片可用于观察腹腔内游离气体、肝、脾或胃贲门等脏器的轮廓，钙化的结石或组织，以及肠腔内气体和液体形态。

2. X 线钡剂造影

X 线钡剂造影是指以硫酸钡为造影剂，在 X 线照射下显示消化道有无病变的一种检查方式，可分为上消化道钡餐造影、全消化道钡餐造影、结肠钡灌肠以及小肠钡灌肠检查。检查后，患者应大量饮水，以促进钡剂排出体外；患者的大便会呈白色，属正常现象。对消化道穿孔、大出血或肠梗阻患者不宜行 X 线钡剂造影检查。

(二)超声检查

超声检查可显示肝、脾、胆囊的大小和轮廓，其对肝病特别是肝癌、肝脓肿的诊断帮助较大，对腹水和腹腔实质性肿块的诊断也有一定价值。

(三)CT 扫描

CT 扫描可用于区别梗阻性与非梗阻性黄疸，鉴别脓肿、囊肿、血肿、肿瘤和假性囊肿，寻找隐蔽的恶性肿瘤，诊断和评估胰腺炎等。

(四)磁共振成像(MRI)

MRI可用于检查肝和其他腹部器官。

第四节　治　疗

一、药物治疗

危重症护理中常用的消化系统药物包括氨解毒剂、抑酸剂、抗利尿激素、止吐剂、H_2受体拮抗剂和质子泵抑制剂(见表9-4-1)。

表9-4-1　消化系统常用药物

药物		适应证	副作用	注意事项
氨解毒剂	新霉素	口服后在胃肠道不易被破坏,可治疗腹泻、中毒性消化不良;抑制肠道内细菌生长,减少细菌分解蛋白质和尿素,从而减少氨的产生,改善肝性脑病症状	耳毒性、肾毒性	对其他氨基糖苷类抗生素过敏者慎用
	乳果糖	在结肠内分解为乳糖和醋酸,酸化肠道,使肠道细菌不易生长,同时通过缓泻作用增加含氮物质的清除,从而预防和治疗肝性脑病;治疗便秘	腹部痉挛、腹泻、腹胀、嗳气	通过鼻胃管给药后需用水冲洗;保留灌肠给药时,需尽量保留30～60min;新霉素和其他抗生素合用可以降低药物的疗效
	门冬氨酸鸟氨酸	鸟氨酸可促进体内氨转化及尿素合成,降低血氨水平;门冬氨酸可促进肝细胞的蛋白质合成和能量代谢,有利于肝细胞再生和修复,可用于急、慢性肝脏疾病所致的血氨过高	恶心、呕吐	大剂量使用时应注意监测血及尿中尿素含量;严重肾功能不全者禁用
抑酸剂	氢氧化铝	治疗胃灼热和反酸,并辅助治疗消化性溃疡	便秘、肠梗阻、低磷血症	肾脏疾病患者慎用;用药1～2h内勿服其他药物;通过鼻胃管给药后需用水冲洗
	氢氧化镁	治疗胃灼热和反酸,并辅助治疗消化性溃疡	腹泻,严重肾功能不全者可发生高镁血症	肾脏疾病患者慎用;通过鼻胃管给药后需用水冲洗
	碳酸氢钠	用于缓解胃酸过多引起的胃痛、胃灼热和反酸	嗳气、腹胀、继发性胃酸分泌增加	连续用药不宜超过7d

续表

	药物	适应证	副作用	注意事项
抗利尿激素	加压素	治疗急性消化道大出血,尤其是食管胃底静脉曲张破裂引起的消化道大出血	心肌缺血、心绞痛、心律失常、支气管痉挛、癫痫、水中毒、震颤、出汗等	使用时应监测心律、液体出入量;冠心病、心力衰竭、哮喘、癫痫、肾功能损伤者慎用
止吐剂	5-HT₃受体阻断剂,如昂丹司琼	预防和治疗术后恶心、呕吐;用于肿瘤化疗的辅助治疗	腹泻、肝功能异常、瘙痒、头痛、心动过速、疲劳等	使用时应监测心律、肝功能;QT间期延长或先天性QT综合征患者慎用
	甲氧氯普胺	预防和治疗术后恶心、呕吐;用于肿瘤化疗的辅助治疗;治疗继发于糖尿病的胃排空延迟	烦躁、焦虑、自杀倾向、癫痫、心动过缓、锥体外系反应、心力衰竭等	消化道出血、机械性肠梗阻、嗜铬细胞瘤、癫痫、抑郁症或高血压患者慎用;早期监测锥体外系反应
H₂受体拮抗剂	雷尼替丁	治疗消化性溃疡、胃食管反流病和Zollinger-Ellison综合征;预防应激性溃疡	视物模糊、白细胞减少、血管性水肿、血小板减少	抑酸剂可减少雷尼替丁的吸收,两者的给药时间应间隔1h;监测肝、肾功能;肾病患者慎用
质子泵抑制剂	奥美拉唑、兰索拉唑、泮托拉唑	治疗消化性溃疡、胃食管反流病和Zollinger-Ellison综合征;预防应激性溃疡,治疗幽门螺旋杆菌感染	腹泻、腹痛、恶心、便秘、胸痛、头晕、高血糖	严重肝病患者慎用;监测肝功能变化和血糖水平

二、消化道插管治疗

消化道插管治疗在多种消化系统疾病的治疗过程中起重要作用。常用的导管包括胃管,鼻肠管,胃、空肠造瘘管,三腔二囊管,鼻胆管,肠梗阻导管等。影像学检查是确定导管位置的金标准。在导管留置期间,应将导管妥善固定于鼻尖,并记录插管过程、时间、深度,避免牵拉,插管后需防止管道扭曲、受压、滑脱,保持导管通畅。

(一)胃 管

胃管可用于胃肠减压,鼻饲(食物和药物),洗胃,上消化道出血的辅助诊断,X线造影膈疝的辅助诊断,及抽取胃液进行实验室检查。成年人插入深度为45～55cm(小儿为18～24cm),相当于从患者鼻尖至耳垂再到剑突的长度(见图9-4-1)。插管过程中要注意观察,一旦患者出现咳嗽、呼吸困难、发绀等情况,表示误入气管,应立即拔出。以下情况禁止留置胃管:鼻咽部肿瘤或急性炎症,重度食管下段胃底静脉曲张,严重心力衰竭,重度高血压及吞食腐蚀性药物。长期留置胃管可导致中耳炎、肺炎、鼻咽部黏膜损伤感染

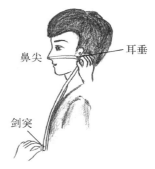

图9-4-1 胃管深度测量

等并发症,故应加强口腔和鼻腔护理,防止导管压迫口咽、鼻腔黏膜导致损伤、溃烂。拔管时忌用暴力,长期置管者可在拔管前口服少许润滑剂以减轻黏膜损伤。

(二)鼻肠管

鼻肠管的导管借由正常胃动力或在内镜辅助下通过幽门,使其尖端位于十二指肠或空肠,适用于需要空肠营养的患者。在胃管置管深度测量的基础上加 $10\sim15cm$ 即为鼻肠管置入长度。在肠内营养开始、结束及管饲期间,均需用温开水冲洗导管,以保持导管通畅。

(三)胃、空肠造瘘管

通常在内镜引导及介入下,或通过外科手术方式,经皮放置胃造瘘管和(或)空肠造瘘管,主要用于管饲食物以提供营养,必要时借此抽取胃内容物做检查或减轻患者的胃胀不适感。胃、空肠造瘘管适用于有正常胃肠功能却不能经口进食的患者,为其提供一种长期的肠内营养途径。在肠内营养开始、结束及管饲期间,均需用温开水冲洗导管,以保持导管通畅。同时,需密切观察有无造瘘口感染、造瘘口瘘等并发症。

(四)三腔二囊管

对于食管胃底静脉曲张破裂出血的患者,置入三腔二囊管压迫止血是急救治疗的重要措施(见图9-4-2)。置管后,先对胃气囊进行充气($200\sim250mL$);若仍无法止血,再对食管气囊充气($100\sim150mL$),并以 $0.5kg$ 的物体持续牵引导管,以期达到压迫胃底曲张静脉止血的目的。牵引绳与患者水平呈 $45°$,牵引物离地 $10\sim15cm$。床旁备剪刀,以便在发生急性呼吸窘迫时紧急剪断导管,使胃、食管气囊排气,以缓解窒息。置管期间禁食、禁饮,加强口腔和鼻腔护理,及时清除口鼻腔分泌物,并采取措施防止因导管压迫导致口咽、鼻腔处损伤、溃烂。若患者出现恶心、胸骨下不适、频繁期前收缩等,应检查胃气囊是否有进入食管下端挤压心脏的可能,应适当调整导管位置。出血停止24h后,逐步放松牵引,并给食管气囊、胃气囊放气(放气时,应先放食管气囊再放胃气囊),继续留置导管直至再无出血症状,拔除导管。

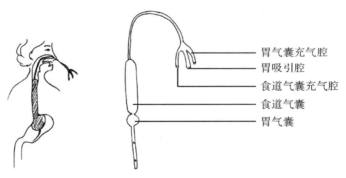

图9-4-2 三腔二囊管

胃气囊充气腔
胃吸引腔
食道气囊充气腔
食道气囊
胃气囊

(五)鼻胆管

鼻胆管引流是在逆行性胰胆管造影技术的基础上,将细长的导管经十二指肠乳头插入胆管中,另一端经十二指肠、胃、食管、咽等从鼻孔引出体外,建立胆汁的体外引流途径,用于解除各种原因引起的胆道梗阻。鼻胆管留置期间,应保持引流通畅,关注引流液的颜色、性状和量。在引流量减少或无胆汁引出时,应排除导管堵塞的情况,也需考虑导管是否脱出胆管系统,应加以验证并重新置管。密切观察患者的生命体征,有无腹痛、腹胀、黄疸加重等症状,监测体温、血常规、血尿淀粉酶等指标,防止胆管炎、胰腺炎等并发症的发生。鼻胆管留置时间勿过长,以免胆汁过度引流影响消化功能,导致或加重感染。体温、血常规、血尿淀粉酶一般于 2 周后恢复正常;腹痛、腹胀、黄疸缓解 3d 后可拔管。

(六)肠梗阻导管

肠梗阻导管分为经鼻插入型肠梗阻导管和经肛插入型肠梗阻导管,分别适用于急性小肠梗阻和急性大肠梗阻。其采用气囊内固定法固定导管,在肠蠕动的推动下逐步运动至梗阻部位,故经鼻插入型导管不应在鼻尖固定。置管期间,观察患者的生命体征、腹部体征,引流液的颜色、性状,肠功能恢复情况等。密切监测患者有无肠出血、肠穿孔的症状及体征。在肛门恢复排气 2～3d 后,停止减压。封管期间,患者可进食流质饮食,并逐渐过渡至半流质饮食。在肛门排气、排便正常,腹部 X 线检查或 CT 检查显示无积气积液现象后,可予以拔管。

三、手术治疗

消化系统的手术治疗可以根据消化器官由上至下排列,在每个消化器官中按切开、诊断性操作、病灶切除、部分切除、全部切除进行分类。对于终末期肝病、严重胰腺疾病的患者,还可以进行肝脏移植、胰腺移植手术。

第五节　消化系统急危重症和相关护理

一、腹　痛

(一)概　述

腹痛是指各种原因引起的腹腔内、外脏器病变,表现为腹部的疼痛。它是一种症状而非疾病。造成腹痛的原因有多种多样且差异性大。腹痛的处理原则是稳定血流动力学,收集病史,评估疼痛的原因、部位、性质,再进行有效干预。

(二)病　因

腹痛的病因常为部分外科和妇产科疾病,如腹部损伤和腹腔内脏器病变导致的腹腔内急性感染,腹腔内脏器破裂、穿孔、梗阻、扭转、缺血和出血等;但亦有少部分腹痛可由内科疾病、误服腐蚀性物品或异物等诱发。

1. 感染性疾病诱发的腹痛常见于急性胆囊炎,胆管炎,胰腺炎,阑尾炎,消化道或胆囊穿孔,肝或腹腔脓肿溃破等外科疾病;急性盆腔炎等妇科疾病,急性胃肠炎或大叶性肺炎等内科疾病也可导致腹痛。

2. 出血性疾病诱发的腹痛常见于腹部外伤导致的肝脾破裂、腹腔内动脉瘤破裂、肝癌破裂等外科疾病;异位妊娠或卵巢囊肿破裂出血等妇产科疾病也可导致腹痛。

3. 空腔脏器梗阻诱发的腹痛常见于肠梗阻、肠套叠、结石或蛔虫引起的胆道梗阻,及泌尿系统结石等。

4. 缺血性疾病诱发的腹痛常见于肠扭转、肠系膜动脉栓塞、肠系膜静脉血栓形成等;卵巢或卵巢囊肿扭转等妇产科疾病也可导致腹痛。

(三)病理生理

1. 内脏痛

病变的病理性刺激由内脏传入纤维(自主神经)传入中枢神经系统,使患者产生内脏疼痛的感觉。如在肾结石通过输尿管或胆结石通过胆管时,造成平滑肌收缩,引起疼痛,其特点为钝痛,是一种广泛而较深的疼痛,定位不精确。

2. 牵涉痛

牵涉痛又称放射痛,指在发生内脏痛的同时,体表的某一部位也出现疼痛感觉(见表9-5-1)。主要因这些部位的感觉神经纤维与支配腹腔内病变器官的神经通过同一脊髓段的神经根进入脊髓节的后角,甚至汇聚于同一神经元后角向上传递牵涉,致大脑皮质误判。其特点为疼痛强烈且定位准确,常出现于腹部外侧或背部。

表 9-5-1　腹部牵涉痛常见牵涉部位

产生牵涉痛的原因	牵涉痛的部位
膈肌下液体积聚	肩部
消化性溃疡穿孔	背部
脾破裂或损伤	背部中线
胆管系统结石或胆囊炎	右肩胛部
动脉瘤剥离或破裂	背部下方和大腿
肾结石	腹股沟和外生殖器
阑尾炎	上腹部
尿道疾病	背部下方
直肠疾病	背部下方

3. 躯体痛

躯体痛是指腹膜受脊髓神经支配,及腹腔内炎性或化学性渗出物刺激,对体表相应部位产生的持续性锐痛。其特点为疼痛强烈而明显,且定位准确。改变体位、局部加压或反弹性压力可加剧疼痛,最常见的为阑尾炎或腹膜炎导致的躯体痛。

(四)临床表现

腹痛的临床表现、特点和程度,根据病因或诱因、发生时间、始发部位、性质、转归的不同而不同。

1. 腹痛的伴随症状

(1)肠道运动改变:出现恶心、呕吐、腹泻、胀气、便秘或停止排便等。

（2）大便性质改变：血便、黏液便或陶土色大便等。

（3）其他：体重减轻，发热、寒战，腹胀，尿频、排尿困难或血尿，阴道出血等。

腹痛及其伴随症状在临床上对提示疾病具有一定的作用（见表9-5-2）。

表 9-5-2　腹痛及其伴随症状的临床意义

腹痛及其伴随症状		临床意义
胃肠道运动改变	恶心、呕吐	急性胃肠炎、胰腺炎、高位小肠梗阻
	粪样呕吐物	低位肠梗阻
	血性呕吐物	胃溃疡、食管胃底静脉曲张等
	喷射状呕吐或呕吐物无胆汁	幽门梗阻
	黏液样呕吐物	胃肠炎
	腹泻	急性胃肠炎、区域性肠炎、溃疡性结肠炎等炎症性肠病
	便秘或停止排便	脱水、肠梗阻
大便性质改变	陶土色大便	胆管梗阻
	黑便或柏油样大便	上消化道出血
	鲜血便	下消化道出血
	血性水样便	溃疡性结肠炎、克罗恩病
	成形便样腹泻	降结肠或直肠疾病
	痉挛、出现里急后重的感觉	溃疡性结肠炎、结肠癌、憩室炎
发热和寒战	反复发热	胰腺炎、阑尾炎、肾盂肾炎
	间歇性发热	急性胆囊炎
泌尿系统症状	排尿时灼热感	泌尿道感染
	尿痛	泌尿道梗阻
	血尿或排尿困难	泌尿道感染、肾结石
妇产科症状	腹痛	盆腔炎症或异位妊娠破裂、卵巢或卵巢囊肿扭转等
	阴道出血	流产或其他妇科疾病

2.腹痛部位及性质

（1）腹痛发生在左上腹部，可能导致腹痛的疾病包括胰腺炎、脾破裂、食管裂孔疝、膈下脓肿、胃炎、胃溃疡穿孔、结肠炎、结肠穿孔、肾结石、心肌梗死、左肺肺炎、主动脉瘤剥离或破裂等。

（2）腹痛发生在右上腹部，可能导致腹痛的疾病包括胆囊炎、胆管炎、肝炎、肝脓肿、胰腺炎、十二指肠溃疡穿孔、阑尾炎、盲肠扭转、心肌梗死、心包膜炎、右肺肺炎、肾结石等。

（3）腹痛发生在左下腹部，可能导致腹痛的疾病包括肠梗阻、结肠炎、乙状结肠扭转、憩室炎、降结肠穿孔、腹股沟疝、异位妊娠破裂、左侧卵巢或卵巢囊肿扭转、盆腔炎、子宫内膜异位、左侧输尿管结石等。

（4）腹痛发生在右下腹部，可能导致腹痛的疾病包括阑尾炎、胆囊炎、肠梗阻、Meckel's憩室、直肠憩室或穿孔、腹股沟疝、腹主动脉瘤剥离或破裂、异位妊娠破裂、盆腔炎症、右侧卵巢或卵巢囊肿扭转、子宫内膜易位、右侧输尿管结石等。

（5）腹痛发生在脐周，可能导致腹痛的疾病包括脐疝、早期阑尾炎、肠梗阻、肠系膜缺血、主动脉瘤等。

不同疾病导致的腹痛的性质也有所不同，具体见表9-5-3。

表 9-5-3　腹痛的性质

腹痛的性质	提示的疾病情况
剧烈尖锐的腹痛	腹腔脏器梗阻、破裂、穿孔或扭转
可由药物控制的剧烈腹痛	胰腺炎、腹膜炎、肠梗阻、肾结石、胆管结石
钝痛	腹腔脏器轻度感染
阵发性痛	胃肠炎、肠梗阻
绞榨性急性腹痛	腹腔内脏或血管梗阻

3.常见急腹症引起的腹痛

常见急腹症有急性阑尾炎、急性胃肠炎、急性胆石症、胆囊炎、胆道感染、急性胰腺炎、急性肠梗阻等。

(五)辅助检查

1. 实验室检查,包括血、尿、大便常规,电解质、肾功能、血清淀粉酶和血黏度检查等。

2. 影像学检查,包括腹部 X 线、钡剂造影检查、超声多普勒检查、电子计算机断层扫描(CT)、磁共振成像(MRI)等。

3. 内镜检查。根据急腹症的特点,采用不同种类的内镜进行检查,包括上、下消化道内镜检查,经内镜逆行胰胆管造影,腹腔镜等。

4. 诊断性穿刺。根据腹痛的特征,对不同部位进行穿刺诊断,如腹腔穿刺、阴道后穹隆穿刺等。

(六)治　疗

腹痛是一种症状,治疗时应先查明原因,再针对引起腹痛的病因进行治疗;有时,腹痛及其伴随症状严重,可造成患者血流动力学不稳定,那么应优先稳定血流动力学再查明病因,实施对症治疗及病因治疗(见图 9-5-1)。

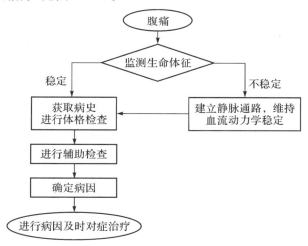

图 9-5-1　腹痛紧急处理流程

常见消化系统疾病所致腹痛的临床表现和紧急治疗措施见表 9-5-4。

表 9-5-4　常见消化系统疾病所致腹痛的临床表现和紧急治疗措施

病因	临床表现	治疗措施
胃肠炎	1.恶心、呕吐、腹泻 2.腹部痉挛痛进行性加剧 3.发热、寒战	1.监测患者的生命体征,若不稳定,则予以禁食、开通静脉通路,以维持生命体征稳定 2.病情轻者可进食清淡、流质饮食 3.应用止吐剂、止泻剂等药物;长时间呕吐、腹泻及发热者,需补充电解质、葡萄糖 4.酌情应用解痉性止痛剂
消化性溃疡	1.上腹部疼痛 2.饥饿或进食时引发腹痛 3.恶心、呕吐 4.上消化道出血 5.消化性溃疡穿孔造成腹膜炎时,可发生急性剧烈的尖锐性腹部疼痛、腹肌紧张、肠蠕动亢进或消失、低血容量	1.禁食、胃肠减压 2.开通静脉通路,输注液体或血液 3.应用 H_2 受体拮抗剂、质子泵抑制剂等 4.行血常规、血型检查及交叉配血试验 5.行腹部 X 线检查,若显示有游离气体,则要考虑穿孔的可能 6.在有出血症状时,行胃镜检查既可明确病灶部位又可在直视下进行止血。也可通过胃管注入冰生理盐水、止血药止血 7.有手术指征时,积极进行术前准备
肠梗阻	1.腹痛进行性加剧 2.恶心、呕吐,呕吐物可能含粪味 3.早期肠鸣音亢进,后期逐渐减弱 4.腹胀 5.便秘或停止排便 6.可能有腹部手术史	1.禁食 2.插胃管行胃肠减压 3.内镜下放置肠梗阻导管 4.开通静脉通路,输注液体 5.行血常规、电解质检查 6.监测是否出现腹部压痛、反跳痛、腹肌紧张等腹膜刺激征 7.有手术指征时,积极进行术前准备
阑尾炎	1.弥漫性脐周疼痛逐渐转变为局限于下腹部的疼痛 2.双膝屈曲位时,疼痛减轻 3.恶心、呕吐、厌食 4.发热,白细胞计数升高	1.开通静脉通路,输注液体 2.行血常规检查 3.行腹部 X 线检查或多普勒 B 超检查 4.有手术指征时,积极进行术前准备 5.诊断未明确时,监测白细胞计数
胆囊炎	1.中上腹部或右上腹部突发性疼痛,可向右肩部放射;摄入高脂饮食后,疼痛可能加剧 2.恶心、呕吐、发热	1.禁食、胃肠减压 2.开通静脉通路,输注液体 3.应用抗生素 4.酌情应用解痉性止痛剂
胰腺炎	1.左上腹疼痛进行性加剧,可放射至肩部 2.恶心、呕吐 3.腹胀、肠蠕动减弱 4.发热	1.禁食、胃肠减压 2.开通静脉通路,输注液体 3.监测淀粉酶、血常规等 4.酌情应用芬太尼、曲马多等止痛剂,禁用吗啡

续表

病 因	临床表现	治疗措施
脾破裂	1.脾破裂致血液进入腹腔,可能先有包膜下血肿形成 2.左上腹突发性疼痛,并因横膈受刺激放射至左肩 3.低血容量休克症状,如心率增快、血压降低、尿量减少等	1.开通静脉通路,进行补液、输血等液体复苏治疗 2.进行血流动力学监测 3.行血常规、血型检查及交叉配血试验 4.有手术指征时,积极进行术前准备
肠系膜血管缺血性疾病	1.初期腹痛剧烈,但相应体征轻微 2.后期腹痛症状相对减轻,出现压痛、反跳痛、腹肌紧张等腹膜刺激征 3.腹胀、恶心、呕吐	1.开通静脉通路,输注液体 2.行血常规、血型、电解质检查及交叉配血试验 3.有手术指征时,积极进行术前准备
腹主动脉瘤	1.脐周及中上腹部疼痛,急性破裂时表现为突发剧烈腰背部疼痛 2.破裂后出现低血容量休克症状,如心率增快、血压降低、尿量减少等	1.开通静脉通路,进行补液、输血等液体复苏治疗 2.进行血流动力学监测 3.行血常规、血型检查及交叉配血试验 4.有手术指征时,积极进行术前准备

(七)护理措施

1. 禁食

禁食,直至确定病因。

2. 建立静脉通路

建立静脉通路,及时补充血容量,维持血流动力学稳定。

3. 减轻和缓解腹痛

(1)观察患者腹痛的部位、性质、程度和伴随症状有无变化,评估生命体征情况。

(2)将患者安置于合适的体位。非休克患者取半卧位,以助于减轻腹壁张力,减轻疼痛。

(3)在确定病因前,不应给予止痛剂治疗,以防止掩盖病情。明确病因后,遵医嘱给予解痉、镇痛药物,观察药物的疗效和不良反应。

4. 保持呼吸道通畅

(1)患者采取合适的体位,卧床休息,床头抬高30°;休克患者取休克卧位;发生呕血的患者采取侧卧位,以免发生误吸。

(2)吸氧,密切观察患者的呼吸频率、节律及呼吸音的变化,密切监测血气分析等各项化验的结果。

5. 维持血流动力学稳定

(1)予以心电监护,密切观察患者的生命体征、外周血管血流灌注等的变化。

(2)进行液体复苏治疗,观察复苏的效果。应用血管活性药物,密切监测患者的血压、心率、中心静脉压等各项血流动力学指标并动态观察其变化。对于持续低血压的患者,应监测有创动脉血压。留置导尿管,密切观察尿量并记录液体出入量。

（3）密切观察患者的脉搏、肢端皮肤颜色、温度等变化，注意是否出现皮肤冰冷、肤色苍白等组织灌注不足的表现，及时发现患者有无急性出血、低血容量性休克等征象出现。

（4）快速留取各项检验标本，检测血常规、肾功能、凝血功能等，并持续监测各项指标。

6.监测腹部症状及体征

（1）密切观察胃肠减压时引流出液体的量、性质及引流速度，保持引流通畅。

（2）密切观察患者呕血的次数、呕吐物的颜色及量；观察排便次数、大便颜色及性状等；行大便隐血试验。

（3）定时评估肠鸣音。腹胀明显时应测量腹围。

7.保持患者舒适，加强基础护理和心理护理

（1）保持安静、舒适的治疗环境。注意保暖，协助患者更换体位，防止皮肤发生压力性损伤。禁食期间应加强对口、鼻腔的护理。

（2）腹痛时，嘱患者深呼吸，以减轻疼痛；或遵医嘱应用抑酸剂、止痛药物。

（3）评估患者的焦虑程度，鼓励患者说出关心及害怕的事情，并耐心地给予解释、安慰。

二、消化道出血

（一）概　述

食管至肛门之间任一部位的出血均称为消化道出血。根据出血的部位，消化道出血分为上消化道出血和下消化道出血。

1.上消化道出血是指屈氏韧带以上的食管、胃、十二指肠、胰和胆等病变引起的出血；胃空肠吻合术后的空肠上段病变所致的出血亦属上消化道出血。上消化道出血以呕血和（或）黑便为特征，常伴有血容量减少引起的急性周围循环衰竭。

2.下消化道出血是指屈氏韧带以下的肠道出血，最常见的出血部位为结肠，以便血为主要临床特征。

（二）病　因

1.上消化道出血

临床上，上消化道出血最常见的病因是消化性溃疡、食管胃底静脉曲张破裂、急性糜烂出血性胃炎和胃癌。此外，上消化道出血的病因还包括服用水杨酸类、糖皮质激素等药物，Mallory-Weiss 撕裂、食管炎、恶性血液病、尿毒症、血管畸形等疾病，以及抽烟、酗酒等不良生活习惯。

2.下消化道出血

下消化道出血最常见的病因为大肠癌和大肠息肉，其次是肠道炎症性疾病和憩室以及血管病变引起的出血，如溃疡性结肠炎、缺血性结肠炎、感染性结肠炎、痔疮、血管畸形等。

（三）临床表现

消化道出血的临床表现与出血部位、出血量以及出血速度密切相关。

1. 呕血

呕血是上消化道急性大出血的典型临床表现,发生呕血提示出血量达到 250~300mL 左右。若呕吐的血液或胃肠减压的引流液呈鲜红色,则提示出血速度快且出血量多,多为新发生的活动性出血;若呈咖啡色,则提示血液在胃内停留时间长,与胃酸发生反应。

2. 黑便或血便

鲜血便(鲜红色或暗红色出血伴血凝块)是下消化道出血的特征性表现,但同样见于严重的上消化道出血。消化道出血量达 5~10mL,大便颜色不变,但隐血试验呈阳性反应。消化道出血量在 50~100mL,且在胃肠道内积聚 6~8h,则可出现黑便;若积聚时间短,则为鲜红色或红褐色便(见表 9-5-5)。

表 9-5-5 黑便或血便的意义

黑便或血便	提示的意义
暗红色	回肠至升结肠出血
鲜红色	降结肠、乙状结肠出血
腹泻、黑便	十二指肠与空肠交界处出血
黑便无腹泻	横结肠中段以前部位出血
大便表面沾有鲜血	乙状结肠、直肠出血
大便沾有血液或脓液	溃疡性结肠炎、阿米巴痢疾
便血	痔疮、直肠癌

3. 失血性低血容量性休克征象

当一次出血量<400mL 时,一般无全身症状;当出血量达 400~700mL 且失血又较快时,患者可有头昏、乏力、心动过速等表现;当出血量>700mL 时,上述症状进一步加重,并出现晕厥、肢体发冷、皮肤苍白、血压下降等表现;当出血量>1000mL 时,可产生休克。血压正常患者收缩压<90~100mmHg,或高血压患者收缩压较基础水平下降 30% 以上,即表示体内血容量减少 20%~25%;在变换体位时,收缩压降低 10mmHg 以上或脉搏增加 20 次/min 以上,提示体内血容量减少 10%~20%。

当消化道出血失血量大,达 1500~2000mL,且出血速度快、出血持续不止时,可致严重失血性低血容量性休克。临床表现主要包括:头昏、乏力、心悸、恶心、口渴、出冷汗、黑蒙或晕厥;皮肤灰白、湿冷;按压甲床后呈现苍白色,且经久不见恢复;静脉充盈差,体表静脉瘪陷;脉搏细弱、四肢湿冷、心率加快、血压下降,进一步发展可出现精神萎靡、烦躁不安,甚至反应迟钝、意识模糊。

4. 肠蠕动异常

在发生上消化道出血时,患者肠蠕动增快,肠鸣音亢进;在发生下消化道出血时,患者肠蠕动常正常或减弱。

5.发热

在大量出血后，多数患者在24h内出现低热，体温多在38.5℃以下，可持续数日至1周。这可能与分解产物吸收、体内蛋白质破坏、循环衰竭致体温调节中枢不稳定有关。

6.氮质血症

氮质血症可分为以下三类：血液在肠道内分解吸收形成肠源性氮质血症；出血使循环发生衰竭，肾血流量下降引起肾前性氮质血症；持久和严重休克造成急性肾功能衰竭导致肾性氮质血症。

7.其他

其他表现有腹痛、呼吸困难、乏力、恶心、吞咽困难、体重减轻等。

(四)辅助检查

1.实验室检查

(1)血常规：红细胞计数、血红蛋白、红细胞压积在出血后4～6h开始降低；白细胞计数升高。

(2)肾功能：血肌酐、尿素氮水平在出血后24～48h达到高峰。

(3)血气分析：氧分压降低，代谢性酸中毒。

(4)凝血酶原时间(PT)：PT延长。

2.内镜检查

食管胃十二指肠内镜检查可为90％～95％的上消化道出血病例明确诊断，并可即刻进行止血治疗；结肠镜检查可为72％～86％的下消化道出血病例明确诊断。

3.影像学检查

肠系膜血管造影有助于明确出血部位。若腹部X线检查发现膈下游离气体，则提示溃疡穿孔。

4.心电图检查

心电图检查有助于诊断大出血后灌注不足所致的心肌缺血。

(五)治　疗

急性消化道出血的治疗目的包括止血和维持生命体征稳定。

1.一般治疗

一般治疗措施包括限制患者活动，出血期间卧床休息；保持患者呼吸道通畅，呕血时避免误吸，必要时吸氧。少量出血的患者可进温凉流质饮食；对大出血患者需予以禁食、胃肠减压，给予肠外营养支持。

2.液体复苏治疗

液体复苏治疗方法是快速静脉输液，先补充晶体溶液再补充胶体液。当患者血红蛋白水平降至70g/L及以下，收缩压低于90mmHg时，应考虑输血。

3.止血治疗

(1)静脉输注血管加压素、维生素K、钙剂、注射用血凝酶等进行止血。

(2)H_2受体拮抗剂(如雷尼替丁)和质子泵抑制剂(如奥美拉唑)，对急性胃黏膜病变及消化性溃疡出血具有良好的预防和止血作用。

（3）通过胃管灌注 4℃冰生理盐水行灌洗术；或将血管收缩剂（如去甲肾上腺素 8mg）加于生理盐水或冰生理盐水（100mL）中分次口服或鼻饲，可使出血的小动脉收缩而止血。

（4）插入三腔二囊管压迫食管胃底静脉曲张破裂的血管进行止血。

（5）在上、下消化道内镜下明确出血部位，并喷洒肾上腺素、凝血酶等进行止血，或注入硬化剂，使血管硬化减少出血；采取氩离子凝固止血、电凝止血、冷冻止血、热探头止血等方法。

（6）行介入治疗，采用肠系膜血管造影显示出血部位后，经导管进行止血治疗。

4.手术治疗

在出血原因及部位不明确的情况下，不主张盲目行剖腹探查术，但在出现下列情况时可考虑手术治疗。

（1）有活动性大出血并且血流动力学不稳定，不允许行内镜、介入等止血治疗。

（2）内镜、造影等检查未发现出血部位，但大出血仍在持续。

（3）反复发生严重消化道出血。

常见消化系统疾病所致上消化道出血的病因、临床表现和紧急治疗措施见表 9-5-6。

急性消化道出血的紧急处理流程见图 9-5-2。

常见消化系统疾病致下消化道出血的紧急治疗措施见表 9-5-7。

表 9-5-6　常见消化系统疾病致上消化道出血的病因、临床表现和紧急治疗措施

疾病	病因	临床表现	治疗措施
胃炎	酗酒；长期服用水杨酸类、类固醇类等药物或食用辛辣刺激性食物	1.上腹部疼痛 2.恶心、呕吐 3.食欲不振 4.胃管内吸出鲜血或咖啡样物质	1.若出现体位性低血压、持续呕吐等，应通过静脉途径补液 2.应用抑酸剂、止吐剂等药物 3.避免诱因 4.进清淡、温凉饮食
消化性溃疡	压力大；长期服用刺激胃黏膜的药物；饮食不规律，食用辛辣刺激性食物	1.上腹部疼痛；进食前后，疼痛可能消除或加重 2.应用抑酸剂后，疼痛缓解 3.出血后，疼痛可能缓解 4.胃管内吸出鲜血或咖啡样物质 5.心率增快，低血压	1.静脉补液治疗 2.经胃管采用冰盐水灌洗 3.口服或鼻饲去甲肾上腺素、凝血酶等 4.应用抑酸剂、H$_2$ 受体拮抗剂、质子泵抑制剂 5.内镜下止血 6.避免诱因 7.出现溃疡穿孔时，可行手术治疗
食管胃底静脉曲张	肝脏疾病引起门脉高压	1.呕血 2.胃管内吸出大量血液 3.通常不出现腹痛 4.心率增快，低血压	1.静脉补液、输血治疗 2.三腔二囊管压迫止血 3.应用生长抑素、血管收缩剂等 4.内镜下止血 5.必要时行手术治疗

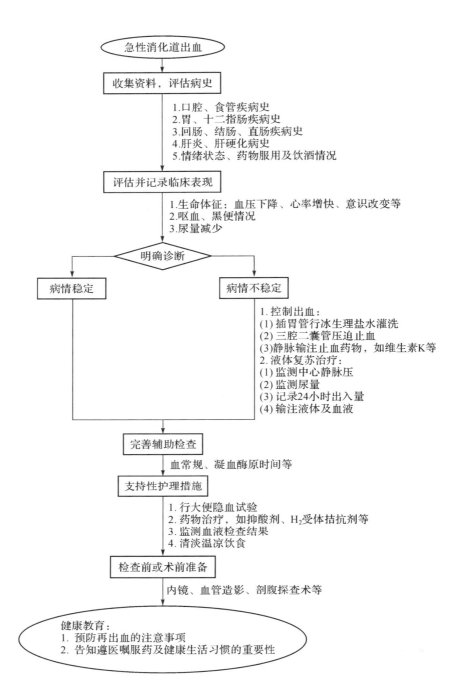

图 9-5-2　急性消化道出血的病因、临床表现和紧急处理流程

表 9-5-7　常见消化系统疾病致下消化道出血的紧急治疗措施

疾病	病因	临床表现	治疗措施
憩室炎	肠道黏膜经大肠壁向外突出形成的袋状憩室出现炎症	1.组织坏死导致出血 2.间歇性腹痛、腹胀、腹泻	1.静脉补液治疗 2.清淡、流质饮食 3.应用抗生素 4.应用缓泻剂 5.必要时行手术治疗
溃疡性结肠炎、克罗恩病	结肠黏膜炎症导致出血	1.腹痛由轻逐渐加重 2.血液样腹泻 3.恶心、呕吐 4.食欲不振、体重减轻 5.发热	1.静脉补液治疗 2.清淡、流质饮食 3.应用止泻剂、类固醇类药物
恶性肿瘤	恶性肿瘤病变或破裂引起出血	1.排便习惯改变,如腹泻或便秘 2.大便隐血试验阳性 3.食欲不振、体重减轻 4.腹痛、腹胀 5.贫血	1.静脉补液、输血治疗 2.手术治疗
息肉	肠壁增厚生成	1.出血 2.腹胀 3.黏性分泌物	1.静脉补液、输血治疗 2.手术治疗
痔疮	直肠静脉曲张,因摩擦引起血管损伤出血	1.出血 2.通常为无痛性	1.局部湿热敷 2.应用缓泻剂 3.血管硬化治疗 4.手术治疗

(六)护理措施

1.危险性急性上消化道出血的征象

危险性急性上消化道出血的征象包括难以纠正的低血压,鼻胃管抽出物可见红色或咖啡样胃内容物,心动过速,血红蛋白水平进行性下降或<80g/L。此外,国际标准化比值(INR)<1.5 是急性非静脉曲张性上消化道出血患者死亡的独立危险因素。

2.大出血急救的护理

(1)协助患者取侧卧位,防止呕血时误吸,并在床边备吸引器。

(2)禁食,胃肠减压。

(3)建立中心静脉通路,遵医嘱进行液体复苏;遵医嘱服用药物及留取血标本。

(4)吸氧、心电监护,严密监测患者的意识、生命体征、血流动力学、24 小时液体出入量及尿量等。

(5)做好急诊手术准备。

3.控制出血

(1)遵医嘱应用 H_2 受体拮抗剂、质子泵抑制剂、生长抑素、血管收缩剂等药物,密切观察药物的止血效果及不良反应,及时告知医生。在鼻饲血管收缩剂、凝血酶等止血药物后,需暂停胃肠减压至少30min。

（2）食管胃底静脉曲张破裂出血的患者应避免剧烈咳嗽、用力屏气和排便等增加腹压的动作，以防止加重出血。

（3）做好三腔二囊管置管护理。

（4）有手术指征时，积极做好术前准备。

4.饮食管理

（1）大出血期间，应禁食、胃肠减压；加强肠外营养支持，静脉补充葡萄糖、氨基酸、脂肪酸和维生素等。

（2）出血停止或拔除胃管后，根据患者的耐受程度开始摄入少量温凉流质饮食，观察患者是否有恶心、呕吐、腹胀、腹痛等不适，并注意排便情况；若进食情况良好，则逐渐过渡至软食。

5.出血是否停止的判断

如果患者有下列临床表现，则应认为有继续出血或再出血，须及时处理。

（1）反复呕血，甚至呕血转为鲜红色；黑便次数增多，粪便稀薄，颜色呈暗红色，伴有肠鸣音亢进。

（2）有周围循环衰竭表现，经积极补液输血后未见明显改善，或虽有好转又出现恶化；经快速补液输血，中心静脉压仍有波动，或稍有稳定后再下降。

（3）红细胞计数、血红蛋白水平与血细胞比容持续下降，网织红细胞计数持续增高。

（4）在补液量与尿量足够的情况下，血尿素氮水平持续或再次增高。

（5）严密监测患者的生命体征，如心率、血压、呼吸、尿量及神志变化，必要时行中心静脉压测定；观察患者呕血、黑便的情况及腹部体征；定期复查血红蛋白浓度、红细胞计数、红细胞压积与血尿素氮水平等。

6.健康教育

（1）告知患者合理饮食的重要性，强调少量多餐、定时进餐、细嚼慢咽，避免辛辣刺激性食物，戒烟、戒酒。

（2）培养良好的生活习惯，劳逸结合，避免紧张、焦虑的情绪。

（3）告知患者遵医嘱服药的重要性。

（4）告知患者，若有腹胀、肠蠕动增快、解黑便、呕血、眩晕等症状，是再出血的征兆，需立即告知医护人员或就医。

三、肠梗阻

（一）分　类

任何原因引起的肠内容物通过障碍统称为肠梗阻。它是常见的外科急腹症之一，好发于回肠。

1.按病因分类

（1）机械性肠梗阻：是临床上最常见的一种肠梗阻类型，是指由肠内、肠外和肠壁各种不同机械性因素而引起的肠内容物通过障碍。

（2）动力性肠梗阻：又分为麻痹性肠梗阻和痉挛性肠梗阻。①麻痹性肠梗阻：因交感神经反射性兴奋或毒素刺激肠管，导致肠管失去蠕动能力。②痉挛性肠梗阻：由副交感神经过度兴奋,肠壁肌肉过度收缩所致。

（3）血运性肠梗阻:是指肠系膜血管血栓形成引起肠道缺血而导致的肠梗阻。

2.按肠壁血液循环分类

（1）单纯性肠梗阻:仅发生一处肠梗阻,无肠管血液循环障碍。

（2）绞榨性肠梗阻:在发生肠梗阻的同时发生肠管血液循环障碍,甚至肠管缺血坏死。

3.按梗阻程度分类

按梗阻程度分类,肠梗阻可分为完全性和不完全性梗阻。

4.按梗阻部位分类

按梗阻部位分类,肠梗阻可分为高位小肠梗阻、低位小肠梗阻和结肠梗阻。

5.闭襻型肠梗阻

闭襻型肠梗阻是指一段肠管的两端均受压且不通畅。这类肠梗阻最易发生肠壁坏死和穿孔。

(二)病 因

1.机械性因素

肠梗阻机械性因素包括黏连、疝、肠扭转、肠套叠等（见图9-5-3）。

（1）黏连:腹部或妇科手术后,引起腹腔黏连致肠梗阻。

（2）疝:尤其是嵌顿性疝。

（3）肠扭转:多见于老年人,好发于乙状结肠。

（4）肠套叠:指近端肠道嵌入远端肠道中,好发于回盲瓣附近,大多由大肠肿瘤引起。

（5）肿瘤:肠道良性或恶性肿瘤。

（6）憩室:肠道黏膜经大肠壁向外突出形成袋状,反复发炎引起肠梗阻。

（7）异物堵塞肠腔:常见的异物包括钡剂、粪便、寄生虫等。

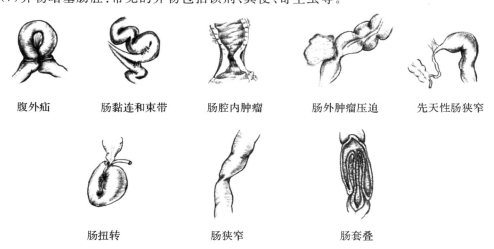

| 腹外疝 | 肠黏连和束带 | 肠腔内肿瘤 | 肠外肿瘤压迫 | 先天性肠狭窄 |

| 肠扭转 | 肠狭窄 | 肠套叠 |

图 9-5-3 肠梗阻机械性因素

2.神经性因素

肠梗阻神经性因素是指因神经肌肉功能异常或肠道缺血而导致肠蠕动减弱,引起肠梗阻,无肠腔狭窄。

(1)腹部并发症:因手术及麻醉因素造成的肠蠕动减弱会在一定时间内自行恢复,如小肠手术通常在 3～6h 恢复,胃部手术在 24～48h 恢复,结肠手术在 48～72h 恢复。若在手术后 4d 内未恢复肠蠕动,则需考虑并发麻痹性肠梗阻的可能。

(2)腹部感染:腹膜炎、胰腺炎、阑尾炎等。

(3)电解质失衡:如低钾血症。

(4)脊髓损伤:胸、腰椎骨折引起的反射受抑制。

(5)肠道炎症性疾病:溃疡性结肠炎等。

(6)药物:应用神经节阻断药、抗胆碱能药物等。

3.血管性因素

肠梗阻血管性因素是指因肠系膜动脉或静脉栓塞引起肠道缺血,从而导致肠梗阻。

(1)肠系膜动脉栓塞:由动脉粥样硬化、慢性房颤、心瓣膜病等引起。

(2)肠系膜静脉栓塞:如休克、心力衰竭等。

(三)病理生理

肠梗阻病理生理变化示意见图 9-5-4。

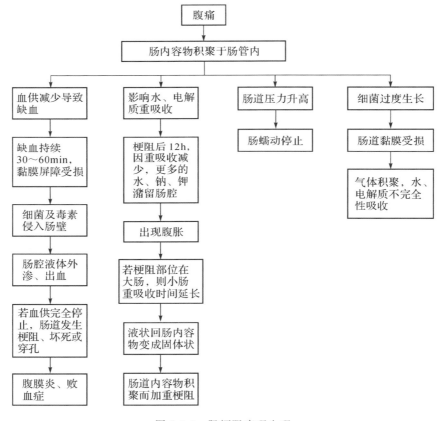

图 9-5-4　肠梗阻病理生理

(四)临床表现

肠梗阻临床表现见表 9-5-8。

表 9-5-8　肠梗阻临床表现

临床表现	梗阻部位及种类	说明
腹痛	小肠梗阻	发作迅速,为阵发性、痉挛性、间歇性上腹部或脐周疼痛
	大肠梗阻	进行性发生痉挛性下腹部疼痛
	机械性梗阻	痉挛性及僵直性疼痛。若进食后发生痉挛性疼痛且伴有轻中度肠蠕动不良,则可能为不完全性肠梗阻
	非机械性梗阻	弥漫性、持续性及强度较轻微的疼痛
腹胀	小肠梗阻	无明显腹胀
	大肠梗阻	腹胀明显,腹部皮肤绷紧、发亮,肚脐高于正常位置
恶心、呕吐	小肠不完全性梗阻	呕吐后疼痛可缓解
	靠近胃出口处梗阻	酸味呕吐物,不含胆汁
	小肠高位梗阻	胆汁样呕吐物,呕吐发生迅速,呈喷射状
	小肠末端及结肠梗阻	粪样呕吐物
肠鸣音	机械性梗阻	频率高,声音响亮,不借由听诊器也能听见
	完全性或绞榨性梗阻	肠鸣音消失
	非机械性梗阻	频率低且无力;若肠鸣音消失,可能为麻痹性肠梗阻
排便	完全性肠梗阻	便秘或排便停止
	不完全性肠梗阻	阵发性腹泻
其他	高位性小肠梗阻	1.剧烈腹痛,腹痛会因呕吐而减轻 2.严重呕吐,呈喷射状,呕吐物如胆汁样 3.钾、钠、氯、碳酸氢盐丢失,造成代谢性酸中毒或碱中毒 4.脱水、少尿、体位性低血压 5.出现高频率肠鸣音
	低位性小肠梗阻	1.呕吐物含粪样物质 2.因回盲瓣阻碍肠道内容物回流而致腹胀明显
	大肠梗阻	1.症状为逐渐出现 2.呕吐较少见,呕吐物含粪样物质 3.停止排便 4.腹胀明显
	闭襻型肠梗阻	稳定性局部腹痛、腹肌紧张、肠鸣音消失、发热,白细胞计数升高
	血管性异常	突然发生的腹部绞痛、休克

(五)辅助检查

1.实验室检查

(1)血常规：在发生闭襻型肠梗阻时,白细胞计数升高;发生脱水后,血红蛋白、红细胞压积升高。

(2)血淀粉酶：升高,但通常不会高于正常值的2倍。

(3)肾功能：血尿素氮水平升高,由脱水导致的肾灌注不足而引起。

(4)电解质：血清钠、钾、氯水平降低。

(5)血气分析：当出现代谢性酸中毒时,碱剩余、碳酸氢根离子浓度降低;当出现代谢性碱中毒时,碱剩余、碳酸氢根离子浓度升高。

2.内镜检查

通过结肠镜或乙状结肠镜检查可找到大肠梗阻的病因,并可进行活检切片检查。

3.影像学检查

(1)腹部X线检查：①X线检查可显示消化道中气体及液体的分布情形:机械性肠梗阻的患者,可在梗阻上方发现气体和液体的积聚,并有肠道扩张现象;非机械性肠梗阻的患者,气体和液体可扩散至整个肠道。②X线可显示横膈位置:可见横膈位置升高,穿孔时可见膈下游离气体的存在。

(2)胸部X线检查：协助评估心血管状况,以判断是否存在由心肺疾病引起的非机械性肠梗阻,如血运性肠梗阻。

(3)CT扫描：协助确定X线检查无法测得的信息。

(六)治　疗

1.禁食,置入胃管行胃肠减压。

2.置入肠梗阻导管,借助肠蠕动将导管运送至梗阻处,持续负压吸引,减轻肠道压力。

3.保持呼吸道通畅,酌情予以吸氧。

4.输液和营养支持。

(1)予以静脉输液,补充血容量,维持水、电解质平衡。高位小肠梗阻患者可因剧烈呕吐而导致代谢性碱中毒及低钾血症,需及时补液及补钾,但应避免使用乳酸林格氏液,防止乳酸盐经肝脏转化为碳酸氢钠而加重碱中毒;低位小肠梗阻患者会因碱性分泌物丢失而出现代谢性酸中毒,除及时补液外,可根据血气分析结果适当补充碳酸氢钠。

(2)给予肠外营养支持,保证热量的供给。

5.应用抗生素以控制感染。

6.在诊断明确、治疗方案确定后,可酌情应用镇静药物、解痉止痛药物、止吐剂等;在诊断不明时,需加强观察,不宜应用止痛剂。

7.积极治疗引起非机械性肠梗阻的病因,鼓励患者术后早期活动,停用抑制肠蠕动的药物,纠正电解质紊乱,治疗肠道炎症性疾病及腹部感染等。

8.手术治疗,如行剖腹探查术找出梗阻的原因,并将其去除。

(1)对完全性机械性肠梗阻、绞榨性肠梗阻及肠梗阻穿孔患者,需行紧急手术治疗。

(2)对不完全性机械性肠梗阻合并发热、腹部压痛、白细胞计数增加或无法解释的血淀粉酶升高者,若行胃肠减压、补液、抗炎治疗后症状未见好转反而呈恶化趋势,则应考虑手术治疗。

(七)护理措施

1. 禁食,胃肠减压,保持导管固定妥当、引流通畅。

2. 维持血流动力学稳定。

3. 维持有效的气体交换,保持胃肠减压通畅,防止因腹胀致胸部扩张受限而加重呼吸困难。

4. 监测腹部的症状及体征。

5. 饮食管理。①禁食期间需加强肠外营养支持,静脉补充葡萄糖、氨基酸、脂肪酸和维生素等。②在肠蠕动恢复或拔除胃管和(或)肠梗阻导管后,让患者摄入少量清淡流质饮食,并评估进食情况,观察是否有恶心、呕吐、腹胀、腹痛等不适;若进食情况良好,则逐渐过渡至软食。

6. 如有手术指征,做好术前准备。

四、腹膜炎

(一)概 述

腹膜炎是指由细菌感染、化学刺激或损伤引起的腹膜局限性或弥漫性炎症反应,是常见的外科急腹症之一,以腹肌紧张、腹部压痛、反跳痛为临床特征。

(二)病 因

1. 原发性腹膜炎

原发性腹膜炎在临床上较少见,患者腹腔内无原发病灶,是由病原菌经血液循环、淋巴途径等感染腹腔所引起的腹膜炎。

2. 继发性腹膜炎

(1)内脏穿孔:包括消化性溃疡急性穿孔、阑尾炎穿孔、急性胆囊炎透壁性感染或穿孔、肠梗阻穿孔、结肠憩室穿孔等。

(2)内脏损伤破裂:包括腹部创伤、腹腔或卵巢肿瘤破裂、膀胱破裂、输尿管破裂等。

(3)炎症性疾病:包括胰腺炎、溃疡性结肠炎、妇科炎症或产后感染、术中或术后感染等。

(三)病理生理

腹膜炎病理生理变化见图9-5-5。

(四)临床表现

腹膜炎早期的临床表现主要是腹膜刺激征,如腹痛、腹肌紧张、反跳痛等;后期由于感染和毒素吸收,主要表现为全身中毒症状。

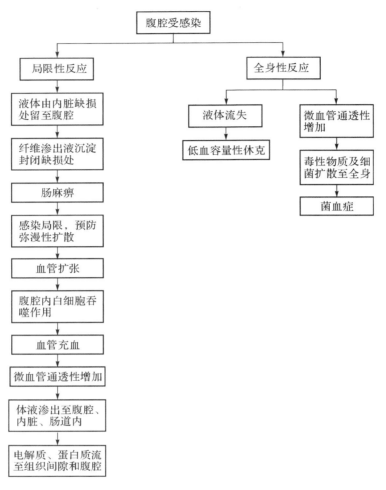

图 9-5-5　腹膜炎病理生理

1. 腹痛

持续性腹痛，程度剧烈，患者常不能忍受；深呼吸、咳嗽或变动体位等活动可使疼痛加剧。腹痛多自原发灶开始，炎症扩散后蔓延至全腹，但仍以原发灶最为显著。

2. 恶心、呕吐

早期因腹膜刺激征引起反射性恶心、呕吐，呕吐物为胃内容物。后期出现麻痹性肠梗阻时，呕吐物变为黄绿色甚至棕褐色粪样物。

3. 腹部体征

腹膜炎的主要体征是压痛、反跳痛和腹肌紧张。在发生弥漫性腹膜炎时，患者可表现为腹式呼吸变浅，腹壁反射消失，肠鸣音减弱或消失，伴有明显的腹胀，排便、排气停止。

4. 寒战、发热

腹膜炎早期体温可正常，随着感染的加重，可出现寒颤、高热、口渴、脉搏增快、呼吸浅促等全身中毒症状，甚至出现表情淡漠、眼窝凹陷、指端冰冷、脉搏细数、血压下降等感染性休克表现。

(五)辅助检查

1. 实验室检查

(1)血常规:白细胞计数升高,中性粒细胞比例升高。

(2)电解质:低血钾、低血钠。

(3)粪便检查:用以判断腹膜炎的病因是否与消化道疾病相关。

(4)腹腔液体检查:经腹腔穿刺术抽得腹腔液体,可通过对其性质的评估判断腹膜炎病因,也可进行病原菌培养确定导致腹膜炎的病原菌。

2. 影像学检查

(1)X线检查:可显示肠道是否出现扩张和胀气,若显示膈下游离气体,则提示消化道穿孔。

(2)超声多普勒检查:可确定脏器穿孔部位及腹腔积液程度。

(六)治　疗

腹膜炎的治疗原则为积极消除引起腹膜炎的病因,清除腹腔内脓液、渗出液,促使渗出液尽快吸收。

1. 禁食,置入胃管行胃肠减压。

2. 保持呼吸道通畅,酌情予以吸氧。

3. 输液和营养支持。予以静脉输液,以维持水、电解质平衡;同时给予营养支持,保证热量的供给。

4. 控制感染。抽取腹腔液体检查病原菌并行药物敏感试验,应用敏感抗生素以控制感染。

5. 诊断明确、治疗方案确定后,酌情应用镇静药物、解痉止痛药物、止吐剂等;诊断不明时,需加强对患者的观察,不宜应用止痛剂。

6. 根据病因,在B超引导下行经皮腹腔穿刺置管引流脓液、渗出液。

7. 手术治疗。行剖腹探查术找出病因并将其去除,清除积聚于腹腔的脓液、渗出液,或放置引流管使残存炎症得到控制。

(七)护理措施

1. 禁食,胃肠减压,导管固定妥当,保持引流通畅,观察引流液的量、性质;观察呕吐次数、呕吐物性状及量。

2. 维持血流动力学稳定,维持有效的气体交换。

3. 减轻疼痛,使患者尽量舒适。

4. 饮食管理。禁食期间需加强肠外营养支持,静脉补充葡萄糖、氨基酸、脂肪酸和维生素等。在肠蠕动恢复或胃管拔除后,让患者摄入少量清淡流质饮食,并评估进食情况,观察是否出现恶心、呕吐、腹胀、腹痛等不适;若患者进食情况良好,则逐渐过渡至软食。

五、腹内高压和腹腔间隔室综合征

(一)概　述

1. 腹内高压和腹腔间隔室综合征相关定义

(1)腹腔压力(intra-abdominal pressure,IAP)：是指腹腔内的稳态压力,与腹壁顺应性、腹腔脏器容量、腹腔空间容量相关,常用经膀胱间接测压法测得。

(2)腹内高压(intraabdominal hypertension,IAH)：是指 IAP 持续或反复升高 ≥12mmHg。

(3)腹腔灌注压(abdominal perfusion pressure,APP)：是指腹腔内脏器的灌注压(APP ＝平均动脉压－腹内压)。

(4)腹腔间隔室综合征(abdominal compartment syndrome,ACS)：是指 IAP 持续升高并且≥20mmHg(伴或不伴有 APP≤60mmHg),同时合并有 IAH 相关的新发器官功能障碍和衰竭。

2. 腹内高压分级

腹内高压分级见表9-5-9。

3. 分类

(1)原发性 IAH/ACS：由盆腔或腹腔的创伤或病变导致。

(2)继发性 IAH/ACS：原发病变非起源于盆腔或腹腔。

(3)复发性 IAH/ACS：原发或继发性 IAH/ACS,经手术或药物治疗后再次发生。

表 9-5-9　腹内高压分级

IAH 分级	压力(mmHg)
Ⅰ级	12～15
Ⅱ级	16～20
Ⅲ级	21～25
Ⅳ级	>25

(二)病　因

IAH/ACS 尤其容易发生于有全身炎症反应综合征(SIRS)和脓毒症的患者中,其他病因如下。

1. 腹壁顺应性降低,如腹部手术、严重创伤、严重烧伤、巨大切口修补疝、俯卧位等。

2. 脏器内容物增加,如胃轻瘫、胃扩张或幽门梗阻、肠梗阻、肠扭转等。

3. 腹腔内容物增加,如急性胰腺炎、腹腔扩张、腹腔积液、腹腔积血、气腹、腹腔感染或脓肿、腹内或腹膜后肿瘤、腹腔镜注气压力过大、肝功能障碍或肝硬化伴腹水、腹膜透析等。

4. 毛细血管渗漏和(或)液体复苏,如脓毒症、酸中毒、损伤控制性剖腹探查手术、低体温、高 APACHEⅡ/SOFA 评分、大量液体复苏或液体正平衡、大量输血等。

5. 其他因素,如年龄、床头抬高、机械通气或呼气末正压大于 $10cmH_2O$、肥胖或高体重指数、妊娠等。

(三)病理生理

1. 毛细血管内皮损伤引起的肠和肠系膜间隙水肿是 IAH/ACS 的主要病理生理基础(见图9-5-6)。

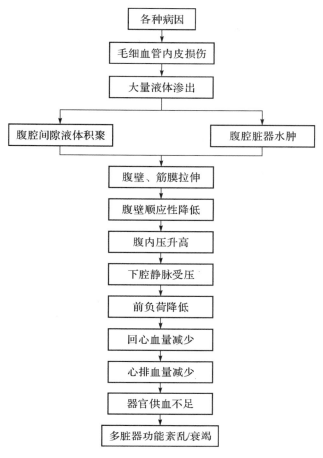

图 9-5-6　IAH/ACS病理生理

2. IAP/ACS对各脏器功能的影响如下(见图9-5-7)。

(1)对胃肠道的影响:胃肠道是对IAH/ACS最敏感、受影响最早的器官。腹腔内压力升高导致腹腔膨胀,血管收缩,胃肠血流灌注减少,组织缺血;当腹内压达到毛细血管床最高压力临界点(15～25mmHg)时,可使毛细血管血流中断,导致静脉回流减少、静脉瘀血,局部缺血进一步加重,最终可导致肠坏死,肠黏膜屏障功能障碍。

(2)对呼吸系统的影响:主要表现为高通气阻力、低氧血症及高碳酸血症,这与胸腔压力升高及肺顺应性下降有关。腹腔内压力升高使膈肌抬高,导致膈肌运动幅度降低,胸腔容积和肺顺应性下降,胸腔压力升高。胸腔压力升高一方面限制了肺膨胀,使肺顺应性下降,表现为机械通气时气道压峰值增加,肺泡通气量和功能残气量减少;另一方面,可使肺血管阻力增加,引起通气/血流比值异常,导致患者出现低氧血症、高碳酸血症和酸中毒,机械通气时需要较高压力方能输入足够潮气量。若IAH/ACS不及时解除,机械通气使胸腔压力继续升高,上述症状将进一步恶化。

(3)对循环系统的影响:主要表现为回心血量及心排血量减少,这与静脉回流减少、胸腔压力升高所致的左室充盈压增加、心肌顺应性下降及全身血管阻力增加有关。上腔静脉和门静脉的压力增高,造成静脉系统回心血量减少(降低前负荷),导致心排血量降低,机体通

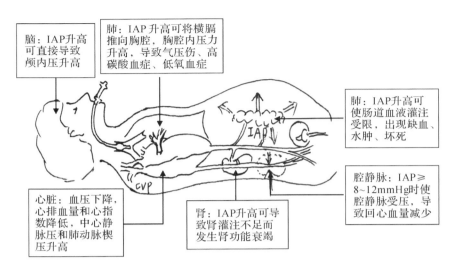

脑：IAP升高可直接导致颅内压升高

肺：IAP升高可将横膈推向胸腔，胸腔内压力升高，导致气压伤、高碳酸血症、低氧血症

肺：IAP升高可使肠道血液灌注受限，出现缺血、水肿、坏死

心脏：血压下降，心排血量和心指数降低，中心静脉压和肺动脉楔压升高

肾：IAP升高可导致肾灌注不足而发生肾功能衰竭

腔静脉：IAP≥8~12mmHg时使腔静脉受压，导致回心血量减少

图 9-5-7　IAH 对各脏器功能的影响

过促进血管收缩进行代偿，使心脏后负荷增加。血管收缩力增加和心排血量减少进一步导致更严重的心脏失代偿。

（4）对肾脏的影响：主要表现为少尿或无尿、氮质血症。当腹腔内压力升高至 15～20mmHg 时，即出现少尿；当腹腔内压力达 30mmHg 时，即出现无尿。这与压力直接作用于肾实质和肾静脉导致肾皮质区灌注减少、肾血管流出部分受阻、肾血管阻力增加、肾血流量减少等因素有关。同时，心排血量减少造成肾灌注不足，肾小球滤过率下降，导致尿量减少和肾衰竭。

（5）对中枢神经系统的影响：腹内压升高引起胸腔内压力升高，导致静脉回流受阻，静脉回流减少可造成上肢和颈内静脉瘀血，发展到颅内可引起颅内高压。

（四）临床表现

1. 腹部膨胀和腹肌紧张
腹部膨胀和腹肌紧张是腹腔内容物增加导致腹内高压的最直接表现。腹内压增高患者早期表现为腹部膨隆、腹围增加，后期出现明显的腹胀、腹肌紧张。

2. 脏器功能不全
（1）呼吸功能不全：早期表现为呼吸浅促、低氧血症，后期可见高碳酸血症、吸气峰压升高。

（2）循环功能不全：早期出现代偿性心动过速，以维持心排血量；在失代偿后，表现为血压下降，心排血量和心指数降低，中心静脉压和肺动脉楔压升高。

（3）肾功能不全：表现为尿量减少甚至无尿，补充液体或给予利尿剂等无效。

（五）腹内压测量技术

腹内压可以通过直接或间接测量法测得（见图 9-5-8），常用经膀胱间接测压法。
1. 直接测压法
直接测压法是指将针头刺入腹腔或将引流管置入腹腔，以脐与髂前上棘连线中点为穿刺点或置入点,连接压力传感器或输液器,以腋中线为零点进行测压。此法无绝对禁忌证,但患者有创伤和腹腔感染的风险。

2. 间接测压法

(1)经膀胱测压法(见图9-5-9):是腹腔间隔室综合征世界联合会(World Society of the Abdominal Compartment Syndrome,WSACS)推荐的测量腹内压的标准方法,相对无创,检测结果可信度高。测量方法如下:给患者置入三腔或双腔 Foley 导尿管,连接压力传感器或测压管,测量时取平卧位,保持腹肌无收缩;排空膀胱,注入生理盐水(≤25mL);以腋中线水平为零点,在呼气末读数。对膀胱损伤、神经性膀胱炎、膀胱挛缩者不宜采取经膀胱测压法。

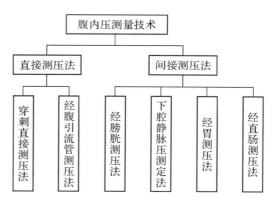

图 9-5-8　腹内压测量技术

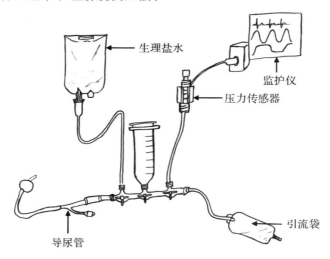

图 9-5-9　经膀胱间接测压法

(2)下腔静脉压测定法:通过股静脉置管,测定下腔静脉压。下腔静脉压与腹内压变化有较好的相关性。在放置股静脉置管时,导管尖端应达腹腔下腔静脉的位置(30cm 左右为宜),然后连接压力传感器,以腋中线为零点进行测压。

(3)经胃测压法:患者置入胃管或有胃造瘘管,先抽尽胃内容物,缓慢注入 50～100mL 生理盐水,然后连接压力传感器或输液器,以腋中线为零点进行测压。

(六)治　疗

IAH/ACS 的治疗目标包括降低 IAP,改善受累器官的灌注。

1. 非手术治疗

(1)增加腹壁顺应性:避免俯卧位,床头抬高＞30°,进行镇静、镇痛治疗,必要时可短暂采用神经肌肉阻滞剂。

(2)清空脏器内容物:进行鼻胃管减压和(或)直肠减压,应用胃、结肠促动力药物。

（3）清除腹腔积液：采用腹腔穿刺或经皮穿刺置管，引流腹腔积液。

（4）纠正液体平衡：避免液体过度复苏。对血流动力学稳定的患者，可根据病情采取应用利尿剂、血液透析和（或）超滤等措施，以减轻水肿和液体潴留。

（5）脏器功能支持：优化通气，肺泡复张；监测容量性指标等。

2．手术治疗

（1）对于发生严重 ACS 的成年危重患者，应考虑行开腹减压术。

（2）在对生理功能耗竭的创伤患者行开腹减压术时，建议采取预防性腹腔开放策略。

（3）对于因腹腔严重污染导致脓毒症的患者，在行急诊开腹手术时不建议采取腹腔开放策略。

IAH/ACS 非手术治疗方式见表 9-5-10。

表 9-5-10　IAH/ACS 非手术治疗

步骤	清空胃肠内容物	去除腹腔占位性病变	改善腹壁顺应性	优化液体管理	改善全身/局部灌注
1	插入鼻胃管和（或）直肠管	进行腹部超声检查确定病因	确保充分的镇静和（或）镇痛	避免过多的液体复苏	目标导向的液体复苏
	应用胃和（或）结肠促动力药物		去除紧缩的衣物和腹部焦痂	目标为第3天达到液体平衡或负平衡	维持腹腔灌注压≥60mmHg
2	减少肠内营养	进行 CT 检查确定病因	避免俯卧位，床头抬高＞30°	应用高渗液体、胶体进行复苏	监测血流动力学指标以指导复苏
	应用灌肠剂	经皮穿刺置管引流		适当、酌情应用利尿剂	
3	考虑经结肠镜减压	考虑手术去除病因	考虑应用神经肌肉阻滞剂	考虑血液透析和（或）超滤	应用血管活性药物以维持腹腔灌注压≥60mmHg
	停用肠内营养				
4	如果 IAP≥20mmHg 并有先发的器官功能障碍或衰竭，且非手术处理对 IAH/ACS 无效，则应考虑外科手术减压				

IAH/ACS 治疗流程见图 9-5-10。

（七）护理措施

1．严密监测患者的生命体征，遵医嘱监测并记录腹内压。

2．遵医嘱用药，进行合理的液体管理。

（1）开通静脉通路，遵医嘱进行液体复苏治疗。

（2）严密监测患者的中心静脉压等各项血流动力学指标，并动态观察其变化。

（3）患者留置导尿，密切观察尿量并记录液体出入量。

（4）正确规范使用药物，观察药物的疗效以及不良反应等。

3．维持有效的气体交换。

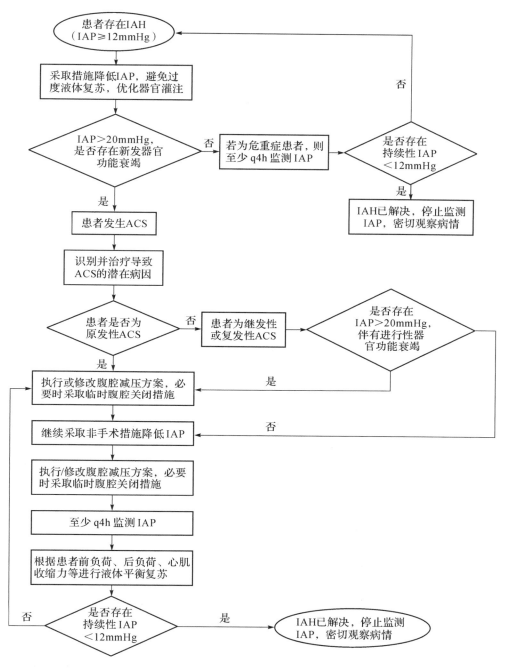

图 9-5-10　IAH/ACS治疗流程

（1）患者采取合适的体位，卧床休息，抬高床头＞30°。

（2）氧气吸入的供给足够。根据病情选择给氧方式，必要时行机械通气以优化通气。

（3）密切观察患者呼吸频率、节律及呼吸音的变化。

4. 协助患者快速完成 CT、血气分析、血常规、电解质、肾功能等检查，并持续监测各项指标。

5. 密切观察患者的腹壁张力、紧张度,注意有无腹痛、压痛、反跳痛等情况发生。评估肠鸣音情况,在腹胀明显时,应测量腹围并监测其变化。

6. 饮食管理。

(1)遵医嘱行胃肠减压和(或)直肠减压,导管固定妥当,保持引流通畅,观察引流液的量、性质。

(2)禁食期间需加强肠外营养支持,静脉补充葡萄糖、氨基酸、脂肪酸和维生素等。根据患者的病情,酌情早期应用肠内营养,以促进肠道蠕动,降低腹内压。

7. 如有手术减压指征,做好术前准备。

8. 加强基础护理和心理护理。

(1)保持安静、舒适的治疗环境,注意保暖,协助更换体位,防止皮肤压力性损伤。

(2)禁食期间加强口鼻腔护理,保持患者舒适。

(3)评估患者的焦虑程度,鼓励患者说出其关心和害怕的事情,给予耐心解释、安慰。

(六)急性胰腺炎

(一)概　述

急性胰腺炎是指多种病因导致胰酶在胰腺内被激活,继而胰腺局部发生炎症反应,伴或不伴有其他器官功能改变的疾病。其主要临床表现有腹痛、恶心、呕吐、发热和血清胰酶浓度增高。

1. 按临床症状分类

(1)轻症急性胰腺炎:具有胰腺炎的临床表现和生物化学改变,不伴有器官功能衰竭及局部或全身并发症,通常在1~2周内恢复。

(2)重症急性胰腺炎:具有胰腺炎的临床表现和生物化学改变,且伴有持续的器官功能衰竭(持续48h以上,有不能自行恢复的呼吸、心血管或肾脏功能衰竭,可累及一个或多个脏器)。

2. 按影像学特征分类

(1)间质水肿型胰腺炎:由于炎性水肿,引起弥漫性胰腺肿大,偶有局限性肿大。CT检查表现为胰腺实质均匀强化,但胰腺脂肪间隙模糊,也可伴有胰周积液。

(2)坏死型胰腺炎:表现为胰腺实质坏死或胰周组织坏死,或两者兼有。早期增强CT检查有可能会低估胰腺及胰周坏死的程度。因此,起病1周之后的增强CT结果更有价值,可表现为坏死的胰腺实质无增强区域。

(二)病　因

1. 胆道疾病可导致胆道内压力升高,使胰腺的消化酶和胆汁反流或逆流入胰管,造成胰腺腺泡破裂,胰酶进入胰腺间质引起胰腺的自身消化。

2. 大量饮酒和暴饮暴食时,促进胰酶大量分泌,致使胰管内压力骤然上升,引起胰腺腺泡破裂,胰酶进入腺泡间质而引发急性胰腺炎。

3. 手术或治疗,如胆囊切除术、Whipple's手术、逆行胆胰管造影等,造成胰腺损伤,导致胰腺炎。

4. 创伤,如腹部钝伤、穿刺伤等,可损伤胰腺,致使胰腺炎发生。

5. 代谢或内分泌疾病,如高脂血症、高胆固醇血症、甲状旁腺功能亢进等。

6. 药物因素,如皮质激素、磺胺类、噻嗪类、普鲁卡因胺、四环素等。

7. 感染,如肝炎、腮腺炎等病毒感染。

8. 胰腺囊肿或肿瘤。

9. 穿孔性胃或十二指肠溃疡。

10. 遗传、神经、情绪因素。

(三)病理生理

急性胰腺炎病理生理变化见图9-5-11。

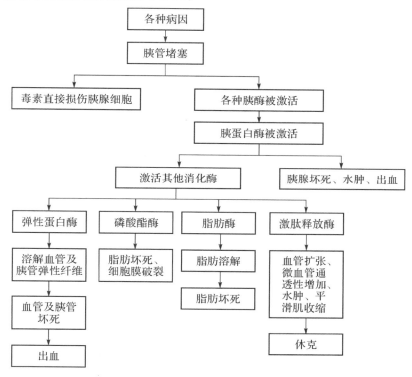

图 9-5-11 急性胰腺炎病理生理

(四)临床表现

1. 腹痛

腹痛是最早出现的症状,表现为急性发作的剧烈、持续和定位模糊的上腹部或左上象限疼痛,向背部或双侧腰肋部放射,常伴有腹胀及恶心、呕吐。进食高脂饮食、饮酒及采取俯卧位姿势可使疼痛加剧。

2. 恶心、呕吐

恶心、呕吐发作频繁,起初呕吐物为食物或胆汁样物;病情加重导致肠麻痹时,呕吐物可为粪样物。

3．水、电解质紊乱

急性胰腺炎因肠麻痹、呕吐可致脱水。重症胰腺炎患者在短时间内即可出现严重的脱水及电解质紊乱,常见低钾血症、低钙血症等。

4．黄疸

多见于出血坏死型胰腺炎。

5．发热

可出现不同程度的体温升高。轻症胰腺炎患者体温一般在 39℃ 以内,3～5d 即可下降。重症胰腺炎患者体温常在 39～40℃,持续数周不退,并出现脓毒症表现。

6．腹部体征

轻症胰腺炎患者仅在上腹部深处有压痛,少数前腹壁有明显压痛。而重症胰腺炎患者由于大量胰腺溶解、坏死、出血,前、后腹膜均被累及,导致全腹肌紧张,可出现明显的腹胀、压痛、反跳痛;肠鸣音减弱或消失;还可产生炎性腹水,出现移动性浊音;渗出物和坏死组织通过腹膜后途径渗入腹壁,溶解皮下脂肪使毛细血管破裂出血,局部皮肤呈青紫色,可见肋腹皮肤呈灰紫斑(Grey-Turner 征)或脐周皮肤青紫(Cullen 征)。

7．局部并发症

(1)急性胰周液体积聚:发生于病程早期,表现为胰周或胰腺远隔间隙液体积聚,并缺乏完整包膜,可以单发或多发,通过影像学检查可发现,并可发展为胰腺脓肿或胰腺假性囊肿。

(2)急性坏死物积聚:发生于病程早期,表现为液体和坏死组织的混合积聚。坏死物包括胰腺实质或胰周组织的坏死物。

(3)胰腺脓肿:是指胰腺周围的包裹性脓液积聚,含少量或不含胰腺坏死组织。常于起病 2～3 周后出现,多由局灶性坏死组织液化继发感染形成。穿刺液为脓性,细菌或真菌培养阳性。

(4)胰腺假性囊肿:是指完整的非上皮性包膜包裹的液体积聚,多在起病 3～4 周后形成。可依靠影像学检查发现,少数患者可扪及上腹部包块。大的囊肿可压迫邻近组织而产生相应症状。

8．全身并发症

重症胰腺炎除具有急性胰腺炎的临床表现和生物化学改变外,还伴有一过性或持续器官功能衰竭,累及一个或多个器官。

(1)全身炎症反应综合征(SIRS):急性胰腺炎通常以局部的非感染性炎症开始;但中、重度胰腺炎数分钟至数小时内即可出现全身性炎症反应,并逐渐影响全身多个器官的功能。胰腺炎的全身炎症反应表现为脉搏＞90 次/min,呼吸频率＞20 次/min 或 $PaCO_2<32mmHg$,直肠温度＜36℃或＞38℃,白细胞计数＜4×10^9 或＞12×10^9,甚至可发展成脓毒症及感染性休克。

(2)血流动力学改变:表现为血液分布的异常,循环容量因局部渗出、腹水、呕吐等导致绝对不足;同时,由于血管异常扩张,毛细血管渗透性增高,还可导致血容量相对不足,患者表现为心动过速、低血压、少尿、肾前性氮质血症等。

(3)急性呼吸功能改变:初期,患者可表现为轻度呼吸频率加快,多无明显呼吸困难症状,两肺呼吸音清晰,无湿啰音。血气分析仅表现为轻度过度通气,$PaCO_2$ 下降,PaO_2 在正常范围。之后,患者低碳酸血症逐渐加重,并发生低氧血症,提高吸入氧浓度不能使 PaO_2 提高到相应水平;同时,患者呼吸困难症状逐渐加重,出现发绀、双肺湿啰音增多,此时已表现出明显的急性呼吸窘迫综合征,需采用机械通气方能使 PaO_2 维持在正常范围。

（4）腹内高压/腹腔间隔室综合征（IAH/ACS）：胰腺炎可导致腹腔内容积增加,出现 IAH/ACS,这在一定程度上反映了重症急性胰腺炎患者病情的严重程度。一方面,IAP 的进行性升高预示腹部情况未能得到有效控制;另一方面,液体复苏过程同样可以导致 IAP 增高。IAH/ACS 常继发或加重脏器的功能障碍,这是重症急性胰腺炎患者病情加重的重要因素。若胰腺炎患者腹腔压力增高,伴有呼吸频率增快、气道峰压增高、心排血量下降或少尿,则应考虑是否有腹腔间隔室综合征。

（五）辅助检查

1. 实验室检查

（1）血、尿淀粉酶测定：血清（胰）淀粉酶水平在起病后 6h 开始升高,24h 达到高峰,48h 开始下降,持续 3～5d,血清淀粉酶水平超过正常值 3 倍可确诊为急性胰腺炎。尿淀粉酶水平升高可持续 1～2 周。

（2）脂肪酶测定：血清脂肪酶水平常在起病后 24～72h 开始升高,持续 7～10d,敏感性及特异性较淀粉酶水平高。

（3）淀粉酶内生肌酐清除率比值：淀粉酶内生肌酐清除率比值＝（尿淀粉酶浓度×血肌酐浓度）/（血淀粉酶浓度×尿肌酐浓度）,其正常值＜2.5％。淀粉酶内生肌酐清除率比值＞5％,可诊断为急性胰腺炎。淀粉酶内生肌酐清除率比值增高,与肾小球的通透性增加、肾对淀粉酶的清除增加而对肌酐的清除未变有关。

（4）C 反应蛋白测定：C 反应蛋白是在机体受到感染或组织损伤时,血浆中急剧上升的一种蛋白质（急性蛋白）,36～72h 达到高峰。发病后第 1 个 72h 内,C 反应蛋白血浆浓度＞150mg/L 与坏死相关。

（5）血常规：表现为白细胞计数升高;血红蛋白和红细胞压积依出血程度和容量状况而有所改变。

（6）电解质：常见低血钙、低血钾、低血钠。

（7）血糖和尿糖：表现为血糖升高、尿糖（＋）,与炎症使胰岛 β 细胞功能受损及胰高血糖素释放增加有关。

（8）生化指标：表现为血胆红素、谷草转氨酶、谷丙转氨酶、乳酸脱氢酶和碱性磷酸酶等指标升高,白蛋白水平降低。

2. 影像学检查

（1）X 线检查：胸部 X 线检查可见膈肌上抬、肺不张、胸膜渗出等;通过腹部 X 线检查,可了解邻近胰腺的空腔脏器状况,如显示肠道是否出现扩张和胀气等。

（2）电子计算机断层扫描（CT）、磁共振下胰胆管成像技术（MRCP）和超声多普勒检查：可显示胰腺水肿、炎症、积液、囊肿、脓肿,以及胆道、胰管等变化。

3. 经腹腔穿刺术引流液检查

经腹腔穿刺术引流液检查用于分析引流液性状、胰淀粉酶水平;同时,穿刺引流可以减少腹腔内液体,降低腹内压等。

(六)治 疗

1. 病程分期及治疗重点

(1)早期(急性期)：指发病至 2 周。早期以 SIRS 和器官功能衰竭为主要表现,构成第一个死亡高峰。此期的治疗重点是加强监护、稳定内环境及保护器官功能。

(2)中期(演进期)：指发病 2～4 周。中期以胰周液体积聚或坏死性液体积聚为主要表现。此期坏死灶多为无菌性,也可能合并感染。治疗重点是综合防治感染。

(3)后期(感染期)：指发病 4 周以后。后期可发生胰腺及胰周坏死组织合并感染、全身细菌感染、深部真菌感染等,继而可引起感染性出血、消化道瘘等并发症。此期为重症患者第二个死亡高峰。治疗重点是控制感染,及时外科处理并发症。

2. 一般治疗

(1)解痉镇痛：常用杜冷丁或阿托品,避免应用吗啡,因吗啡可引起 Oddi 括约肌痉挛。

(2)抑制胰酶及胰腺外分泌：应用抑酸药、H_2 受体拮抗剂、生长抑素等抑制胰酶及胰腺外分泌。

(3)应用抗生素：不推荐常规预防性应用抗生素以预防感染;对于胆道梗阻、腹内高压、高龄、免疫力低下等易发生肠源性细菌移位的人群,可选择碳青霉烯类、头孢菌素类等抗生素预防感染;若出现脓毒症表现,如白细胞升高、发热和(或)器官衰竭,在寻找感染源的同时,可给予经验性抗生素治疗。

(4)应用胰岛素：控制高血糖。

(5)应用缓泻剂或通便剂：保持大便通畅。

(6)中医治疗：包括中药外敷、针刺疗法、穴位贴敷等。①根据腹腔积液、囊肿或包裹性坏死在腹腔的位置,及腹腔间隔室综合征的分型,可选择六合丹或自制活血止痛膏剂对相应部位进行外敷。②根据腹腔积液、胰腺及周围组织水肿的范围,选择芒硝细颗粒,棉布包装后外敷。③可针刺足三里、三阴交、阳陵泉、内关、支沟、合谷,或者对无禁忌证的患者进行足三里注射新斯的明或甲氧氯普胺,有助于尽早恢复患者的脾胃功能,有利于早期给予肠内营养。

3. 充分液体复苏

早期胰腺炎治疗的重点是液体复苏和维持水、电解质平衡。由于 SIRS 可引起毛细血管渗漏,导致液体渗出,所以可造成血容量大量丢失。低血容量可累及胰腺微循环,是坏死型胰腺炎发生的主要原因之一,而积极的静脉液体补充对于纠正低血容量是至关重要的。液体复苏首选晶体液,必要时可补充人血白蛋白,避免或减轻由组织低灌注所致的脏器功能损害。复苏时,可通过动态监测中心静脉压或肺毛细血管楔压、心率、血压、尿量、红细胞压积、混合静脉血氧饱和度等指标来指导复苏。期间应监测电解质变化,治疗低钙血症、低钾血症等。

4. 维护器官功能

(1)针对呼吸衰竭的治疗：给予鼻导管或面罩吸氧,维持氧饱和度≥95%,动态监测呼吸频率、血气分析和氧合指数等指标,必要时应用机械通气。

(2)针对急性肾功能衰竭的治疗：通过充分的液体复苏等治疗,稳定患者的血流动力学,以预防急性肾功能衰竭;动态监测尿量、血肌酐和尿素氮等指标,必要时采取连续肾脏替代疗法进行治疗。

（3）其他器官功能障碍的治疗：在出现黄疸或肝功能异常时，给予护肝药物；在发生急性胃黏膜损伤时，应用质子泵抑制剂或 H_2 受体拮抗剂等。

5．营养支持

通过让肠道充分休息来抑制胰腺外分泌一直被认为是控制急性胰腺炎进展的重要手段。但是，多项动物实验和临床研究显示，禁食期间，患者的肠道黏膜会发生萎缩，而肠内营养可以保持肠道黏膜结构正常。同时，近年研究显示，导致胰腺坏死继发感染的病菌来源于胃肠道，肠内营养可以减少这种严重并发症的发生。肠内营养除了为急性胰腺炎患者提供营养外，还能进一步改善肠黏膜屏障功能，调节全身炎症反应，预防肠源性感染。因此，在患者能够耐受的情况下，早期（24h 内）经口进食；因疼痛、呕吐或肠梗阻无法早期进食的患者，可延迟进食。对于不能耐受经口进食的患者，可通过鼻胃管或鼻空肠营养管，早期开始肠内营养，而不是采用全胃肠外营养（TPN）。营养支持期间，应注意营养制剂的配方、温度、浓度、输注速度和剂量，并根据患者耐受情况进行调整：初始可采用滋养型肠内营养（10～20kcal/h 或 500kcal/d），根据病情逐渐达到目标量［25～30kcal/（kg·d），蛋白质 1.2～2.0g/（kg·d）］；只有在尝试肠内营养 5～7d 失败后，才使用肠外营养。

6．放射或内镜、手术治疗

（1）对胰周液体、坏死物积聚或脓肿形成的患者，可在 B 超引导下行经皮腹腔穿刺置管引流脓液和渗出液。

（2）对胆源性胰腺炎患者，可行内窥镜逆行性胆胰管造影术（ERCP），以降低并发症的发生率。

（3）手术治疗。对于胆道梗阻引起的急性胰腺炎患者，可行剖腹探查术解除梗阻；对于急性炎症过程恢复并融合成机化性坏死组织或继发感染的患者，可经手术清除积聚于腹腔的脓液、渗出液等，或放置引流管以控制残存的炎症。

（七）护理措施

1．维持血流动力学稳定，维持有效气体交换。

2．减轻疼痛。

3．饮食管理。尽早开始经口进食或经鼻胃管和（或）鼻空肠营养管进行肠内营养，评估患者肠内营养的耐受性，注意患者有无腹胀、腹痛、腹泻、呕吐、反流、肠梗阻等表现。

4．如有手术指征，做好术前准备。

5．加强基础护理和心理护理。

(1)保持治疗环境安静、舒适。

(2)注意保暖，协助患者更换体位，防止皮肤压力性损伤。

(3)禁食期间加强口、鼻腔护理。

(4)评估患者的焦虑程度，鼓励患者说出关心和害怕的事情，给予耐心解释、安慰。

6．健康教育。

(1)告知患者合理饮食的重要性，强调少量多餐、定时进餐、细嚼慢咽，避免辛辣刺激性食物。

(2)重视常规身体检查，对有可能引起胰腺炎的各种病因应及早发现、积极治疗。

（3）告知患者若出现腹胀、恶心、呕吐、腹痛等症状，需立即告知医护人员或就医。

七、急性肝功能衰竭

（一）概　述

急性肝功能衰竭（AHF）并非独立的疾病，而是各种因素（如严重感染、创伤、休克、药物与毒物等）直接或间接作用于原来无病变的肝脏或虽有肝脏疾病但已长期无症状者的肝脏，导致的以肝细胞广泛坏死或脂肪浸润为病理特征，以进行性黄疸、意识障碍、出血和肾衰竭等为主要临床表现的一组临床综合征。急性肝功能衰竭患者的肝细胞再生能力不足以代偿上述病变，进而导致肝细胞合成、解毒、生物转化、转运和排泄等功能障碍。其常在 2 周内引发，超急性肝衰竭的病程＜10d，暴发性肝衰竭的病程为 10～30d，亚急性肝衰竭的病程为5～24周。

（二）病　因

1.病毒因素，以甲、乙、丙、丁型病毒性肝炎常见。

2.化学性因素包括以下几个方面。①解热镇痛类、麻醉药、利尿剂、中草药等药物毒性反应。②酒精对肝细胞的直接毒性作用。③工业化学剂等有毒物质刺激。

3.缺血和（或）缺氧。各种原因导致的循环衰竭或休克，致使肝组织灌注不良而导致肝功能衰竭；也可见于肝静脉瘀血、肿瘤的患者，病变影响肝脏血流及其供应的血管，导致损伤。

4.创伤与手术因素。术后出现出血、发热、凝血功能障碍等，致使肝功能异常；肝脏手术后，剩余肝组织过少或肝脏供血血流改变，导致肝脏缺血，难以维持正常肝功能。

5.代谢性因素，如瑞式（Reye）综合征、妊娠急性脂肪肝、肝豆状核变性（Wilson 病）等。

（三）病理生理机制

急性肝功能衰竭的病理生理机制尚不明确，多因病毒感染、药物或毒素所致，导致肝细胞在短期内遭受破坏并产生退行性改变，肝细胞大量坏死，从而造成严重的肝功能损害。

（四）临床表现

急性肝功能衰竭的临床表现与肝细胞损伤程度有关，往往缺乏特异性，包括疲乏、右上腹疼痛、恶心、呕吐、消化不良、皮肤瘙痒、发热、意识障碍等。体征包括右上腹压痛、黄疸、腹水、脾大、门脉高压、贫血、凝血功能障碍、肝臭、肝掌、蜘蛛痣等。随着肝细胞损伤程度的加重，全身各组织器官均会受到波及。

1. 心血管系统

急性肝功能衰竭发病早期，心血管系统呈现高血流动力的现象，表现为心排血量增高和外周血管阻力降低，系周围动脉扩张所致。患者出现皮肤潮红、血压升高、洪脉等。随着肝细胞损伤程度的加重，肝脏合成白蛋白的能力下降，导致血管内胶体渗透压降低，血管内液体渗出、组织间隙形成腹水，进一步使循环血量减少，导致血压下降。

2．呼吸系统

腹水形成后，腹内压升高，横膈上抬，进一步影响肺的扩张；胸水的形成亦会压迫肺，导致低氧血症的产生。

3．肾脏

因肾血管显著收缩，导致肾小球滤过率降低，或因循环血量减少，导致肾灌注不足而出现急性肾功能衰竭，患者常表现为少尿。肾脏多无器质性病变。

4．神经系统

肝性脑病是急性肝功能衰竭时常见的神经系统综合征，是肝解毒功能障碍的结果。肝功能障碍时，流经肝的血液经侧支循环进入体循环系统，使得来自胃肠道的有毒代谢物质未经解毒直接进入体循环，并透过血脑屏障进入脑部，从而导致肝性脑病的发生。

（1）病因：肝性脑病是因血液中氨的浓度过高所致的。氨是蛋白质的代谢产物。在肝细胞内，氨转化为尿素，通过肾排出体外；在肝代谢障碍时，血氨浓度升高，进入脑组织，导致肝性脑病。常见原因如下。①不恰当的门脉高压分流或手术造成门体循环分流。②蛋白摄入过量。③脓毒症。④体内含氨物质蓄积过多（多由便秘或胃肠道出血引起）。⑤细菌分解蛋白质和尿素形成氨。

（2）临床表现：根据所累及神经系统的严重程度，表现为不同的症状和体征，可分为 4 个阶段，具体见表 9-5-11。

表 9-5-11　肝性脑病临床分期

分期	症状和体征
Ⅰ期（前驱期）	以性格改变和行为异常为主，表现为定向障碍、健忘、言语不清、睡眠形态改变；扑翼样震颤*（＋），肌张力、腱反射及脑电图正常
Ⅱ期（昏迷前期）	以精神错乱、睡眠障碍、行为异常为主，表现为嗜睡、定向障碍、定时障碍、举止反常、昼睡夜醒；扑翼样震颤（＋），肌张力增强，腱反射亢进，巴宾斯基征阳性及脑电图异常
Ⅲ期（昏睡期）	以昏睡和精神错乱为主，表现为严重的意识错乱、昏睡但能被叫醒、木僵；扑翼样震颤（＋），肌张力增强，四肢被动运动常有抵抗，锥体束征呈阳性，脑电图异常
Ⅳ期（昏迷期）	意识丧失，对疼痛无反应，反常体态；扑翼样震颤不能引出；脑电图异常，波形变慢、变低、直至平坦

＊扑翼样震颤：呈对称性，平伸上臂时，手腕和手指快速地不规则伸展和屈曲，震颤多动，类似鸟的翅膀在扇动。

脑水肿是急性暴发性肝衰竭患者死亡的首要原因。在肝衰竭合并Ⅳ期肝性脑病的患者中，约 80％的患者可出现脑水肿。其机制与大脑自身调节功能受损并脑血流量下降，血-脑屏障遭到破坏，导致渗透压升高，大量分子积聚在细胞内有关。一般情况下，不出现局部神经定位体征；但一旦出现，则提示颅内出血或脑疝的可能。

5．血液系统

PT 或 INR 迅速改变是急性肝衰竭的特征性变化。肝脏无法合成胆盐而干扰肠道对脂溶性维生素的吸收，尤其对维生素 K 的吸收发生障碍，导致凝血酶原和凝血因子无法合成，从而导致凝血功能障碍，患者可出现皮肤黏膜、牙龈、鼻腔甚至颅内出血等症状。

6. 代谢系统

早期因抗利尿激素分泌减少,造成血管内水钠潴留;形成腹水后,循环血容量减少,造成体内水钠潴留,因过多的水被稀释而出现低钠血症。低钾血症也常见。这与腹泻、利尿剂使用等因素有关。食物摄入减少和维生素吸收障碍,也易导致低钙血症。因肝脏无法贮存镁而发生低镁血症。早期常见呼吸性或低钾低氯性碱中毒;低血压及肾功能不全时,可出现代谢性酸中毒。超急性肝衰竭患者常有酸中毒、血乳酸水平升高和碳酸氢盐减少。低血糖也是常见的代谢紊乱表现。在发生急性肝衰竭时,由于肝糖原储备消耗、残存肝糖原分解及糖异生功能衰竭,导致40%以上病例可发生空腹低血糖,甚至发生低血糖昏迷。还可见男性患者乳房发育现象。

7. 消化系统

早期,消化系统常表现为恶心、呕吐、腹胀、顽固性呃逆、肠麻痹等症状。门脉高压形成后,可因食管胃底静脉曲张而出现上消化道大出血。出血后,血液经胃肠道细菌分解形成氨是急性肝衰竭患者发生肝性脑病的原因之一。

8. 免疫系统

患者因肝脏 Kupffer 细胞的滤过功能降低而容易发生感染。

9. 皮肤

急性肝衰竭时,肝脏对胆红素的代谢能力降低,引起高胆红素血症,形成黄疸。含硫氨基酸经肠道细菌分解生成的硫醇不能经肝脏代谢,可经呼吸道呼出,气味稍甜带有臭,称为肝臭。患者雌激素灭活能力明显下降,可导致颈、胸部小动脉扩张,形成蜘蛛痣;亦可导致手掌、脚掌皮肤发红,形成肝掌。

(五)辅助检查

1. 实验室检查

(1)血清生化检查:包括以下几个方面。①血清白蛋白和总蛋白:两者皆降低,提示肝脏合成蛋白质的能力下降。②血胆红素:直接和间接胆红素水平均升高,提示胆红素代谢障碍。③酶类:谷草转氨酶、谷丙转氨酶、碱性磷酸酶和乳酸脱氢酶水平升高,提示肝细胞或胆管损伤和坏死。④血脂:血胆固醇水平降低,提示肝脏合成胆固醇的能力障碍。

(2)凝血功能检查:凝血时间、凝血酶原时间、部分凝血活酶时间延长,纤维蛋白原水平降低,提示脂溶性维生素尤其维生素 K 的吸收能力障碍。

(3)血氨:升高,提示肝脏解毒功能障碍。

(4)血电解质:低血钾、低血钠、低血钙、低血镁等。

(5)肾功能:血尿素氮、血肌酐水平升高。

(6)血糖:降低,提示肝糖原贮备不足。

2. 影像学检查

(1)腹部 X 线检查:可显示肝脏形态,也有助于了解邻近空腔脏器。

(2)CT 扫描、磁共振下胰胆管成像技术(MRCP)和超声多普勒检查:可显示肝脏结构。

(3)肝脏或肠系膜血管造影:可评估血管及门脉高压的程度。

(4)脑电图:评估肝性脑病的严重程度。

(六)治　疗

急性肝功能衰竭的治疗,原则上强调早期诊断、早期治疗,针对不同病因采取相应的综合治疗措施,并积极预防各种并发症。严密监测肝功能,及时发现早期的肝细胞基本功能改变及肝细胞损伤,并在尽早去除肝损伤因素的同时,尽快阻断肝细胞坏死,促进肝细胞再生,以保持正常的肝细胞功能。这是当前治疗急性肝功能衰竭的关键环节。

1. 病因治疗

积极治疗引起急性肝功能衰竭的病因,去除诱因。

2. 饮食治疗

急性期,给予无蛋白饮食;恢复期,逐渐增加蛋白质的摄入量(20mg/d)。

3. 降血氨治疗

(1)积极纠正电解质紊乱,治疗消化道出血、呕吐、便秘、腹泻等症状,合理应用利尿剂、镇静剂等,避免手术、感染、高蛋白饮食、饮酒等可使血氨升高的因素。

(2)及时清除肠道积血,行高位灌肠,或口服乳果糖、山梨醇导泻,促进含氮物质经肠道排泄。

(3)口服肠道抗菌药物,治疗肠道细菌感染,减少氨的生成。

(4)根据患者电解质和酸碱平衡情况,酌情选择精氨酸、鸟氨酸-门冬氨酸等降氨药物。

4. 肝脏支持系统治疗

肝脏支持系统包括基于细胞和非基于细胞的肝脏支持系统。其应用的目的主要是促进急性肝功能衰竭好转或作为肝移植手术的过渡治疗。

(1)非基于细胞的肝脏支持系统:包括分子吸附再循环系统(molecular absorbent recycling system,MARS)和肝脏透析血液治疗单元(hemotherapies liver dialysis nuit)。其主要原理是通过吸附材料(如白蛋白或活性炭)将患者的血液或血浆中的毒素透析出来。

(2)基于细胞的肝脏支持系统:包括体外肝脏支持装置(extracorporeal liver assist device,ELAD)、生物人工体外肝脏支持系统(bioartificial extracorporeal liver support system,BELS)和辅助肝脏支持系统(hepatassist liver support system)。其主要通过永生化的人或猪的肝细胞代谢毒素。

5. 手术治疗

肝移植的目的是延长终末期肝病患者生命和改善生活质量,原则上急性肝功能衰竭经其他治疗方法无法控制或者治愈者,生活质量因肝病而严重下降时,均为肝移值适应证。急性肝功能衰竭保守治疗病死率高达80%～95%,此类患者可行原位肝移植或辅助性肝移植,但手术病死率亦较高,1年生存率约为50%。

(七)护理措施

1. 休息及体位

绝对卧床休息,有腹水者取半卧位。集中治疗时间,使患者能充分休息。

2. 饮食护理

应给予低脂、高热量、高碳水化合物、清淡易消化饮食。急性期,给予无蛋白饮食;恢复期,逐渐增加蛋白质摄入量(20mg/d)。戒烟酒,忌刺激性食物,少量多餐;对于有腹水和肾功能不全的患者,应控制钠盐摄入(≤1g/d);有肝性脑病先兆者,应忌蛋白,防止血氨水平升高而致昏迷;有消化道出血者应禁食。

3.加强各项监护和观察

(1)心血管系统:大多数患者因全身血管扩张而出现容量相对不足,需要晶体液进行容量复苏。但是,过量的液体和持续的液体正平衡会使静脉压力升高,加重组织水肿和微循环障碍,增高右心压力,不利于肝静脉回流,从而影响肝脏功能和肝细胞再生,增加患者的死亡率。因此,容量不足和容量过多都对患者不利。持续低血压的患者需要心电、血压监护;若患者有低血压,可使用去甲肾上腺素升高血压。氢化可的松不能降低患者的死亡率,但可以降低升压药的剂量。

(2)呼吸系统:对患者实行标准镇静和肺保护通气策略。对于伴有严重低氧的 AHF 危重患者,建议使用高流量鼻导管,优于无创通气。如果存在高碳酸血症,建议使用无创正压通气或有创机械通气。若合并急性呼吸窘迫综合征(ARDS),建议机械通气采用低潮气量策略,谨慎选择合适的呼气末正压通气。在机械通气期间,加强胸部物理治疗,抬高患者床头 30°以上,维持气囊压 25~30cmH$_2$O,进行声门下吸引等,预防呼吸机相关性肺炎。

(3)消化系统:鼓励经口进食或早期进行肠内营养,降低发生消化道出血的风险。对于有食管胃底静脉曲张的患者,避免使用鼻胃管进行管饲。在肠内营养期间,需要监测血氨水平,并尽早停用质子泵抑制剂。

(4)代谢系统:观察患者有无低血糖的表现,及时纠正,纠正时注意避免转变为高血糖。应将血钠维持在 135~145mmol/L。监测乳酸水平,若患者乳酸水平升高,则提示预后不佳。CRRT 可用于纠正酸中毒和代谢紊乱。

(5)凝血功能:监测 PT 及 INR;不常规使用新鲜冰冻血浆和其他凝血因子。输血治疗的目标是将血红蛋白水平保持在 70g/L 以上。

(6)感染:是造成急性肝功能衰竭患者死亡的主要原因。最常见的感染类型有肺炎、泌尿系统感染、导管相关性血流感染、自发性菌血症。当患者出现感染的临床表现时,应尽早进行抗感染治疗。

(7)神经系统:患者可表现为意识水平下降,还有头痛、呕吐、扑翼样震颤、激越、反射亢进和阵挛。当患者出现颅内压增高的表现时,应将头部抬高 30°,避免发热、低血糖或高血糖,控制血钠水平。遵医嘱应用脱水剂。亚低温治疗和吲哚美辛只用于高热不可控制的颅内高压患者治疗。

4.去除和避免诱发因素

(1)做好肠道护理,保持大便通畅,灌肠、导泻,保持肠内酸性环境,减少氨的产生和吸收。

(2)避免应用镇静安眠药、麻醉药等。

(3)避免快速利尿和大量放腹水。

(4)避免低血糖的发生,注意葡萄糖的供给。

5.加强基础护理和心理护理

(1)保持安静、舒适的治疗环境,保持病室空气新鲜,严格消毒隔离,防止交叉感染。

(2)注意保暖,协助患者更换体位,防止压疮生成。

(3)做好口腔护理、会阴护理,保持皮肤清洁干燥。

（4）评估患者的焦虑程度，鼓励患者说出关心和害怕的事情，给予耐心解释、安慰。

6.健康教育

（1）指导患者及其家属掌握引起急性肝功能衰竭的各种诱因，嘱患者加强自我保健意识，改变不良生活习惯及方式，防止和减少肝功能衰竭的发生。

（2）介绍急性肝功能衰竭的相关知识，使患者及其家属认识到病情的严重性，并树立战胜疾病的信心。

（3）介绍肝性脑病的早期表现，指导家属学会观察患者的病情变化，特别是思维过程的变化、性格行为、睡眠等有关的精神神经改变，便于家庭成员早期发现病情恶化，使患者得到及时的治疗。

参考文献

［1］江利冰，张茂，马岳峰．腹腔高压和腹腔间隔室综合征诊疗指南（2013版）［J］．中华急诊医学杂志，2013，22（8）：839-841．

［2］浙江省医学会重症医学分会．浙江省重症急性胰腺炎诊治专家共识［J］．浙江医学，2017，39（1（4））：1131-1151．

［3］中国医师协会急诊医师分会．2015急性上消化道出血急诊诊治流程专家共识［J］．中国急救医学，2015，35（10）：865-873．

［4］中华医学会器官移植分会．中国肝移植受者选择与术前评估技术规范（2019）［J］．临床肝胆病杂志，2019，36（1）：40-43．

［5］中华医学会外科学分会胰腺外科学组．急性胰腺炎诊治指南（2014）［J］．临床肝胆病杂志，2015，14（1）：1-5．

［6］中华中医药学会脾胃病分会．急性胰腺炎中医诊疗专家共识意见（2017）［J］．临床肝胆病杂志，2017，33（11）：2052-2057．

［7］Crockett S D，Wani S，Gardner T B，et al. American Gastroenterological Association Institute Guideline on Initial Management of Acute Pancreatitis［J］. Gastroenterology，2018，154（4）：1096-1101．

［8］EASL Clinical Practical Guidelines on the management of acute（fulminant）liver failure［J］. Journal of Hepatology，2017，66（5）：1047-1081．

［9］Guidelines for the Management of Adult Acute and Acute-on-Chronic Liver Failure in the ICU：Cardiovascular，Endocrine，Hematologic，Pulmonary，and Renal Considerations［J］. Critical Care Medicine，2020，3（48）：e173-e191．

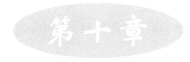

泌尿系统

第一节　泌尿系统的解剖结构和功能

一、概　述

　　泌尿系统(urinary system)由肾、输尿管、膀胱及尿道组成(见图 10-1-1)，其主要功能是排出机体新陈代谢过程中所产生的废物和多余的水，保持机体内环境的平衡和稳定。临床上，肾和输尿管被称为上尿路，膀胱和尿道被称为下尿路。肾生成尿液，输尿管输送尿液至膀胱，膀胱储存尿液，通过尿道将尿液排出体外。

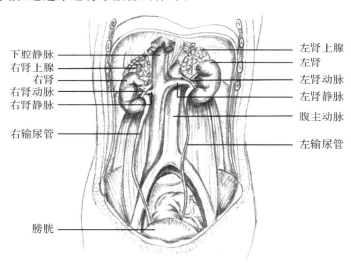

图 10-1-1　泌尿系统解剖

二、解剖与生理

（一）肾

　　肾是位于腹膜后脊柱两侧的实质性器官，形似蚕豆，左右各一。肾的作用有解毒和排泄废物、调节血压、辅助红细胞生成、调节血钙水平、参与骨代谢等。

1. 肾的结构

肾的主要结构包括髓质、皮质、肾锥体、肾盏、肾盂、肾动脉和肾静脉(见图 10-1-2)。

2. 肾单位

肾单位是肾脏的功能和结构单位。每个肾脏约由 100 万个肾单位组成。其主要功能是选择性重吸收及分泌离子,过滤液体、废物和电解质,维持酸碱平衡。肾单位由肾小体和肾小管组成。其中,肾小体包括肾小球和肾小囊;肾小管包括近曲小管、髓袢及远曲小管(见图 10-1-3)。

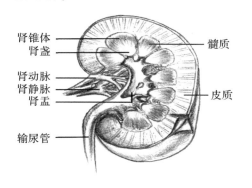

图 10-1-2 肾的结构

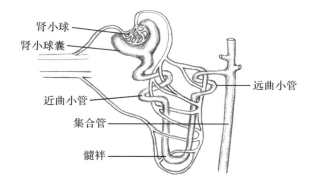

图 10-1-3 肾单位结构

(1)肾小球:是一毛细血管网,可以滤过小分子蛋白质和部分红细胞到近曲小管。

(2)肾小囊:包容肾小球的结构,主要作用是过滤尿液。

(3)近曲小管:对葡萄糖、氨基酸、代谢物质、电解质进行重吸收,使重吸收的物质回到血液循环中并形成滤过液。

(4)髓袢:位于髓质,连接近曲小管与远曲小管,通过重吸收作用进一步浓缩尿液。

(5)远曲小管:滤过液由此进入集合管。需注意集合管不属于肾单位,但其与肾小管相连,在尿液的浓缩与稀释过程中起重要的作用。

3. 肾的功能

(1)解毒和排泄废物:肾脏是排泄的主要器官,其主要通过肾小球滤过、肾小管重吸收和肾小管分泌这 3 个过程收集并排泄机体代谢过程中产生的废物,从而达到解毒及维持机体新陈代谢稳定的作用。

经肾脏排泄的物质包括无机离子(电解质)、有机离子(有机酸和有机碱)和水等,这些物质通过肾小球从血液中滤出,而血液中的其他可溶性物质被肾小管细胞再吸收。肾小管重吸收或分泌物质的量取决于肾小管的最大转运能力和被吸收或分泌的物质在肾内的饱和程度。

(2)调节血压:肾脏通过感知细胞外液量的绝对或相对减少,而后通过球旁细胞合成和分泌肾素,以调节血压。肾素刺激血管紧张素Ⅰ生成,后者在血管紧张素转换酶(ACE)的作用下,转化成更具活性的血管紧张素Ⅱ。血管紧张素Ⅱ与受体结合后,可增加周围血管收缩及刺激醛固酮分泌,从而起到升压的作用。

（3）辅助红细胞生成：促红细胞生成素（EPO）是刺激骨髓生成红细胞的激素。肾脏可通过合成和释放 EPO，促使骨髓红细胞集落形成单位（EFU-E）分化成熟为红细胞。人体 EPO 可以在肝脏及肾脏中产生。婴幼儿时期主要由肝脏合成，成年后主要由肾脏合成。刺激 EPO 分泌的主要因素有缺氧、贫血等。

（4）其他：肾脏能生成活性维生素 D，参与调节血钙水平和骨代谢；此外，肾脏还是糖异生的场所之一。

（二）输尿管

输尿管是一对位于腹膜后间隙的肌性管道，起自肾盂，止于膀胱，长约 20～3cm，其主要功能是通过节律性收缩将尿液送至膀胱。输尿管全程有 3 处生理性狭窄，即肾盂与输尿管移行处，输尿管跨过髂血管处，输尿管进入膀胱壁的内部。

（三）膀　胱

膀胱是储存尿液的肌性囊状器官，其形态、大小、位置和壁的厚度因尿液充盈程度的不同而异。正常成年人的膀胱容量一般为 350～500mL，最大容量为 800mL。膀胱分为膀胱尖、膀胱体、膀胱底和膀胱颈四部分。在膀胱底内面，位于左右输尿管口和尿道口之间的三角形区域为膀胱三角，是肿瘤、结核和炎症的好发部位，在膀胱镜检查时应特别注意。两个输尿口之间的皱襞称为输尿管间襞，在膀胱镜下为一苍白带，是临床寻找输尿管口的标志。

（四）尿　道

尿道是一个狭窄的通道，尿液由此从膀胱排出体外。男性尿道起自膀胱的尿道内口，止于阴茎头的尿道外口，兼有排尿和排精功能。女性尿道较男性短、宽而直，仅有排尿功能。

第二节　泌尿系统的评估

一、病　史

（一）主　诉

泌尿系统疾病因其解剖和生理特点，常表现出一些特有的症状，如排尿异常、尿液异常、疼痛、肿块等。需注意询问患者这些症状是如何发生的，发生的时间、持续的时间以及对日常生活的影响等。

1.排尿异常

排尿异常包括尿频、尿急、尿痛、排尿困难、尿潴留和尿失禁。

（1）尿频：指单位时间内排尿次数增多。正常成人白天排尿 4～6 次，夜间 0～2 次。尿频可分为生理性尿频和病理性尿频。生理性尿频通常发生于饮水过多、食用利尿食品或精神紧张等情况，而病理性尿频常见于以下情况。①膀胱容量减少性尿频：表现为持续性尿频，药物治疗难以缓解，每次尿量少。见于泌尿、生殖道炎症水肿，膀胱占位性病变、前列腺增生、膀胱结核引起纤维性缩窄等。②多尿性尿频:指排尿次数增多而每次尿量不少,全日总尿量增多。可见于糖尿病、醛固酮增多症、尿崩症及急性肾功能衰竭多尿期。③神经性尿频:尿频且每次尿量少,不伴尿急、尿痛,尿液镜检无炎性细胞。见于中枢及周围神经病变,如癔病、神经源性膀胱等。

(2)尿急:指患者突然有强烈的尿意而需要排尿,排尿可控制或不可控制。尿急常与尿频同时存在,多见于尿路急性炎症,膀胱容量显著缩小、顺应性降低;也可见于无尿路病变的焦虑患者。

(3)尿痛:指排尿时膀胱区及尿道疼痛,可发生在排尿初、排尿过程中、排尿末或排尿后。疼痛可表现为烧灼感甚至刀割样,常见于膀胱或尿道感染、结石或结核等。

(4)排尿困难:指排尿不畅,表现为排尿延迟、射程短、费力、尿线无力、尿滴沥等。见于膀胱以下尿路梗阻的患者。

(5)尿潴留:指尿液潴留于膀胱而不能排出,可分为急性尿潴留与慢性尿潴留两类。急性尿潴留常由于膀胱颈部以下突然梗阻,或腹部、会阴部手术后膀胱过度充盈,导致逼尿肌弹性疲劳而暂时失去逼尿功能;慢性尿潴留多由膀胱以下不全梗阻或神经源性膀胱所致,其特点是起病慢,病程长,多表现为排尿不畅或尿不尽感。

(6)尿失禁:指膀胱括约肌功能丧失,膀胱失去控制排尿的能力,尿液不自主地流出。根据原因,尿失禁可分4种类型(见表10-2-1)。

表 10-2-1　尿失禁类型

类型	特点	好发人群
真性尿失禁	膀胱失去控尿能力,膀胱空虚	尿道括约肌受损、先天性或获得性神经源性疾病患者
压力性尿失禁	当腹压突然增加时,尿液不自主地流出	多产的经产妇
充溢性尿失禁	膀胱过度充盈导致压力增高;当膀胱内压超过尿道阻力时,尿液不断溢出	前列腺增生等原因引起的慢性尿潴留患者
急迫性尿失禁	严重尿频、尿急时,不能控制尿液而致失禁	膀胱严重感染患者

2.尿液异常

(1)尿量异常:正常人24小时尿量为1000～2000mL;尿量在100～400mL为少尿;少于100mL为无尿。少尿或无尿均提示肾功能不全。

(2)性状异常:包括血尿、脓尿、乳糜尿、晶体尿等。①血尿:尿液中含有血液。根据尿液中红细胞的多少可分为镜下血尿和肉眼血尿。镜下血尿是指离心尿红细胞>3个/HP,多见于泌尿系统慢性感染、结石、急性或慢性肾炎及肾下垂患者;肉眼血尿是指1000mL尿中含1mL血液,常由泌尿系统肿瘤、急性膀胱炎、急性前列腺炎、膀胱结石或创伤等引起。②脓尿:指离心尿中白细胞>5个/HP,见于泌尿系统感染。③乳糜尿:指尿液中含有乳糜或淋巴液,尿呈乳白色,严重时为凝固冻状,常见于丝虫病。④晶体尿:指尿液中的盐类呈过饱和状态,有机或无机物质沉淀、结晶形成晶体尿,排出时尿液澄清,静置后有白色沉淀物。

(3)尿道分泌物:是尿道和生殖系统疾病的常见症状。分泌物可表现为多种性状,如脓性分泌物见于淋菌性尿道炎及非特异性尿道炎；血性分泌物提示尿道癌；无色或白色稀薄分泌物多见于支原体、衣原体所致的非淋菌性尿道炎。留置导尿管的患者因尿管刺激，尿道腺分泌增加，表现为尿道外口、尿管周围有少量黏稠分泌物。

3. 疼痛

疼痛是泌尿系统疾病的常见症状。疼痛可表现为绞痛、钝痛及刺痛，可为阵发性或持续性，可为病变部位痛，也可为放射性疼痛。

（1）肾和输尿管痛：肾病变所致疼痛常位于肋脊角、腰部和上腹部，多为持续性钝痛，亦可为锐痛。肾盂输尿管连接处或输尿管急性梗阻时为肾绞痛，表现为突发性腰部绞痛，剧烈难忍，阵发性发作，持续几分钟至几十分钟，间歇期可无任何症状。疼痛可沿输尿管放射至下腹、膀胱区、外阴或大腿内侧。

（2）膀胱痛：膀胱炎症常引起锐痛或烧灼痛，放射至阴茎头及远端尿道。急性尿潴留疼痛常位于耻骨上区域，慢性尿潴留可无疼痛或仅有不适感。

（3）前列腺痛：前列腺炎症可引起会阴、直肠、腰骶部、耻骨上区、腹股沟区及睾丸的疼痛与不适。

（4）阴囊痛：睾丸扭转和急性附睾炎可引起阴囊剧烈疼痛，肾绞痛和前列腺炎症亦可放射至阴囊引起疼痛。

4. 肿块

肿块是泌尿系统疾病的重要体征之一。腹部肿块可见于肾肿瘤、肾结核、肾积水、肾囊肿等。阴囊内肿块多见于斜疝、鞘膜积水、精索静脉曲张、睾丸肿瘤等。

（二）既往史

根据患者的主诉，询问既往的情况，包括疾病史和用药史。疾病史包括是否有高血压、糖尿病、结核病、尿路结石和肾炎病史等。在询问用药史时，应注意患者是否有使用肾毒性较大的药物，如氨基糖苷类药物、顺铂和碳酸锂等。

（三）家族史

有一些肾脏疾病具有遗传性，如多囊肾等，因而需询问患者的家族成员中是否有患肾病的。

（四）社会史

询问患者的工作及生活环境中是否存在有肾毒性的物质，如杀虫剂、清洁剂、铅、汞等；询问患者的生活和饮食习惯，如吸烟、饮酒以及咖啡、食用腌制食品的情况；询问患者的家庭生活、职业及压力程度。

二、体格检查

体格检查是指用视、触、叩、听的方法检查患者的泌尿系统（见表10-2-2）。

表 10-2-2　泌尿系统体格检查内容

检查方法	检查内容
视诊	1.腹部外形:两侧是否对称、有无增大,有无腹壁静脉曲张 2.皮肤:腹部皮肤有无肿胀、紧张、发亮、纹理;颈静脉是否充盈,有无外周水肿、眼睑水肿、骶部水肿情况,及舌和黏膜的潮湿程度 3.尿道:男性尿道是否位于正中线,有无分泌物及溃疡情况
触诊	1.肾:正常成人的肾脏多难以触及,若可触及,应注意大小、质地,有无肿块及压痛 2.膀胱:一般不能触及,若能触及,应注意大小、质地、边界、位置,有无肿块及压痛
叩诊	1.肾区:有无压痛、叩痛 2.膀胱:位置、充盈情况
听诊	1.肾动脉:有无杂音

第三节　辅助检查

一、实验室检查

(一)尿常规检查

正常尿液颜色为淡黄色透明,晨尿比重大于 1.020,尿 pH 值为 5～6.5。尿白细胞大于 5/HP 提示白细胞尿。当尿蛋白过高及尿内红细胞与白细胞不成比例时,应考虑肾内科疾病的可能。检查要点包括以下几个方面。

1.告知患者检查的目的、方法及注意事项。

2.可留取任何时间的新鲜尿液,但以清晨第 1 次尿标本最佳。

3.收集标本的容器应清洁干燥。

4.女性患者应避开月经期,防止阴道分泌物或经血混入尿液而影响检查结果。

5.尿液标本留取后应立即送检。一般尿液标本从排出到检验完成的时间,夏季不超过 1h,冬季不超过 2h。当不能立即送检时,应冷藏保存,并加入防腐剂。

(二)尿培养及菌落计数

取清洁中段进行尿培养,若尿内菌落数超过 10^5/mL,则提示尿路感染;若尿培养有三种以上细菌,提示可能污染,应重复培养。在耻骨上膀胱穿刺取尿或患者有尿路感染症状时,尿内致病菌菌落大于 10^2/mL 就有意义。检查要点包括如下几个方面。

1.告知患者检查的目的、方法及注意事项。

2.留取清晨第 1 次清洁中段尿送检。

3.必须用无菌试管留取标本。

4.严格无菌操作,充分消毒外阴。

5.要求在应用抗菌药之前或停用抗菌药 5d 后留取尿液。

6.女性患者应避开月经期,防止阴道分泌物或经血混入。

7.标本必须在 1h 内做细菌培养,否则应冷藏保存。

(三) 血清肌酐(BUN)和血尿素氮(Scr)测定

血清肌酐和尿素氮均为蛋白质的代谢产物,主要经肾小球滤过排出,其增高的程度与肾损害程度成正比,可用于判断患者的病情和预后。由于血清尿素氮受肾外因素影响,如分解代谢、饮食和消化道出血等,所以不如血清肌酐精确。

(四)内生肌酐清除率测定

内生肌酐清除率(Ccr)指肾在单位时间内将若干毫升血浆中的内生肌酐全部清除出体外的比率,是反映肾小球滤过率的简便有效的方法。24 小时内生肌酐清除率的正常值为 90～120mL/ min。

二、影像学检查

(一)静脉肾盂造影

静脉肾盂造影(IVP)是指向静脉注射造影剂,通过 X 线摄影观察造影剂从肾脏流向膀胱的状态,以了解肾、输尿管及膀胱病变。

1. 静脉肾盂造影检查前护理要点

(1)告知患者检查的目的、过程及注意事项。

(2)询问患者的过敏史,根据造影剂的种类做好过敏试验。

(3)检查的前一天行肠道准备,禁食、禁饮 8h。

2. 静脉肾盂造影检查后护理要点

(1)嘱患者多饮水,促使造影剂排出。

(2)监测造影剂的不良反应,观察患者有无恶心、呕吐、眩晕等不适。

(二)逆行肾盂造影

逆行肾盂造影(RGP)是指在膀胱镜辅助下插入输尿管导管,向导管内注入造影剂,然后进行 X 线摄片,主要用于了解上尿路的病变。

1. 逆行肾盂造影检查前护理要点

(1)告知患者检查的目的、过程及注意事项。

(2)询问患者的过敏史,做好碘过敏试验。

2. 逆行肾盂造影检查后护理要点

(1)嘱患者多饮水。如无禁忌,加快输液速度,以排出造影剂并预防感染。

(2)观察患者的排尿情况,遵医嘱使用抗生素。

(三)动脉造影

动脉造影包括经皮动脉血管造影、选择性肾动脉造影和数字减影血管造影(DSA)。这些检查可帮助医生判断患者有无异常情况,如肾血流异常及血管丰富的肾肿瘤、肾囊肿、肾动脉狭窄、肾动脉瘤和动静脉瘘及肾梗死等。

1. 检查前护理要点

向患者解释检查的过程,造影前评估患者的肾功能和出血倾向。

2. 检查后评估要点

(1)穿刺局部应加压包扎,患者平卧24h。

(2)注意观察足背动脉搏动、皮肤温度、颜色、感觉和运动情况。

(3)观察患者有无出现恶心、呕吐、眩晕、头痛、荨麻疹等症状。

(4)鼓励患者多饮水,必要时输液以使造影剂尽快从体内排出。

(5)术后监测血清肌酐和血尿素氮水平,以评估肾功能。

(四)其 他

其他检查方法包括泌尿系统 B 超、X 线片、电子计算机断层扫描(CT)、磁共振成像(MRI)、放射性核素检查等。

第四节 治 疗

一、药物治疗

治疗肾脏疾病的药物应有效并对肾功能无损害作用。对于主要通过肾脏排泄的药物,使用时需要调整剂量,以预防肾毒性。泌尿系统常用药物有利尿剂、肾上腺素类药物、阳离子交换树脂等(见表 10-4-1)。

表 10-4-1 泌尿系统常用药物

药物	适应证	不良反应	注意事项
利尿剂	利尿,减轻水肿	眩晕、肌肉痉挛、低血压、头痛、水及电解质失衡、肾衰竭	监测有无液体及电解质紊乱;监测心率
多巴胺	增加肾衰竭患者肾脏和肠系膜的血流	心动过速、心悸、心绞痛、传导异常、室性心律失常、低血压、高血压	监测心率;使用前纠正低血容量;不与其他用物混合输入;选择大静脉,防止液体外渗
碳酸氢钠	纠正酸中毒,碱化尿液	代谢性碱中毒、高钠血症、低钾血症	评估患者的心、肾功能;监测注射部位有无渗出
阳离子交换树脂	纠正高钾血症	消化道刺激、恶心、呕吐、便秘、低钾血症、低钙血症	监测有无电解质失衡;监测心电图

二、肾脏替代治疗

血液净化或肾脏替代治疗技术是指利用净化装置,通过体外循环方式清除体内代谢产物、异常血浆成分以及蓄积在体内的药物或毒物,以纠正机体内环境紊乱的一组治疗技术。根据患者的病情,可分别采用血液透析或腹膜透析;对于血流动力学不稳定的患者,可采用连续肾脏替代治疗(CRRT)。

(一)血液透析

血液透析(HD)将患者的血液经外科手术建立的通路引出体外,泵入透析器中,利用渗透、弥散、滤过等原理清除患者血液中的有害物质,补充体内所需物质,以恢复电解质和酸碱平衡。

1.适应证

(1)慢性肾功能衰竭、尿毒症综合征、尿毒症性贫血、尿毒症脑病、尿毒症心包炎。

(2)高钾血症患者。

(3)代谢性酸中毒患者。

(4)血清尿素氮>28.56mmol/L,且还在上升;血清肌酐>707μmol/L,且还在上升。

(5)急性药物或毒物中毒的患者。

2.相对禁忌证

血液透析的相对禁忌证包括:休克或低血压者;有严重出血倾向者;心功能不全或严重心律失常不能耐受体外循环者;恶性肿瘤晚期患者;脑血管意外患者;未控制的严重糖尿病或精神失常患者;不合作的患者。

3.常见并发症的预防及处理

(1)首次使用综合征:包括过敏型(A型)和非特异型(B型)。①过敏型(A型):临床表现有瘙痒、荨麻疹、咳嗽、流泪、腹痛和腹泻等,甚至呼吸困难、心搏骤停或死亡。处理方法:严重者立即停止透析,必要时使用抗组胺药、糖皮质激素或肾上腺素进行治疗及抢救。②非特异型(B型):主要表现为胸背痛。处理方法:吸氧,对症处理。透析前,应用生理盐水彻底冲洗透析器可减少此类情况的发生。

(2)失衡综合征:是指在透析中、后期或结束后不久发生的与透析有关的以神经系统症状为主的综合征。临床表现为恶心、呕吐、烦躁、头痛、惊厥、意识障碍及昏迷。失衡综合征的病因较多,主要是由于透析时血液中尿素氮水平下降得比脑脊液中快,导致血液、脑脊液之间产生渗透压差,使水进入脑细胞,引起脑水肿所致的;也有认为是透析后患者酸中毒被纠正,使血红蛋白与氧的亲和力增加,导致脑缺氧所致的。

预防及处理方法如下。①首次透析时间不超过3h,逐渐过渡;适当提高透析液中钠离子浓度;静脉滴注甘露醇及50%葡萄糖注射液,以提高血浆渗透压,减轻脑水肿;首次透析时,血清尿素氮下降的幅度控制在30%～40%。②在已经发生失衡综合征时,对症状较轻者,缩短透析时间;对症状较重者,立即停止透析,予以对症治疗,使用镇静剂、甘露醇,保持呼吸道通畅。

(3)症状性低血压:患者可出现恶心、呕吐、胸闷、面色苍白、出汗甚至一过性意识丧失等。其发生可能与超滤水分过多过快、血容量不足、心源性休克、过敏反应、醋酸盐对心肌及外周血管张力的抑制等有关。

处理措施如下。①立即减慢血流速度,协助患者平躺,抬高床尾,给予吸氧。②监测血压水平的变化,遵医嘱补液,必要时加用升压药或停止透析。③对醋酸盐透析液不能耐受者改用碳酸氢盐透析液。

(4)其他:其他并发症包括出血、溶血、过敏反应、心绞痛、心律失常及栓塞等。

4. 护理要点

(1)向患者解释血液透析的目的及可能出现的问题,以避免患者过度紧张。

(2)称量体重,监测并记录患者的意识、生命体征、心率、水肿及颈静脉充盈程度,注意预防并及时处理并发症。

(3)整个操作过程应严格执行无菌操作。

(4)确保透析器管路连接无误,管路内无凝血。

(5)透析结束后,观察患者的全身情况有无好转。

(6)拔除导管后,需压迫止血,注意观察有无出血、血肿形成。

(7)确保对患者用于血管通路的上肢不做其他任何操作。

(二)腹膜透析

腹膜透析(PD)是指利用腹膜这一天然的半透膜作为透析膜,将适量透析液引入腹腔并停留一段时间,利用弥散和渗透的原理,清除体内的代谢废物和过多的电解质及液体,同时也可通过透析液补充必要的物质。

1. 适应证

同血液透析。

2. 禁忌证

(1)绝对禁忌证:腹膜有缺陷者;各种腹部病变导致腹膜清除率降低者。

(2)相对禁忌证:腹部手术 3 天内的患者;腹腔置有外科引流管者;腹腔有局限性炎性病灶者;肠梗阻、硬化性腹膜炎患者;横膈有裂孔者;过度肥胖者等。

3. 常见并发症及处理

(1)透析液引流不畅或腹膜透析管堵塞:常见原因有腹膜透析管移位、受压、扭曲;纤维蛋白堵塞、大网膜黏连等。

处理方法:改变体位;排空膀胱;导泻或灌肠,促使肠蠕动增加;腹膜透析管内注入溶栓药物,如尿激酶、肝素、生理盐水、透析液等;调整透析管位置或重新置入透析管。

(2)腹膜炎:大部分感染来自透析管道的皮肤出口处,主要由革兰阳性菌引起;表现为腹痛,腹部压痛、反跳痛,寒战、发热,透析液浑浊等。

处理方法:用 1000mL 透析液连续腹腔冲洗 3～5 次;遵医嘱使用抗生素;若 2～4 周感染仍无法控制,考虑拔除透析管。

(3)腹痛:常见原因有透析液温度或酸碱度不当,渗透压过高,透析液流入或流出速度过快,腹膜炎等。

(4)其他并发症:包括低血压、腹腔出血、肠黏连、腹膜后硬化等。

4. 护理要点

(1)向患者解释腹膜透析的目的、过程及可能出现的问题。

(2)需将腹透液加温至 37～40℃,方可注入腹腔。

(3)整个过程应严格执行无菌操作。

(4)保持透析导管通畅,避免透析导管扭结、受压或导管内形成血凝块而阻塞管路。

(5)监测并记录患者的意识、生命体征,观察有无呼吸窘迫的征象,记录 24 小时液体出入量。

(6)观察引流液的颜色、性状及量。如引流液呈鲜红色或持续出血,应通知医生。

(7)观察患者有无腹痛、低血压等并发症。

(8)注意保暖,鼓励患者咳嗽、深呼吸,协助翻身,提供被动全范围运动锻炼。

(三)连续肾脏替代治疗(CRRT)

连续肾脏替代治疗(CRRT)是通过弥散和(或)对流,进行溶质交换并清除体内过多的水分。CRRT可为患者实施24h连续不间断治疗,因而对血流动力学和电解质平衡的影响较小。

根据原理及目的不同,CRRT可分为缓慢连续超滤(SCUF)、连续动静脉血滤(CAVH)、连续动静脉血液透析(CAVH-D)、连续静脉-静脉血滤(CVVH)、连续静脉-静脉内血液透析(CVVH-D)。

1.适应证

(1)急性肾衰竭合并高钾血症、酸中毒、心力衰竭、脑水肿、心肌梗死等。

(2)慢性肾衰竭维持血液透析。

(3)慢性液体潴留。

(4)电解质和酸碱平衡紊乱。

(5)非肾脏疾病,如乳酸中毒、多器官功能障碍综合征、全身炎症反应综合征、急性坏死性胰腺炎等。

2.禁忌证

同血液透析。

3.护理要点

(1)抗凝方案:①对有低出血风险的患者,可使用小剂量肝素抗凝。最初在体外循环动脉端单次快速给予肝素$2000\sim5000U$;接着持续输注,使静脉端活化部分凝血活酶时间(APTT)维持在$45\sim60s$,或正常值的$1.5\sim2.0$倍。对于伴有弥散性血管内凝血或血小板减少症的患者,需大幅降低肝素的使用剂量。②对于无肝衰竭的高出血风险患者,CRRT时建议使用局部枸橼酸盐抗凝,而不是不进行抗凝或使用其他抗凝剂,不采取局部肝素化的抗凝方式。使用定制的0.5%枸橼酸盐溶液,其钠浓度为$140mEq/L$,起始速度为$1000\sim1500mL/h$,采用动脉端通路输入的方式,将体外血流速维持在$130\sim200mL/min$。枸橼酸在血液中的正常浓度为$0.07\sim0.14mmol/L$,理想的抗凝浓度通常为$3\sim4mmol/L$。对使用枸橼酸盐抗凝的患者,应密切监测有无电解质异常(特别是高钠血症、代谢性碱中毒、低钙血症)。至少每6小时检测1次血电解质水平,监测的项目包括钠、钾、氯、离子钙、镁的浓度,并进行血气分析,计算阴离子间隙。每日至少监测1次血总钙浓度,以计算钙比值或钙间隙。③对伴肝素诱导的血小板减少症(HIT)患者,不能用任何形式的肝素进行抗凝。若患者无严重的肝功能衰竭,且正在全身使用阿加曲班治疗,则可在CRRT中加入阿加曲班抗凝。若HIT患者未使用阿加曲班治疗,则可在无抗凝的条件下进行CRRT。

(2)体外环路管理:①严密监测环路压力,即静脉压、动脉压、滤器前压、废液压,评估管路及滤器凝血程度。凝血分级指标:0级,抗凝好,没有或少有几丝纤维凝血;Ⅰ级,少部分凝血或少有几条纤维凝血;Ⅱ级,滤器明显凝血或半数以上纤维凝血;Ⅲ级,严重凝血,必须更换滤器及管路。②妥善固定导管,减少三通连接,防止脱管。对烦躁的患者要适当约束,遵医嘱使用镇静剂,避免非计划性拔管。③及时处理仪器报警,缩短血泵停运时间;在停运不能纠正时,立即予以手动回血,结束治疗,查找原因。使用生理盐水回血,回血量不宜过多,建议以200～300mL为宜。④观察置入血管通路的下肢有无血液受阻征象,如肢冷、苍白、脉弱等。检查手术侧腹股沟有无血肿征象,询问患者插管部位是否有疼痛。

（3）出血的观察:①监测患者的凝血功能,凝血活酶时间应保持在100～300s。②观察置管处、皮肤黏膜、伤口、引流液、二便等的出血情况。

（4）向患者解释操作的目的、过程及可能出现的问题。

（5）治疗前测量患者的生命体征,测量体重,完成必要的实验室检查。

（6）治疗过程中,监测患者的意识、生命体征、血氧饱和度,记录液体出入量。

（7）观察超滤液的颜色、性状和量。正常的超滤液颜色应为黄色透明,肉眼无血细胞。

（8）观察患者是否有寒战、发冷等症状,合理设置超滤液温度,注意盖被保暖。

（9）监测患者的实验室指标,如电解质水平、血糖等。

（10）操作过程中应严格执行无菌操作。

第五节　肾脏系统急危重症和相关护理

一、急性肾功能衰竭

（一）概　述

急性肾功能衰竭(ARF)是指肾小球滤过功能在数小时至数周内迅速降低而引起的以水、电解质和酸碱平衡失调及含氮废物蓄积为主要特征的一组临床综合征。

（二）病因及发病机制

导致急性肾功能衰竭的病因可为梗阻、循环血量减少和肾实质疾病。按照发病原因不同,可分为肾前性、肾性和肾后性急性肾功能衰竭。

1. 肾前性急性肾功能衰竭

肾前性急性肾功能衰竭是由肾血流量减少,导致肾小球滤过率降低,肾小管对水和钠的重吸收增加所致的。常见于低血容量、低血压、严重血管收缩及心排血量不足的患者。氮质血症是肾脏对低血流灌注的反应,可通过恢复肾血流量和肾小球滤过率得以纠正。

2. 肾后性急性肾功能衰竭

肾后性急性肾功能衰竭是指各种原因导致的尿路梗阻,引起急性梗阻性肾病而导致的急性肾功能衰竭。常见由尿道、膀胱颈或双侧输尿管梗阻导致的肾后性衰竭。

3. 肾性急性肾功能衰竭

肾性急性肾功能衰竭指由肾脏的滤过结构受损所致的急性肾功能衰竭。常见于由肾毒性物质(如庆大霉素、造影剂、有机溶剂等)导致的急性肾小管坏死以及其他实质性肾脏疾病,如急性肾小球肾炎、急性间质性肾炎等。

（三）临床表现

急性肾衰竭患者常经历少尿期、多尿期及恢复期三个不同的阶段，并表现出相应的症状（见表10-5-1）。

表 10-5-1　急性肾衰竭临床表现

阶段	特点	临床表现
少尿期	24 小时尿量小于 400mL；BUN、Scr 水平升高，两者比例由 20：1（正常）降至 10：1	少尿，甚至无尿；体液过多，表现为水肿、体重增加、急性肺水肿、脑水肿；电解质紊乱，表现为高钾血症、高磷血症、低钙血症、低钠血症、低氯血症、高镁血症；酸碱失衡，常为代谢性酸中毒
多尿期	24 小时尿量多达 4～5L；BUN、Scr 水平缓慢上升	失水、低钾血症、低钠血症
恢复期	24 小时尿量恢复至 1～2L；BUN、Scr 水平恢复到正常	逐步恢复正常

若患者得到及时治疗，可逆转急性肾功能衰竭病情的发展。否则，可出现尿毒症的症状和体征，包括意识模糊、胃肠道症状、肺水肿、感染等，最终将发展至终末期肾病，甚至死亡。

（四）辅助检查

1. 尿液检查

（1）尿量改变：少尿期，尿量＜400mL/24h。

（2）尿常规检查：尿色深，出现蛋白尿，还可出现肾小管上皮细胞、白细胞、上皮细胞管型和颗粒管型等。

（3）尿渗透压：接近于血渗透压，如果少尿是由肾灌注不足引起的，则尿钠＜20mEq/L；如果少尿是由肾实质疾病导致的，则尿钠＞40mEq/L。

（4）尿比重：低而固定，多在 1.015 以下。

2. 血液检查

（1）BUN、Scr 水平升高。

（2）血钾水平升高。

（3）血 pH、碳酸氢盐水平下降。

（4）HCT 和 Hb 水平下降。

（5）血钙下降，血磷升高。

3. 影像学检查

尿路超声检查有助于排除尿路梗阻，帮助鉴别急性、慢性肾衰竭。急性肾衰竭时，尿路超声检查通常表现为双肾体积增大，肾皮质回声增强、肥厚；慢性肾衰竭时，超声检查表现为肾脏体积缩小，肾实质、肾皮质变薄。在肾后性急性肾功能衰竭患者可见双肾盂积水，双上输尿管扩张或膀胱尿潴留。

（五）治　疗

1. 支持治疗

（1）予以高热量、低蛋白饮食，补充维生素。

（2）需根据不同阶段患者的具体情况对患者的液体、电解质和酸碱平衡进行调节。

（3）严密进行心电监护，监测血电解质，及早发现高钾血症。

2. 药物治疗

（1）对高钾血症者予以降血钾药物，如静脉输注碳酸氢钠、高渗葡萄糖和胰岛素。在紧急情况下，给予静脉注射葡萄糖酸钙以降低高钾引起的心脏抑制，给予血透或腹透，以尽快降低血钾水平。

（2）根据患者的情况，予以利尿剂降低血容量，或补充液体以纠正患者的低血容量。

3. 积极治疗原发病

对于各种严重外伤、心力衰竭、急性失血等都应进行相关治疗，包括输血、等渗生理盐水扩容，及处理血容量不足、休克和感染等。停用影响肾灌注或有尿毒性的药物。当存在尿路梗阻时，应及时采取措施去除梗阻。

（六）护理措施

1. 监测与治疗

（1）维持并监测水电解质平衡。坚持"量出为入"原则，严格记录 24 小时液体出入量。

（2）监测并及时处理电解质、酸碱平衡失调，观察患者有无高钾血症的症状和心电图变化。

（3）遵医嘱监测尿比重和渗透压。肾前性急性肾功能衰竭患者的尿比重常大于 1.020，尿渗透压可增加，达 500mOsm/L；肾后性急性肾功能衰竭患者的尿比重常小于 1.010，尿渗透压约为 350mOsm/L。

（4）监测患者每日的体重。

（5）至少每 2～4 小时监测患者的意识状态。

（6）给予高生物效价优质蛋白，并适量补充氨基酸，给予高碳水化合物和高脂饮食，以供给足够热量，保持机体正氮平衡。尽可能减小钠、钾、氯离子的摄入量。

2. 基础护理与安全防范

（1）严格采取无菌技术，避免感染。

（2）对黏膜干燥的患者经常予以口腔护理；对皮肤干燥者可使用润滑剂。

（3）鼓励患者咳嗽和深呼吸，进行肢体的主动及被动练习，以减少卧床并发症的发生。

（4）中枢神经系统受累的患者可出现眩晕或意识模糊，应予以床栏保护。

3. 健康教育

（1）予以预防疾病的指导；慎用氨基糖苷类等有肾毒性的药物；尽量避免需应用大剂量造影剂的检查；加强劳动防护，避免接触重金属、工业毒物；若误服或误食毒物，应立即就医，催吐、洗胃或导泻，并采用有效的解毒剂。

（2）恢复期，患者应加强营养，增强体质，适当锻炼；注意清洁卫生，注意保暖，防止受凉；避免妊娠、手术、外伤等；强调监测肾功能和尿量的重要性，定期随访，并教会患者测量及记录尿量的方法。

二、急性肾小管坏死

(一)概　述

急性肾小管坏死(ATN),又称急性间质性肾炎,该病可破坏肾单位的肾小管部分,引起肾缺血和肾毒性损害,是急性肾衰竭最常见的一种类型,占所有急性肾衰竭病例的 75%～80%,病死率高达 40%～70%。

(二)病　因

1. 缺血性肾损伤

当发生循环衰竭、严重低血压、脱水、休克、外科手术、移植排斥反应等时,患者肾脏的血流可被阻断,导致缺血性肾损伤。肾脏损伤的程度随着血流阻断时间的延长而加重。

2. 肾毒性损伤

毒物可通过直接的细胞毒性效应破坏红细胞,使组织缺氧,或形成溶质结晶等形式损伤肾结构。造成肾毒性损伤的物质包括化学性毒物(如重金属、四氯化碳、甲氧氟烷麻醉剂)、抗生素(如庆大霉素、新霉素、妥布霉素)、造影剂等。

(三)发病机制

在发生缺血性肾损伤时,坏死可造成深部损伤,使肾小管上皮和基底膜受损。缺血性损伤可引起肾小管片状坏死,也可引起肾结缔组织损伤。

在发生肾毒性损伤时,坏死仅出现在肾小管上皮,肾单位的基底膜并无损伤。这种损伤类型是可逆的。

(四)临床表现

ATN 往往会因为原发病病情的掩盖而难以被早期发现。其第一个可识别的征象是尿量减少(<400mL/24h);其他的症状和体征取决于原发病的严重程度,包括呕血、异常出血、水肿、体液和电解质失衡,高钾血症引起的肌无力、心律失常、嗜睡、躁动、意识障碍、皮肤和黏膜干燥等。

(五)辅助检查

1. 尿液检查

尿液检查可表现为尿液稀释、低渗透压、高钠;尿沉渣中可见红细胞和管型。

2. 血液检查

血液检查结果可见肌酐、尿素氮水平升高;血浆蛋白水平下降,贫血,血小板黏附功能下降;血清钾水平升高,血清钙水平可降低,血磷水平升高;代谢性酸中毒。

3. 心电图

心电图可显示电解质失衡所造成的心律失常。有高钾血症时,QRS 波增宽、P-R 间期延长、P 波消失、T 波高尖。

（六）治 疗

1. 药物治疗

（1）给予利尿、补液治疗，以冲洗肾小管内细胞管型和碎片，并补充丢失的体液。

（2）予以 50％葡萄糖、普通胰岛素和碳酸氢钠预防、治疗高钾血症。

（3）使用小剂量多巴胺，改善肾血流灌注。

（4）予以钙离子拮抗剂和前列腺素，以治疗肾毒性急性肾小管坏死。

（5）使用非肾毒性抗生素，以防治感染。

2. 透析治疗

给予血液透析或腹膜透析，以防治严重的体液和电解质失衡及尿毒症。

3. 治疗原发病

查寻病因，积极治疗原发病。

（七）护理措施

1. 监测与治疗

（1）监测并记录液体出入量，包括伤口渗液、鼻胃管引流液、血液透析或腹膜透析置换液量，每日测量体重。

（2）监测电解质、酸碱平衡情况。

（3）监测患者的生命体征、氧饱和度、心肺状况。发热和寒战提示存在感染，这是 ATN 患者死亡的主要原因。

（4）供给充足的热量和必需的氨基酸，限制蛋白质摄入，以维持合成代谢水平。对严重疾病、虚弱、高分解代谢患者，可给予全肠外营养。

2. 用药护理

（1）避免使用肾毒性药物。如必须使用造影剂进行影像学检查，检查前要给予患者充分水化治疗；对于高危患者，应避免使用造影剂。

（2）对于酸中毒或病情严重的病例，透析时遵医嘱给予碳酸氢钠。

（3）限制钾的摄入，包括含钾的药物。

3. 心理护理

操作前做好解释，使患者消除顾虑；给予情感支持，鼓励患者及其家属用语言表达他们的关心。

4. 严格无菌操作

严格执行无菌操作，避免感染。

三、急性肾损伤

（一）概 述

急性肾损伤常是严重复合性脏器损伤的一部分，多见于 20～40 岁男性，左侧略多于右侧，少见双侧同时损伤。儿童的肾周围组织结构的保护作用较成人弱，肾损伤的发病率较成人高。

（二）病因及分类

急性肾损伤的病因及分类见表 10-5-2。

表 10-5-2　急性肾损伤的原因及分类

分类		病因及特点
按损伤机制分类	开放性损伤	因弹片、枪弹、刀刃等锐器所致的损伤，常伴有胸痛、腹部等其他脏器的复合性损伤
	闭合性损伤	直接暴力：撞击、跌倒、按压、肋骨骨折等。 间接暴力：对冲伤、突然减速、暴力扭转、追跌、爆震波冲击、负重和剧烈运动等肌肉强力收缩等所致的损伤
按病理性改变分类	肾挫伤	损伤仅局限于部分肾实质，形成肾瘀斑和（或）包膜下血肿，肾包膜及肾盂黏膜均完整
	肾部分裂伤	肾实质部分裂伤伴有肾包膜破裂，可致肾周血肿，患者一般不需手术，经卧床休息后多可自行愈合
	肾深度裂伤、横断或粉碎伤	肾实质深度裂伤，外及肾包膜，内达肾盂黏膜，常可引起广泛的肾周血肿、严重的血尿和尿外渗。此类肾损伤症状明显，患者病情危重，均需行急诊手术治疗
	肾蒂损伤	较少见，肾动静脉直接起源于腹主动脉及下腔静脉，如果肾蒂血管部分或全部撕裂，则可引起大出血、休克，患者多来不及诊治而死亡

急性肾损伤的继发性病理改变如下：血肿及尿外渗继发感染；持续的尿外渗形成假性尿囊肿；血肿及尿外渗引起周围组织纤维化，压迫肾盂及输尿管导致肾积水；损伤致部分肾实质缺血或肾蒂周围组织纤维化，压迫肾动脉致其狭窄，继发肾血管性高血压；肾损伤有发生动静脉瘘或假性肾动脉瘤的可能。

（三）临床表现

肾损伤因损伤程度不同，患者的临床表现差异很大。在急性肾损伤合并其他器官损伤时，轻度的肾损伤症状常被忽视；肾损伤的主要症状可有休克、血尿、疼痛、腰腹部肿块、发热等。

1. 休克

严重肾裂伤、粉碎伤或合并其他脏器损伤时，患者常因严重失血而发生休克，危及生命。

2. 血尿

血尿是肾损伤最常见、最重要的症状，多数为肉眼血尿，少数为镜下血尿。但有些情况如肾血管断裂、输尿管完全离断等可无血尿，血尿的严重程度与肾损伤的程度并不完全一致。

3. 疼痛

肾被膜下血肿致膜张力增高、肾周围软组织损伤、出血或尿外渗等可引起患侧腰腹部疼痛。如果血液、尿液进入腹腔或合并腹腔内脏器损伤，则可出现腹膜刺激症状、腹痛等。当血块通过输尿管时可引起同侧肾绞痛。

4. 腰腹部包块

出血及尿外渗可使肾周围组织局部肿胀,形成血肿或假性尿囊肿,从而形成局部包块,腰腹部可有明显触痛和肌肉紧张。

5. 发热

血肿及尿外渗吸收可致发热,但多为低热。如继发感染,患者可出现肾周围脓肿、化脓性腹膜炎及感染性休克等,表现为高热、寒战,并伴有全身中毒症状。

(四)辅助检查

1. 尿液检查

肾损伤患者尿中常可见大量红细胞。

2. 血液检查

(1)当患者有活动性出血时,血红蛋白及红细胞比容持续降低。

(2)当患者并发感染时,血白细胞计数增加,中性粒细胞比例增高。

(3)肾组织损伤可释放大量乳酸脱氢酶,而使其在血中的含量升高。

3. B超检查

B超检查为最普通、简便且无创的检查,能提示肾损伤的部位、有无肾包膜下和肾周血肿、尿外渗、其他脏器损伤及对侧肾等情况,可作为首选的检查方法。

4. 腹部平片及静脉尿路造影

通过腹部平片及静脉尿路造影,我们可了解肾功能及尿路集合系统的形态。肾损伤时,可见肾及腰大肌影模糊不清,脊柱侧突;腹部平片还能显示有无骨折、异物及膈下游离气体等。当肾脏集合系统受损伤时,可见造影剂外渗。腹部平片及静脉尿路造影还可用于评价肾损伤的范围和程度。

5. CT扫描

CT扫描可清晰显示肾损伤的程度、有无尿外渗和血肿的范围,及是否合并其他脏器复合性损伤,了解肾损伤与周围组织和腹腔内其他脏器的关系。在B超检查不能明确诊断及病情许可的情况下,可行急诊CT扫描以明确诊断。

6. 肾动脉造影

(1)肾动脉造影可显示肾动脉和肾实质的损伤情况,适用于尿路造影未能显示肾损伤部位和程度的患者,尤其是伤侧肾未显影时。

(2)在行选择性肾动脉造影的同时,可对损伤处行选择性血管栓塞,以达到止血的目的。

7. 其他

其他检查包括逆行尿路造影、同位素肾图及肾动态显像等。

(五)治 疗

对肾损伤的治疗需依损伤的范围和程度而定。轻微肾挫伤患者经短期卧床休息可以康复;对部分肾挫裂伤患者可行保守治疗;对严重肾裂伤、粉碎伤、横断伤、肾蒂损伤合并其他脏器损伤的患者,需行急诊手术治疗。

肾损伤的处理原则:抢救生命,尽量保留肾脏。

1. 紧急治疗

（1）密切观察患者的生命体征。对有大出血、休克的患者需迅速积极抢救休克状态，给予输血、输液等支持治疗，以维持生命体征的稳定。

（2）尽快进行必要的检查，确定肾损伤的范围、程度及有无其他器官合并损伤，同时做好急诊手术探查的准备。

2. 保守治疗

保守治疗适用于肾挫伤、轻型肾裂伤及无其他脏器合并损伤的患者。

（1）绝对卧床休息2～4周。在病情稳定、血尿消失后，患者可离床活动。通常，在损伤后4～6周，肾挫裂伤才趋于愈合，若过早过多下床活动，有可能引起再度出血。

（2）应密切观察患者的生命体征，定时测量血压、脉搏、呼吸、体温，注意腰腹部肿块范围有无增大。

（3）观察血尿的程度，定期行血、尿常规及红细胞比容检查。充分补充血容量和热量，维持水、电解质平衡，保持足够尿量，必要时可输血。

（4）积极应用广谱抗生素预防感染，并使用止痛剂、镇静剂和止血药物。

（5）患者恢复后2～3个月不宜参加剧烈活动或体力劳动。

（6）在保守治疗过程中如出现下列情况，应改行手术治疗。①抗休克治疗后，血压仍不稳定或再度发生休克。②血尿无减轻，红细胞、血红蛋白水平及红细胞比容呈进行性下降。③肾区肿块进行性增大。④有腹腔脏器合并损伤的可能等。

3. 手术治疗

手术治疗的适应证包括：开放性肾损伤；检查证实为肾粉碎伤或肾盂破裂；肾动脉造影示肾蒂损伤及合并腹腔脏器损伤等。

（1）开放性肾损伤：治疗原则为手术探查，特别是枪伤或锐器伤。需经腹部切口进行手术，探查腹腔脏器有无损伤。如肾有大量出血，先探查处理肾损伤，应先控制肾蒂，再做相应处理。

（2）闭合性肾损伤：如明确为严重肾裂伤、肾破裂、肾盂破裂或肾蒂伤，需尽早施行手术探查。治疗原则为尽量保留肾组织，可依具体情况行肾修补术或肾部分切除术。如患肾修复困难，在检查明确对侧肾功能正常的情况下可切除患肾。术中应先阻断肾蒂血管，使出血停止，然后再检查肾脏。对于肾动脉内膜破裂、内膜剥离的患者，可切除受伤血管段行血管再吻合术或搭桥术，但这需在伤后12h内进行，如损伤已超过18h，则患肾功能损伤为不可逆，再行此类手术无明显意义。一旦确诊为肾动脉损伤性血栓形成，就应尽早行手术取栓或血管置换术，以挽救肾功能。

（六）并发症及处理

其并发症主要由出血、尿外渗及继发性感染等引起。

1. 对于腹膜后尿囊肿或肾周脓肿，可行切开引流。

2. 对于输尿管狭窄、肾积水，可行成形术。

3. 对于患肾功能丧失或肾萎缩，可行肾切除术。

4. 对于动静脉瘘和假性肾动脉瘤，予以修补，如在肾实质内可行部分肾切除术。

5. 对于持续血尿患者，可行选择性肾动脉造影及栓塞术。

(七)护理措施

1. 监护与治疗

(1)密切观察患者的病情,准确、定时测量血压、脉搏、心率及尿量并正确记录,随时注意观察患者病情和腹部包块的变化情况。若患者出现少尿及无尿,应及时通知医师进行处理。

(2)建立静脉通道,遵医嘱及时输液,必要时输血以维持有效循环血量及组织灌注。

(3)根据实验室检查结果,合理安排输液种类,及时输入液体和电解质,以维持水、电解质及酸碱平衡。

2. 感染的预防和护理

(1)伤口及引流管的护理:①保持手术切口清洁干燥,当切口及引流管处敷料渗湿时,应及时更换;②观察并记录引流管中引流液的量、颜色、性状及气味;③各引流管要反复挤压以保持通畅,根据引流物的量和性状决定拔管时间。

(2)加强观察:定时测量体温;当患者体温升高、切口处疼痛,并伴有血白细胞计数和中性粒细胞比例升高,尿常规示有白细胞,引流液或切口渗出物为脓性时,多提示有感染,应及时通知医师处理,遵医嘱应用抗菌药物。

3. 减轻焦虑与恐惧

(1)主动关心、帮助患者及其家属了解治愈疾病的方法,解释手术治疗的必要性和重要性,解除其思想顾虑。

(2)为患者做好心理护理,正确引导和及时纠正患者异常的心理变化,减轻应激反应,以有效缓解其焦虑和恐惧。

4. 健康教育

(1)卧床休息:非手术治疗的肾损伤患者出院后,应保证绝对卧床休息2~4周,防止损伤部位再次继发损伤;患者应适时变换体位,预防压疮的发生。

(2)康复指导:非手术治疗、病情稳定后的患者在出院后3个月不宜从事体力劳动或竞技运动;损伤肾切除后的患者须注意保护健肾,防止外伤,不使用对肾功能有损害的药物(如氨基糖苷类药物等)。

参考文献

[1]陈灏珠,钟南山,陆再英.内科学[M].北京:人民卫生出版社,2015.

[2]陈孝平,王建平,赵继宗.外科学[M].9版.北京:人民卫生出版社,2018.

[3]血液净化急诊临床应用专家共识组.血液净化急诊临床应用专家共识[J].中华急诊医学杂志,2017,26(1):24-37.

[4]姚永明.急危重症病理生理学[M].北京:科学出版社,2013.

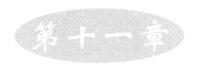

内分泌系统

第一节　内分泌系统的解剖结构和功能

一、概　述

内分泌系统由内分泌腺和分布于各组织的激素分泌细胞以及它们所分泌的激素组成。其在神经支配和物质代谢反馈调节的基础上，调节激素释放，从而调节人体代谢过程、脏器功能、生长发育、生殖衰老等许多生理活动和生命现象，维持人体内环境稳定。

二、解剖和生理

（一）腺　体

腺体是由特殊细胞组成的集合体或器官。内分泌系统的主要腺体包括垂体、甲状腺、甲状旁腺、肾上腺、胰腺、胸腺、松果体、性腺（卵巢和睾丸）等（见图 11-1-1）。

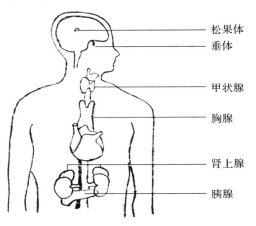

图 11-1-1　人体主要内分泌腺体的位置

1. 垂体

垂体分为垂体前叶和垂体后叶，位于颅骨基底部的蝶鞍内，是主要的中枢性内分泌腺。

（1）垂体前叶：能合成多种激素。①促甲状腺激素（TSH）：具有促进甲状腺滤泡上皮细胞增生、促进甲状腺激素合成和释放的作用。②促肾上腺皮质激素（ACTH）。③黄体生成激素（LH）和卵泡刺激素（FSH）：又称促性腺激素，可以调节周围相应靶腺合成及释放激素。④生长激素（GH）：具有促进物质代谢与生长发育的作用。⑤泌乳素（PRL）：具有刺激泌乳、维持黄体分泌的作用。⑥黑色素细胞刺激素（MSH）：作用于皮肤基底细胞层的黑色素细胞，促进黑色素沉着。

（2）垂体后叶：主要作用是储存并释放下丘脑合成的催产素和抗利尿激素。①抗利尿激素（ADH）：作用于肾远曲小管及集合小管，使水分再吸收增加，而使尿液浓缩为高渗性，从而调节体内水电解质平衡、有效血容量、渗透压及血压。②催产素（OXT）：在分娩时，刺激子宫收缩;同时促进分娩后泌乳,也有轻度抗利尿的作用。

2. 甲状腺

甲状腺位于喉的正下方,部分在喉的前方,它的两侧叶在喉管的两边,彼此间由一个狭窄的组织相连,称为峡,整个甲状腺腺体呈蝴蝶状。甲状腺的两个叶作为一个整体,合成激素。甲状腺素(T_4)及三碘甲状腺原氨酸(T_3)是身体主要的新陈代谢激素,具有促进机体能量代谢、物质代谢和生长发育的作用。

甲状腺滤泡旁 C 细胞分泌降钙素(CT),主要作用是抑制骨钙释放,维持血钙水平。

3. 甲状旁腺

四个甲状旁腺嵌于甲状腺的背面,分别位于四个角上,与甲状腺一样,彼此作为一个腺体整体发挥功能。甲状旁腺具有合成甲状旁腺激素(PTH)、调节钙磷代谢、维持血钙平衡的作用。

4. 肾上腺

两个肾上腺分别位于两个肾脏的顶部,每个腺体都有两个独立的结构:肾上腺髓质和肾上腺皮质。

(1)肾上腺髓质:在肾上腺内层,主要作用是合成儿茶酚胺,主要分泌肾上腺素和去甲肾上腺素,并在自主神经系统中发挥重要作用。因此,肾上腺髓质被认为是神经内分泌结构。

(2)肾上腺皮质:在肾上腺外层,分为球状带、束状带和网状带三个带状区域。①球状带:在最外层,合成以醛固酮为主的盐皮质激素,主要调节电解质和水盐代谢。②束状带:位于中间,是最大的带状区域,主要合成糖皮质激素,以氢化可的松、可的松为主,同时分泌少量的性激素。糖皮质激素主要调节糖、脂肪和蛋白质代谢。③网状带:位于最内层,主要合成一些性激素,如睾酮。

5. 胰腺

胰腺的胰头隐身在十二指肠 C 形裆的曲线内,在胃的后方水平行走,最终抵达脾。胰岛细胞履行胰腺的内分泌功能,包括 α、β、γ 胰岛细胞。①β 细胞:占胰岛细胞的 $60\%\sim80\%$,主要合成胰岛素。胰岛素的作用是促进葡萄糖的利用及肝糖原的合成,抑制糖异生,促进葡萄糖转变为脂肪酸并储存于脂肪组织,从而使血糖水平下降;同时促进蛋白质的合成,抑制脂肪、蛋白质及糖原分解,从而调节血糖,维持血糖水平的稳定。②α 细胞:占胰岛细胞的 $24\%\sim40\%$,主要合成胰高血糖素,其作用与胰岛素相反,可促进肝糖原分解和糖异生,促进脂肪、蛋白质分解,使血糖水平升高,对胰岛素起拮抗作用。③γ 细胞:占胰岛细胞的 $6\%\sim15\%$,主要作用是合成生长抑素。

6. 胸腺

胸腺位于胸骨后方,由淋巴组织构成。胸腺合成胸腺素和胸腺生成素,其作用与免疫系统的功能有关,它产生的 T 细胞在细胞介导的免疫反应中发挥重要作用。

7.松果体

松果体较小,位于第三脑室的背面。松果体主要分泌褪黑素。实验证明,松果体的分泌物或组织提取物对大脑、下丘脑、垂体、甲状腺、肾上腺皮质和性腺等都有作用,是一个重要的神经内分泌器官。

8.性腺

男性性腺为睾丸,主要功能是产生精子、分泌睾酮。睾酮的作用是刺激并维持男性特征。女性性腺为卵巢,有促进女性性征发育并维持女性性征的作用,调节月经周期,使子宫为妊娠做准备,连同其他激素使乳腺为哺乳做准备。

(二)激 素

1.激素的分类

激素按结构,可分为三类。

(1)胺类激素:衍生于络氨酸。络氨酸是一种必需氨基酸,存在于大多数蛋白质中。胺类激素包括甲状腺激素(T_3 和 T_4)和儿茶酚胺(肾上腺素、去甲肾上腺素和多巴胺)。

(2)多肽类激素:是许多氨基酸由肽键连接起来形成的蛋白质化合物,包括垂体前叶激素(生长激素、促甲状腺激素、促肾上腺皮质激素、卵泡刺激素、黄体生成激素、间质细胞刺激激素和泌乳素)、垂体后叶激素(抗利尿激素和催产素)、甲状旁腺激素和胰腺激素(胰岛素和胰高血糖素)。

(3)类固醇类激素:衍生于胆固醇,包括肾上腺皮质分泌的肾上腺皮质激素(醛固酮和可的松)和性腺分泌的性激素(男性为睾酮,女性为雌激素、黄体酮)。

2.激素的释放

虽然所有激素的释放均是内分泌腺兴奋的结果,但其释放的模式多种多样,包括如下几种形式。

(1)促肾上腺皮质激素和皮质醇呈不规律的喷射式释放,以适应机体的节律周期,其在凌晨达到分泌顶峰。

(2)甲状旁腺激素和泌乳素为全天均匀分泌。

(3)胰岛素有持续和单次释放两种模式。

3.激素的功能

一种激素在达到它的靶位时,就与细胞膜或细胞内的特异性受体相结合。多肽类和一些胺类激素与膜受体相结合;类固醇类激素和甲状腺素会透过细胞膜与细胞内受体结合。在与受体结合后,每种激素均可产生独特的生理变化,这种变化取决于靶点及其在该靶点的独特功能。一种激素在不同的靶点可能会产生不同的效应。

4.激素的调节

激素的调节具有复杂的反馈机制,涉及激素、中枢神经系统、血液中的化学物质和代谢产物,该反馈机制通过调节激素的合成和分泌,协助维持机体功能的平衡。反馈是将信息传递给内分泌腺,内分泌腺再根据需要发出信号,改变激素分泌的水平,从而增加或减少激素的合成和释放(见图 11-1-2)。

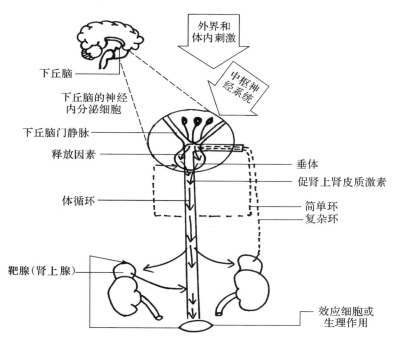

图 11-1-2 内分泌系统负反馈环

第二节 内分泌系统的评估

一、病 史

(一)一般资料

询问患者的一般资料,包括患者的姓名、性别、年龄、民族、婚姻、住址、职业、文化程度、医疗费用支付形式、入院日期、记录日期、入院方式、入院医疗诊断及病史陈述等。

(二)主 诉

让患者主诉。与内分泌疾病有关的主诉包括疲劳、虚弱、体重改变、情绪变化、多尿、多饮、性早熟和性功能异常等。患者若有以下症状或体征,应仔细询问。

1.代谢紊乱症候群,表现为多饮、多尿、怕热或畏寒、多汗或少汗、食欲增加或不振、疲乏、体重减轻等。

2.甲状腺肿大。

3.精神神经系统表现,主要包括精神淡漠或焦躁易怒、神经过敏、记忆力减退、双手及舌尖震颤等。

4.心血管系统表现,包括胸闷、心悸、头晕、心动过速或过缓等。

5.消化系统表现,包括恶心、呕吐、腹胀、便秘或腹泻等。

6.骨骼肌肉系统表现,包括肌无力、周期性瘫痪、骨质疏松、指端粗厚等。

7.生殖系统表现,包括生殖器官发育迟缓或发育过早、性欲减退或丧失、女性月经紊乱或闭经、溢乳、男性阳痿、乳房发育等。

(三)既往史

1.既往健康状况,包括既往检查结果,是否遵从医嘱治疗;对特殊饮食的遵从情况,如糖尿病患者饮食治疗情况。

2.曾患疾病,注意有无与内分泌代谢性疾病相关的疾病,如冠心病、高血压、结核及自身免疫性疾病等。

3.手术外伤史,重点询问有无颅脑手术或外伤史,有无剖宫产巨大儿史。

4.过敏史。

(四)家族史

询问患者有无疾病家族史。许多内分泌代谢性疾病有家族倾向性,如糖尿病、甲状腺疾病、肥胖、高血压等,应询问患者家族中有无类似疾病的患者。

(五)生活方式

1.了解患者出生及生活环境,如单纯性甲状腺肿常与居住地缺碘有关。

2.询问患者对温度的耐受程度、日常服药的情况等。

(六)心理社会资料

1.许多内分泌代谢性疾病不易根治,需要长期药物治疗。如:糖尿病患者需要终身治疗,甲状腺功能减退症患者需要激素替代治疗等,患者易产生抑郁、焦虑、悲观等情绪。甲状腺功能亢进症患者因中枢神经系统兴奋性增高,常有焦躁易怒、紧张不安、失眠等,使其在日常生活及工作中出现人际关系紧张。故应正确评估患者的心理状态,以便有针对性地给予心理支持。

2.评估患者对疾病性质、发展、防治及预后等相关知识的认知程度。如糖尿病患者是否了解饮食、运动治疗的知识,是否知晓血糖控制良好的标准,是否有自我监测和护理的能力。

3.评估患者家庭成员对疾病的认识和对患者的照顾情况;评估患者所在社区的医疗保健服务情况,及其能否满足患者出院后的医疗需求等。

二、体格检查

下丘脑通过垂体在调节内分泌功能方面发挥重要作用,所以体格检查应包括全身评估和完整评估。从测量患者的生命体征、身高和体重开始,然后对患者进行视诊、触诊、听诊,以获得最客观的体检结果。

(一)一般状态检查

1.生命体征
生命体征包括体温、脉搏或心率、血压、呼吸等。

2.身高

影响身高的因素有很多,如遗传、营养、体育运动、环境、生活习惯、种族、内分泌、性成熟早晚等。

3.体重

标准体重(kg)=身高(cm)-105。体重在标准体重±10%以内为正常,低于标准体重20%为消瘦,高于标准体重20%为肥胖。

4.腰围

腰围,即测量肋弓下缘至髂前上棘之间中点的径线。

5.臀围

臀围,即测量股骨粗隆水平的径线。

(二)视　诊

视诊,即系统观察患者的大体外表和全身各个部分的功能状态。

1.外表

(1)评估患者的外表和精神、情感状态,例如综合情感、言语、意识状态、定向力、衣着的适合度及整洁度和活动水平。

(2)评估全身发育情况,包括姿势、身体结构、身体各部分的比例、体脂分布等。

2.皮肤、黏膜

评估患者皮肤颜色。仔细观察其皮肤、黏膜是否受损,肤色是否有变深、变浅或色素缺失的情况。视诊皮肤时,需考虑种族和民族差异。对于黑色皮肤的患者,最好通过检查巩膜、结膜、口、甲床、手掌进行评估。同时评估患者的皮肤质感和弹性,有无水肿等。

视诊不易发现轻度水肿,需与触诊结合。用手指按压组织后发生凹陷的,为凹陷性水肿;黏液性水肿及象皮肿表现为组织明显肿胀,但指压后无组织凹陷,为非凹陷性水肿。水肿分级标准见表11-2-1。

表11-2-1　水肿程度分级

程度	表现
轻度	仅见于眼睑、胫骨前及踝部皮下组织,指压后轻度凹陷,平复较快
中度	全身组织均可见明显水肿,指压后出现较深的凹陷,平复缓慢
重度	全身组织有严重水肿,身体低垂部位皮肤紧张发亮,甚至有液体渗出

3.毛发、指(趾)甲

(1)观察毛发的数量、分布、状况及质地。观察毛发和体毛,以发现毛发增多或减少的异常状况。需考虑种族、民族及性别,患者毛发生长和质地不同的差异。

(2)检查患者指甲的裂纹,是否有脱甲,指甲是否与甲床脱离,及是否有杵状指;观察趾甲是否存在真菌感染,以及嵌甲的长度和厚度。

4.面部

(1)评估患者面部的整体色泽及红斑区情况,尤其在脸颊。

(2)注意观察患者的面部表情,是痛苦焦虑、迟钝淡漠,还是警觉、注意力集中。

(3)评估眼睛的形状和对称性,是否有眼球突出、眼睑闭合不全或眼眶周围水肿等情况。

(4)让患者伸舌,观察其颜色、大小、受损情况、位置以及有无震颤或异常活动。

(5)内分泌疾病常见甲状腺功能亢进面容、肢端肥大症面容、黏液性水肿面容、满月面容等。①甲状腺功能亢进面容:眼裂增大,眼球突出,兴奋不安,呈惊愕状。②肢端肥大症面容:头颅增大,面部变长,下颌增大前突,眉弓及两颧隆起,唇舌肥厚,耳鼻增大。③黏液性水肿面容:面色苍白,颜面浮肿,睑厚面宽,目光呆滞,反应迟钝,眉毛、头发稀疏。见于甲状腺功能减退症的患者。④满月面容:面圆如满月,皮肤发红,常伴痤疮。见于库欣综合征及长期应用肾上腺皮质激素的患者。

5.颈部

站在患者前面检查其颈部,首先让患者伸直颈部,然后轻轻伸展,最后让患者做吞咽动作。观察颈部对称性、中线位置及气管对称性。用切线灯光从患者的下颌直接向下看,以协助看到甲状腺,观察甲状腺的大小和对称性。正常人甲状腺外观不突出。青春发育期女性的甲状腺可略大,增大的甲状腺可呈非对称性或弥漫性。

6.胸部

(1)评估患者胸廓的大小、形状和对称性,注意胸廓有无变形。

(2)对女性患者,要观察乳腺的大小、形状、对称性、色素沉着(尤其是乳头和皮肤皱褶处)和乳头分泌物。对男性患者,要观察双侧乳腺或单侧乳腺有无增大(男性乳房女性化)和乳头分泌物。

7.腹部

评估患者腹部形状、对称性,及腹部皮肤有无紫纹等。

8.四肢

(1)视诊患者四肢,有无肢端肥大。

(2)视诊患者上肢,检查手臂是否有震颤。具体方法为:让患者双臂平举向前伸展,双手掌向下,手指分开;把一张纸放在伸开的手指上,观察其是否有震颤;注意观察肌肉的抖动,尤其是上臂;让患者握住检查者的手,以评估握力和对称性。

(3)视诊患者腿部的肌肉发育情况、对称性、色泽以及体毛分布。让患者坐在体检床的边缘并水平地伸直双腿,以评估其肌力,若患者能保持这个动作2min,则证明肌力正常。肌力分级见表11-2-2。

表11-2-2　肌力分级表

分级	状态
0级	完全瘫痪
1级	仅见肌肉轻微收缩,无肢体收缩
2级	肢体可水平移动,但不能抬离床面
3级	肢体能抬离床面,但不能拮抗阻力
4级	能做拮抗阻力的运动,但肌力有不同程度的减弱
5级	正常肌力

（4）检查双足大小，有无损伤、鸡眼、胼胝或袜子及鞋的压痕，检查足趾及足趾间隙，以确定有无浸渍或皲裂。

（5）观察患者有无关节僵硬、变形、活动受限或疼痛等。

9.外生殖器

视诊患者外生殖器，特别是睾丸和阴蒂的发育是否正常。

（三）触　诊

触诊甲状腺和睾丸。只有甲状腺和睾丸这两个腺体可经触诊检查。

1.甲状腺

触诊甲状腺时，未必能在每个人触诊到甲状腺，但在能触诊到时，它应该是光滑、分叶、无痛、质软的。甲状腺结节，触诊到时像一个突起或肿胀；甲状腺肿瘤，触诊到时是一个坚硬、固定的结节。注意触诊时不要将颈部的肌肉组织与肿大的甲状腺相混淆。

（1）甲状腺峡部触诊：检查者站于受检者前面，在为受检者触诊时，把食指和中指放在受检者气管两边环状软骨下面，受检者吞咽时可触及甲状腺峡部。

（2）甲状腺侧叶触诊：有单手触诊法和双手触诊法。①单手触诊法：检查者站于受检者前面进行触诊，右手拇指置于受检者环状软骨下气管右侧，将其甲状腺轻推向左侧，食指、中指、无名指三指触摸甲状腺左叶的轮廓、大小及表面情况。用同法检查右侧。②双手触诊法：检查者站于受检者前面进行触诊，在检查甲状腺右叶时，检查者用右手将受检者的甲状软骨轻轻地推至左侧，用左手食指和中指触摸甲状腺的轮廓大小及表面情况，了解其有无压痛及震颤；然后检查左叶，用左手将甲状软骨轻轻地推至右侧，用右手触诊该叶。

（3）甲状腺肿大分度：分为Ⅰ、Ⅱ、Ⅲ度。Ⅰ度：不能看出肿大但能触及。Ⅱ度：既能看到肿大又能触及，但肿大的甲状腺在胸锁乳突肌以内。Ⅲ度：肿大的甲状腺超过胸锁乳突肌外缘。

2.睾丸

睾丸在青春期前触诊时应该是坚硬的，长度约为 2cm；到 16 岁，睾丸长度约为 4.5cm（正常范围是 3.5～5.5cm）。当处于站立位时，检查者可触及其精索。

（四）听　诊

听诊时，肿大的甲状腺可闻及收缩期杂音是甲状腺功能亢进的体征。当血流加速经过甲状腺动脉引起振动时，就会出现杂音。听诊时，将听诊器的听筒置于甲状腺的一个侧叶上，可闻及一个低钝、柔和的冲击音。为确保气管的声音不与杂音相混，听诊时应让受检者屏气。为了区别杂音和静脉血流的嗡嗡声，首先应听诊冲击音，然后在听诊部位的一侧用手指轻轻压迫颈静脉再听一次；在压迫颈静脉期间，嗡嗡声消失，而杂音仍在。

第三节　辅助检查

内分泌功能的辅助检查方法有直接检测、间接检测、兴奋试验及影像学检查等。

一、直接检测

直接检测即直接检查血液中或尿液中的激素水平。因人体体液中仅含微量的激素，所以准确的测量需要借助特殊技术。

(一)免疫化学发光分析法

免疫化学发光分析法使用的化学试剂在被特殊物质激活后，能发出特定的光波。这类检查的特异性、稳定性、精确性高，对环境无污染，方法也更简易。

(二)24 小时尿检查

24 小时尿检查可用于测定激素及其代谢产物的水平。对代谢产物的测定有助于评估无法实际测量的激素分泌量。可根据 24 小时尿检查结果来确定有无肾、肾上腺和性腺疾病。

二、间接检测

间接检测的是某种特定的激素调节而不是激素本身。例如，测定葡萄糖水平有助于评估胰岛素水平，而测定钙水平有助于评价甲状旁腺激素活性。虽然放射免疫测定法可用于直接测定这些物质，但间接测试更容易、更经济。

三、兴奋试验

当检测显示激素水平处于临界值，或不能确切查明异常部位时，兴奋试验有助于判定内分泌腺的储备功能。例如：皮质醇水平异常低下可能表明肾上腺功能减退或可间接反映垂体功能减退。

进行兴奋试验的原则是：根据患者的可疑疾病，兴奋其受抑制的腺体，抑制其过于活跃的腺体。刺激后，激素水平不增加，则证明原发性腺体功能减退；抑制后，激素持续分泌，则证明腺体功能亢进。

四、影像学检查

影像学检查可与其他检测同时进行或在其后进行。

CT 扫描和 MRI 可以通过高分辨率、断层成像、腺体的三维结构成像，来评估内分泌腺功能。核素成像有助于确定甲状腺功能亢进的病因。X 线检查虽然不显示内分泌腺，但有助于评估内分泌功能异常对机体组织的影响。例如，可疑甲状旁腺疾病患者常规做的骨 X 线检查可显示钙失衡的情况。

五、内分泌系统常用实验室检查

(一)血　糖

对急危重症患者而言，血糖监测是非常重要的。常用的血糖监测方法包括快速血糖测定和血清葡萄糖测定。高糖血症患者的血糖水平明显升高,多数超过 13.9mmol/L;中、重度患者血糖水平高于 16mmol/L;糖尿病酮症酸中毒时,患者血糖水平明显升高,常超过 16.7mmol/L。高渗性高血糖状态时,血糖水平多在 33.3mmol/L 以上。

1. 血糖监测的血液取样

(1)对病情危重、需要实施有创动脉导管监测的患者:所有血样应取自动脉导管;如果暂时或持续不能获得动脉血,应留取静脉血样;对休克患者,毛细血管血样(针刺法)检测血糖的结果不准确,应避免采用。

(2)对于病情相对较轻、无需进行有创动脉导管监测的患者:可采用毛细血管血样(针刺法)进行血糖检测。

2. 血糖分析仪的选择

应该用血气分析仪或在中心实验室,对取自动脉或静脉的血样进行测定。对于未实施有创动脉导管监测的患者,可以用快速法血糖仪测定毛细血管血样。

(二)尿 糖

正常人尿糖甚少,一般方法无法测出。只有当正常人的血糖超过 8.9～10.0mmol/L 时,糖才能较多地从尿中排出,形成尿糖。因此,血糖的高低决定着尿糖的有无。当血糖在 10.0～11.0mmol/L 时,尿糖应为±;当血糖在 11.1～13.9mmol/L 时,尿糖为＋;当血糖在 13.9～16.7mmol/L 时,尿糖为＋＋;当血糖在 16.7～19.4mmol/L 时,尿糖为＋＋＋;当血糖高于 19.4mmol/L 时,尿糖为＋＋＋＋。在发生糖尿病酮症酸中毒、高血糖高渗状态时,尿糖可呈强阳性。

(三)血、尿酮体

酮体是脂肪酸分解代谢过程中的产物,仅在肝内形成,包括 β-羟丁酸、乙酰乙酸和丙酮。在发生糖代谢障碍时,脂肪的分解代谢增加,所产生的酮体超过肝外组织所能利用的量,积聚在体内(严重者血浆酮体水平高达 3～4g/L),可引起酸中毒。尿内出现酮体,是代谢性酸中毒的表现。正常尿酮体应为阴性,尿酮体阳性见于糖尿病酮症酸中毒等情况,此时血酮体水平升高,常高于 5mmol/L,尿酮体呈强阳性。在高血糖高渗状态时,尿酮体为阴性或弱阳性。

(四)电解质

在内分泌腺体功能出现异常时,患者的激素分泌异常,机体出现代谢紊乱,水、电解质平衡被破坏。如在发生糖尿病酮症酸中毒时,血钠＜135mmol/L,少数正常,偶可升高达 145mmol/L;血钾在初期可正常或偏低,但在胰岛素缺乏、严重失水、有效循环血量减少、肾脏血流灌注下降或严重酸中毒时,血钾可升高至 5mmol/L 以上。补液或胰岛素治疗后,血钾会进一步下降,故应监测血电解质。

(五)肾功能

肾功能是指肾脏排泄体内代谢废物,维持机体钠、钾、钙等电解质稳定及酸碱平衡的功能。肾功能检查项目包括尿量、尿比重、尿渗透压、尿白蛋白、血肌酐、血尿素氮、血或尿 β_2

微球蛋白等。

1.尿量

24小时尿量＜400mL，为少尿；24小时尿量＜100mL，为无尿；24小时尿量＞2500mL，为多尿。

2.尿比重

(1)尿比重正常值为1.015～1.025。

(2)尿比重＞1.025为高比重尿，提示尿液浓缩，肾脏本身功能尚好。尿比重＜1.010为低比重尿，提示肾脏浓缩功能降低，见于肾功能不全恢复期、尿崩症、利尿剂治疗后、慢性肾炎及肾小管浓缩功能障碍等情况。尿崩症时，尿比重常低于1.006，尿渗透压降低，常低于血渗透压。

3.尿渗透压

正常值为600～800mOsm/L；主要用于评估患者的血容量及肾脏的浓缩功能。在诊断尿崩症时，必须监测血、尿渗透压。

4.血内生肌酐清除率

血内生肌酐清除率正常值为80～100mL/min。当血内生肌酐清除率降至正常值的80%以下时，提示肾功能不全。

5.血肌酐

血肌酐正常值为83～177μmol/L。血肌酐水平升高反映肾小球滤过率降低。肾功能不全时，血肌酐水平明显增高。

6.血尿素氮

血尿素氮正常值为2.9～6.4mmol/L。尿素氮检查有助于糖尿病患者肾功能不全的诊断。

7.尿蛋白

尿蛋白正常为阴性。正常人每日自尿中排出蛋白约40～80mg，上限不超过150mg，主要为白蛋白，其次为糖蛋白和糖肽。这些蛋白中，约60%来自血浆，其余的来源于肾、泌尿道、前列腺的分泌物和组织分解产物，包括尿酶、激素、抗体及其降解物等。尿蛋白生理性增加见于体位性蛋白尿、运动性蛋白尿、发热、情绪激动或气候过冷过热的状态等。

8.β_2微球蛋白清除试验

β_2微球蛋白清除率正常值为23～62μL/min，增高提示肾小管损害。通过β_2微球蛋白清除试验，可以测出β_2微球蛋白清除率，后者是了解肾小管损害程度的可靠指标，特别有助于发现轻度肾小管损害。

(六)甲状腺功能

1.甲状腺激素

(1)血清总甲状腺激素(T_4)的测定：在甲状腺激素结合球蛋白(TBG)无异常的情况下，若T_4增高超过164nmol/L，则提示甲亢。

(2)血总三碘甲状腺原氨酸(T_3)的测定：正常值为1.0～2.6nmol/L，当TBG正常时，T_3增高，提示甲亢。

(3)游离T_4(FT_4)和游离T_3(FT_3)的测定：FT_4的正常值为10.3～25.7pmol/L，FT_3的

正常值为 $2.2\sim6.8$ pmol/L，FT_4 和 FT_3 的测定结果不受 TBG 的影响，能更准确地反映甲状腺功能状态。甲亢患者的 FT_3、FT_4 水平明显高于正常高限。

（4）血清促甲状腺激素（TSH）的测定：甲亢患者 TSH 水平低于正常。

2.甲状腺^{131}I 摄取率

甲状腺部位 3 小时及 24 小时^{131}I 摄取率分别为 $5\%\sim25\%$ 和 $20\%\sim45\%$。甲亢时，3 小时^{131}I 摄取率常大于 25%，或 24 小时^{131}I 摄取率大于 45%。当 3 小时^{131}I 摄取率测定值不仅高于正常，而且高于 24 小时^{131}I 摄取率时，更符合甲亢的诊断。

（七）禁水加压试验

正常人在禁饮足够时间后，血浆渗透压升高，刺激抗利尿激素（ADH）分泌，使尿渗透压增高，且高于血渗透压；在尿渗透压到平台期时，注射血管加压素（AVP），尿渗透压不能进一步提高。而尿崩症患者因缺乏 ADH，故在禁饮后，尿渗透压仍明显低于血渗透压；在注射血管加压素后，尿渗透压可明显升高。

1.检查方法

（1）试验前日晚饭后开始禁饮；如病情严重，可于试验日清晨 2:00－4:00 起禁饮，以防严重脱水。

（2）试验日清晨，留尿测尿渗透压、尿比重，并检测血渗透压、血压及体重作为对照。此后，每小时解尿 1 次，测尿量、尿渗透压、尿比重、血压及体重，并详细记录。

（3）当尿渗透压达到平台期，即体重下降 $3\%\sim5\%$ 或血压下降明显，或连续 2 次测尿比重相同或尿渗透压变化小于 $30mOsm/(kg\cdot H_2O)$ 时，抽血测量血渗透压，再皮下注射血管加压素 5U，注射后 2h 留尿，重测上述指标（含血浆渗透压）。

（4）禁饮时间一般需 $16\sim18h$；但如患者病情较重，则禁饮时间应不超过 8h，具体应以患者实际情况为准。

2.结果分析

（1）正常人及精神性多饮者禁饮后体重、血压、血渗透压变化不大，尿量逐渐减少，尿比重升高（多超过 1.020），尿渗透压升高，是血渗透压的 2 倍以上，可以超过 $800mOsm/L$；在注射血管加压素后，尿渗透压不能进一步明显上升（不超过 9%），有时甚至下降。

（2）部分中枢性尿崩症患者在禁饮后，尿比重轻度上升（可达 1.015）。尿渗透压可稍超过血渗透压，但常小于 $600mOsm/L$，且仍低于正常人。随着进一步禁饮，尿渗透压峰值下降，提示原有有限的内源性 AVP 储存在第一次禁饮刺激下释放耗竭；继续禁饮时，没有内源性的 AVP 释放，使尿渗透压的峰值下降。在注射血管加压素后，尿渗透压可上升（较前上升 $>10\%$，或增加值 $>800mOsm/L$）。

（3）完全性中枢性尿崩症患者禁饮后，尿渗透压上升不明显；在给予外源性血管加压素后，尿渗透压迅速升高，上升幅度可以超过 50%。其尿量明显减少，尿比重可以上升至 1.020。

（4）肾性尿崩症患者禁饮和注射血管加压素后，尿渗透压不会升高，尿量不能减少。

3.注意事项

完全性尿崩症患者禁饮后，体重下降 $>3\%$，或出现血压下降及烦躁等精神症状，此时应立即注射血管加压素，尽快终止试验。

(八)口服葡萄糖耐量试验(OGTT)、标准馒头餐试验、胰岛素-C 肽释放试验

增加患者的碳水化合物负荷,通过观察各时间点的血糖水平,了解胰岛素的储备功能。对于已确诊为糖尿病且血糖值较高的患者,为了解其胰岛素的储备情况,可以用100g 面粉制成的馒头代替葡萄糖行馒头餐试验。对于确诊的糖尿病患者,一般不宜做葡萄糖耐量试验。为了解糖尿病患者胰岛 β 细胞的储备功能,可在进行口服葡萄糖耐量试验或馒头餐试验测定血糖的同时测定血胰岛素水平和 C 肽水平。

1.检查方法

(1)口服葡萄糖耐量试验(OGTT):应在清晨进行,试验前禁食 8～12h。试验前 3 天,每日进食碳水化合物的量不可少于150g。患者无恶心、呕吐,无发热,无酮体阳性。在试验日清晨空腹取血后,将葡萄糖溶于 250～300mL 水中,于 5min 内饮完,然后分别在 30、60、120 和 180min 时抽取静脉血检测血糖水平,或服糖后 2h 测静脉血糖(从进食的第一口开始计时)。

(2)标准馒头餐试验:应在清晨进行,禁食 8～12h,成人一般食用 100g 面粉做成的馒头。试验前 3 天,每日进食碳水化合物的量不可少于150g。患者无恶心、呕吐,无发热,无酮体阳性。在试验日清晨空腹取血后,在 15min 内吃完馒头(从进食的第一口开始计时),分别于 60、120 和 180min 静脉取血检测血糖。

(3)胰岛素-C 肽释放试验:在进行 OGTT 或馒头餐试验时同步留取血标本送检。

2.临床意义

(1)正常人空腹血糖为 3.9～6.1mmol/L,口服葡萄糖后的吸收高峰在 30～60min,血糖水平一般不超过 9.4mmol/L,2 小时血糖水平低于 7.84mmol/L。

(2)正常人空腹血浆胰岛素水平为 5～20μU/mL;服糖后在 30～60min,胰岛素水平上升达空腹值的 8～10 倍;若进食馒头餐后,胰岛素的高峰值为空腹时的 4～10 倍,则于 3h 后恢复至基础水平。

(3)C 肽也是胰岛 β 细胞分泌的产物。1 分子胰岛素原可裂解成 1 分子胰岛素和 1 分子 C 肽。血液中 C 肽水平可以反映胰岛素水平。正常人空腹 C 肽值为 $(0.32\pm0.14)\mu mol/L$。服糖后,C 肽水平可增高 5～6 倍,于 2～3h 后逐渐下降。此时,通过测定血浆 C 肽水平,可了解胰岛 β 细胞分泌胰岛素的情况。糖尿病患者在接受胰岛素治疗时,由于外源性胰岛素的干扰,所以所测定的血浆胰岛素水平不能反映胰岛 β 细胞的功能。

(九)甲状腺 B 超

甲状腺 B 超显示甲亢患者甲状腺腺体呈弥漫性或局灶性回声减低,在回声减低处,血流信号明显增加,呈"火海"征。

(十)垂体磁共振成像

垂体磁共振成像对诊断中枢性尿崩症患者下丘脑-垂体部位有无占位性病变具有重要价值。

(十一)超声心动图

超声心动图是应用超声波回声探查心脏和大血管获取有关信息的一组无创性检查方

法,通过超声心动图检查可以获知心脏和血管的内径、形态和运动,尤其对于甲亢患者诊断甲亢性心脏病具有重要意义。

(十二)心电图

甲亢患者常可发生期前收缩或心房颤动,呈发作性或持续性。

第四节 治 疗

一、药物治疗

内分泌系统常用药物有胰岛素、抗甲状腺药物、甲状腺激素替代药物、糖皮质激素、抗利尿激素等。

(一)胰岛素

1.适应证

(1)1 型糖尿病。

(2)2 型糖尿病。①经饮食、运动、口服降糖药物治疗血糖控制不满意,胰岛 β 细胞功能明显减退者。②无明显诱因体重显著下降者。③伴急、慢性并发症或处于应激状态者,如糖尿病酮症酸中毒、高血糖高渗透压状态、急性感染、创伤、围手术期、急性心肌梗死、脑血管意外等。④伴肝、肾功能不全者。

(3)新发病 2 型糖尿病患者如有明显的高血糖症状,发生酮症或酮症酸中毒。

(4)新诊断糖尿病患者分型困难,与 1 型糖尿病难以鉴别时。

(5)应激性高血糖症患者。

2.制剂类型

(1)根据来源和化学结构的不同,胰岛素分为动物胰岛素、人胰岛素和胰岛素类似物。

(2)根据作用特点的差异,胰岛素又分为超短效胰岛素类似物、常规(短效)胰岛素、中效胰岛素、长效胰岛素(包括长效胰岛素类似物)和预混胰岛素(包括预混胰岛素类似物)。

(3)常用胰岛素及其作用特点见表 11-4-1。

表 11-4-1 常用胰岛素及其作用特点

胰岛素制剂	起效时间	峰值时间	作用持续时间	给药方式	药物性状
短效胰岛素(RI)	15～60min	2～4h	5～8h	皮下、静脉	无色、澄清
速效胰岛素类似物(门冬胰岛素)	10～15min	1～2h	4～6h	皮下	无色、澄清
中效胰岛素(NPH)	2.5～3h	5～7h	13～16h	皮下	白色、混悬
长效胰岛素类似物(甘精胰岛素)	2～3h	无峰	长达 30h	皮下	无色、澄清
预混胰岛素(HI 30R,HI 70/30)	0.5h	2～12h	14～24h	皮下	白色、混悬
预混胰岛素类似物(预混门冬胰岛素 30)	10～20min	1～4h	14～24h	皮下	白色、混悬

3.不良反应

(1)低血糖：与胰岛素剂量过大、注射胰岛素后未按时进餐或进食量少、临时活动量增大等有关。

(2)视力模糊：由于治疗后血糖迅速下降，影响晶状体及玻璃体内渗透压，使晶状体内水分溢出，导致屈光率下降而发生远视，属暂时性变化。

(3)水肿：可能与胰岛素促进肾小管重吸收钠有关。

(4)体重增加：在使用胰岛素控制高血糖后，过多的葡萄糖不会从尿中丢失，而是转变成糖原或脂肪贮存在体内。

(5)过敏：很少发生。胰岛素导致过敏的原因除胰岛素类型外，还有胰岛素纯度低及胰岛素内添加的化学成分。

(6)皮下脂肪增生：与同一部位反复注射或胰岛素针头重复使用有关。

(7)注射部位脂肪萎缩：与使用未纯化动物胰岛素所导致的免疫反应有关。

4.注意事项

(1)胰岛素注射工具包括胰岛素专用注射器、胰岛素注射笔、胰岛素泵等。护士应熟悉各种胰岛素的名称、规格、剂型，使用时选择相匹配的胰岛素专用注射器和胰岛素注射笔。

(2)注意贮藏方法，将未开封的胰岛素放于冰箱 2～8℃冷藏；开封的胰岛素在室温下(不超过 25℃)保存 28 天、42 天或 56 天(根据胰岛素的使用说明)；正在使用的胰岛素不建议冷藏保存，因室温时胰岛素产品稳定性更好，更容易混匀，胰岛素注射更加舒适；胰岛素绝对不能冰冻，若发现胰岛素结冰就不能使用；避免受热或阳光照射，防止震荡。

(3)注射方法如下。①适合皮下注射胰岛素的部位有上臂侧面或后侧、腹部(以肚脐为中心，半径 2.5cm 外的距离)、大腿前外侧、臀部上端外侧；在任何一个区域内注射，每次的注射点都应间隔至少 1cm，避免组织重复损伤。②胰岛素注射部位要轮换，注意在不同注射部位间轮换以及同一注射部位内的区域轮换，要避免在有瘢痕或硬结的部位注射胰岛素。③在使用胰岛素专用注射器时，需捏起皮肤，使针头与皮肤呈 45°或 90°后进针；在使用 8mm 的胰岛素针头时，需捏起皮肤垂直进针；在使用 4mm、5mm 和 6mm 的胰岛素针头时，一般无须捏起皮肤垂直进针。对身材消瘦者，尤其儿童，应使用 5mm 和 6mm 的胰岛素针头，需捏起皮肤形成皮褶后再注射胰岛素。④在使用胰岛素注射笔时，用拇指完全按下注射键不松开，针头在皮下停留至少 10 秒后拔针，从而确保药物全部注入体内，拔针后立即卸下针头。

(4)在使用中效和预混胰岛素之前，应将胰岛素分别水平滚动和上下翻动 10 次以上，使瓶内药液充分混匀，直至成均匀白色混悬液。

(5)将使用过的胰岛素针头和胰岛素专用注射器丢弃在专用利器盒内。

(6)在使用胰岛素泵时，应每隔 48～72h 更换储药器、专用导管和注射部位，避免针头堵塞和局部感染。将胰岛素泵放于患者安全、方便的位置。

(二)抗甲状腺药物

1.常用药物

(1)硫脲类：包括丙基硫氧嘧啶(PTU)和甲基硫氧嘧啶(MTU)。

(2)咪唑类：包括甲巯咪唑(MMI,他巴唑)和卡比马唑(CMZ,甲亢平)。

2.作用机制

抗甲状腺药物的作用机制是抑制甲状腺的过氧化物酶,抑制碘有机化和碘-酪氨酸耦联化,从而抑制甲状腺激素的合成。丙基硫氧嘧啶还有抑制周围组织甲状腺素(T_4)转为三碘甲状腺原氨酸(T_3)的作用。

3.适应证

(1)症状较轻,甲状腺轻、中度肿大的患者。

(2)年龄在20岁以下的青少年以及儿童患者。

(3)妊娠期妇女。

(4)甲状腺次全切除后复发又不适合放射性治疗的患者。

(5)手术前准备。

(6)放射性[131]I治疗前后的辅助治疗。

4.剂量与疗程

长期治疗分为初治期、减量期及维持期3个时期。在治疗过程中,除非有较严重的不良反应,一般不宜中断治疗,并要定期随访疗效。以下以丙基硫氧嘧啶为例进行说明(如用甲巯咪唑,则剂量为丙基硫氧嘧啶的1/10)。

(1)初治期:丙基硫氧嘧啶300～450mg/d,分2～3次口服,一般持续用药6～8周,至症状缓解或促甲状腺激素水平恢复正常即可减量。

(2)减量期:每2～4周减量1次,每次减量50～100mg。约用药3～4个月,至症状完全消失、体征明显好转再减至维持量。

(3)维持期:50～100mg/d,维持1.5～2年。必要时还可在停药前将维持量减半。

5.不良反应

(1)白细胞减少:是最主要的毒性反应。在治疗初期,每1～2周随访白细胞总数和分类。一旦出现发热和咽喉疼痛等症状,必须立即停药并就医,检测白细胞总数。一旦发生白细胞缺乏症,应立即停用抗甲状腺药物。

(2)药疹:多为轻型,极少出现严重的剥脱性皮炎。

(3)药物性肝炎:部分患者在服用抗甲状腺药物后出现血清肝酶水平升高或胆汁淤积黄疸,轻者加用护肝药物,减量用药;也可换用其他抗甲状腺药物。当肝酶水平升高趋势明显或出现黄疸时,立即停药。

(三)甲状腺激素替代药物

1.甲状腺激素替代药物具有维持人体正常生长发育、促进代谢、增加产热和提高交感-肾上腺系统感受性等作用。

2.常用药物有左旋甲状腺素($L-T_4$)。

3.注意事项如下。

(1)对年老患者,应酌情减量;对伴冠心病及精神症状者,更应从小剂量开始,缓慢递增,直至适当维持量。

(2)剂量应强调个体化,并根据具体病情调整用量。

(3)为防止腺垂体功能减退者发生急性肾上腺皮质功能不全,甲状腺激素治疗应在皮质激素替代治疗后开始。

(四)糖皮质激素

1.糖皮质激素具有抗炎、抗过敏、抗休克和免疫抑制等多种药理作用。

2.常用药物有氢化可的松。

3.注意事项如下。

(1)口服给药时,应模仿激素的昼夜节律,在清晨 8 时服用全日量的 2/3,下午 2 时服用余下的 1/3。应激状态下需适当增加用量。

(2)在发生垂体危象时,需采取静脉滴注,以解除急性肾上腺功能减退危象。

(3)长期使用可引起库欣综合征面容和体态、紫纹、出血倾向、创口愈合不良、痤疮、精神症状、并发感染等副作用。

(五)抗利尿激素

1.抗利尿激素的作用机制是作用于肾脏集合管细胞以提高其对水的通透性,增加水的重吸收,提高细胞外液的容量,降低渗透压,同时减少尿量,增高尿比重。

2.常用药物有醋酸去氨加压素。

3.注意事项如下。

(1)年幼及老年患者、有体液和(或)电解质平衡紊乱、容易导致颅内压增高者慎用。

(2)治疗时需限制饮水,若不限制饮水,可能引起水潴留。

(3)用药前后及用药时需监测患者的尿量和渗透压。

二、非手术治疗

(一)糖尿病患者的饮食计划

1.饮食疗法

饮食疗法是治疗糖尿病的基础措施。糖尿病自然病程中的任何阶段都需要长期坚持饮食疗法。饮食疗法即调整饮食,使食谱中总热量和饮食结构更为合理、均衡,各种营养成分的摄入量更加适应生理需要,成人维持理想体重,儿童保证正常生长发育。

2.饮食原则

饮食原则是控制总热量,定时、定量进餐,合理加餐,严格限制各种甜食,多食含纤维素高的食物,饮食宜清淡,避免饮酒。在糖尿病肾病患者,应选择优质低蛋白饮食。

(1)制定总热量:成人根据标准体重、活动量、原有生活习惯等因素计算总热量。标准体重(kg)＝身高(cm)－105,此值的±10％以内均属正常范围。18 岁以下的青少年每日每千克标准体重所需总热量(kcal)＝3×年龄;儿童、妊娠期妇女、哺乳期妇女,及营养不良和消瘦、伴有消耗性疾病者,应酌情增加热量;肥胖者则酌减。成人每日每千克标准体重的总热量见表 11-4-2。

表 11-4-2　成人每日每千克标准体重的总热量(单位:kcal/kg)

休息	轻体力劳动	中度体力劳动	重度体力劳动
25～30	30～35	35～40	＞40

(2)合理分配营养成分在总热量中的比例:碳水化合物占 50％～60％,蛋白质占 15％～20％,脂肪占 30％。

(3)总热量分配:按三餐,总热量分配为 1/5、2/5、2/5,或 1/3、1/3、1/3;按四餐,总热量分配分为 1/7、2/7、2/7、2/7。

(二)^{131}I 治疗

^{131}I 治疗是一种放射性疗法。^{131}I 可以用于治疗甲状腺功能亢进症,也是甲状腺癌的辅助治疗方法。它可使有功能的甲状腺组织萎缩,减少血液中的甲状腺素并破坏癌变的细胞。

^{131}I 在口服摄取后,与正常碘一样,也被快速吸收并聚集于甲状腺,结果会造成急性放射性甲状腺炎和进行性甲状腺萎缩。^{131}I 所致的症状大约在 3 周后减退,^{131}I 在 3～6 个月发挥完效应。

1.^{131}I 治疗前准备

(1)向患者解释治疗的程序,询问其有无碘过敏史。

(2)如果没有禁忌证,应指导患者在^{131}I 治疗前停用抗甲状腺素药 4～7d,因为这些药物会降低甲状腺细胞对放射线的敏感性。

(3)治疗前一夜进食,因为食物会延迟^{131}I 的吸收。

(4)确定患者没有摄入碳酸锂,因为碳酸锂能与^{131}I 相互作用而引起甲状腺功能减退症。

(5)若患者有严重的呕吐和腹泻,则不能进行^{131}I 治疗。

2.治疗后注意事项

(1)指导患者在 48h 内大量饮水,以加速^{131}I 的排泄。

(2)治疗后 7d 内避免与儿童、妊娠期妇女密切接触。

(3)妥善处置尿液、唾液和呕吐物,将它们排至铅容器内。这是因为 24h 内的尿液、唾液仍有轻微^{131}I 辐射,而呕吐物在治疗后 6～8h 内具有高度的放射性。

(4)观察患者因放射治疗所致的甲状腺疼痛、肿胀、发热和其他症状、体征,并及时处置。

(5)育龄期患者在治疗后 6 个月内应避孕。

三、手术治疗

(一)肾上腺切除术

1.适应证

肾上腺切除术的适应证有:肾上腺功能亢进和醛固酮增多症;肾上腺肿瘤等。其也可作为乳腺癌、前列腺癌的辅助治疗。

2.术前准备

(1)告知患者麻醉、手术过程及手术所需的时间等。

(2)口服或静脉补钾，以纠正低钾血症。

(3)坚持低钠、高钾饮食，以纠正高钠血症。

(4)遵医嘱服用醛固酮拮抗剂，以控制血压。

(5)遵医嘱服药控制水肿、糖尿病和心血管症状、体征，并预防感染。

(6)创造良好的环境，保持患者情绪稳定，必要时给予镇静剂帮助睡眠。

(7)手术日早晨，遵医嘱给予糖皮质激素，以避免手术期间发生急性肾上腺功能不全。

3.术后护理

(1)监测患者的生命体征，尤其需观察患者血压的变化，及早发现因术中处理肾上腺刺激儿茶酚胺释放而导致高血压发生。

(2)观察患者有无虚弱、恶心和呕吐，警惕低钠血症的发生。

(3)遵医嘱给予镇痛治疗，观察疗效及不良反应。

(4)更换敷料，观察有无出血、感染等征象。

(5)遵医嘱采取类固醇替代治疗，以避免肾上腺危象的发生，直至下丘脑-垂体-肾上腺轴恢复功能。

(6)醛固酮增多症患者可因术前肾素受抑制而导致术后醛固酮减少，故应密切监测血钾水平。

(7)告知患者术后药物治疗的重要性，指导患者定时、定量服药，不可随意减药或停药。

(8)告知患者肾上腺功能不全的症状、体征，让患者理解并遵医嘱治疗，以避免肾上腺危象的发生。如果患者出现体重增加、痤疮、头痛、疲劳和尿频等类固醇用药过量的不良反应，应及时就医。

(二)垂体切除术

1.适应证

垂体切除术的适应证：肢端肥大症、巨人症和库欣综合征；转移性乳腺癌和前列腺癌的姑息治疗。

2.术前准备

(1)告知患者麻醉、手术过程，手术所需的时间等。

(2)术前完善各项辅助检查及体格检查。如对肢端肥大症患者需进行全面的心脏评估；对库欣综合征患者需监测血压和血钾。安排视野检查作为基线水平。

3.术后护理

(1)术后卧床休息24h。

(2)对于手术期间因脑脊液流失所致的头痛或鼻侧疼痛，可遵医嘱给予镇痛治疗，注意观察镇痛药的疗效及不良反应。在术后24～72h去除导管和包扎后，鼻侧疼痛会明显减轻。

(3)观察患者有无口渴加重、尿量增多、低比重尿等症状，警惕术后24～72h出现暂时性尿崩症；若出现尿崩症，应及时告知医生并遵医嘱补液、给予足量的抗利尿激素，使症状在72h内得以解决。

(4)安排视野检查并与术前基线水平进行比较，若存在视觉缺陷，提示有出血的可能。

(5)监测垂体激素水平，评估激素替代治疗的必要性。告知垂体激素分泌减少的患者定时、定量服药，不可随意减药或停药。

(6)告知高泌乳素血症患者有复发的可能,并需随访。

(三)甲状腺切除术

1.适应证

甲状腺切除术的适应证有:甲状腺功能亢进症;甲状腺肿大所致的呼吸道阻塞;甲状腺癌。

2.术前准备

(1)告知患者麻醉、手术过程及手术所需的时间等。

(2)告知患者颈部会有一个切口,并需要引流,术后可能会有因麻醉和手术导致的声音嘶哑、喉部不适等症状。

(3)术前确保患者遵医嘱服药,避免手术期间发生甲状腺功能亢进危象。通常在术前4~6周开始服用丙基硫氧嘧啶或甲巯咪唑。

(4)遵医嘱术前进行10~14d的复方碘溶液治疗,以减少腺体血流分布;也可口服普萘洛尔以控制交感神经的过度兴奋。

(5)进行心电图检查,评估患者的心脏功能。

3.术后护理

(1)观察患者有无呼吸窘迫的征象;气管塌陷、气管内分泌物蓄积、喉头水肿和声带麻痹等均可引起呼吸窘迫,并伴发喘鸣与烦躁。术后24h内,床边备用吸引器和气管切开包。

(2)评估切口出血的情况,观察颈部引流管引流液的颜色、量、性状,保持引流通畅。

(3)密切观察患者生命体征,尤其关注脉搏、呼吸和体温的变化,及时发现甲状腺功能亢进危象。

(4)患者抬高床头休息,以促进头颈部静脉回流,减少切口渗血。

(5)评估患者的发音情况,以判断其喉返神经是否有损伤。

(6)遵医嘱给予镇痛治疗,观察疗效及不良反应。

(7)监测血清甲状腺素水平,制定甲状腺激素替代治疗方案。

(8)告知患者术后甲状腺激素替代治疗的重要性,指导患者定时、定量服药,不可随意减药或停药。若出现甲状腺功能减退或亢进症状,应及时就医。

(9)指导患者了解低钙血症的预警征象,及时发现甲状旁腺受损情况。

(10)建议患者穿松散的、领口有纽扣的高领衫或套装,可以佩戴首饰、围巾等掩盖伤口。

(四)胰腺移植

胰腺(节段或全胰腺)移植成功,可使糖尿病得到"根治"。胰岛细胞移植的进展很快,胰岛细胞分离、纯化、低温保存技术已建立,生物相容性免疫保护微囊技术也取得了重要进展,临床应用也有一定的疗效。

1.适应证

胰腺移植主要用于1型糖尿病和有适应证的2型糖尿病患者的治疗。

(1)1型糖尿病:是由胰岛素绝对不足引起的高血糖,胰腺移植能有效地恢复正常胰岛素水平,进而控制患者的血糖水平,也能在一定程度上控制糖尿病的并发症,从而改善患者的生活质量和生存率。对于合并有严重肾脏病变的1型糖尿病患者,可考虑胰腺和肾脏同时移植。

(2)2型糖尿病：是由胰岛素抵抗或胰岛素相对不足引起的。2型糖尿病曾被认为是胰腺移植的禁忌证，但现在胰腺移值被认为适用于部分2型糖尿病患者的治疗。标准是：年龄＜60岁，体重指数(BMI)＜32，仅伴有轻微的心血管并发症，患者不吸烟，未接受过截肢术，超声心动图未见异常心壁活动；近5年内胰岛素抵抗轻微[胰岛素用量＜1U/(kg·d)]，空腹血清C肽水平＜10ng/mL。胰腺移植对符合以上标准的2型糖尿病患者的疗效与1型糖尿病患者相似。

2.胰腺移植后的并发症

胰腺移植后最常见的并发症是血栓形成和出血，其他还有膀胱瘘、肠瘘及移植后的胰腺炎、感染和肠梗阻。此外，急性、慢性排异反应引起的移植胰岛功能丧失也是常见的并发症。

3.胰腺移植对糖尿病并发症的影响

(1)对血糖的影响：血糖恢复正常是胰腺移植成功的直接证据。

(2)对视网膜病变的影响：胰腺移植后，虽然部分患者在短期内仍可见进展的视网膜病变，但病情会逐渐减轻或稳定。

(3)对肾脏病变的影响：血糖恢复正常后，虽不能完全逆转糖尿病肾病，但能终止糖尿病肾病的恶化。对移植的肾脏也同样有保护作用。

第五节　内分泌系统急危重症和相关护理

一、高血糖症

(一)概　述

血糖升高是危重症患者常见的病理现象，与创伤、休克和感染等应激有关。高血糖是危重症患者的独立死亡危险因素之一。通过控制血糖，可显著降低多种疾病并发症的发生率和病死率。空腹血糖＞7.0mmol/L，或2次以上随机血糖＞11.1mmol/L，即为高血糖症。

(二)病　因

1.应激性高血糖

应激性高血糖是指创伤、感染、手术、休克等应激状态诱发血糖升高的病理现象。血糖升高的程度常与疾病或应激的严重程度呈正相关。

(1)应激性高血糖的特点：①应激性高血糖为急性、短时间的血糖升高，多数患者的血糖水平随着应激原发病的好转而恢复正常。②多数应激性高血糖患者血清胰岛素-C肽水平升高。③应激性高血糖患者的突出表现为外周"胰岛素抵抗"。④应激性高血糖伴随着高代谢，以糖原异生为主。

(2)应激性高血糖的危险因素：①糖尿病，包括隐性糖尿病，有家族性糖尿病者应警惕胰岛素相对或绝对不足的可能，而这是胰岛素抵抗和肝糖原异生增加的病理基础。②使用引起血糖升高的药物，如外源性儿茶酚胺、肾上腺素和去甲肾上腺素等。③胰岛素相对缺乏，如老年、肥胖、急性胰腺炎、严重感染、低温、尿毒症、肝硬化和低氧血症等患者。④糖摄取不完全,这主要是由糖摄入过多、输入大量的碳水化合物、长期卧床、糖利用相对过低所致的。

2.糖尿病与隐性糖尿病

糖尿病患者导致重症就诊的主要原因如下。

(1)糖尿病急性并发症,如糖尿病酮症酸中毒、高血糖高渗状态、糖尿病乳酸性酸中毒和糖尿病低血糖昏迷。

(2)糖尿病患者继发冠心病、脑血管意外、肾功能障碍和严重感染等并发症。

(3)术后高危人群。

3.原发性或继发性内分泌疾病

原发性或继发性内分泌疾病指一些参与糖代谢激素调节的内分泌器官的疾病,如与垂体有关的肢端肥大症,与肾上腺相关的库欣综合征,及胰腺疾病、肿瘤转移等,均可影响胰岛素分泌、代谢和抵抗,造成血糖升高。

4.医源性高血糖

治疗中,含糖溶液输入过量,或器官功能障碍不能进行糖代谢,可造成血糖升高。影响糖代谢并促使血糖升高的治疗或抢救用药包括静脉高营养治疗、胃肠内营养滴注等,以及糖皮质激素、生长激素、血管活性药物、儿茶酚胺及噻嗪类利尿剂等。

(三)发病机制

1.内分泌激素调节异常

应激使下丘脑-垂体-肾上腺轴和交感-肾上腺髓质轴兴奋增加,胰岛素反向调节激素(包括糖皮质激素、胰高血糖素、儿茶酚胺、生长激素等)分泌增加,从而促使机体分解代谢明显增强,糖原迅速消耗,蛋白和脂肪分解,使血中游离脂肪酸增多,从而抑制葡萄糖被氧化,血糖升高。伴随着乳酸、丙酮酸和甘油增加,糖原异生和肝脏葡萄糖产生也增加。这些反向激素可通过多种途径和机制来抑制胰岛素的位点结合或信号传导。

2.细胞因子大量释放

参与血糖增高的主要细胞因子有肿瘤坏死因子-α(TNF-α)、白细胞介素-1(IL-1)等。TNF-α降低了与胰岛素受体相关的肌醇三磷酸激酶的活性,抑制骨骼肌细胞、脂肪细胞对葡萄糖载体蛋白的信号表达,导致胰岛素生物功能下降。

3.胰岛素抵抗

胰岛素抵抗是指靶器官对胰岛素的敏感性、反应性降低或丧失,导致血糖、血脂代谢紊乱及细胞膜结构、功能异常的现象,表现为以下3种形式。

(1)靶器官对胰岛素的敏感性降低,即正常浓度的胰岛素不能发挥相应的效应,超量胰岛素才能引起正常量的胰岛素反应。

(2)靶器官对胰岛素的反应性降低,增加胰岛素用量也不能达到最大效应。

(3)靶器官对胰岛素的敏感性及反应性均降低。

(四)血糖控制

危重症患者血糖的控制目标为 $7.8\sim10\mathrm{mmol/L}$。对于危重症患者,胰岛素皮下给药可因血流动力学不稳定和组织缺氧等影响而吸收不良,因此,最佳给药方法为胰岛素(浓度为 $1\mathrm{U/mL}$)静脉泵入。危重症患者常用的胰岛素制剂包括常规胰岛素、重组人胰岛素等。

（五）护理措施

1.评估高血糖症患者的症状、体征，并及时记录。

2.遵医嘱用药，监测血糖变化。

（1）保持静脉通路有效、通畅。

（2）根据患者血糖变化，合理安排血糖监测频次，尤其在胰岛素治疗初期，应增加血糖监测频次，以评价胰岛素的治疗效果，及时调整胰岛素剂量。

3.调整含糖溶液、肠内营养液输注速度。

（1）运用输液泵及肠内营养泵，保持平稳、匀速的输注速度，避免过快。

（2）若停用含糖溶液、肠内营养液，应及时调整胰岛素剂量。

4.严密观察病情，监测患者生命体征、意识等变化，防止并发症的发生。

二、低血糖症

（一）概　述

低血糖症是指某种原因使血糖水平下降至正常值以下，而引起的以交感神经兴奋和中枢神经系统功能障碍为突出表现的一组临床综合征。危重症患者的低血糖症主要见于应激后的激素分泌不足以及严重的器官功能障碍，如肝功能衰竭，胰腺、甲状腺疾病，以及血糖控制治疗和药物影响。一般认为，危重症患者随机血糖≤2.8mmol/L为低血糖症。

（二）病　因

影响血糖调节的环节较多，任何原因造成的胰岛素分泌过多或生糖激素缺少，均可导致低血糖症的发生。

1.胰岛素过多

临床上，最常见的是内生或外用胰岛素绝对或相对过多引起的低血糖症，如胰岛素瘤、胰岛β细胞增生症、单发或多发胰岛β细胞腺癌等。危重症患者常因存在某些诱发胰岛素过多的因素而发生严重低血糖。

（1）延迟进餐或禁食期间未及时补充糖类食物。

（2）在胰岛素过量，特别是强化胰岛素治疗时，血糖监测间隔时间较长，剂量调整不及时或剂量不当，从而导致医源性胰岛素摄入过多。这是患者发生低血糖的主要原因。

（3）胰岛素注射部位不恰当，导致药物吸收不均匀。

（4）接受肠外营养治疗的患者，体内胰岛素分泌会增加，以适应外源性高浓度葡萄糖诱发的血糖变化，若突然终止营养液的输入，极易发生低血糖。

（5）能量不足。这多由葡萄糖消耗及摄入不平衡所致，如剧烈运动、长期饥饿、厌食、发热、腹泻、小肠吸收不良综合征、克罗恩病、妊娠状态、食管肿瘤，以及饮酒导致的酒精肝糖原异生的抑制等。

（6）肾脏疾病时，肾脏清除率下降，不能及时排出过多的胰岛素，导致低血糖。

2.内分泌疾病引起升糖激素减少

降糖激素作用相对增强可导致低血糖。而与降糖激素作用相拮抗的升糖激素分泌减少也可导致低血糖,如垂体前叶功能减退、甲状腺功能减退、肾上腺皮质功能减退等均可导致升糖激素分泌不足。

3.肝脏疾病

严重肝脏疾病患者肝糖原储备不足,在血糖下降时,降糖原不能及时释放与调节,可造成低血糖;而反复低血糖也预示肝功能受损程度严重。致使肝细胞受损的最常见的肝脏疾病有重症患者暴发性肝炎,及脓毒症等引起的多脏器功能衰竭等。

4.反应性低血糖症

反应性低血糖症是成年人较常见的低血糖类型,其以早期糖尿病及功能性低血糖多见,临床症状一般较轻,多仅有轻度肾上腺素增多的症状。例如胃大部切除术或胃肠吻合术后,可因进食后血糖上升过快,刺激胰岛 β 细胞分泌大量胰岛素而致低血糖。植物神经功能紊乱、迷走神经兴奋,使胰岛素分泌过多,也可致反应性低血糖。

5.药物性低血糖

过量使用降糖药物(如磺脲类降糖药、格列奈类药物等),以及某些药物(如水杨酸钠、阿司匹林等)与胰岛素合用,可诱发低血糖。

(三)发病机制

低血糖症病理生理机制见图11-5-1。

(四)临床表现

1.脑细胞葡萄糖供应不足的表现

脑细胞葡萄糖供应不足的表现有头痛、头晕、思维障碍、视力障碍等,通常是中枢神经系统障碍的最初表现。随着病情发展,精神激动和混乱演变成木僵甚至昏迷,部分患者可出现抽搐。神经系统对低血糖敏感,在任何患者出现神经状态改变时,均需考虑是否是由低血糖引起的。

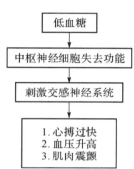

图 11-5-1 低血糖症病理生理机制

2.交感神经兴奋的表现

交感神经兴奋的表现有焦虑、神经过敏、软弱无力、肌肉震颤、皮肤苍白、心搏过快、血压升高、出汗等。

(五)辅助检查

1.血葡萄糖检测

血葡萄糖≤2.8mmol/L。

2.心电图

心电图检查可见窦性心动过速或其他心律不齐类型的表现。

(六)治 疗

对低血糖症的治疗强调早期发现,快速治疗,减少严重低血糖和并发症的发生。

1.急救治疗

(1)迅速评估患者低血糖症的轻重程度及可能的病因,立即予以 50% 葡萄糖注射液

20～40mL静脉泵注，多数患者在注射后5～10min可以纠正低血糖症状。重症患者需要再持续滴注5％～10％葡萄糖注射液才能维持血糖水平。

（2）对轻症患者，可予以口服15～20g糖类食品（葡萄糖为佳）。

2.继发性低血糖处理

（1）肝功能衰竭并发低血糖，预示肝脏病变仍在进展中，应静脉给予葡萄糖注射液维持治疗，使血糖维持在5.6mmol/L以上，直至肝功能好转。

（2）若不能使血糖维持在5.6mmol/L以上4～6h，则应考虑糖代谢功能严重受损，如胰岛素分泌量大的胰岛素瘤、口服大量降糖药或胰岛素过量者，或升糖激素严重缺乏者（如皮质功能减退者、严重脓毒症患者）。治疗时，在给予5％～10％葡萄糖注射液维持期间根据需要静脉推注50％葡萄糖注射液，同时静滴氢化可的松。

3.低血糖症的预防

（1）在应用胰岛素时，同时输注葡萄糖注射液，可以降低低血糖症的发生风险。

（2）加强血糖监测，在胰岛素治疗的初期和接近目标血糖时，应增加监测次数。

（3）对曾发生过低血糖并且血糖再次升高的患者，应重新评定胰岛素敏感性，实时减量。

（4）在应用其他影响血糖代谢的药物（如静脉营养、血管活性药物等）和影响血糖代谢的治疗（如连续性血液净化治疗）时，应及时调整相应的胰岛素用量。

（七）护理措施

1.评估低血糖症患者的症状、体征，并及时记录。

2.遵医嘱用药，监测血糖变化，以评价胰岛素的疗效，保持静脉通路有效、通畅。

3.保持呼吸道通畅，在口服或经胃管补充葡萄糖时，防止误吸的发生。

4.严密观察病情，监测患者的生命体征、意识等变化，防止并发症的发生。

5.一般护理如下。

（1）保持环境安静、安全，嘱患者卧床休息。

（2）加强精神、心理护理，消除患者紧张情绪，给予患者情绪支持。

（3）对于有意识障碍者，用床栏保护，防止坠床。

6.健康宣教

（1）合理应用胰岛素、降糖药物，如遇应激情况，应咨询医生后再调整药物剂量。

（2）在用胰岛素、降糖药物后，定时、定量进餐。如遇检查或治疗不能进餐，或需停用葡萄糖溶液，应及时调整胰岛素剂量或停药。

三、糖尿病酮症酸中毒

（一）概　述

糖尿病酮症酸中毒（DKA）是由胰岛素分泌不足或升糖激素不适当升高引起的糖、脂肪、蛋白质代谢严重紊乱的综合征，临床主要表现有高血糖、高血酮和代谢性酸中毒等。

（二）病　因

1.胰岛素分泌不足。

2.急性感染、胰岛素不适当减少或突然中断治疗、饮食不当、胃肠道疾病、脑卒中、心肌梗死、创伤、手术、妊娠、分娩、精神刺激等。

(三)发病机制

胰岛素缺乏是发生糖尿病酮症酸中毒的基础。当糖尿病患者代谢紊乱加重时,脂肪动员和分解加速,脂肪代谢的中间产物酮体(包括乙酰乙酸、β-羟丁酸、丙酮)在血中的积聚超过肝外组织的氧化能力;当血酮体水平升高时,称为酮血症;当尿中酮体排出增多时,称为酮尿症(见图 11-5-2)。临床上,统称为酮症。其中,乙酰乙酸和 β-羟丁酸为强酸,可大量消耗体内储备碱。早期,由于组织利用和体液缓冲系统及肺、肾调节代偿,血 pH 可保持正常;若代谢紊乱进一步发展,超过机体的代偿能力,则血 pH 降低,出现失代偿性酮症酸中毒;若患者出现意识障碍,即可能发生糖尿病酮症酸中毒昏迷;当血 pH<7.10 时,可致患者发生呼吸中枢麻痹或严重的肌无力,甚至造成死亡。

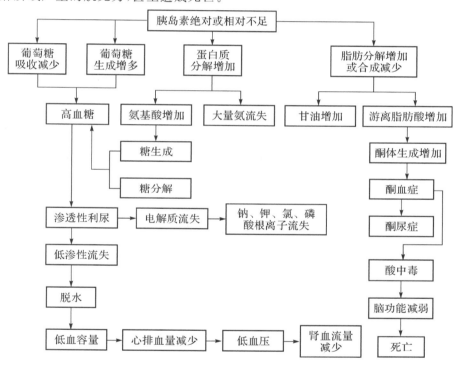

图 11-5-2 糖尿病酮症酸中毒病理生理机制

(四)临床表现

1.早期症状

(1)发病前数天,患者出现烦渴、多饮、多尿,症状逐渐加重并伴厌食、恶心和呕吐等。

(2)出现体重减轻,及皮肤潮红、弹性差、黏膜干燥等渗透性利尿产生的脱水症状。

(3)腹痛(与钠、钾流失相关)。

2.呼吸系统症状

呼吸系统症状表现有呼吸深而快(库式呼吸),呼吸时有丙酮味。

3.神经系统症状

神经系统症状表现有疲软、感觉异常、腱反射减弱，意识由混乱逐渐发展至昏迷。

4.心血管系统症状

心血管系统症状表现有心率加快、血压下降，甚至休克症状。

(五)辅助检查

1.尿液化验

(1)尿糖、尿酮体阳性或强阳性。

(2)尿钠、氯降低。

(3)尿比重＞1.025。

(4)检测到微量尿蛋白。

2.血液化验

(1)血糖水平升高，常为 16.7～33.3mmol/L；当超过 33.3mmol/L 时，多伴有高渗性高血糖状态或肾功能障碍。

(2)血酮体水平升高，多超过 4.8mmol/L。

(3)血气分析显示血 pH 和(或)二氧化碳结合力下降，剩余碱负值增大，碳酸盐水平降低。

(4)电解质水平也发生变化。①血钾在发病早期多为正常，后期降低。②血钠水平在发病早期升高，后期由于渗透性利尿作用而降低。③血镁水平在发病早期正常，后期降低。④磷酸水平降低。⑤血钙水平多为正常，后期若有严重的低磷酸血症，可能会导致高血钙。

(5)血尿素氮和肌酐水平轻中度升高，一般为肾前性。

(6)白细胞计数升高，中性粒细胞比例升高。

(7)血清游离脂肪酸水平明显升高。

3.其他检查

(1)胸部 X 线检查有助于寻找诱因或伴发疾病。

(2)心电图检查显示 S-T 段、T 波异常。

(六)治　疗

对单有酮症者，仅需补充液体和进行胰岛素治疗，直到酮体消失。对于糖尿病酮症酸中毒患者，应按以下方法积极治疗。

1.胰岛素治疗

一般采用小剂量短效胰岛素持续静脉泵注，开始以 0.1U/(kg·h)的速度泵注，如在第 1 小时内血糖水平下降不明显，且脱水已基本纠正，则胰岛素剂量可加倍。血糖每小时平稳下降 4～5mmol/L；当下降至 13.9mmol/L 时，胰岛素剂量减至 0.05～0.1U/(kg·h)，直至尿酮体或血酮体转阴性。

2.补液治疗

补液治疗能纠正失水，恢复肾灌注，有助于降低血糖和清除酮体。首先，采用 0.9％氯化钠注射液，补液速度应先快后慢。如患者无心力衰竭，则应在开始 2h 内输入 1000～2000mL，以后根据血压、心率、每小时尿量及周围循环状态决定输液量和输液速度。当血糖降至 13.9mmol/L 时,改用 5‰葡萄糖注射液继续补液。第 1 个 24h 输液总量一般为 4000～5000mL;如患者清醒,可鼓励其饮水。

3.纠正电解质紊乱和酸中毒

补液治疗、泵注胰岛素、纠正酸中毒等措施均会造成血中钾离子浓度下降。在开始胰岛素治疗及补液治疗后,若患者的尿量正常,血钾低于 5.5mmol/L,即可静脉补钾;若治疗前已有低钾血症,尿量≥40mL/h,则在胰岛素治疗及补液治疗的同时必须补钾;严重低血钾症(<3.3mmol/L)可危及患者生命,此时应立即补钾,当血钾升至 3.5mmol/L 时,再开始胰岛素治疗,以免发生心律失常、心搏骤停和呼吸肌麻痹。对血 pH<7.0 的患者,考虑适当补碱治疗,每 2 小时测定 1 次血 pH 值,直至 pH 值维持在 7.0 以上;治疗中加强复查,防止补碱过量。

4.保证氧气供应

保持呼吸道通畅,保证氧气供应。

5.去除病因和治疗并发症

参考中国 2 型糖尿病防治指南 2017 版,治疗休克、感染、心力衰竭、心律失常、脑水肿和肾衰竭等。

(七)护理措施

1.评估患者糖尿病酮症酸中毒的症状、体征

(1)严密观察和记录患者的生命体征、神志、皮肤弹性及黏膜干燥程度。

(2)观察患者的恶心、呕吐有无改善。

(3)观察患者呼吸节律、频率的变化。

(4)监测各项血、尿检验。

(5)监测心电图变化。

2.给予充分氧气供应

保持呼吸道通畅,给予充分氧气供应,必要时协助医生开放人工气道。

3.遵医嘱用药,加强用药护理

(1)迅速建立大管径中心静脉通路。

(2)遵医嘱进行补液和胰岛素治疗,定时监测血糖、血酮或尿酮、血电解质、血气分析结果等,以评估治疗的效果,防止血糖过低、电解质紊乱等不良反应。

(3)准确记录 24 小时液体出入量,监测心率、血压、中心静脉压等变化,避免补液过量。

4.一般护理

(1)加强心理护理,保证患者情绪稳定,避免不良精神刺激。

(2)创造舒适、安静的环境,嘱患者卧床休息。

(3)保持各导管固定妥当、通畅,防止感染。

(4)加强生活护理,特别是皮肤和口腔的护理。对意识障碍者,使用床栏保护,防止坠床。

5.健康宣教

(1)坚持合理应用胰岛素和口服降糖药,不可随意减小药物剂量或停药。

(2)加强饮食治疗,不暴饮暴食,坚持每日进行适当的运动。

(3)定期监测血糖,有条件者应自我监测血糖。在合并应急情况时,每日监测血糖。

（4）患者及其家属要掌握糖尿病的基本知识，提高对糖尿病酮症酸中毒的认识。当出现感染、发热、持续呕吐、腹痛、腹泻或血糖＞16.7mmol/L 时，应及时到医院就诊。

四、高血糖高渗状态（HHS）

（一）概　述

高血糖高渗状态（HHS）是由胰岛素分泌障碍或组织对胰岛素产生抵抗而导致的，临床上以严重高血糖而无明显酮症酸中毒、血浆渗透压显著升高、脱水和意识障碍为特征。其发生率低于糖尿病酮症酸中毒，且多见于老年人，约 30%～40% 患者在发病前无糖尿病病史或仅有轻度糖尿病病史。

（二）病　因

1. 应激

如感染、胰腺炎、脑血管意外、手术等。

2. 脱水

如急性胃肠炎、水摄入不足。

3. 高糖的摄入

如大量摄入含糖饮料、大量输注葡萄糖、长期静脉内营养支持、进行含糖溶液的血液透析或腹膜透析。

4. 药物

如糖皮质激素、利尿剂、免疫抑制剂等。

（三）发病机制

高血糖高渗状态的发病机制复杂，尚未完全阐明，主要与下列因素有关。

1. 高血糖高渗状态的基本病因是胰岛素相对不足，各种诱因导致胰岛素分泌进一步减少，进而使原有的糖代谢紊乱加重，血糖升高伴渗透性利尿。高血糖高渗性非酮症综合征多见于老年人，其抗利尿激素释放的渗透压调节阈值上调，口渴中枢不敏感，加上主动饮水的欲望降低和肾功能不全，失水常相当严重，而钠的丢失少于失水，导致血钠水平明显升高。

2. 在感染、外伤、脑血管意外、手术等应激状态下，儿茶酚胺和糖皮质激素分泌增加，进一步抑制胰岛素的分泌，加重胰岛素抵抗，使血糖水平显著升高。

3. 失水和低血钾能引起儿茶酚胺和胰高血糖素分泌增加，同时又抑制胰岛素的分泌，导致血糖水平升高。

4. 严重高血糖时，渗透性利尿失水多于溶质丢失；低血容量又引起继发性醛固酮分泌增加，使尿钠排出减少。

（四）临床表现

高血糖高渗状态起病隐匿，一般从开始发病到出现意识障碍需要 1～2 周，偶尔急性起病，约 30%～40% 患者无糖尿病病史。常先出现口渴、多尿和乏力等糖尿病症状，或原有症状进一步加重，多食不明显，有时甚至厌食。病情逐渐加重出现典型症状，主要表现为脱水和神经系统两组症状和体征。通常,患者的血浆渗透压>320mOsm/L,即可出现精神症状,如淡漠、嗜睡等;当血浆渗透压>350mOsm/L时,可出现定向力障碍、幻觉、上肢拍击样粗震颤、癫痫样发作、偏瘫、偏盲、失语、视觉障碍、昏迷和阳性病理征。

(五)辅助检查

1. 尿液化验

尿液化验结果表现为尿比重增高,尿糖强阳性,尿酮阴性或弱阳性,常伴有蛋白尿和管型尿。

2. 血液化验

(1)血糖≥33.3mmom/L。

(2)有效血浆渗透压>320mOsm/L。

(3)血清 HCO_3^-≥18mmom/L,或动脉血 pH≥7.30;阴离子间隙<12mmom/L。

(六)治　疗

1. 补液治疗

(1)24 小时总的补液量一般应为 100～200mL/kg。推荐将 0.9%氯化钠注射液作为首选。补液速度与 DKA 治疗相仿,根据脱水程度、电解质水平、血渗透压、尿量等调整。治疗开始时,应每小时检测或计算血有效渗透压【公式: $2\times[(Na^+)+(K^+)]$ (mmol/L)+血糖(mmol/L)】,并据此调整输液速度以使血浆渗透压逐渐下降,下降速度为 3～8mOsmol/(kg·h)。当补足液体而血浆渗透压不再下降或血钠升高时,可考虑给予 0.45%氯化钠注射液。24 小时血钠下降速度应不超过 10mmol/L。HHS 患者补液本身即可使血糖下降,当血糖下降至 16.7mmol/L 时需补充 5%含糖液,直到血糖得到控制。

(2)采用鼻饲温开水治疗,可减少静脉输液量,特别适用于合并心肺疾病、输液量不可以很快的患者。

2. 胰岛素治疗

治疗原则同糖尿病酮症酸中毒。

3. 补钾治疗

补钾方法同糖尿病酮症酸中毒。

4. 保证氧气供应

保持呼吸道通畅,保证氧气供应。

5. 其他

(1)如合并糖尿病酮症酸中毒,则应按糖尿病酮症酸中毒治疗原则纠正酸中毒。

(2)去除诱因,防治感染,防治其他并发症。

(七)护理措施

1. 评估

评估高血糖高渗状态患者的症状、体征。严密观察和记录患者的生命体征、神志、瞳孔的变化。

(1)观察患者尿量、尿色、皮肤弹性及黏膜干燥黏度,以评估脱水程度。

（2）观察患者呼吸节律、频率的变化。

（3）监测各项血、尿检验。

2. 补充血容量

（1）迅速建立大管径或中心静脉通路。

（2）遵医嘱进行补液、补钾和胰岛素治疗，定时监测血糖、血电解质、血气分析、血浆渗透压等，以评价治疗效果，防止血糖过低、电解质紊乱等不良反应。

（3）准确记录 24 小时液体出入量，监测心率、血压、中心静脉压等变化，调整补液速度和补液量。

3. 休息和吸氧

卧床休息，保持呼吸道通畅，持续低流量吸氧。

4. 一般护理

（1）保持各导管固定妥当、通畅，防止感染。

（2）加强生活护理，特别是对皮肤和口腔的护理。

（3）当患者处于昏迷或嗜睡状态时，应使用床栏，防止坠床。

5. 健康宣教

（1）自我监测血糖，保持良好的血糖控制状态。

（2）适时补充足够的水分。

（3）患者及其家属应提高对高血糖高渗性非酮症综合征的认识，若出现尿量减少、极度口渴、发热、口腔黏膜干燥、持续呕吐或腹泻、疲乏无力、血糖水平高于 33.3mmol/L 等，应尽早就医。

五、甲状腺功能亢进危象

（一）概　述

甲状腺功能亢进危象（简称甲亢危象）是指在存在严重甲状腺功能亢进时，机体的代偿机制发生衰竭，导致新陈代谢过度增加。其发病原因可能与交感神经兴奋、垂体-肾上腺皮质轴应激反应减弱以及短时间内大量三碘甲状腺原氨酸（T_3）、甲状腺素（T_4）释放入血有关。

（二）诱　因

1. 感染

感染是最常见的诱因，常见的感染类型有上呼吸道感染、咽炎、支气管肺炎，其次是胃肠道和泌尿道感染、脓毒病，较少见皮肤感染等。

2. 应激

应激包括精神极度紧张、过度劳累、高温、饥饿、药物反应（如过敏、洋地黄中毒等）、心绞痛、心力衰竭、糖尿病酮症酸中毒、低血糖、高钙血症、肺栓塞、脑血管意外、分娩及妊娠毒血症等，均可导致甲状腺激素突然大量释放，引起甲亢危象。

3. 不适当地停用碘剂药物

突然停用碘剂，甲状腺滤泡上皮细胞内碘浓度降低，抑制甲状腺激素的效应消失，而甲状腺内原来贮存的碘又能合成甲状腺激素，释入血中的甲状腺激素使病情迅速加重。不规律地使用或停用硫脲类抗甲状腺药物也会引起甲亢危象。

4.甲亢未被控制而行手术

甲亢患者术前未用抗甲状腺药物做术前准备,或准备不充分,或虽用抗甲状腺药但已停用过久,手术时甲状腺功能仍处于亢进状态;或在用碘剂做术前准备时,用药时间较长,作用逸脱,而甲状腺又能合成和释放甲状腺激素,从而导致甲亢危象。

5.术中释放甲状腺激素

手术本身的应激及手术挤压甲状腺,使大量甲状腺激素释放入血;另外,在采用乙醚麻醉时也可使组织内的甲状腺激素进入末梢血,引起甲亢危象。

6.其他原因

放射性碘治疗甲亢所引起的放射性甲状腺炎,甲状腺活体组织检查,以及过多、过重或反复触摸甲状腺,引起甲状腺损伤,均可使大量的甲状腺激素在短时间内释放入血,造成病情突然加重。

(三)发病机制

1.大量甲状腺激素释放至循环血中

一部分甲亢患者在服用大量甲状腺激素后可产生甲亢危象;甲状腺手术、不适当地停用碘剂以及放射性碘治疗后,患者血中的甲状腺激素水平升高,亦可引起甲亢危象,这些均支持本病的发生是由大量甲状腺激素骤然释放入血所致的观点。

2.血中游离甲状腺激素水平增加

感染、甲状腺以外其他部位的手术等应激,可使血中甲状腺激素解离,血中游离甲状腺激素增多,导致部分患者发生甲亢危象。

3.机体对甲状腺激素反应的改变

某些因素的影响,使甲亢患者各系统的脏器及周围组织对过多的甲状腺激素的适应能力降低,从而引起甲亢危象。

4.肾上腺素能的活力增加

在动物实验中,或对甲亢患者行交感神经阻滞,或甲亢患者服用抗交感神经、β-肾上腺素能阻断剂,均可使甲亢的症状和体征得到改善,说明甲亢的许多表现是由患者血中甲状腺激素增多,使儿茶酚胺作用增强所致的。

5.甲状腺激素在肝中清除率降低

手术前后和其他非甲状腺疾病的存在、进食热量的减少,均可引起 T_4 清除率降低,从而使血中的甲状腺激素含量增加。

(四)临床表现

甲亢危象早期表现为患者原有的甲亢症状加剧,伴中等发热、体重锐减、恶心、呕吐。

1.典型表现

甲亢危象的典型表现有高热、大汗、心动过速、频繁的呕吐及腹泻、谵妄,甚至昏迷,最后多因休克、呼吸和循环衰竭以及电解质失衡而死亡。

(1)体温升高:患者体温急骤升高,常在39℃以上,大汗淋漓,皮肤潮红,继而可表现为汗闭、皮肤苍白和脱水。高热是甲亢危象的特征表现,是与重症甲亢的重要鉴别点。

（2）中枢神经系统：表现为注意力不集中、焦虑、易激惹或神经过敏，也可表现为震颤、极度烦躁不安、谵妄、嗜睡，最后陷入昏迷。

（3）循环系统：窦性或异源性心动过速，心率常达 160 次/min 以上，与体温升高程度不成比例。可出现心律失常，也可以发生肺水肿或充血性心力衰竭，最终血压下降，陷入休克。一般来说，伴有甲亢性心脏病的患者容易发生甲亢危象，在发生甲亢危象以后，可导致心脏功能进一步恶化。

（4）消化系统：表现为食欲极差，恶心、呕吐频繁，腹痛、腹泻明显。在甲亢危象早期常见恶心和腹痛；之后体重锐减，肝大，肝功能不正常；随着病情的进展，可出现肝细胞功能衰竭，患者可有黄疸；一旦出现黄疸，往往预示预后不良。

（5）电解质紊乱：由于进食差、呕吐、腹泻以及大量出汗，最终出现电解质紊乱，约半数患者有低钾血症，少数患者有血钠水平降低。

2. 不典型表现

临床上，有一部分患者的症状和体征可不典型，突出的特点为表情淡漠、木僵、嗜睡、明显乏力、反射减弱、低热、心率减慢、脉压减小及恶病质，甲状腺常仅轻度肿大，最后患者可能陷入昏迷甚至死亡，称为"淡漠型"甲亢危象。

（五）辅助检查

1. 甲状腺功能检查

甲状腺功能的实验室检查仅能证实是否存在甲状腺功能亢进，可表现为甲状腺素（T_4）、三碘甲腺原氨酸（T_3）、血清游离甲状腺素（FT_4）和血清游离三碘甲腺原氨酸（FT_3）水平升高，FT_3、FT_4 升高更明显。而促甲状腺激素（TSH）水平降低或几乎测不到。

2. 电解质检测

甲亢危象患者处于高代谢状态。高热、呕吐以及腹泻等因素使患者有脱水及电解质紊乱症状，以低钠血症最常见，也可出现低钾血症和代谢性酸中毒。

3. 心电图

心电图检查可显示各种快室率心律失常。

（六）治 疗

对于重症甲亢患者，一旦出现高热和精神状态改变，应积极针对甲亢危象进行治疗，不需等待化验结果。治疗的目的是纠正严重的甲状腺毒症和诱发因素，保护机体脏器功能，防止器官功能衰竭。

1. 病因治疗

避免和去除诱因，积极治疗甲亢是预防甲亢危象的关键，尤其是防治感染和做好充分的术前准备工作。

2. 迅速减少甲状腺激素的释放和合成

（1）大剂量抗甲状腺药物：丙硫氧嘧啶（PTU）在周围组织中可减少 T_4 转化至 T_3，故为首选药物，口服或胃管内注入 200～400mg，每 6 小时 1 次，甲巯咪唑（他巴唑）或卡比马唑（甲亢平）的剂量则为 20～30mg，每 6 小时 1 次。服药后 1h 开始作用。

（2）无机碘溶液：于抗甲状腺药物治疗 1h 后开始使用，静脉或口服大量碘溶液，以阻断激素分泌。可在 24h 内以碘化钠溶液 1.0g 静脉滴注。也可口服复方碘溶液每天 30 滴左右,在甲亢危象得到控制后即停用。理论上,由于含碘药物会增加甲状腺激素的合成,所以应在应用该类药物之前给予丙硫氧嘧啶。但该类药物是唯一阻断甲状腺激素释放的药物,在甲状腺危象时,如果不能立即获得硫脲类药物,仍应立即给予,不应被推迟。

(3)降低周围组织对甲状腺激素的反应:抗交感神经药物可减轻周围组织对儿茶酚胺的作用,常用的有 β 肾上腺素能阻断剂,最常用的为普萘洛尔。用药剂量须根据具体情况决定,在无心衰情况下,普萘洛尔 10～40mg,每 4～6 小时口服 1 次,或静脉滴注 2mg。但对有心脏储备功能不全、心脏传导阻滞、心房扑动、支气管哮喘等患者,应慎用或禁用。如果有 β 肾上腺素能阻断剂使用禁忌,可用钙通道阻滞剂减慢心率。

甲亢患者糖皮质激素代谢加速,肾上腺存在潜在的储备功能不足。甲亢危象时,糖皮质激素的需要量增加,对有高热或休克者应加用糖皮质激素。糖皮质激素还可以抑制甲状腺激素的释放,抑制 T_4 转换为 T_3。用量为氢化可的松 200～300mg/d 静脉滴注或地塞米松静注 2mg,每 6 小时 1 次,以后逐渐减少。

3. 支持治疗

(1)监护患者的心、肾、脑功能。

(2)迅速纠正水、电解质代谢和酸碱平衡紊乱。

(3)补充足够的葡萄糖、热量和多种维生素。

4. 对症治疗

(1)降温,避免使用乙酰水杨酸类解热药(因可使 FT_3、FT_4 升高)。

(2)给氧。

(3)防治感染。

(4)积极治疗各种并发症。

(七)护理措施

1. 评估甲亢危象患者的症状、体征,并及时记录。

(1)严密观察患者病情的变化,注意患者血压、脉搏、体温、呼吸、心率的变化,观察神志、精神状态、腹泻、呕吐、脱水情况。

(2)监测各项实验室检查指标。

(3)监测心电图的变化。

2. 保持呼吸道通畅,充分供氧。

3. 遵医嘱用药,加强用药护理。

(1)迅速建立大管径或中心静脉通路。

(2)遵医嘱用药,观察症状有无改善。服用抗甲状腺药物的患者若有发热或咽痛,应查白细胞计数;若有黄疸或粪色变浅、尿色变深,应检查评估肝功能。

(3)当患者烦躁不安时,可遵医嘱给予镇静剂。

(4)准确记录 24 小时液体出入量,监测心率、血压、中心静脉压等变化,避免补液过量。

4. 对于甲亢危象患者,可采取综合治疗的方法,包括应用抗甲状腺药物、糖皮质激素、β 受体阻滞剂治疗,及采用控温仪、容量复苏、营养支持、循环呼吸监护等。

5. 一般护理如下。

(1)保持环境安静、安全,嘱患者卧床休息。

(2)加强对患者的精神心理护理,解除患者精神紧张,给予情绪支持。

(3)高热量饮食,多饮水(2000～3000mL/d)。

(4)对高热患者应迅速降温。

(5)保持各导管固定妥当、通畅,防止感染。

(6)加强生活护理,特别是皮肤和口腔护理。对于有意识障碍者,使用床栏保护,防止坠床。

6.健康宣教。

(1)避免甲亢危象的诱因,指导患者了解可能加重甲亢的相关因素。

(2)自我进行心理调节,注意合理休息,劳逸结合;同时也向患者家属提供有关甲亢的知识,让家属理解患者,多关心、支持患者。

(3)避免突然停药,坚持定期服药。

六、肾上腺功能危象

(一)概　述

肾上腺功能危象是指机体在各种应激状态下,由于体内肾上腺皮质激素储备不足,导致病情恶化,严重时危及生命,机体表现为以循环衰竭为主要特征的危象状态,也称为急性肾上腺皮质功能减退。肾上腺功能危象包括由肾上腺原发病变,如出血、梗死、坏死及占位等引起的绝对肾上腺皮质激素缺乏;以及由慢性肾上腺功能减退引起的,或在创伤、感染等应激状态下出现的相对肾上腺皮质激素缺乏。

(二)病　因

肾上腺功能危象分为原发性和继发性两大类。

1.原发性肾上腺功能危象

(1)肾上腺皮质自身免疫性疾病:原发性肾上腺皮质功能减退的主要原因有甲状旁腺功能低下、性功能减退、甲减或甲亢、糖尿病、恶性贫血、慢性肝炎、重症肌无力、类风湿性关节炎、干燥综合征、白癜风与斑秃等,约占80%。多见于年轻的女性患者。

(2)肾上腺结核:是仅次于自身免疫性疾病导致的原发性肾上腺皮质功能减退的病因,患者常合并肺结核。

(3)肿瘤:约27%～40%的恶性肿瘤可转移到肾上腺,肾上腺原发性肿瘤较少见。

(4)真菌感染:一些获得性免疫缺陷患者易发生真菌感染导致的肾上腺功能危象,其中以荚膜组织胞浆菌感染最常见,50%的感染患者可合并肾上腺皮质功能减退。

(5)先天性肾上腺皮质增生:已知有9种酶的缺陷可造成肾上腺激素分泌障碍。

(6)急性肾上腺皮质出血、坏死及血栓形成:肾上腺静脉细菌性血栓形成、全身出血性疾病等也可引起肾上腺功能危象。

2.继发性肾上腺功能危象

(1)重症继发性肾上腺功能危象患者多见于应激导致的肾上腺皮质继发损伤,激素分泌相对不足,或肾上腺功能处于持续抑制状态。

（2）长期大量接受肾上腺皮质激素治疗的患者，垂体-肾上腺皮质受重度反馈性抑制而萎缩，即使停药 1 年，其功能仍处于低下状态，期间对应激的反应性尤其差，在骤然停药或减量过速，或发生感染、创伤等应激时，极易出现肾上腺皮质危象。

（3）肾上腺双侧全部切除或一侧全切者，或肾上腺单侧肿瘤切除而对侧已萎缩者，如术前准备不周、术后治疗不当，或肾上腺激素补给不足、停用过早（通常需要使用 9 个月以上）等，均可发生继发性肾上腺功能危象。

（4）垂体或颅脑损伤、感染、手术或肿瘤照射治疗等引起继发性肾上腺功能危象。

（5）药物，如酮康唑、甲地孕酮（剂量＞160mg/d）、甲羟孕酮、氨苯哌酮、邻氯苯对氯苯二氯乙烷、甲吡酮、依托咪酯及大剂量的氟康唑（剂量≥400mg）等，可损伤肾上腺皮质功能，导致肾上腺皮质功能衰竭。一些病例有可逆性，停药后，肾上腺功能可恢复。

（三）发病机制

1. 原发性肾上腺功能危象

原发性肾上腺功能危象的发病机制包括肾上腺皮质激素分泌不足，促肾上腺皮质激素（ACTH）及相关肽（如促黑素）的分泌增多。

2. 继发性肾上腺功能危象

继发性肾上腺功能危象常因下丘脑、垂体（或两者）病变，肾上腺分泌功能受抑制引起，肾上腺结构正常。

（四）临床表现

原发性和继发性肾上腺功能危象的临床表现呈非特异性。其主要症状包括疲乏无力、关节痛、眩晕、精神差、体重下降、食欲减退、厌食、嗜咸食、绞痛等。

肾上腺功能危象的临床症状不典型，进展缓慢而隐匿，当出现下列临床征象时，应当提高对肾上腺皮质功能危象的判断意识。

1. 既往有糖皮质激素治疗史，或有类似库欣综合征的表现。

2. 存在无法解释的低血压或容量消耗，伴发热、脱水、食欲缺乏、恶心、呕吐、腹痛和腹泻等消化系症状，以及淡漠、萎靡、嗜睡或烦躁不安、神情恍惚等精神神经系统症状。

3. 检测发现高血钾、低血钠，且存在肾功能障碍。

4. 低血压伴有慢性消瘦和软弱。

5. 低血压伴有低血糖或嗜酸性粒细胞增多。

6. 低血压伴有皮肤色素沉着，或女性患者伴有腋毛和阴毛稀疏。

（五）辅助检查

1. 血常规
白细胞计数升高，淋巴细胞及嗜酸性粒细胞水平偏高，与感染相关。

2. 血生化
血生化结果常表现为血钾水平升高或降低，血钠水平降低；血尿素氮水平轻度升高；血糖水平降低，葡萄糖耐量试验呈低平曲线或反应性低血糖。

3.肾上腺功能减退筛选试验

危重症患者应激后，下丘脑-垂体-肾上腺轴（HPA 轴）被激活，皮质醇分泌的昼夜节律和峰值消失。肾上腺功能减退筛选试验可以在任意时间（随机）进行。

（1）血清皮质醇测定：在非应激状态下，基础皮质醇水平<3μg/dL；在应激状态下，随机血清皮质醇<25μg/dL，则提示肾上腺皮质功能不全的可能。

（2）血清促肾上腺皮质激素兴奋试验：诊断和监测肾上腺功能危象最标准和最重要的方法是采用促肾上腺皮质激素兴奋试验测定皮质醇水平。其主要用来检测肾上腺皮质的贮备功能，发现轻型肾上腺功能危象患者，并对原发性与继发性慢性肾上腺皮质功能减退进行鉴别。原发性肾上腺功能减退者对促肾上腺皮质激素兴奋试验无反应；继发性肾上腺功能减退者在促肾上腺皮质激素兴奋试验后皮质醇反应性升高，但达不到正常水平。

（3）血清促肾上腺皮质激素基础值测定：可对原发性与继发性肾上腺功能危象进行鉴别诊断。原发性肾上腺功能危象患者血清促肾上腺皮质激素水平明显增高，多超过 55pmol/L，常介于 88～440pmol/L（正常值为 1.1～11pmol/L）；而继发性肾上腺皮质功能危象患者血清促肾上腺皮质激素浓度极低。

（4）血清醛固酮水平：继发性肾上腺功能危象患者醛固酮的分泌不受影响；而原发性肾上腺功能危象患者的醛固酮水平降低。

4.心电图

在发生电解质紊乱时，心电图显示相应变化。

（六）治 疗

1.病因治疗

积极寻找诱发因素并予以积极处理，如患者合并感染，则应选用有效、适量的抗生素，及时引流、扩创，清除感染灶；积极处理其他诱因；停止和禁用可能诱发本病的药物；并积极针对原发病进行治疗；预防和治疗低血糖。

2.补充糖皮质激素

应用皮质醇治疗的肾上腺功能危象患者，死亡率可降低 30％，皮质醇具有即刻和短暂地改善循环衰竭的效果。在治疗因应激而发生肾上腺功能危象的患者时，常用的糖皮质激素有氢化可的松、甲基强的松龙和地塞米松 3 种。氢化可的松无须代谢，能直接合成等量皮质醇，它同时具有糖皮质和盐皮质激素的活性，因此常作为首选药物。激素剂量视病情轻重和治疗反应而定。

3.补充盐皮质激素

对于使用氢化可的松琥珀酸钠酯或氢化可的松后，收缩压不能上升至 100mmHg，或者有低钠血症的患者，可增加氟氢可的松 0.5～2mg/d；并且可在病情好转并能进食时改服 9α-氟氢可的松 0.05～0.2mg/d。严重慢性肾上腺皮质功能减退或双肾上腺全切除后的患者需长期服用维持量盐皮质激素。在应用盐皮质激素期间，要注意有无水肿、高血压和高钠血症等不良反应。

4.纠正脱水和电解质紊乱

在有严重肾上腺危象时，脱水很少超过总体液的 10％，估计补液量约为正常体重的 6％，补液量尚需根据个体的脱水程度、年龄和心功能情况而定。由于肾上腺皮质功能减退患者的肾脏排泄水负荷能力减退,所以液体输入的总量和速度均需掌握,不能过量和过速,以防诱发肺水肿。补液后还要及时纠正低钠血症、高钾血症、低钾血症和酸中毒。

(七)护理措施

1.评估肾上腺功能危象患者的症状、体征

(1)严密观察患者病情,注意血压、脉搏、体温、呼吸、心率的变化,并观察患者有无神志、精神状态改变,以及恶心、呕吐、腹痛等胃肠道症状。

(2)监测各项实验室检查,及时记录结果并告知医生。

(3)监测心电图变化。

2.保持呼吸道通畅,给予充分氧气供应

根据病情,给予鼻导管或面罩吸氧。

3.遵医嘱用药,加强用药护理

(1)迅速建立大管径或中心静脉通路。

(2)遵医嘱用药,观察患者症状改善的情况,评估治疗效果,观察药物的不良反应。

(3)准确记录24小时液体出入量,监测心率、血压、中心静脉压等变化,避免补液过量。

4.一般护理

(1)保持环境安静、安全,嘱患者卧床休息(室内光线不宜太强)。

(2)加强精神、心理护理,消除患者的紧张情绪,给予情绪支持。

(3)对高热患者应迅速降温(降低室内温度、头敷冰帽、在大血管处放置冰袋等)。

(4)保持各导管固定妥当、通畅,防止感染。

(5)加强生活护理,特别是皮肤和口腔的护理。对有意识障碍者,使用床栏保护,防止坠床。

5.健康宣教

(1)按时、按量服用替代激素。

(2)如遇应激情况,及时咨询医生,调整药物剂量,待病情稳定后再恢复维持量。

七、尿崩症

(一)概　述

尿崩症是指由下丘脑-神经垂体功能低下,抗利尿激素分泌和释放不足,或者肾脏对抗利尿激素反应缺陷而引起的一组临床综合征,主要表现为多尿、烦渴、多饮、低比重尿和低渗尿。根据病变部位,尿崩症可分为中枢性尿崩症和肾性尿崩症。

1.中枢性尿崩症

中枢性尿崩症占尿崩症患者中的90%,病变在下丘脑-神经垂体。

2.肾性尿崩症

肾性尿崩症仅占尿崩症患者的10%,病变在肾脏。

(二)病　因

1.中枢性尿崩症

多种原因影响抗利尿激素的合成、转运、储存及释放，从而导致中枢性尿崩症。可分为遗传性、获得性与特发性3类。

(1)遗传性：包括家族性中枢性尿崩症、家族性垂体功能减退症以及先天性巨细胞病毒感染引起的尿崩症。

(2)获得性：约50%患者可继发于下列原因导致的下丘脑-神经垂体损害，如颅脑外伤或手术后、肿瘤等；感染性疾病，如结核、梅毒、脑炎等；浸润性疾病，如结节病、肉芽肿病等；脑血管病变，如血管瘤；自身免疫性疾病等。

(3)特发性：约30%患者虽经详细检查但仍不能明确病因，可能与下丘脑视上核与室旁核内神经元数目减少或消失有关，导致抗利尿激素合成酶缺陷，神经垂体缩小。

2.肾性尿崩症

肾性尿崩症是由肾脏对抗利尿激素的敏感性下降所致的多尿现象，可分为遗传性与获得性2类。

(1)遗传性：呈X连锁隐性遗传方式，由女性遗传，男性发病，多为家族性。

(2)获得性：肾性尿崩症可继发于多种疾病导致的肾小管损害，如慢性肾盂肾炎、阻塞性尿路疾病、肾小管性酸中毒、肾小管坏死、淀粉样变、骨髓瘤、肾脏移植与氮质血症。代谢紊乱(如低钾血症、高钙血症)也可导致肾性尿崩症。多种药物(如庆大霉素、头孢唑林钠、诺氟沙星、阿米卡星、链霉素、大剂量地塞米松、过期四环素、碳酸锂等)可致肾性尿崩症。

(三)发病机制

尿崩症的发病机制是抗利尿激素合成和分泌绝对减少，或抗利尿激素作用障碍，导致远端肾小管和集合管对水吸收障碍，引起多尿、低渗尿、血浆渗透压增高和高钠血症。

1.中枢性尿崩症

中枢性尿崩症是由血浆渗透压感受器的敏感性受损，或下丘脑视上核、室旁核合成分泌抗利尿激素和神经垂体素转运蛋白减少或异常，或视上核、室旁核的神经元到垂体后叶的轴突通路受损以及垂体后叶受损所致的。

2.肾性尿崩症

肾性尿崩症是由肾脏对抗利尿激素无反应或反应减弱所致的，即使应用外源性抗利尿激素也不能使尿浓缩功能有明显改善。

(四)临床表现

尿崩症的临床表现主要有多尿、烦渴与多饮，喜冷饮，尿比重<1.005。多数患者除因饮水、小便次数增多而影响生活质量外，可正常生活。部分患者可出现失水、唾液及汗液减少、心悸、便秘、皮肤干燥、乏力、记忆力减退、头痛、头晕、失眠、焦虑及烦躁等。在得不到充分补水的情况下，可出现高渗综合征，为脑细胞脱水引起的神经系统症状，包括头痛、肌痛、心率加速、性情改变、神志改变、烦躁、谵妄，最终发展为昏迷；可出现高热或体温降低。若饮水过多，则出现低渗征候群，亦会导致神经系统症状，表现为头痛加剧、精神错乱及神志改变，最

终可发生昏迷甚至死亡。

（五）辅助检查

1. 尿液检查

（1）尿比重和渗透压：尿崩症最具特征性的表现是尿比重和渗透压降低，尿比重在 1.005 以下，尿渗透压在 50～200mOsm/(kg·H_2O)，低于血浆渗透压。

（2）尿电解质：尿钠、尿钾、尿钙浓度降低，但 24 小时总量可正常。

2. 血液检查

（1）血浆渗透压：①中枢性尿崩症：血浆渗透压为正常高限或增高。②肾性尿崩症：血浆渗透压正常。

（2）血电解质：可有低血钾、高血钠、低血钠、低血氯等表现。

（3）肾功能：血肌酐和尿素氮水平多正常，但伴有严重高渗综合征者可因肾小球滤过率显著降低而致血肌酐和尿素氮水平升高。

（4）血浆抗利尿激素测定：正常人血浆抗利尿激素基础值为 1～5ng/L。中枢性尿崩症患者血浆抗利尿激素水平显著降低。肾性尿崩症患者基础状态时，血浆抗利尿激素水平偏高；高渗状态时，血浆抗利尿激素水平明显升高。

3. 影像学检查

（1）X 线：可见蝶鞍扩大，鞍上占位性病变及钙化区，颅内压增高。

（2）头颅 MRI 成像：中枢性尿崩症患者因缺乏抗利尿激素，头颅 MRI 检查可见 T_1 加权像上的高信号消失或减弱；在肾性尿崩症患者则无阳性发现。

4. 禁水试验

禁水试验阳性表现为禁水后尿液仍不能充分浓缩，尿量无明显减少，尿比重小于 1.010，尿渗透压和血浆渗透压之比仍小于 1。

5. 禁水加压试验

禁水加压试验阳性表现为禁水后血浆渗透压逐渐上升，循环血量减少，刺激垂体后叶分泌抗利尿激素。补充外源性垂体后叶素后，根据尿量减少及尿渗透压上升的程度评估肾对抗利尿激素的反应性。

6. 禁水-抗利尿激素试验

禁水-抗利尿激素试验是指完全性中枢性尿崩症患者在充分禁水后，注射 5U 抗利尿激素，尿量可明显减少，尿渗透压至少上升 50％；而肾性尿崩症患者在注射 5U 抗利尿激素后，尿渗透压和尿比重无升高。

（六）治　疗

尿崩症的治疗原则包括激素替代疗法和应用改善症状的药物。同时，应注意及时摄入足够的水，纠正电解质紊乱，避免高渗综合征和休克的发生。

1. 中枢性尿崩症

（1）病因治疗：对继发性中枢性尿崩症患者，应首先考虑病因治疗；如不能根治，可选择药物治疗。

（2）药物治疗：轻度尿崩症患者仅需多饮水；如长期多尿，每天尿量大于 4000mL，因可能造成肾脏损害而致肾性尿崩症,故而需要药物治疗。①激素替代疗法:有如下3种。a.人工合成DDAVP:1-脱氨-8右旋-精氨酸血管加压素是一种人工合成的精氨酸加压素的类似物,抗利尿作用强,无加压作用,不良反应少。DDAVP的口服剂型去氨加压素为第1个肽类激素口服剂型,使用剂量为每8小时1次,每次0.1～0.4mg。部分患者可考虑睡前服用1次,用以控制夜间排尿和饮水次数,从而保证足够的睡眠和休息。去氨加压素安全性较好,是目前治疗尿崩症的首选药物。b.鞣酸加压素注射液:规格为5U/mL,肌肉注射,具体剂量因人而异,用时应摇匀。长期应用(2年左右)后,可因产生抗体而效果降低。谨防用量过大引起水中毒。c.垂体后叶素水剂:作用仅维持3～6h,每日需多次皮下注射,不适合长期应用,主要用于脑损伤或手术时出现的尿崩症。②其他抗利尿药物:如氢氯噻嗪、氯磺丙脲、卡马西平等。a.氢氯噻嗪(双氢克尿噻):其作用机制可能是利钠大于利水,导致血容量减少而刺激AVP分泌与释放,肾小球滤过率减小,适用于轻型或部分性尿崩症及肾性尿崩症,长期服用可能会损害肾小管的浓缩功能,需长期补钾,易引起胃肠道不良反应以及血糖、血尿酸水平升高。b.氯磺丙脲:刺激AVP的释放并增强AVP对肾小管的作用。其不良反应有低血糖、白细胞减少、肝功能损害、低血钠或水中毒。与氢氯噻嗪(双氢克尿噻)合用可降低低血糖反应的发生率。c.卡马西平(酰胺咪嗪,carbamazepine,tegretol):为抗癫痫药物,能刺激AVP分泌,使尿量减少。其作用迅速,可使尿量减至2000～3000mL。其不良反应有头痛、恶心、疲乏、眩晕、肝损害与白细胞计数减低等。

2.肾性尿崩症

肾性尿崩症是由药物或代谢紊乱所致的肾性尿崩症,只要停用药物,纠正代谢紊乱,就可以恢复正常。如果为家族性的肾性尿崩症,则治疗相对困难,可采取限制钠盐摄入,应用噻嗪类利尿剂、前列腺素合成酶抑制剂(如吲哚美辛等)进行治疗,可使尿量减少80%。

(七)护理措施

1.评估患者尿崩症的症状、体征,并记录

(1)密切观察患者生命体征的变化,及时发现病情变化。

(2)准确记录患者24小时液体出入量,观察出入量是否平衡,记录体重的变化。

(3)观察患者饮食及饮水状况。

(4)观察患者有无脱水、休克症状。

(5)监测各项血、尿检验结果,及时记录并告知医生。

2.保证饮水

鼓励患者多饮水,根据患者病情供应足够的饮用水。对生活不能自理者,应帮助及时饮水。

3.饮食管理

进食高热量、高维生素、易消化食物,避免食用高蛋白、高脂肪、辛辣和含盐过高的食品及烟酒,避免咖啡、浓茶等刺激性食物。

4.用药护理

(1)遵医嘱用药,对有脱水征象者给予补液治疗。

(2)观察药物疗效及不良反应。

(3)对激素替代治疗者,观察有无头痛、腹痛、恶心、呕吐、水电解质紊乱、体重增加等水中毒表现。

（4）使用其他利尿药物（如氢氯噻嗪等），应注意监测尿酸及血钾，必要时补充钾盐。

5.一般护理

（1）心理护理，保证患者情绪稳定，避免不良的精神刺激。

（2）加强休息，创造安静、舒适的环境。

（3）对留置导尿者，保持引流通畅，防止感染。

（4）保持皮肤和黏膜清洁、完整。

6.健康宣教

（1）自我监测：指导患者学会观察尿量，若出现口干、头晕、心慌、乏力等脱水症状，应及时就诊。

（2）保证饮水：告知患者饮水的目的，身边需备有饮用水。

（3）用药指导：遵医嘱用药，不可擅自停药或随意增减剂量，强调终身服药的必要性。

参考文献

［1］陈家伦.临床内分泌学［M］.上海：上海科学技术出版社，2011.

［2］葛均波，徐永健，王辰.内科学［M］.第9版.北京：人民卫生出版社，2018.

［3］廖二元.内分泌代谢病学［M］.第3版.北京：人民卫生出版社，2012.

［4］林果为，王吉耀，葛均波，等.实用内科学［M］.第15版.北京：人民卫生出版社，2017.

［5］中国2型糖尿病防治指南（2017年版）.

［6］Kahaly G J，Bartalena L，Hegedus L，et al. 2018 European Thyroid Association Guideline for the Management of Graves' Hyperthyroidism［J］. Eur Thyroid J，2018，7（4）：167-186.

血液和免疫系统

第一节　血液和免疫系统的结构和功能

一、概　述

血液系统包括血液和骨髓。血液为所有组织提供氧和营养物质，运走代谢产物，同时运送血细胞和免疫相关细胞、激素和气体至全身各部位。骨髓通过造血过程产生新的血细胞。免疫系统由遍布全身的特殊细胞、组织和器官组成，可保护机体免受有害生物和化学毒素的侵袭。

血液系统和免疫系统有区别又密切相关。它们的细胞共同起源于骨髓，免疫系统通过血液将防御性物质运送到受有害物质侵袭的部位而发挥作用。

二、解剖和生理

（一）血液的组成及生理功能

血液系统由血液中的细胞成分和血浆组成。其中，血浆为一种淡黄色的透明液体，占血液容积的55％；细胞成分包括红细胞、白细胞和血小板，约占血液容积的45％。

1.红细胞

（1）成熟红细胞：呈双面圆盘形，具有较大的表面积，胞质内充满血红蛋白。血红蛋白具有结合和输送氧和二氧化碳的功能，其主要功能是进行气体交换。红细胞平均存活120d。红细胞表面的抗体决定每个人的血型。

（2）网织红细胞：是一种存在于外周血液中的、尚未完全成熟的红细胞，其计数是反映骨髓造血功能的重要指标，对贫血等血液病的诊断和预后评估有一定的临床意义。

若红细胞数目明显减少，可导致机体重要器官和组织缺氧，并引起功能障碍。

2.血小板

血小板为无色的小圆盘状胞质碎片，来源于骨髓中的巨核细胞，主要参与机体的止血和凝血过程，其黏附、释放、聚集、收缩和吸附的生理特性与其生理功能正常发挥密切相关。

3.白细胞

白细胞种类多，形态和功能各异，包括中性粒细胞、嗜酸性粒细胞、嗜碱性粒细胞、单核细胞及淋巴细胞。白细胞具有变形、趋化、游走与吞噬等生理特征,是机体防御系统的重要组成部分。

(1)中性粒细胞:含量最多,其功能为吞噬异物,尤其是细菌,是机体抵御入侵的第一道防线。它能穿过毛细血管壁离开血管,进入组织并迁移聚集在感染部位。衰败的中性粒细胞是形成的脓液的主要成分。

(2)嗜酸性粒细胞:在过敏反应中,嗜酸性粒细胞从血液中渗出,并聚集在疏松结缔组织中参与抗原–抗体复合物的摄取,具有抗过敏和抗寄生虫的作用。

(3)嗜碱性粒细胞:是数量最少的粒细胞,在发生某些炎症和免疫反应时可释放组胺。

(4)单核细胞:是体积最大的白细胞,其功能为清除死亡或不健康的细胞、微生物及其产物等,是机体抵御细菌入侵的第二道防线。

(5)淋巴细胞:是体积最小的白细胞,分为 T 淋巴细胞和 B 淋巴细胞。①T 淋巴细胞:约占淋巴细胞的 75%,直接攻击受感染的细胞,参与细胞免疫(如排斥异体移植物、抗肿瘤等)反应,具有调节免疫的功能。②B 淋巴细胞:又称抗体形成细胞,受抗原刺激后增殖分化为浆细胞,产生抗体,参与体液免疫。

4. 血浆

血浆成分复杂,含有多种蛋白质、凝血和抗凝血因子、补体、抗体、酶、电解质、各种激素及营养物质。

(二)凝 血

凝血作用是通过血小板、血浆和凝血因子相互作用以控制出血的复杂过程(见图 12-1-1)。血小板减少、血小板功能障碍或各种凝血因子缺乏均可导致凝血功能障碍而出血。

1. 外源性凝血途径

当某处血管破裂时,局部血管收缩,血小板聚集在受损部位,防止出血。该凝血过程的最初活动被称为外源性凝血途径,需要受损细胞所释放的组织凝血酶原激酶的参与。

2. 内源性凝血途径

一个更稳固的血凝块形成需要启动更复杂的凝血机制,即内源性凝血机制。这种凝血机制由凝血因子Ⅻ激活。凝血因子Ⅻ来源于血浆和组织,是凝血必需的 13 种物质之一。

内源性和外源性凝血途径的最终结果是纤维蛋白凝块的形成,纤维蛋白凝块是在受损部位形成的一种纤维性、不溶性的蛋白质聚集体。

(三)血 型

通过检测红细胞上是否存在 A、B 抗原,将血型分为 A 型、B 型、AB 型、O 型 4 种。血浆中可能含有与这些抗原相作用的抗体,进而引起细胞凝集、结合成团;血浆中不含有针对自身血细胞抗原的抗体,否则血细胞将破坏自己。例如:A 型血含 A 抗原和 B 抗体,但不含有A 抗体。

1. 红细胞上的抗原

A 型血的红细胞上存在 A 抗原,B 型血含 B 抗原,AB 型血则含有 A 抗原和 B 抗原两种,O 型血中不含任何一种抗原。

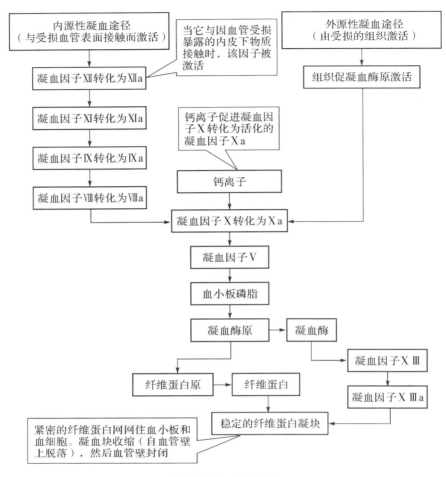

图 12-1-1　凝血机制

2.交叉配血检测血液相容性

交叉配血是检测红细胞上所存在抗原的最重要的方法。在输血前,必须精确地检测血型和交叉配血(将供者与受者的血液混在一起观察细胞凝结)。供者与受者的血型必须相符,否则可引起致命的后果。具有相容性的各组血型见表 12-1-1。

表 12-1-1　相容的血型

血型	血浆中的抗体类型	相容的红细胞类型	相容的血浆
受者			
O	抗 A 和抗 B	O	O、A、B、AB
A	抗 B	A、O	A、AB
B	抗 A	B、O	B、AB
AB	不含抗 A 和抗 B	AB、A、B、O	AB
供者			

续表

血型	血浆中的抗体类型	相容的红细胞类型	相容的血浆
O	抗 A 或抗 B	O、AB、A、B	O
A	抗 B	A、AB	A、O
B	抗 A	B、AB	B、O
AB	不含抗 A 和抗 B	AB	AB、A、B、O

(1)A 型与 A 型或 O 型。

(2)B 型与 B 型或 O 型。

(3)AB 型与 A 型、B 型、AB 型或 O 型。

(4)O 型与 O 型。

3. Rh 血型

Rh 血型系统通常用于检测一个人的血液中是否含有 Rh 因子。在 8 种类型的 Rh 抗原中,常见的类型是 C、D、E。而 D 抗原的存在与否决定一个人的血型是 Rh 阳性还是 Rh 阴性。

(1)含 RhD 抗原为 Rh 阳性的血液,不含 RhD 抗原为 Rh 阴性的血液。

(2)抗 Rh 抗体仅出现在被 Rh 因子致敏个体的血液中,如 Rh 阴性者接受 Rh 阳性者的血液,Rh 阴性的母亲怀 Rh 阳性的胎儿时,有可能获得抗 Rh 抗体。

(3)RH 阴性者应该只接受 Rh 阴性供者的血液。若 Rh 阴性者反复接受 Rh 阳性者的血液,会有溶血或发生凝集反应的危险。

(四)免疫系统

免疫系统的器官和组织参与淋巴细胞的生长、演变和分布。免疫系统由三大类组成:中枢淋巴器官和淋巴组织,周围淋巴器官和淋巴组织,附属淋巴器官和淋巴组织。

1. 中枢淋巴器官和淋巴组织

骨髓和胸腺在两类主要的淋巴细胞——T 淋巴细胞和 B 淋巴细胞的发育和成熟中发挥重要作用。

(1)骨髓:含有多种具有分化潜能的干细胞,可以分化为几种不同的细胞类型。免疫系统和血液细胞均通过骨髓的造血功能发源于骨髓干细胞。①干细胞的演变:干细胞分化后不久,一些细胞发育成为免疫系统的一部分以及淋巴细胞的起源,其他一些发育成为可吞噬微生物和细胞碎片的吞噬细胞。②B 淋巴细胞和 T 淋巴细胞的形成:淋巴细胞进一步分化成 B 淋巴细胞(在骨髓成熟)或 T 淋巴细胞(移行至胸腺并在此发育成熟)。B 淋巴细胞和 T 淋巴细胞广泛分布于淋巴器官,尤其在淋巴结和脾。③B 淋巴细胞自身不能清除病原体,而是通过产生抗体攻击病原体或引导其他细胞(如吞噬细胞)攻击病原体。T 淋巴细胞和其分泌的淋巴因子可调控这种反应。淋巴因子决定 B 淋巴细胞产生的免疫球蛋白的类型。

(2)胸腺:在胚胎或婴儿期,胸腺位于纵隔中部,心脏上方,是两叶淋巴组织。胸腺在婴儿出生后数月内形成 T 淋巴细胞,后逐渐退化缩小,成年时仅剩余部分。

T 淋巴细胞的识别:在胸腺中,T 淋巴细胞经历 T 淋巴细胞识别的过程,即细胞"学会"

识别来自同一机体的其他细胞(自身细胞)并区分异己细胞(非自身细胞)。机体中共存在 5 种具有特定功能的 T 淋巴细胞。①记忆性 T 淋巴细胞：是保持静止状态直到抗原第 2 次出现时发挥致敏效应的细胞。②淋巴因子生成细胞：参与迟发型超敏反应的发生。③细胞毒性 T 淋巴细胞：直接破坏抗原或携带抗原的细胞。④辅助性 T 淋巴细胞：可促进体液和细胞免疫反应。⑤抑制性 T 淋巴细胞：可抑制体液和细胞免疫反应。

2.外周淋巴器官和淋巴组织

外周淋巴器官和淋巴组织包括淋巴液、淋巴管、淋巴结、脾。

(1)淋巴液：是循环与机体组织中的澄清液体,其液体成分与血浆相似。

(2)淋巴管：是一个有薄壁的隧道样的网状结构,可以从机体组织中引流出淋巴液,淋巴液透过这层薄壁渗入淋巴管。毛细淋巴管存在于机体的大部分组织和器官中,它们的管径较毛细血管粗,可允许组织间隙中的液体流入却不允许流出。

(3)淋巴结：是沿淋巴管分布的较小的椭圆形结构,主要分布在头、颈、腋窝、腹部、盆腔和腹股沟等。淋巴结可清除和破坏在血液和淋巴液中循环的抗原成分。

从淋巴结到淋巴管：回流的淋巴管与血管相似,可将淋巴液引流到淋巴结,淋巴液缓慢从淋巴结过滤并集中注入输出淋巴管。

从淋巴管到淋巴结：淋巴液通常流经多处淋巴结,由于大多数淋巴结沿着淋巴管分布,所以淋巴液可汇集到一个区域。如腋窝淋巴结过滤流经上臂的淋巴液,股骨的淋巴结过滤流经下肢的淋巴液。这样能阻止外周部位的病原微生物进入中枢部位。

(4)脾：位于横膈下方,腹部的左上象限,是一个暗红色、卵圆形的组织,如人拳头大小。来自脾周致密纤维囊的结缔组织束延伸至脾的内部。①脾的内部：又称为脾髓,包括红髓和白髓。白髓包括围绕动脉分支的淋巴细胞组成的致密团块。红髓是一个充满血液的窦状隙结构,该结构由网状纤维、单核吞噬细胞以及一些淋巴细胞、浆细胞和单核细胞组成。②脾的功能：其吞噬细胞可吞噬和破坏衰老的红细胞,引起血红蛋白的释放,随后可分解血红蛋白的成分。这些吞噬细胞也可选择性地破坏受损的或异常的红细胞及含有大量异常血红蛋白的细胞；还可过滤并清除细菌和其他进入血流的外来物质；吞噬细胞还能与淋巴细胞相互作用引发免疫反应；脾还具有贮存血液和 20%～30% 的血小板的功能。

3.附属淋巴器官和淋巴组织

附属淋巴器官和淋巴组织有扁桃体、腺样增殖体、阑尾、Peyer 斑,它们位于更易发生细菌感染的部位,以与淋巴结相同的方式清除外来碎片。

4.免疫力

免疫力指机体抵御入侵的生物体和毒物,防止组织和器官受损的能力。

(1)清除和保护：免疫系统的细胞、器官识别并清除外来物质(抗原),如细菌、真菌、病毒和寄生虫,它们也通过清除死亡和受损的细胞来保护机体的内环境。免疫系统有三种基本的防御功能,包括表面保护作用、非特异性的宿主防御和特异性免疫反应。①表面保护作用：是指物理、化学和机械的屏障,这些屏障包括器官、结构和多种系统的清除过程,可防止生物体进入人体。a.皮肤的深层防御功能：完整和健康的皮肤及黏膜可通过防止微生物附着而抵御细菌入侵,正常细胞代谢导致皮肤脱屑和皮肤黏膜低 pH,进一步阻止细菌的定植。而抗菌物质(如溶菌酶,存在于眼泪、唾液、和鼻涕中)能从化学方面保护浆液黏性的黏膜表面。b.防御性的呼吸作用：可通过闭口和鼻毛,过滤气流中的外来物质。鼻涕中含有可阻碍微生物附着的免疫球蛋白,呼吸道黏膜层也在持续不断地脱落和更新,从而阻止细菌定植。c.胃肠道:可通过分泌唾液、吞咽、蠕动和排便等,清除进入胃肠道的细菌。此外,胃液 pH 低也有杀菌作用,可使胃免受寄生菌的侵袭。另外,小肠内寄生的细菌也可阻止其他微生物的定植,从而保护胃肠道系统,该过程被称为"定植抗力"作用。d.泌尿系统:除尿道末端和尿道外口外,泌尿系统都是无菌的。尿液的流动、低 pH、免疫球蛋白和前列腺液的杀菌作用均能阻碍细菌的定植;尿道括约肌也能阻止细菌逆行向上进入尿道。②非特异性的宿主防御:当一种抗原穿过皮肤和黏膜后,免疫系统可启动非特异性细胞免疫反应来识别和清除入侵者。a.炎症反应作为对抗原非特异性反应的第一步,主要涉及血管和细胞的改变,可清除坏死组织、微生物、毒素和外来物质。b.在炎症反应之后和慢性感染期间发生吞噬作用。在该非特异性反应中,中性粒细胞和巨噬细胞发挥吞噬、消化和清除抗原的作用。③特异性免疫反应:所有的外来物质可引起相同的非特异性宿主防御。此外,个别微生物或分子可激活由淋巴细胞(T 淋巴细胞和 B 淋巴细胞)参与的特异性免疫反应,并启动一系列特异性的免疫细胞过程。这种特异性免疫反应可分为体液免疫和细胞介导的免疫。

(2)炎症反应:针对抗原的炎症反应包括血管内外和细胞内外的改变,包括清除坏死组织、微生物、毒素和无活性的外来物质。这种非特异性的免疫反应可帮助组织逐渐修复至正常(见图 12-1-2)。

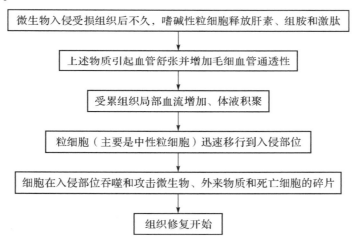

图 12-1-2 炎症反应

(3)体液免疫:入侵的抗原引起 B 淋巴细胞分裂并分化成浆细胞。随后,浆细胞产生和分泌大量抗原特异性免疫球蛋白进入血流。①五种免疫球蛋白各有其特定的功能:IgA、IgG、IgM,可防御病毒和细菌的入侵;IgD,是 B 细胞的抗原受体;IgE,可引起过敏反应。②防御作用:体液免疫的作用视抗原类型而定,免疫球蛋白通过下面任何一种方式发挥作用。最常见的方式是与抗原结合,促使免疫系统在全身循环系统内产生补体;还可以通过与细菌产生的毒素相结合,使某些细菌失去毒性,这些免疫球蛋白被称为抗毒素;也可通过调理作用,使细菌成为吞噬细胞清除的靶子。

(4)补体系统:由大约 25 种酶组成,通过辅助吞噬作用或破坏细菌(通过穿透其细胞膜)辅助抗体的工作。①补体的级联反应:补体蛋白以未激活的形式存在于血液循环中。当第一类补体物质被抗原抗体复合物激活后,便引起一系列的瀑布式反应。随着每种成分依次被激活,激活的成分以可控制序列的形式作用于下一种成分,这个过程被称为补体级联反应。②膜攻击复合物:补体级联反应导致膜攻击复合物的形成,它能插入靶细胞膜并形成一条液体和分子进出的通道,导致靶细胞肿胀并最终破裂。③其他效应:还包括由肥大细胞和嗜碱性粒细胞胞内成分的释放而引起的炎症反应;刺激和吸引中性粒细胞参与吞噬作用;通过补体 C3 蛋白的无活性片段对靶细胞的调理作用,使靶细胞更容易吸引吞噬细胞。

（5）细胞介导的免疫反应:可保护机体免受细菌、病毒和真菌的感染,并对移植细胞和肿瘤细胞产生抵抗作用。

在细胞介导的免疫反应中,巨噬细胞加工处理抗原,然后将抗原呈递给 T 淋巴细胞。一部分 T 淋巴细胞被致敏并破坏抗原,另一部分释放淋巴因子激活巨噬细胞破坏抗原。致敏的 T 淋巴细胞进入血液和淋巴系统,持续地监视特异性抗原。

第二节　血液和免疫系统的评估

一、病　史

(一)主　诉

1.异常出血表现,如皮肤、口腔、鼻腔等部位的出血,严重者有头痛、喷射状呕吐及视物模糊等。

2.乏力、疲劳、虚弱。

3.发热、寒战、盗汗。

4.频繁或反复的感染。

5.气短、劳力性呼吸困难。

6.淋巴结肿大。

7.骨和关节疼痛。

8.伤口愈合缓慢。

问诊过程中,注意询问患者上述症状开始的时间,病程长短,是突然发生还是逐渐发生,是持续发作还是间断发作,如为间断发作,还要询问发作的频率和每次发作持续的时间。

(二)既往史

1.既往确诊的疾病史,如有无白血病、淋巴瘤、类风湿关节炎等。

2.手术史,如有无脾切除手术史等。

3.输血史如有无接受过血液制品及使用的时间和频率。

4.用药史如有无服用影响血液和免疫系统的药物。

5.接触环境史如有无接触苯或放射线物质。

(三)家族史

询问患者家族中是否有遗传性血液病(如血友病和镰状红细胞贫血等)。

二、体格检查

由于血液和免疫系统疾病可累及机体的每个系统,所以进行全面的体格检查非常重要。评估腹部时,应按照视诊、听诊、叩诊、触诊的顺序进行。

(一)重要的体征

1. 体温监测

人体经常发热提示可能存在免疫功能低下;体温低下通常提示革兰阴性菌感染。

2. 心率、脉搏和血压

(1)患者如出现心动过速、心悸或心律失常,提示患者可能存在由出血导致的血容量减少或贫血引起的供氧不足。

(2)观察患者血压变化,以检查患者是否存在菌血症或血容量减少引起的低血压。

3. 呼吸

当机体的氧需求不能得到满足时,人体会出现明显的呼吸急促。

4. 身高和体重

体重下降可能是由厌食症或与免疫系统相关的其他胃肠道疾病引起的。

(二)血液系统

1. 皮肤和黏膜

(1)观察有无苍白、发绀或黄疸。

(2)检查有无局部的炎症或红细胞增多症引起的红斑和充血。

(3)观察有无血小板或凝血功能异常引起的瘀点、瘀斑。

(4)若皮肤干燥、粗糙,提示可能有缺铁性贫血。

2. 指甲

指甲有纵形条纹,提示有贫血;反甲,提示缺铁性贫血;杵状甲,提示慢性缺氧,可能是由贫血引起的。

3. 眼睛

观察结膜有无黄疸,若有黄疸,可能继发于严重的溶血。观察视网膜有无出血和渗出,若有,则提示有严重的贫血和血小板减少。

4. 肝和脾

注意腹部有无增大、膨隆或不对称。肝脾大可见于白血病或红细胞增多症,也可见于溶血性贫血等。

(三)免疫系统的检查

1. 口腔黏膜

若整个口腔黏膜有散在白斑,提示可能有真菌感染。颊黏膜的花白斑可能与获得性免疫缺陷综合征有关,常发生于免疫功能受抑制或接受化疗的患者。

2. 意识水平

评估患者的意识水平和精神状态。神经系统检查可为一些潜在疾病的诊断提供线索。

如精神改变可见于系统性红斑狼疮患者，也可见于应用大剂量激素或颅内出血的患者。

3. 眼睛、手指、脚趾、耳和鼻

观察有无感染和炎症存在。眼底出血和浸润，提示可能有脉管炎。外周循环的雷诺现象（手指、脚趾或耳鼻出现间歇性动脉血管痉挛）可能是由系统性红斑狼疮或硬皮病引起的。

4. 泌尿系统

尿液浑浊、有异味，提示可能存在尿路感染。对于白细胞减少或免疫缺陷者，外生殖器也是炎症的好发部位，可见分泌物增多和出血。

5. 腹部

（1）听诊：①腹部听诊闻及响亮高调的金属音，提示早期肠梗阻，可见于少数淋巴瘤患者。②听诊肝脾两个器官有随呼吸起伏的刺耳的摩擦音，通常提示覆盖器官的腹膜有炎症。脾摩擦音提示有梗死形成或有炎症。

（2）叩诊：①正常肝脏叩诊为浊音。通过沿锁骨中线叩诊肝的上下界，可估计肝脏的大小。叩诊至胸骨中线可确定其有无向内侧扩大。②正常脾脏叩诊也为浊音。从腋中线到正中线叩诊，正常大小的脾脏一般位于第8、9或10肋间隙附近，可以用笔标出肝脏和脾脏的区域以供参考。

（3）淋巴结、肝和脾的触诊：在行淋巴结、肝和脾触诊前，确保患者取舒适的体位，适当地遮盖并保暖，保持检查者手的温暖度，然后轻柔地以适度的压力进行触诊。①淋巴结的触诊：触诊患者的颈部、腋窝、肱骨内上髁和腹股沟的淋巴结，用指腹在皮肤的各部位移动。a. 触诊颈部淋巴结时，确保患者采取坐位。b. 触诊腋窝淋巴结时，患者应保持坐位或平卧位。在检查右侧腋窝淋巴结时，嘱患者放松右臂，检查者以非优势手支撑患者的右臂，另一只手尽可能置于腋窝高度，检查胸壁两侧、腹面、背面、中央和锁骨下方的淋巴结。在检查左侧腋窝淋巴结时，重复该过程。c. 触诊患者肘部的内侧区域，以检查肱骨内上髁淋巴结。在腹股沟区域沿隐静脉上部触诊，以检查腹股沟淋巴结。d. 在触诊淋巴结时，要记录淋巴结的位置、大小、压痛、质地（硬、软或坚实）和活动度。记录每组淋巴结目前或以前的炎症情况。淋巴结硬而固定，提示可能有肿瘤。普通的淋巴结病理检查可提示炎症或肿瘤的情况。e. 在触诊淋巴结时，可能会发现胸骨压痛，其可能是贫血、白血病、免疫增生性疾病导致骨髓中细胞填塞所致的。②肝和脾的触诊：可检查有无压痛和脾大。感染可导致脾大，多见于免疫缺陷性疾病患者，也可见于免疫性疾病时细胞过度或过多被破坏导致的脾瘀血。注意脾脏触诊不应太深，因为肿大的脾很容易破裂。

第三节　辅助检查

实验室检查是血液病诊断的重要环节。随着现代试验技术的发展，检查方法日趋增多，辅助检查能够帮助我们更早、更容易地了解血液系统的状况。但临床医生首先必须重视病史的询问及详细的体格检查，在收集这些资料的基础上，运用专业知识，做出判断和分析，再选择必要的检查以明确诊断。

一、血常规

(一)红细胞计数

红细胞计数指红细胞在全血中的数量。健康成年男性的红细胞计数为 $(4.0 \sim 5.5) \times 10^{12}/L$,女性为 $(3.5 \sim 5.0) \times 10^{12}/L$。

1.红细胞计数下降,提示贫血、液体潴留、近期出血或白血病。

2.红细胞计数升高,提示脱水、红细胞增多或急性中毒。

(二)血红蛋白水平

血红蛋白是红细胞的主要成分,包括赋予血液颜色的血色素(铁和卟啉的络合物)和珠蛋白(一种单纯蛋白质)。血红蛋白的主要功能是从肺部向细胞输送氧气并带走代谢过程中产生的二氧化碳。健康成年男性血红蛋白的正常值为 $120 \sim 160g/L$,女性为 $110 \sim 150g/L$。

1.血红蛋白水平低于正常水平,可能是由贫血、近期出血或体液潴留所引起的血液稀释所致的。

2.血红蛋白水平高于正常水平,可能是红细胞增多或脱水后血液浓缩的结果。

(三)白细胞计数

健康成年人白细胞计数为 $(4 \sim 10) \times 10^9/L$。

1. 白细胞计数增高,见于急性感染、白血病等。

2. 白细胞计数减少,主要为中性粒细胞减少,常见于病毒感染、再生障碍性贫血、粒细胞减少症等。

3. 在正常白细胞分类中不应见到幼稚细胞,若存在大量的幼稚细胞,则患白血病的可能性很大。

(四)血小板计数

血小板计数是指血液中血小板的数量,正常值为 $(100 \sim 300) \times 10^9/L$。

1. 血小板计数降低,低于 $100 \times 10^9/L$ 为血小板减少,见于特发性血小板减少性紫癜、再生障碍性贫血、急性白血病等。

2. 血小板计数增高,可能是由出血、感染性疾病、癌症、缺铁性贫血、手术、妊娠、脾切除或炎症性疾病所致的。

(五)血细胞比容

血细胞比容是指整个血液标本中红细胞所占的百分比,在健康成年男性为 $42\% \sim 52\%$,在女性为 $36\% \sim 48\%$。

1. 血细胞比容低于正常值,提示贫血或血液稀释。

2. 血细胞比容高于正常值,提示红细胞增多或由失血造成血液浓缩所致的。

二、骨髓细胞学检查

(一)骨髓涂片检查

1. 骨髓涂片临床意义

(1)诊断血液系统疾病,对白血病、再生障碍性贫血、多发性骨髓瘤、巨幼细胞贫血等具有确诊价值。

(2)帮助诊断某些代谢障碍性疾病,如怀疑戈谢病、尼曼-匹克病,于骨髓涂片中找到特殊细胞即可确诊。

(3)诊断骨髓转移癌。

(4)诊断某些原虫性传染病,如在骨髓涂片中找到疟原虫以及黑热病的利什曼小体等。

(5)骨髓也常用于病原菌的培养,有较高的阳性率。

2. 骨髓增生度

骨髓增生度以成熟红细胞与有核细胞的比值表示。不同血液病的骨髓增生程度不同。因此,骨髓增生度对血液病有诊断价值。

(1)增生极度活跃:见于白血病,尤其是慢性粒细胞性白血病。

(2)增生明显活跃:见于白血病、增生性贫血。

(3)增生活跃:见于正常骨髓或某些贫血。

(4)增生减低:见于造血功能低下。

(5)增生极度减低:见于造血功能明显低下,如再生障碍性贫血。

3. 粒/红比值

(1)粒/红比值正常:见于正常骨髓象;或骨髓病变局限于其他细胞系,未累及粒红两系,如特发性血小板减少性紫癜、多发性骨髓瘤;或粒、红两系平行减少,如再生障碍性贫血。

(2)粒/红比值增高(大于8∶1):见于粒细胞增多,如慢性粒细胞白血病;或幼红细胞严重减少,如单纯红细胞再生障碍性贫血。

(3)粒/红比值降低(小于2∶1):见于幼红细胞增多,如各种增生性贫血、巨幼细胞性贫血;或粒细胞减少,如粒细胞缺乏症。

4. 原始细胞

原始细胞数量增多见于各种急性白血病。

(二)血细胞化学染色

血细胞化学染色以血细胞形态学为基础,结合化学或生物化学技术对血细胞内各种生化成分、代谢产物做定位、定性和半定量的观察,这对血液病尤其白血病的鉴别诊断是必不可少的。

(三)骨髓穿刺术

1. 操作步骤

(1)选择穿刺部位:包括髂前上棘穿刺点、髂后上棘穿刺点、胸骨穿刺点、腰椎棘突穿刺点。

（2）消毒与麻醉：常规消毒皮肤，戴无菌手套，铺无菌孔巾，用2％利多卡因注射液行局部皮肤、皮下及骨膜麻醉。

（3）穿刺抽吸：将骨髓穿刺针固定器固定在一定长度，右手持针向骨面垂直刺入；当针尖接触骨质时，将穿刺针左右旋转，缓缓钻刺骨质；穿刺针进入骨髓腔后，拔出针芯，接上干燥的10mL或20mL注射器，用适当力量抽吸骨髓液0.1～0.2mL并滴于载玻片上，迅速送检进行有核细胞计数、形态学及细胞化学染色检查；如需行骨髓液细菌检查，则可再抽取1～2mL骨髓液。

（4）拔针：抽吸完毕，重新插入针芯，将无菌纱布置于针孔处，拔出穿刺针，按压1～2min后，用胶布固定纱布。

2．术前护理要点

（1）解释：向患者解释检查的目的、意义及操作过程，取得患者的配合。

（2）化验及药物过敏试验：检查出血及凝血时间；若用普鲁卡因进行局部麻醉，则需做皮试。

（3）体位准备：根据穿刺部位，协助患者采取适宜的体位。若于胸骨、髂前上棘穿刺，则患者应取仰卧位，胸骨穿刺时还需将枕头垫于背后，使胸部稍突出；若在髂后上棘穿刺，则患者应取仰卧位或俯卧位；若于棘突穿刺，则患者取坐位，尽量弯腰，将头俯屈于胸前，使棘突暴露。

3．术后护理要点

（1）解释：向患者说明术后穿刺处疼痛是暂时的，不会对身体有影响。

（2）观察：注意观察穿刺处有无出血，如有渗血，应立即换无菌纱布，并压迫伤口直至无渗血。

（3）保护穿刺处：指导患者48～72h内不要弄湿穿刺处，多卧床休息，避免剧烈活动，防止伤口感染。

三、凝血功能检查

（一）部分凝血活酶时间（APTT）

部分凝血活酶时间（APTT）是指通过测定纤维凝块的形成时间，来评估除凝血因子Ⅶ和Ⅻ以外的所有内源性凝血途径中凝血因子的活性。APTT常用于监测肝素治疗时的凝血功能。正常情况下，加入试剂后，纤维块的形成需要25～36s。若时间延长，提示血浆标本中凝血因子缺乏，或存在肝素、纤维蛋白裂解产物或作为抗凝血因子抗体的循环抗凝物质，它们具有与抗体类似的拮抗凝血因子的作用。

（二）血浆凝血酶时间（TT）

血浆凝血酶时间（TT）指将标准剂量的牛凝血酶加入血小板减少患者和正常对照的血浆标本后，形成血凝块所需的时间。正常血浆凝血酶时间为16～18s。血浆凝血酶时间常用于检查纤维蛋白原是否减少或缺乏，诊断弥散性血管内凝血和肝脏疾病，以及监测肝素或溶栓治疗。

（三）凝血酶原时间和国际化标准比值

1．凝血酶原时间

凝血酶原时间（PT）用于间接检测凝血酶原的功能，对于评估凝血酶原、纤维蛋白原、外源性凝血因子Ⅴ、Ⅶ和Ⅹ的功能是一种极好的方法。也可选择用 PT 试验来指导口服抗凝药治疗。接受口服抗凝药治疗的患者，PT 常保持在正常值的 1.5～2 倍。

2．国际化标准比值

国际化标准比值（INR）是监测口服抗凝药治疗时 PT 标准化测量的最好方法。对于接受华法林治疗的患者，INR 通常是对照组的 2～3 倍。INR 增加提示弥散性血管内凝血、肝硬化、维生素 K 缺乏、未控制的口服抗凝药治疗、水杨酸盐中毒和大量输血等。

（四）D-二聚体试验

纤维蛋白裂解产物是指血凝块裂解后进入血液循环的碎片。弥散性血管内凝血是持续的血凝块形成和分解的过程，直至体内的凝血因子全部被耗竭。D-二聚体试验可通过证实纤维蛋白裂解产物的存在，以帮助诊断弥散性血管内凝血。随着血凝块的裂解，D-二聚体水平升高。

四、骨髓组织检查

骨髓组织检查是指用骨髓活检术取骨髓组织做切片进行病理组织学检查，以了解骨髓造血细胞的密度、骨髓间质的改变、骨组织结构变化等，弥补了骨髓涂片检查的某些不足。对于再生障碍性贫血、骨髓增生异常综合征、骨髓纤维化、骨髓硬化症、恶性肿瘤的骨髓转移等的诊断，有较大帮助。骨髓活检可与骨髓细胞学检查相互配合和补充，因而具有重要的临床应用价值。

五、骨髓细胞电镜检查

通过骨髓细胞电镜检查，可以观察骨髓细胞的超微结构，为血液病的诊断提供依据。如毛细胞白血病的毛细胞表面凹凸不平，可见许多绒毛状、指状突起，胞浆内可见核糖体板层复合物；大颗粒淋巴细胞白血病细胞的胞浆中可见平行管结构；此外，电镜下髓过氧化物酶染色（platelet peroxidase，PPO）对急性巨核细胞白血病（M7）的诊断具有确诊价值。但因其他检测方法不断进步，所以目前该检查已不作为常规检查。

六、血液生化检查

血液生化检查涉及与各类血细胞功能有关的物质的结构及代谢功能的变化。为了正确选择检查项目及判断结果，必须对各类细胞的结构、代谢和功能的关系有所了解，下面介绍常用的生化检查。

(一)有关红细胞的生化检查

1.铁动力学测定

铁是形成血红蛋白、肌红蛋白和含铁酶的必需物质。血清铁蛋白、血清铁、总铁结合力、运铁蛋白饱和度、红细胞内游离原卟啉、转铁蛋白受体等都是反映铁储存和利用状态的指标。

2.叶酸、维生素 B_{12} 测定

叶酸和维生素 B_{12} 是合成 DNA 过程中重要的辅酶,缺乏时可引起巨幼细胞贫血。

3.溶血性贫血实验检查

溶血性贫血实验室检查主要包括红细胞形态检查、红细胞脆性实验、血溶实验,还有红细胞酶活性测定。

(二)有关白细胞的生化检查

β_2-微球蛋白(β_2-MG)是 HLA 抗原轻链,由有核细胞合成,血清中含量极微($2\mu g/mL$),在淋巴细胞增生性疾病中常升高,并与预后相关。

末端脱氧核苷酸转移酶(terminal deoxyribonucleic transferase,TdT)在胸腺细胞和幼稚淋巴细胞中活性较高,而在成熟淋巴细胞中无活性,可作为幼稚淋巴细胞的标准酶。

血清溶菌酶主要来自单核细胞和成熟粒细胞的溶菌体,细胞降解后释放入血清,单核细胞白血病时常升高。

(三)其 他

尿酸是核酸降解产物,乳酸脱氢酶广泛存在于机体各组织中。因此,在白血病、淋巴瘤患者中,当细胞大量(崩)降解时,常有血清尿酸水平和乳酸脱氢酶活性升高。

七、组织病理学检查

在血液病的诊断中,组织病理学检查是一项重要的诊断技术,除骨髓活检外,还有淋巴结活检、脾脏活检以及体液细胞学病理检查。淋巴结活检主要用于淋巴结肿大疾病的诊断,如淋巴瘤的诊断及其与淋巴结炎、转移性癌的鉴别诊断;脾脏活检主要用于脾脏显著增大疾病的诊断;体液细胞学检查包括胸水、腹水和脑脊液中肿瘤细胞(或白血病细胞)的检查,对诊断、治疗和预后判断均有价值。

八、免疫学检查

血液病的免疫学检查技术发展很快,这主要得益于以下几个方面:①杂交瘤技术的进展,使得出现了大量特异性的单克隆抗体(monoclonal antibody,MoAb);②放射免疫技术的应用,使抗原抗体反应的高度特异性与同位素测量的高度灵敏性相结合,可以测定血液中的微量物质;③流式细胞仪的应用,使分析快速、准确、定量,结合免疫荧光技术,不但可以测定含某种抗原的细胞数,还可测定每个细胞上所含抗原的量,并从众多细胞中将所需的某种细胞提取出来专供研究。下面简要介绍血液病诊断中常用的免疫学检查。

(一)白血病的免疫分型

在不同发育阶段,细胞的表面或胞浆内可出现不同的标记物。白血病细胞的表面标记物与相应分化阶段的造血细胞相似,这是利用单抗进行白血病免疫分型的基础。自 1982 年起,全球不同实验室的单抗均按其识别抗原的特异性统一以 CD 命名。在临床上,常用于免疫分型的单克隆抗体可归纳为以下 6 个主要类别。

1. T 淋巴细胞标记:CD1～CD8,CD27～CD29,W60。

2. B 淋巴细胞标记:CD9,CD10,CD19～CD24,CD37,CD39,CD40,CD72～CD78。

3. 粒、单细胞标记:CD11b,CD11c,CD12～CD17,CD31～CD36,CD64～CD68。

4. 血小板、巨核细胞标记:CD36,CD41,CD42,CD51,CD61～CD63,W49。

5. 激活细胞标记:CD25,CD69～CD71,W26。

6. 非谱系细胞标记:CD11a,CD18,CD30,CD38,CD43～CD48,W50,W52～W59。

白血病的免疫分型为疾病的诊断提供了帮助,并有助于了解免疫分型与临床进程、疾病预后和治疗反应的关系,有助于正确选择化疗药物,并为自体骨髓移植时残余白血病细胞的清除以及靶向药物的研制创造条件。

(二)抗血细胞抗体检测

1. 抗红细胞抗体

抗红细胞抗体有温抗体和冷抗体 2 种。温抗体与自身红细胞结合的最佳温度为 37℃ 左右,常为 IgG 型抗体,可用抗人球蛋白试验(coombs test)进行检测。冷抗体常为 IgM 型抗体,低温时与红细胞结合,加温后又解离,常见于冷凝集素综合征。IgG 型的冷抗体可见于阵发性寒冷性血红蛋白尿症及梅毒患者。常用的检查方法为冷凝集试验(查 IgM)和冷热溶血试验(查 IgG)。

2. 抗白细胞抗体

抗白细胞抗体分为 4 种类型。

(1)抗异种白细胞抗体:见于输入异种白细胞。

(2)抗同种白细胞抗体:见于输血、妊娠后。

(3)抗自身白细胞抗体:见于白血病、淋巴瘤、系统性红斑狼疮、感染、药物致敏等。

(4)药物过敏性抗白细胞抗体:见于药物致敏。

3. 抗血小板抗体

抗血小板抗体分为 2 种类型。

(1)测定血小板表面相关 IgG (platelet-associated IgG,PAIgG):正常人每个血小板表面的 IgG 量<0.3pg,而在 ITP 患者可高达 0.3～3.4pg。

(2)用单抗测定血小板膜的糖蛋白受体:用于鉴别血小板,对于辅助诊断骨髓增生异常综合征、巨核细胞白血病以及血小板膜异常有一定参考价值。

(三)免疫球蛋白含量及免疫电泳

在发生浆细胞病时,患者所分泌的免疫球蛋白(Ig)的质和量会发生改变,可以用血清蛋白电泳、免疫球蛋白定量和免疫电泳加以鉴定。当浆细胞恶性增殖时(如多发性骨髓瘤),患者的肿瘤细胞来自一个克隆,分泌一种 Ig,可有某类 Ig 明显增高,其他 Ig 则相应减低;在血浆蛋白电泳检查中,在 β、γ 泳动区常可见一条深染的窄带(称为"M"带),其在免疫电泳时可呈加宽船形弧。

(四)造血细胞调节因子及其受体

对造血细胞调节因子及其受体的测定多用于研究。

九、细胞遗传学及分子生物学检查

(一)染色体检查

细胞遗传学在血液肿瘤学中的应用开始于 1960 年,继 Ph 染色体被发现后,关于血液系统恶性肿瘤的染色体异常也得到了广泛研究。血液病染色体异常包括数量和结构的异常:数量异常分为整倍体异常和非整倍体异常;结构异常有断裂、缺失、重复、易位和倒位等。目前,染色体检查已作为部分血液病的常规诊断项目。

(二)基因诊断

基因诊断直接针对致病基因,不仅可以更准确地诊断疾病,而且可以深入探讨基因变异类型与临床进程及预后的关系,对已经兴起的基因治疗更具重要意义。

十、造血细胞的培养和测试技术

在体外通过合适条件的培养液、特异性的刺激因子、温度、湿度等,造血祖细胞可以生存并增殖分化形成一个子细胞集落,从所形成集落的数量和形态可反映该祖细胞的数量和增殖分化潜能。每一个祖细胞称为一个集落形成单位。目前,可以测定的有 CFU-GEMM、CFU-L、CFU-G、CFU-M、CFU-Meg、CFU-E、早期红系造血祖细胞(BFU-E)、成纤维母细胞祖细胞(CFU-F)和白血病祖细胞(CFU-Leu)。

造血细胞培养技术的临床应用可归纳为以下几个方面。

(一)协助诊断各种血液病

如在多数再生障碍性贫血患者,骨髓和外周血中的 CFU-GM、CFU-E、BFU-E 明显降低;而在慢性髓性白血病患者,CFU-GM、CFU-E、BFU-E 可比正常高 10～50 倍;在急性白血病患者,除粒系、红系集落明显减少外,多数仅能形成集簇。祖细胞培养对探讨疾病的发病机制及判断预后也有一定帮助,如再生障碍性贫血中,用不同细胞组成的组合培养,可以将再生障碍性贫血分为造血干细胞缺乏、体液调节因子异常和微环境缺陷等不同类型。

(二)测定血清

测定血清可用于确定血清中是否存在刺激或抑制造血的活性物质,或确定血清中是否有抑制性细胞成分。可将正常骨髓细胞加入待测的血清或提纯的某种成分后进行培养,也可将待测细胞与正常细胞混合培养观察集落形成的变化。

(三)研究药物对造血细胞的作用

在培养体系中加入一定量的待测药物,观察药物对造血祖细胞的影响。

十一、放射性核素检查

放射性核素检查是指应用放射性核素对有关血细胞及其他血液成分进行动力学及病理生理研究,并做骨髓、脾脏扫描显像,可以显示血细胞的生成、分布和破坏部位以及在病理情况下的改变,有助于对某些血液病的诊断及发病机制的探讨。

(一)血容量测定

血容量大约可视为红细胞容量和血浆容量的总和。通过应用^{51}Cr及^{99m}Tc标记红细胞,可测定红细胞容量;通过应用^{131}I、^{125}I及^{99m}Tc标记人血清白蛋白(^{131}I-HAS、^{125}I-HAS、^{99m}TC-HAS)可测定血浆容量。在发生真性红细胞增多症时,患者红细胞容量显著增加,血浆容量往往减少或正常;假性或相对性红细胞增多症患者血浆容量减少,虽然血细胞比容增高,但全身红细胞容量正常。

(二)红细胞寿命测定

用于标记红细胞的放射性核素有^{51}Cr-铬酸钠和^{32}P-氟代磷酸二异丙酯。前者由于方法简便,已成为核医学常规检查方法之一。红细胞寿命的测定有助于对某些血液病做出诊断与治疗,红细胞寿命可作为溶血性贫血的诊断指标之一。临床上常以 22 天为红细胞半衰期的正常值下限。在测定红细胞寿命的同时,进行肝、脾区体表放射性测定,有助于了解红细胞破坏的部位,可作为溶血性贫血、脾功能亢进等患者选择切脾时的参考。

(三)铁代谢检查

放射性铁(^{59}Fe)的示踪检测有助于了解铁的生化作用,及铁的吸收、运转和排泄。在缺铁性贫血、溶血性贫血、红细胞增多症患者,血浆铁更新率增加;在再生障碍性贫血患者,血浆铁更新率降低或正常。

(四)脾扫描

用放射性核素标记红细胞,使其损伤后,再注入体内,损伤的红细胞大部分被脾浓集。根据以上原理进行脾扫描,可显示脾的大小、位置、形态和功能等情况。脾扫描主要用于:脾的定位;了解脾大的程度、脾内有无占位性病变;对脾破裂、脾梗死做出诊断。

(五)骨髓显像

骨髓主要由造血细胞及非造血细胞等成分组成。这些成分各有自己的功能。在原发性或继发性骨髓疾病患者,骨髓成分的数量及功能可能发生改变。用骨髓扫描剂进行骨髓显像,使骨髓中具有功能的细胞成分显像,可有助于诊断某些骨髓疾病。其主要临床意义如下。①鉴别诊断骨髓增生性肿瘤。②探测骨髓局限性病灶。③诊断骨髓转移肿瘤。④寻找再生障碍性贫血患者骨髓中残余的血细胞生成组织。⑤了解溶血时骨髓造血增生状态。⑥选定骨髓穿刺活检部位。

其他影像诊断,如超声显像、CT 扫描、MRI 及 PET 等,对血液病的诊断也有很大的帮助。

血液病的实验室检查项目繁多,应综合分析,全面考虑,从中选择恰当的检查来指导诊断。

第四节 治 疗

一、药物治疗

(一)抗凝剂

肝素可以干扰凝血因子功能、阻止血液凝固,用于防治弥散性血管内凝血(DIC)。肝素的早期应用可防止微血栓形成,避免纤维蛋白原及其他凝血因子的耗竭而引起继发性出血。

1. 作用机制

肝素可增强抗凝血酶Ⅲ(ATⅢ)的作用。ATⅢ是一种 α_2 球蛋白,可通过肽键与凝血因子Ⅱa、Ⅸa、Ⅹa、Ⅺa、Ⅻa 的丝氨酸残基(活性中心)相结合,形成 ATⅢ-凝血酶复合物而使凝血因子灭活。肝素在与 ATⅢ所含的赖氨酸残基结合后,可以加速 ATⅢ灭活上述凝血因子的作用,从而抑制凝血过程的多个环节。

2. 不良反应及注意事项

(1)自发性出血:为主要的不良反应,表现为黏膜出血、关节腔积血和伤口出血等。在使用过程中应控制剂量,仔细检查患者的反应和监测凝血时间(TT)或活化部分凝血酶时间(APTT)。一旦发生出血,应停用肝素,缓慢静脉注射肝素特异性解毒剂硫酸鱼精蛋白进行解救。

(2)血小板减少症:发生率为 5%,是由肝素引起的一过性血小板聚集所致的,多数发生于用药后 7～10d,与免疫反应有关,停药后约 4d 可恢复。

(3)其他:偶可引起皮疹、哮喘、发热等过敏反应;连续应用肝素 3～6 个月,可引起骨质疏松和自发性骨折。

使用注意事项:肝肾功能不全、出血倾向、血小板功能不全和血小板减少症、紫癜、溃疡病、严重高血压,外伤手术后患者及妊娠期、先兆流产、产后妇女禁用。

(二)血液制品

所使用血液制品的成分取决于病情,依据特定的病情使用各种各样的血液制品,如:输注红细胞可使缺氧组织恢复功能;输注白细胞能够抑制抗体反应、控制感染;输注凝血因子、血浆、血小板,可使凝血功能障碍患者正常生活。

(三)补血药

贫血患者循环血液中的血红蛋白量、红细胞数低于正常值。根据病因和发病机制不同,贫血可分为缺铁性贫血、巨幼红细胞性贫血和再生障碍性贫血。对贫血的治疗应采取对因治疗及补充疗法。缺铁性贫血由铁缺乏所致，需补充铁剂。巨幼红细胞性贫血由叶酸和维生素 B_{12} 缺乏所致，应补充叶酸和维生素 B_{12} 进行治疗。再生障碍性贫血是由骨髓造血功能被抑制所致的，药物治疗比较困难。

(四)促凝血因子生成药

维生素 K 可通过参与肝脏合成凝血因子的过程，防治维生素 K 缺乏引起的出血性疾病，包括维生素 K 吸收障碍、合成障碍、凝血酶原过低导致的出血。

1. 作用机制

维生素 K 是 γ-羧化酶的辅酶，主要作用是参与凝血因子 II、VII、IX、X 在肝脏内的合成，促进凝血因子前体蛋白分子氨基末端残基羧化，使这些凝血因子具有生理活性，并与钙离子结合，再与带有大量负电荷的血小板磷脂结合而发挥凝血作用。在羧化反应过程中，氢醌型维生素 K 转变成环氧型维生素 K，后者在还原性辅酶 I(NADH)的作用下可再还原为氢醌型而循环利用。若维生素 K 缺乏，凝血因子 II、VII、IX、X 的合成将停留于前体状态，凝血酶原时间延长，从而引起出血。

2. 不良反应及注意事项

(1)胃肠道反应：口服维生素 K_3 或维生素 K_4 时，因刺激性强，易引起恶心、呕吐等胃肠道反应。

(2)溶血性贫血：较大剂量的维生素 K_3、K_4 可致新生儿、早产儿发生溶血性贫血、高胆红素血症和黄疸。

(3)其他：维生素 K_1 静脉注射过快可造成患者面部潮红、出汗、胸闷、血压下降甚至虚脱。因此，维生素 K_1 一般以肌内注射为宜。

二、输血治疗

输注血液制品可以有效改善患者症状，如输注红细胞可使缺氧组织恢复功能；输注白细胞能够抑制抗体反应、控制感染；输注凝血因子、血浆、血小板等可以纠正凝血因子缺乏，有效阻止和预防出血。

第五节　血液和免疫系统急危重症和相关护理

一、急性白血病

(一)概　述

急性白血病(AL)是一组起源于造血干细胞的恶性克隆性疾病。不成熟的造血细胞大量增殖并蓄积于骨髓和外周血，导致正常造血功能受抑制，同时可浸润肝、脾、淋巴结等组织器官，临床表现为一系列浸润征象。急性白血病病情发展迅速，如不及时治疗，患者可于数月内死亡。急性白血病可分为急性髓系白血病(AML)和急性淋巴细胞白血病(ALL)两大类。

(二)分　型

急性白血病法美英(FAB)分型系统是一系列关于急性白血病的分型诊断标准。

1. 急性髓系白血病的 FAB 分型

(1)M_0(急性髓系白血病未分化型,minimally differentiated AML)。

(2)M_1(急性粒细胞白血病未分化型,AML without maturation)。

(3)M_2(急性粒细胞白血病部分分化型,AML with maturation)。

(4)M_3(急性早幼粒细胞白血病,acute promyelocytic leukemia,APL)。

(5)M_4(急性粒-单核细胞白血病,acute myelomonocytic leukemia,AMML)。

(6)M_5(急性单核细胞白血病,acute monocytic leukemia,AMoL)。

(7)M_6(急性红白血病,erythroleukemia,EL)。

(8)M_7(急性巨核细胞白血病,acute megakaryoblastic leukemia,AMeL)。

2. 急性淋巴细胞白血病的 FAB 分型

(1)L_1:原幼淋巴细胞以小细胞(直径$\leqslant 12\mu m$)为主,胞浆少,核型规则,核仁小而不清楚。

(2)L_2:原幼淋巴细胞以大细胞(直径$>12\mu m$)为主,胞浆较多,核型不规则,常见凹陷或折叠,核仁明显。

(3)L_3:原幼淋巴细胞以大细胞为主,大小一致,胞浆多,内有明显空泡,胞浆嗜碱性,染色深,核型规则,核仁清楚。

(三)病因和发病机制

急性白血病的病因和发病机制尚未明确,危险因素可能包括一些病毒感染、遗传和免疫因素、接触放射性物质和某些化学物质,主要为骨髓和淋巴组织中恶性白细胞前体大量增殖,并在外周、骨髓和其他组织中大量积聚。

(四)临床表现

1. 起病情况

急性白血病起病急缓不一。急者可以是突然高热,类似"感冒",也可以有严重的出血倾向。缓慢者可表现为脸色苍白、皮肤紫癜、月经过多,或拔牙后出血难止而就医才发现。少数病例的首发症状为抽搐、失明、牙龈肿胀、面神经麻痹、心包积液等。

2. 感染、发热及出汗

发热是急性白血病的一种常见症状,不同患者发热程度及热型各异。急性白血病常见的感染类型为呼吸道感染,尤以肺炎、咽炎、扁桃体炎多见。未缓解病例常有盗汗;完全缓解时,盗汗大多消失,但由于体质虚弱,仍可有自汗。

3. 出血

急性白血病以出血为早期表现者近 40%,出血量可多可少,最常见皮下、口腔、鼻腔出血,严重者可发生消化道、呼吸道甚至颅内出血。出血原因一般为血小板明显减少,尤其在血小板低于 20×10^9/L 时。此外,早幼粒与单核细胞白血病容易并发弥散性血管内凝血,常表现为多部位出血,且患者极易发生颅内出血而死亡。当血液中白血病细胞大量增多时,白血病原始细胞在血管内聚集停滞,损伤小动脉、小静脉的内皮,引起局部严重出血。出血可发生在任何器官。最危险的是患者发生脑部出血而导致死亡,少数幸存病例也有严重的神经系统后遗症。

4.贫血

急性白血病患者贫血严重程度不一,常与出血的程度不成比例,半数患者就诊时已有重度贫血。患者出现贫血的相应症状,如苍白、乏力、气促及心悸等。贫血的主要原因有幼红细胞代谢被异常增生的白血病细胞干扰,白血病患者隐性溶血现象及红细胞的无效生成。抗白血病药物(如阿糖胞苷、甲氨蝶呤、柔红霉素等)多干扰核酸的代谢,使幼红细胞呈巨幼样改变,在未达到完全缓解前,化疗药物常加重贫血。

5.器官和组织浸润的表现

(1)肝脾大:约见于半数白血病患者。肝脾通常在肋缘下4cm以内,大多表面光滑,无触痛。急性白血病患者虽有肝脾大,但临床上常无明显肝功能损害。

(2)淋巴结肿大:急性白血病患者常有轻度淋巴结肿大,以急性淋巴细胞白血病最常见,发生率可达90%以上。与其他类型相比,急性淋巴细胞白血病患者肿大的淋巴结不仅多见,而且散布广泛且肿大较显著。

(3)中枢神经系统表现:中枢神经系统出血多见于白血病原始细胞急剧增多,并发弥散性血管内凝血或血小板明显减少者。出血可发生于脑、脑膜、蛛网膜下腔或脊髓,以脑出血最多见。患者常有头痛、眼底出血、癫痫样痉挛发作、进行性意识障碍等,预后差。由于多种化疗药物不易透过血-脑屏障,致使中枢神经系统成为白血病细胞的"庇护所"。脑膜浸润亦较为常见,临床表现与脑膜炎类似,患者可有头痛、呕吐、视乳头水肿等。脑脊液检查表现为压力增高,白细胞数增多,蛋白质轻度增加,糖减少,并可检查到白血病细胞。中枢神经系统白血病可发生在疾病的各个时期,但常发生在缓解期,以急性淋巴细胞白血病最常见,儿童患者尤甚。轻者表现为头痛、头晕;重者有呕吐、颈项强直,甚至抽搐、昏迷。

(4)骨骼和关节表现:急性白血病患者常有胸骨压痛,这具有诊断意义。白血病也可浸润关节。骨关节疼痛较多见于儿童,可呈游走性,易被误诊为风湿病,但表面无红、肿、热等现象。

(5)五官和口腔表现:白血病细胞可浸润鼻黏膜,引起鼻黏膜糜烂、破溃,并可引起鼻出血。粒细胞肉瘤,或称绿色瘤,常累及骨膜,以眼眶部位最常见,可引起眼球突出、复视或失明。急性淋巴细胞白血病患者可能有泪腺、腮腺或其他腺体同时被浸润和肿大的现象。急性单核细胞白血病患者还常出现牙龈肿胀出血、口腔溃疡和咽痛。

(6)睾丸表现:在睾丸受浸润时,可出现无痛性肿大,多为一侧性;另一侧虽不肿大,但活检时也往往有白血病细胞浸润。睾丸白血病多见于化疗后的男性幼儿或青年急性淋巴细胞白血病患者,是仅次于中枢神经系统白血病的髓外复发根源。

(五)辅助检查

1.血常规

(1)白细胞可增多、正常或减少,大多数患者白细胞计数超过$10\times10^9/L$,低者白细胞计数可$<1.0\times10^9/L$。

（2）原始和（或）幼稚细胞占 30％～90％，甚至高达 95％以上。

（3）部分患者红细胞大小不等，可找到幼红细胞。

（4）约 50％患者的血小板计数低于 $60×10^9/L$；晚期，血小板极度减少。

2.骨髓象

骨髓检查是诊断急性白血病时必做的检查，其结果也是诊断的主要依据。多数病例骨髓增生极度或明显活跃，主要是白血病性的原始细胞。因较成熟的中间阶段细胞缺如，并残留少量成熟粒细胞，所以可形成"裂孔"现象。

3.细胞化学检验

细胞化学检验主要用于协助进行各类白血病的形态学鉴别。

4.血液生化检查

（1）血清尿酸浓度增高，特别在化疗期间，这是由大量细胞破坏分解所引起的。尿酸排泄量可增加，甚至出现尿酸结晶。

（2）在患者发生弥散性血管内凝血时，常出现凝血异常。

（3）在出现中枢神经系统白血病时，脑脊液压力增高、白细胞数增多（$>0.01×10^9/L$）、蛋白质增多（$>450mg/L$）、$β_2$ 微球蛋白增多、糖定量减少。

（六）治　疗

1. 对症支持治疗

（1）高白细胞血症的紧急处理：高白细胞血症（$>100×10^9/L$）不仅会增加患者的早期死亡率，而且也会增加髓外白血病的发病率和复发率。当循环血液中白细胞计数极度增高（$>200×10^9/L$）时，还可发生白细胞淤滞症（leukostasis），表现为呼吸窘迫、低氧血症、头晕、言语不清、反应迟钝、中枢神经系统出血及阴茎异常勃起等。一旦出现，可使用血细胞分离机，单采清除过高的白细胞，同时给予化疗药物和补液治疗，并预防高尿酸血症、酸中毒、电解质平衡紊乱和凝血异常等并发症。

（2）防治感染：是保证急性白血病患者争取有效化疗或进行骨髓移植、降低死亡率的关键措施之一。患者如出现发热，应及时查明感染部位并查找病原菌，及时使用有效的抗生素。

（3）改善贫血：对严重贫血者给予吸氧，输注浓缩红细胞，维持 $Hb>80g/L$。但在白细胞淤滞症时，不宜立即输红细胞，以免进一步增加血液的黏稠度。

（4）防治出血：对血小板低者，可输浓缩血小板悬液，保持血小板 $>20×10^9/L$。在并发弥散性血管内凝血时，给予相应的处理。

（5）防治尿酸性肾病：由于白血病细胞大量破坏，使血清及尿液中的尿酸水平明显升高，析出的尿酸结晶可积聚于肾小管，导致患者出现少尿甚至急性肾衰竭。因此，应嘱患者多饮水，或给予静脉补液，以保证足够尿量；可以碱化尿液和口服别嘌醇，以促进尿酸排泄和抑制尿酸结晶在肾内生成与沉积。

（6）纠正水、电解质及酸碱平衡失调：在化疗前及化疗期间均应监测水、电解质和酸碱平衡，及时发现异常并加以纠正，以保证机体内环境的相对稳定和药物疗效的正常发挥。

2. 化学药物治疗

化学药物治疗（简称化疗）是目前治疗白血病的最主要方法，也是造血干细胞移植的基础。

（1）化疗的阶段性划分：急性白血病的化疗过程可分为两个阶段，即诱导缓解和缓解后治疗。①诱导缓解：是急性白血病治疗的起始阶段。主要机制是通过联合化疗，迅速、大量地杀灭白血病细胞，使机体恢复正常造血功能，让患者尽可能在较短的时间内获得完全缓解（complete remission，CR）。完全缓解即患者的症状和体征消失；血常规的白细胞分类中无幼稚细胞；骨髓象中，相关系列的原始细胞与幼稚细胞之和<5%。患者能否获得完全缓解是急性白血病治疗成败的关键。②缓解后治疗：是患者获得完全缓解后治疗的延续阶段。由于急性白血病患者在达到完全缓解后，体内尚有 $10^8 \sim 10^9$ 个左右的白血病细胞，且在髓外某些部位仍可有白血病细胞的浸润，这些是疾病复发的根源，所以缓解后治疗主要通过进一步巩固与强化治疗，彻底消灭残存的白血病细胞，防止病情复发，这对延长完全缓解期和无病存活期及争取治愈有决定性作用。

（2）全身化疗：选择作用于细胞周期不同阶段的药物，制定联合化疗方案，可提高疗效及延缓抗药性的发生。

3. 中枢神经系统白血病的防治

对中枢神经系统白血病患者，需要行药物鞘内注射治疗或脑-脊髓放疗。常用的化疗药物有氨甲喋呤、阿糖胞苷等，同时可应用一定量激素以减轻药物刺激引起的蛛网膜炎。对脑脊液正常的急性淋巴细胞白血病患者，也需要预防性应用治疗药物鞘内注射。

4. 造血干细胞移植

造血干细胞移植通过大剂量放化疗预处理，清除患者体内肿瘤细胞或异常细胞，再将自体或异体造血干细胞移植给患者，使患者重建正常造血及免疫系统。造血干细胞移植主要包括骨髓移植、外周血干细胞移植、脐血干细胞移植等。其中，异基因造血干细胞移植是急性白血病的唯一根治手段。

5. 细胞因子治疗

细胞因子具有促进造血细胞增殖的作用。粒细胞-巨噬细胞集落刺激因子（G-CSF）和粒-单集落刺激因子（GM-CSF）与化疗同时应用或在化疗后应用，可以减轻化疗所致的粒细胞缺乏，缩短粒细胞恢复时间，提高患者对化疗的耐受性。

6. 老年急性白血病的治疗

60 岁以上的老年急性白血病多由骨髓增生异常综合征转化而来或继发于某些理化因素、耐药、重要脏器功能不全、不良核型，更应强调个体化治疗。多数患者化疗药物需减量，以降低治疗相关死亡率；对于少数体质好又有较好支持条件的患者，可采用标准剂量的治疗方案。

（七）护理措施

1. 避免感染是对急性白血病患者护理中的一个重要部分。每 2～4 小时监测 1 次生命体征，评估早期感染症状，如有无发热、寒战、心动过速和呼吸急促。对发热温度超过 38.3℃且白细胞计数减少的患者，必须迅速给予抗生素治疗。

2. 观察患者有无出血倾向，全身皮肤有无瘀点、瘀斑。患者如有头痛、恶心、呕吐、视力改变，应警惕颅内出血的可能。

3. 避免使用阿司匹林和含有阿司匹林的药物。

4. 在直肠测体温、应用直肠栓剂和直肠指诊时,避免损伤黏膜;同时采取措施以防止便秘。

5. 避免肌内注射和有创置管。

6. 经常检查患者口腔和用盐水漱口,防止口腔溃疡。

7. 通过建立信任关系促进交流,并给予患者心理支持。

8. 做好健康教育。

(1)活动与饮食指导:缓解期生活要有规律,保持良好的生活方式,保证充足的休息和睡眠,适当进行活动,如散步、游泳、打太极拳等,以提高机体抵抗力。合理饮食、保证营养,饮食应清淡、易消化,少食用刺激性食物。

(2)预防感染和出血的指导:注意个人卫生,少去人群拥挤的地方,注意保暖,避免受凉,学会自测体温;经常检查口腔、咽部有无感染;勿用牙签剔牙,用手挖鼻孔;预防和避免各种外伤。

(3)用药指导:遵医嘱用药,不要使用对骨髓造血系统有损害的药物。

(4)门诊随访指导:定期门诊复查血常规;若出现发热、出血及骨、关节疼痛,要及时到医院检查。

(5)个人防护指导:长期接触放射性核素或苯类化学物质的工作人员,必须严格遵守劳动保护制度,并定期进行体检。

二、弥散性血管内凝血

(一)概　述

弥散性血管内凝血(disseminated intravascular coagulation,DIC)是一种严重的血凝性疾病,可作为加速凝血疾病的一种并发症。本病可引起小血管堵塞、器官坏死、循环中的凝血因子、血小板耗竭和溶纤维蛋白(促进凝血)系统的活化。

(二)病　因

感染性疾病是弥散性血管内凝血的最常见病因,其他病因包括产科并发症、肿瘤、大面积烧伤或创伤引起的组织坏死、脑组织破坏、移植排异或肝坏死、中暑、休克、毒蛇咬伤、肝硬化、脂肪栓塞、非配型输血、心搏骤停、心肺转流术、严重的静脉血栓形成等。

(三)发病机制

上述各种原因导致组织损伤和细胞破坏(包括局部组织、血管内皮与血小板损伤),促使组织因子释放或其他类似物质直接作用(如蛇毒、细菌毒素等),启动外源性或内源性凝血途径,激活机体的凝血系统,导致弥散性微血栓形成,并可直接或间接激活纤溶系统,激发纤溶亢进。随着大量血小板及凝血因子被消耗,纤溶酶形成后对凝血因子的降解作用增强,血液处于一种低凝状态,从而引发广泛性出血。此外,弥散性微血栓形成和(或)微循环功能障碍,可造成组织器官供血不足,导致一个或多个器官功能衰竭。

（四）临床表现

除原发病的症状和体征外，弥散性血管内凝血常见的临床表现有出血，低血压、休克或微循环障碍，栓塞与溶血等。具体表现可因原发病及弥散性血管内凝血疾病分期的不同而有较大差异。

1. 出血

出血的发生率为 84%～95%，是弥散性血管内凝血的最常见症状之一。出血多突然发生，为广泛、多发的皮肤黏膜自发性、持续性出血；伤口和注射部位渗血可呈大片瘀斑。严重者可有内脏出血，表现为呕血、便血、咯血、阴道出血及血尿，甚至发生颅内出血而导致死亡。此外，若为分娩或产后发生弥散性血管内凝血，则经阴道流出的血液完全不凝或仅有很小的凝血块。有学者认为，在有基础病变的前提下，若同时出现 3 个或以上无关部位的自发性和持续性出血，则对弥散性血管内凝血具有诊断价值。

2. 低血压、休克或微循环障碍

低血压、休克或微循环障碍的发生率约为 30%～80%，与多种因素综合作用有关，如：弥散性微血栓形成导致回心血量减少；广泛持续性出血导致有效循环血量减少；心肌受损、收缩力下降导致心排血量减少；局部炎症反应、血管活性物质产生增多导致血管扩张，使周围循环阻力下降等。轻症常表现为低血压，重症则出现休克或微循环障碍，且早期可出现单个或多个重要器官功能不全，包括肾、肺及大脑等。患者常表现为四肢皮肤湿冷、发绀，少尿或无尿，并可出现呼吸困难及不同程度的意识障碍。休克可进一步加剧组织缺血、缺氧与坏死，从而促进弥散性血管内凝血的发生与发展，形成恶性循环。休克的严重程度与出血量不成比例，且常规处理效果不佳。顽固性休克是弥散性血管内凝血病情严重及预后不良的先兆。

3. 栓塞

栓塞的发生率约为 40%～70%，与弥散性微血栓的形成有关。皮肤黏膜栓塞可使浅表组织缺血、坏死及形成局部溃疡；内脏栓塞常见于肾、肺、脑等，可引起急性肾衰竭、呼吸衰竭、颅内高压等，从而导致相应的症状与体征。

4. 溶血

溶血可见于约 25% 的患者。微血管病性溶血是指弥散性血管内凝血时微血管管腔变窄，当红细胞通过腔内的纤维蛋白条索可引起机械性损伤和碎裂而导致溶血。溶血症状一般较轻，早期不易被察觉；大量溶血时可出现黄疸。

（五）辅助检查

1. 消耗性凝血障碍方面的检测

消耗性凝血障碍方面的检测指关于血小板及凝血因子消耗减少的相关检查及结果。

（1）弥散性血管内凝血时，血小板计数减少。

（2）凝血酶原时间（PT）延长，纤维蛋白原定量减少。

（3）抗凝血酶Ⅲ（ATⅢ）含量及活性降低；凝血因子Ⅷ活性降低。

（4）活化部分凝血活酶时间（APTT）延长。

2.继发性纤溶亢进方面的检测

继发性纤溶亢进方面的检测指关于纤溶亢进及纤维蛋白降解产物生成增多的检测。

（1）弥散性血管内凝血时，纤溶酶及纤溶酶原激活物的活性增高。

（2）纤维蛋白（原）的降解产物（FDP）明显增多。

（3）血浆鱼精蛋白副凝试验（3P试验）阳性。

（4）D-二聚体定量增高或定性阳性。

3.其他

弥散性血管内凝血时，周围血涂片红细胞形态常呈盔形、多角形、三角形或碎片等改变。近年来，关于弥散性血管内凝血及弥散性血管内凝血前期（Pre-弥散性血管内凝血）的实验诊断有了进一步的发展，对弥散性血管内凝血的早期诊断、病情观察及治疗效果判断意义重大，如检测组织因子活性或抗原浓度（TF）、凝血酶调节蛋白（TM）、血浆纤溶酶激活剂抑制物的活性（PAI-I）和组织型纤溶酶激活物的活性（t-PA）等。

（六）治 疗

弥散性血管内凝血的治疗原则是序贯性、及时性、个体化及动态性。

1.去除诱因、治疗原发病

去除诱因、治疗原发病是有效救治弥散性血管内凝血的前提和基础，包括积极控制感染性疾病、处理外伤、治疗肿瘤、防止休克、纠正电解质和酸碱平衡紊乱等。

2.抗凝疗法

抗凝疗法是终止弥散性血管内凝血、减轻器官功能损伤、重建凝血-抗凝功能平衡的重要措施。

（1）肝素：是治疗弥散性血管内凝血首选的抗凝药物。对于急性或暴发型弥散性血管内凝血，通常选用肝素钠 10000～30000U/d，一般为 15000 U/d 左右静滴，每 6 小时用量不超过 4000～6000U，根据病情可连用 3～5d。另一种剂型为低分子肝素，与肝素钠相比，其抑制 Fxa 的作用较强，较少依赖 AT-Ⅲ，较少引起血小板减少及出血，且半衰期较长，目前临床上应用已逐渐趋于广泛。常用剂量为 75U/(kg·d)，1 次或分 2 次皮下注射，连续用药 3～5d。

根据病情需要，肝素用量分 4 个等级：微剂量（1250～3125 U/d），小剂量（7250～15000 U/d），大剂量（＞37500 U/d）和超剂量（＞72500 U/d）；用法可为间歇静滴法、持续静滴法，紧急情况下可稀释后静注。低分子肝素多采用分次皮下注射。①肝素治疗的指征：a.弥散性血管内凝血早期（高凝期）。b.血小板及凝血因子水平急剧或进行性下降，迅速出现紫癜、瘀斑及其他部位的出血。c.微血管栓塞表现明显（如出现器官功能衰竭）。d.消耗性低凝状态且基础病变短期内不能被去除，在补充凝血因子的情况下使用。②应慎用肝素的情况：a.弥散性血管内凝血后期，患者有多种凝血因子缺乏及明显纤溶亢进。b.蛇毒所致的弥散性血管内凝血。c.近期有肺结核大咯血或消化性溃疡活动性大出血。d.手术后或损伤创面未经良好止血者。

（2）其他抗凝及抗血小板聚集药物：复方丹参注射液、抗凝血酶等。①复方丹参注射液：具有类似于抗凝血酶的活性与效应，安全、有效，无须严密的凝血监测，可单独或与肝素合用，常用剂量为 30～60mL，加入 5％葡萄糖注射液 100～200mL 静滴，每天 2～3 次，连续应用 3～5d。②抗凝血酶（AT）：具有抗凝、抗炎症及促使肝素发挥疗效的多重效应，与肝素合用可减少肝素用量,增强疗效,降低肝素停药后的血栓发生率;对于菌血症休克引起的弥散性血管内凝血,抗凝效果较好,强调早期应用,常用量为每次 1500～3000U,每天 1～2 次,连续应用 3～5d。③双嘧达莫、阿司匹林、低分子右旋糖酐、噻氯匹定:有辅助治疗价值。

(3)补充凝血因子和血小板:适用于凝血因子及血小板明显减少,且已进行基础病变治疗及抗凝治疗,但弥散性血管内凝血仍未能有效控制的患者。对 APTT 显著延长者,可输新鲜全血、新鲜血浆或冷沉淀物,以补充凝血因子。对纤维蛋白原水平显著降低(<1g/L)或血小板显著减少者,可分别输注纤维蛋白原浓缩剂或血小板悬液。

(4)抗纤溶治疗:适用于继发性纤溶亢进为主的弥散性血管内凝血晚期患者,一般应在有效进行原发病治疗、抗凝治疗及补充凝血因子的基础上应用。常用药有氨基己酸、氨甲苯酸等。

(5)其他:尿激酶溶栓治疗适用于弥散性血管内凝血后期,脏器功能衰竭明显而经上述治疗无效者;糖皮质激素治疗可用,但不能常规应用。

(七)护理措施

1. 监护与治疗

(1)严密监测患者的心脏、呼吸、神经系统指标,开始时至少每 30 分钟 1 次。评估患者的呼吸音并监测生命体征和心脏节律。

(2)评估患者有无出血和低血容量性休克的征象。如果有医嘱,协助插入肺动脉导管,并监测血流动力学参数,包括肺动脉压和心排血量。当肺动脉压或血压下降时,应通知医生,因为这是休克或出血的一个征象。观察患者皮肤颜色及外周和末梢循环再灌注情况,注意皮肤和黏膜有无出血征象。

(3)注意经常检查所有的静脉穿刺部位,在注射部位加压止血至少 15min。

(4)监测患者的诊断性实验室数据。遵医嘱给予全血、新鲜冰冻血浆或血小板。

(5)每小时监测 1 次患者的液体出入量,尤其在输入血液制品时,观察有无输液反应和液体负荷过重的表现。

(6)观察患者有无弥散性血管内凝血的潜在并发症,包括由凝血加速导致的肺栓塞、急性肾小管坏死和多器官衰竭。

(7)遵医嘱给氧,监测氧饱和度及血气结果,评估有无低氧血症,适时给予气管插管和机械通气。

2. 提供舒适的环境,给予心理支持

(1)尽量使患者安静、舒适,以减少需氧量。如患者能耐受,可采取半卧位,尽可能使其胸腔扩张至最大。

(2)为患者及其家属提供情感支持。

3. 健康教育

(1)疾病知识的指导:向患者和家属解释疾病的可能原因、主要表现、临床诊断、治疗配合和预后等。特别要解释反复进行实验室检查的重要性和必要性,以及治疗的目的、意义和不良反应。

(2)心理指导:劝导家属多关心和支持患者,以缓解患者的不良情绪,提高战胜疾病的信心,主动配合治疗。

三、特发性血小板减少性紫癜

(一)概　述

特发性血小板减少性紫癜(idiopathic thrombocytopenic purpura,ITP),也称免疫性血小板减少性紫癜(immune thrombocytopenic purpura),是临床上最常见的一种血小板减少性疾病。主要是由于抗自身血小板抗体与血小板结合而引起血小板破坏增加。ITP 的人群发病率约为 1/10000,女性和男性的发病比例约为(2~3):1。在临床上分为急性和慢性。

(二)病　因

1. 急性 ITP 通常由病毒感染引起,如风疹或疱疹。
2. 慢性 ITP 很少由感染引起,其发病与免疫紊乱有关(如系统性红斑狼疮),也可能由药物反应引起。

(三)发病机制

血小板膜表面存在 IgG 或其他抗体,之后这些致敏的血小板被破坏,它们的破坏发生于肝脾网状内皮系统。

(四)临床表现

1. 起病情况

急性 ITP 多见于儿童,起病突然,大多在出血症状发作前 1~3 周有感染病史,包括病毒性上呼吸道感染、风疹、水痘、麻疹病毒或 EB 病毒感染等,也可见于接种疫苗后。常起病急,可有畏寒、发热等前驱症状。

慢性 ITP 起病隐匿,多见于中青年女性。

2. 出血症状

ITP 出血常呈紫癜性,表现为皮肤黏膜瘀点、瘀斑。紫癜通常分布不均。出血多位于血液淤滞部位或负重区域的皮肤,如手臂压脉带以下的皮肤,机体负重部位(如踝关节)周围皮肤,以及易于受压部位(包括腰带及袜子受压部位)的皮肤等。皮损压之不褪色。黏膜出血包括鼻出血、牙龈出血、口腔黏膜出血以及血尿;女性患者可以月经增多为唯一表现。严重的血小板减少可导致颅内出血,但发生率<1%。急性 ITP 多为自限性,一般病程为 4~6 周,95% 的病例可自行缓解。慢性 ITP 呈反复发作,少见自发性缓解,即使缓解也不完全,每次发作可持续数周或数月,甚至迁延数年。

3. 其他表现

除非有明显的大量出血,一般不伴有贫血。ITP 患者一般无脾大。脾大则提示骨髓增殖性疾病或继发性血小板减少症等。

(五)辅助检查

1.血常规

血常规可表现为外周血血小板数目明显减少：急性ITP发作期，血小板计数常$<20\times10^9$/L，甚至$<10\times10^9$/L；慢性ITP，血小板数目常为$(30\sim80)\times10^9$/L。血小板体积常增大(直径$3\sim4\mu m$)，平均血小板体积增大，血小板分布宽度增加，反映了血小板生成加速和血小板大小不均的异质程度。红细胞计数一般正常。如有贫血，常为正细胞性贫血，并与血液丢失程度呈正比。白细胞计数与分类往往正常。

2.止血和血液凝固试验

止血和血液凝固试验表现为出血时间延长，血块退缩不良，束臂试验阳性见于ITP。凝血机制及纤溶机制检查则正常。

3.骨髓象

骨髓象表现为骨髓巨核细胞数目增多或正常，细胞体积增大，可呈单核、胞浆量少、颗粒缺乏等成熟障碍改变。红系和粒系通常正常。

4.抗血小板抗体

在大部分ITP患者的血小板或血清中，可检测出抗血小板膜糖蛋白(GP)复合物的抗体。

(六)治　疗

1.糖皮质激素

糖皮质激素是治疗ITP的首选药物，可以减少血小板抗体生成及减轻抗原抗体反应，抑制单核-巨噬细胞系统对血小板的破坏，改善毛细血管通透性，刺激骨髓造血以及向外周血释放血小板。

2.脾切除

脾切除能够减少血小板抗体产生及消除对血小板的破坏。

3.免疫抑制剂

免疫抑制剂一般不作为首选，可用于经以上治疗无效或疗效差者，可与糖皮质激素合用。常用的免疫抑制剂有长春新碱、环磷酰胺、硫唑嘌呤、环孢素等。

4.急症的处理

若患者血小板计数低于20×10^9/L，出血广泛、严重，已有或已发生颅内出血，或近期将实施手术或分娩，则可输血及血小板悬液；对于严重出血、手术前准备，可用大剂量丙种球蛋白；为抑制单核-巨噬细胞系统对血小板的破坏，可用大剂量甲泼尼龙；对新发作的急性型患者，可用血浆置换。

(七)护理措施

1.监护与治疗

(1)监测患者的心肺情况，并评估出血征象。

(2)监测实验室检查结果，遵医嘱给予丙种球蛋白。

(3)严密监测正接受免疫抑制剂治疗患者的各项指标和临床表现(如有无骨髓抑制、感染、黏膜炎、胃肠道溃疡、严重腹泻或呕吐等)。

2.一般护理

出血严重的患者应卧床休息,进高蛋白、高热量、高维生素的饮食。根据具体病情指导饮食,如有牙龈出血时,食物的温度不宜太高;多吃蔬菜和水果,防止便秘;禁止吃坚硬、多刺、辛辣的事物,最好进半流质饮食或软食。

3.预防和避免出血加重

(1)减少活动,当血小板计数过低时,应卧床休息。避免一切可能造成身体受损伤的因素,如禁用牙签剔牙或用硬牙刷刷牙,剪短指甲以防皮肤抓伤等。保持皮肤清洁,穿棉质宽松的衣物,床单整洁,以免皮肤受刺激引起出血。

(2)要积极预防并及时处理便秘、咳嗽,因为便秘、剧烈咳嗽会升高颅内压,有可能导致颅内出血。

(3)避免使用可能引起血小板减少或抑制血小板功能的药物,如阿司匹林、吲哚美辛、双嘧达莫、保泰松、噻氯匹定等。

4.病情观察

(1)观察患者皮肤、黏膜有无出血,注意出血部位和出血量。

(2)监测血小板计数、出血时间。在血小板计数低于 20×10^9/L 时,要卧床休息。

(3)严密观察患者的生命体征及神志变化,若有头痛、呕吐、烦躁不安、嗜睡甚至惊厥、颈项抵抗,提示颅内出血。颅内出血时,若患者出现呼吸变慢不规则、双侧瞳孔大小不等,提示合并脑疝。消化道出血时,患者常有腹痛、黑便。若有血尿,提示肾出血。若患者面色苍白加重,呼吸、脉搏增快,出汗,血压下降,提示有失血性休克。

5.用药护理

若患者需长期服用糖皮质激素,则应向其解释该药可引起医源性库欣综合征,易诱发或加重感染。在长春新碱滴注过程中注意用黑布遮盖,以免药物持续遇光而被破坏。长春新碱的副作用为骨髓造血功能受抑制及末梢神经炎等。环磷酰胺可致出血性膀胱炎等。让患者了解药物的作用及不良反应,以便患者主动配合治疗。用药期间定期检查血压、血糖、尿糖、白细胞分类及计数等,并观察药物的疗效及不良反应。

6.心理护理

理解患者的不良情绪反应(烦躁、焦虑甚至恐惧等),多与患者交谈,安慰患者,耐心解答患者提出的各种问题;护理操作时要沉着冷静、敏捷准确,增加患者的安全感和信任感。取得家属的紧密配合,增强患者战胜疾病的信心。

7.健康教育

(1)疾病知识指导:向患者讲解本病的相关知识,指导患者及其家属压迫止血的方法。

(2)自我保护方法指导:服药期间不与感染患者接触,去公共场所需佩戴口罩,衣着适度,尽可能避免感染。预防外伤,如不用硬质牙刷、不挖鼻孔、不做易发生外伤的运动。

(3)用药指导:长期服用糖皮质激素者,不可自行减量或擅自停药,否则会出现反跳现象。避免使用可造成血小板减少或抑制血小板功能的药物。低盐饮食,每周监测体重,防止水钠潴留。

(4)定期复查:嘱患者定期门诊复查血小板计数,一旦发生出血,及时就医。

参考文献

[1]葛均波,徐永健,王辰.内科学[M].9版.北京:人民卫生出版社,2018.

[2]中华医学会血液学分会血栓与止血学组.弥散性血管内凝血诊断中国专家共识(2017年版)[J].中华血液学杂志,2017,38(5):361-363.

[3][美]Springhouse工作室.轻松内外科护理[M].曹立瀛,杜艳英,吴寿岭,译.北京:北京大学医学出版社,2010.

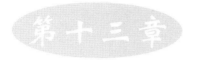

创 伤

第一节 创伤分类

一、概 述

创伤(trauma)可分为狭义和广义两种。狭义的创伤是指机械性致伤因素作用于机体,造成机体组织结构完整性的破坏和(或)功能障碍。广义的创伤,也称为损伤(injury),是指人体受外界某些物理性(如机械性、高热、电击等)、化学性(如强酸、强碱、农药及毒剂等)或生物性(虫、蛇、犬等动物咬蜇)致伤因素作用后所出现的组织结构的破坏和(或)功能障碍。严重创伤是指危及生命或肢体的创伤,常为多部位、多脏器的多发伤,病情危重,伤情变化迅速,死亡率高。

二、创伤分类

创伤所涉及的范围很广,可累及各种组织和器官,因此很难用一种方法进行分类。常用的有如下几种分类方法。

(一)根据致伤因子分类

根据致伤因子分类,可分为冷兵器伤、火器伤、烧伤、冻伤、冲击伤、化学伤等。

1.冷兵器伤是指不用火药发射,而用武器(如刀、剑、匕首等)的利刃或锐利端所致的损伤。

2.火器伤是指由子弹、弹片等投射物击中所致的损伤。

3.烧伤是指因热力作用引起的损伤。

4.冻伤是指因寒冷环境而造成的全身性或局部性损伤。

5.冲击伤是指冲击波作用下所造成的损伤。

6.化学伤是指因人体接触或沾染化学毒剂的电离辐射而造成的损伤。

(二)按伤口是否开放分类

按损伤局部体表结构的完整性是否被破坏,创伤可分为开放性和闭合性两大类。

1.开放性创伤指皮肤或黏膜表面有伤口,且伤口与外界相交通的损伤,常见的有擦伤、撕裂伤、切割伤、砍伤、刺伤、贯通伤（有入口和出口）、盲管伤（有入口无出口）、开放性骨折、火器伤等。

2.闭合性创伤指皮肤和黏膜表面完整而无伤口的损伤,常见的有挫伤、扭伤、挤压伤、震荡伤、关节脱位或半脱位、闭合性骨折、闭合性内脏伤等。

(三)按损伤部位分类

人体致伤部位的区分和划定与正常解剖部位相同,可分为颅脑伤、颌面颈部伤、胸部伤、腹部伤、骨盆部伤、脊柱脊髓伤、上肢伤、下肢伤。

(四)按伤后伤情的轻重分类

按伤后伤情的轻重,创伤可分为轻伤、中度伤、重伤。

1.轻伤无内脏伤,仅体表轻微擦伤或挫伤,或有出血不多的开放性软组织伤、小的单纯性骨折、小面积烧伤等。此类伤基本不影响生活自理能力,经急诊处理后,患者即可出院。

2.中度伤(如上肢开放性骨折、一般腹腔脏器伤、肢体挤压伤等)损伤较重,但患者一般无生命危险,生活自理能力受到一定程度的影响,可能遗留功能障碍。

3.重伤多为重要脏器和部位的严重损伤,有生命危险,部分伤员在治愈后遗留较严重的残疾。

第二节　创伤评分

创伤严重度评分是根据损伤的解剖学和生理学改变,以模拟数学方法量化评估创伤的严重程度。实用的创伤评分对创伤患者的救治、临床研究、医院管理、专业发展和学术交流等都有很大的促进作用。目前,创伤评分也由手工计算发展至电脑计算,使创伤严重度评分更加精确和快捷。

常用的创伤严重度评分方法有CRAMS评分法、简明损伤定级法等。

一、CRAMS评分法

1982年,CRAMS评分法由Giomican等提出;1985年,由Clemmer加以改进;至今仍在广泛使用(见表13-2-1)。CRAMS评分法包括循环(circulation,C)、呼吸(respiration,R)、腹部压痛(abdomen,A)、运动(motion,M)和语言(speech,S)5个参数。按照参数表,将其评分为0~2分,相加的分值即为CRAMS值。CRAMS值10~9分,为轻伤;8~7分,为重伤;≤6分,为极重伤。

表13-2-1　CRAMS评分(注:1mmHg＝0.133kPa)

参数	级　别	分值
C:循环	毛细血管充盈正常,收缩压＞100mmHg	2
	毛细血管充盈正常,收缩压85~100mmHg	1
	毛细血管充盈正常,收缩压＜85mmHg	0

续表

参数	级别	分值
R:呼吸	正常	2
	异常(费力、浅或呼吸频率>35 次/min)	1
	无	0
A:腹部	腹部或胸部无压痛	2
	腹部或胸部有压痛	1
	腹肌抵抗、连枷胸或胸腹部穿透伤	0
M:运动	正常或服从指令	2
	仅对疼痛有反应	1
	固定体位或无反应	0
S:语言	回答切题	2
	语无伦次或胡言乱语	1
	无或发音含糊不清	0

二、创伤评分(TS)和修正创伤评分(RTS)

1981 年,Champion 等报道将创伤评分(TS)应用于现场伤员分检,评分的生理指标包括 GCS、呼吸频率、呼吸幅度、收缩压和毛细血管充盈。但由于毛细血管充盈和呼吸幅度这两个指标在现场不易测定,所以 Champion 又于 1989 年提出了修正创伤评分(RTS),仅保留了 GCS、呼吸频率和收缩压 3 个生理指标。目前,RTS 是应用最广泛的院前现场分检、分类方法。

(一)RTS 的编码

对创伤患者进行 RTS,首先应将 GCS、呼吸频率和收缩压 3 个生理指标予以编码,具体编码方法见表 13-2-2。

表 13-2-2　RTS 的参数量化编码值(CV)

编码值	GCS	收缩期血压(mmHg)	呼吸频率(次/min)
4	13~15	>89	10~29
3	9~12	76~89	>29
2	6~8	50~75	6~9
1	4~5	1~49	1~5
0	<4	0	0

（二）院内生理评分

院内生理评分分别取 GCS、收缩期血压和呼吸频率生理指标的权重值进行计算。RTS 的有效值范围为 0～8 分，分值越低，生理功能紊乱越严重。

（三）RTS 的计算

RTS 的总分计算有两种方法，分别用于现场分检和院内评分。现场分检所使用的 RTS 表为 T-RTS，由各指标的编码值相加而得，T-RTS 有效值为 0～12 分，分值越低，伤情越严重。美国严重伤情结局研究（MTOS）资料库数据表明，T-RTS≤11 分能正确分检出 97.2% 的致死创伤和绝大多数的严重创伤。

（四）注意点

由于 RTS 有时无法真实地反映伤情的解剖学特性，所以 RTS 联合解剖学指标可更精确地反映伤情。

三、简明损伤定级法（AIS）

简明损伤定级法（AIS）是对器官、组织创伤进行量化处理的手段，是解剖评分法的基础，最新版为 AIS-90。AIS 已经得到全球从事创伤临床和科研单位的公认和广泛应用。

AIS-90 由诊断编码和创伤编码两部分组成，记为小数形式"□□□□□□. □"。小数点前的 6 位数为损伤的诊断编码，其与国际疾病分类第 9 版（ICD-9）有一定的对应关系；小数点后的 1 位数为伤情评分（有效值为 1～6 分）。任何损伤都可从《简明损伤定级法》1990 年版中查得其编码和评分值。

AIS 对创伤的量化侧重于分解，但不总体归纳伤势，也不能用来预测创伤的结局。AIS 的主要用途是作为解剖评分的基础和过程。

四、损伤严重度评分法（ISS）

1971 年，Baker 等发现患者创伤严重度和死亡率与 AIS 的平方和有关，且在多发伤患者中，两者关系仍然存在，因此提出了用 AIS 的平方和估计伤情的方法，即 ISS。

（一）ISS 分区

ISS 将人体分为以下六区。
（1）头颈：包括颅、脑及颈椎。
（2）面部：包括五官、颌面软组织和骨骼。
（3）胸部：包括胸壁软组织、胸廓、胸内脏器、膈肌、胸椎和胸段脊髓。
（4）腹部：包括腹壁、腹腔和盆腔脏器、腰椎和腰部脊髓及马尾。
（5）四肢：包括骨盆、肩胛骨、上肢和下肢。
（6）体表：包括体面任何部位。

(二)ISS 的计算方法

计算身体 3 个最严重损伤区域的最高 AIS 分值的平方和,有效值范围为 1~75。

(三)ISS 分值意义

ISS 分值越高,创伤患者死亡率越高,两者之间呈线性相关关系。

一般来说,当 ISS 分值为 16 分时,患者的死亡率为 10%,故临床上将 ISS＝16 定为重伤的解剖学标准。

近年来,一些研究发现,ISS 评分尚有些不足:在评估重型颅脑损伤时,评分偏低;其仅反映损伤的解剖学特性,未反映伤员的生理状况;不能反映年龄、伤前健康状况等对预后的影响;忽视了同一部位的多处伤对伤情的影响等。针对上述不足,有人提出了 TRISS 和 ASCOT 法,对年龄、损伤解剖特性和伤员生理状况等进行综合评分。

五、TRISS 法

自 1984 年开始,美国创伤外科医师协会在北美地区组织了一项关于大规模的严重创伤结局的研究(MTOS);在此基础上,Boyd 等在 1987 年提出了 TRISS 法。TRISS 法综合反映了创伤患者生理紊乱的 RTS 和解剖损失的 ISS,并用加权的方式反映创伤类型和年龄因素,计算创伤患者的生存概率(P_s)。如 $P_s \geqslant 0.5$,则预测生存的可能性大;$P_s < 0.5$,则预期死亡的可能性大。此评分法同时配有 M、Z 统计检验,对最终结果进行定量判断,并可以 MTOS 为标准评价一个医疗单位的创伤救治水平。

但是,TRISS 法在应用过程中也暴露出一些不足。①在躯体同一区域出现多种严重损伤时,TRISS 法只能对损伤最严重的器官进行评分,因此计算时未能给创伤以应有的权重;②在计算时,TRISS 法的年龄分段过于简单,仅有两个年龄段。

六、ASCOT 法

在 MTOS 的基础上,Champion 等于 1990 年提出了 ASCOT 法。目前,ASCOT 法已成为评定创伤程度和预测结局的最精确方法。

ASCOT 法改良了 TRISS 的一些指标。①在解剖损伤方面,用解剖要点评分(anatomic profile,AP)取代了 ISS,使同一区域内的多处重度创伤都得到体现,而摒弃了对创伤结局关系不大的 AIS≤2 的轻度创伤,但对不同区域或系统仍分开计分。②在生理功能紊乱方面,将 RTS 分解为基本变量分别予以加权。③对年龄分组进行细化,将 55 岁以上人群又分为 4 个年龄段。

但是,ASCOT 法在应用过程中也发现了一些问题。①对于性别、院前时间、药物和(或)酒精滥用情况及伤前健康状况等可能影响预后的情况,ASCOT 法未予以考虑。②创伤患者有时得不到十分明确的诊断,这在钝性伤患者中尤为多见。③对于创伤患者早期死亡和后期死亡,ASCOT 法未加以区分。

第三节 创伤评估

一、创伤评估的目的

通过创伤评估,可以确定患者的优先治疗顺序,帮助掌握初始评估和进一步评估的具体内容及原则,尽早予以恰当的复苏和监测,并获取患者的疾病史和创伤机制。通过系统、快速的创伤评估,能及时发现危及生命的情况或其他损伤,这对紧急情况处理的先后顺序有着决定性的作用。

二、创伤评估步骤与方法

对患者创伤评估的步骤包括快速的初始评估和进一步评估。除非需行心肺复苏,否则创伤评估应在几分钟内完成。尽可能采取小组工作的方式,同步进行初始评估和重要脏器功能的复苏。根据 A(颈椎制动和气道维持)、B(检查呼吸和通气)、C(检查循环、控制出血、建立循环)、D(神经系统状况、意识水平、瞳孔)、E(暴露和环境控制)和可用的资源,对患者进行预检分类,应关注对多发伤患者的病情评估和救治,协调好对群体伤患者的救治。

(一)初始评估

初始评估是指快速、有序地检查伤员,包括复苏和快速有序地进行体格检查,确认有无可致命的危重情况,并及时实施干预。初始评估一般要求在 2min 内快速、有序地完成,只限处理危及伤者生命的问题,除处理气道阻塞或心肺复苏外,不应因处理其他损伤而停止检查。可用 10s 快速、简短地评估患者,包括询问患者的姓名以及患者发生了什么。如患者有恰当的反应,提示患者的气道是通畅的,患者有足够的通气来维持语言表达能力,患者的感觉中枢正常。然后,可开始进入快速的初始评估流程。初始评估包括以下几个方面。

1. 气道与颈椎情况(airway,A)

在评估时,注意昏迷患者有无因舌后坠而导致的气道阻塞现象,有无牙齿松动或口腔出血,有无呕吐物,有无面部软组织损伤或颈部创伤,以及有无面部骨折导致上下颌关节完整性被破坏等。评估过程中,应注意保护颈椎;观察患者是否能说话,如果不能,应从头部扫视至胸部,用 5~10s 检查患者有无呼吸,如无呼吸,应立即采取下颌前冲法开放气道。

2. 呼吸(breathing,B)

(1)暴露伤者的胸部,观察有无自主呼吸及呼吸频率、皮肤颜色(有无发绀)、有无胸廓移动、静脉怒张、气管移位,胸壁的完整性是否完好。

(2)进行有效的呼吸支持,纠正和改善呼吸功能障碍。若发现无效呼吸,应立即用简易呼吸器给予辅助呼吸,准备气管插管或气管切开、机械通气。对有明显伤口的开放性气胸患者,可用无菌纱布包扎伤口。对血胸或气胸患者,可协助进行胸腔穿刺抽气或放置胸腔闭式引流管。

3. 循环(circulation,C)

对循环系统的评估包括器官的灌注情况,患者的意识水平、皮肤颜色和温度,脉搏频率和性质,毛细血管充盈情况,及有无任何出血等。如有外周脉搏缺失,应评估颈动脉搏动情况,检查和对比双侧颈动脉及桡动脉搏动情况。

4. 神经系统状况(disability,D)

对伤者神经系统的评估包括伤者的意识水平,瞳孔大小和对光反应,及判断有无偏瘫和截瘫等。

(1)可用 AVPU 法(A:清醒;V:对语言刺激有反应;P:对疼痛刺激有反应;U:全无反应)快速判断伤者的清醒程度。

(2)检查伤者手指和脚趾的感觉及活动情况。

(3)评估瞳孔的大小、形状及对光反射。

(4)采用格拉斯哥昏迷评分法(GCS)来确定颅脑损伤和创伤程序的标准。

5. 暴露和环境控制(exposure,E)

将伤者完全暴露,以便全面检查伤情,特别是主要伤情。同时注意保暖(尤其是婴幼儿),及时用温热毛毯或棉被覆盖患者,以防低温;液体也应尽量加温后输注,保持舒适的环境温度。

(二)进一步评估

在完成初步评估及采取相应的干预措施后,对患者进行全身系统性的评估,包括头面部、颈部、胸部、腹部、骨盆、脊椎及四肢等(见表 13-3-1)。

表 13-3-1　创伤进一步评估

评估方面	评估内容	危及生命的情况
病史和损伤机制	了解损伤病史,明确损伤机制	
头面部	评估头面部是否有撕裂、挫伤,面色是否有改变,再评估瞳孔、意识水平及有无严重颅脑外伤;检查耳、口腔情况(有无出血、脑脊液漏等)	颅脑损伤;脑疝
颈部	检查颈椎有无压痛、畸形、肿胀,有无气管移位、颈静脉怒张、皮下气肿	颈椎骨折
胸部	胸部是否有挫伤,胸廓呼吸运动是否对称,有无反常呼吸,检查有无压痛、骨擦音、皮下气肿(捻发音);听诊:两肺呼吸音是否对称,有无湿啰音,心音是否遥远;叩诊:有无高清音、浊音	反常呼吸;张力性气胸;大量血胸;心脏压塞;开放性气胸
腹部	腹部有无挫伤、膨隆、压痛、反跳痛、肌紧张;听诊:腹内肠鸣音情况;叩诊:有无移动性浊音	开放性腹部损伤;大出血
骨盆	有无压痛、不稳定	骨盆骨折
脊椎	有无肿胀、压痛、畸形、瘫痪	脊椎骨折;脊髓休克
四肢	有无畸形、肿胀、骨擦音,活动情况及感觉	股骨骨折

1. 颅脑

(1)意识状态:是反映颅脑损伤病情的最客观指标之一。目前,国际上多采用格拉斯哥昏迷评分法。意识状态的程度和持续时间常代表脑损伤的严重程度。在脑水肿或颅内出血导致颅内高压时,可表现为头痛、呕吐和视神经乳头水肿等。

(2)瞳孔:评估瞳孔大小、是否等圆及对光反射的变化。瞳孔的变化是判断脑损伤或颅内压增高和脑疝形成的简单而可靠的指标之一。

(3)头面部体征:注意头颅大小、外形,头面部有无外伤。如鼻腔或外耳道有血液和脑脊液流出,则提示有颅底骨折的可能。

2.颈部

观察颈部外形与活动,有无损伤、活动性出血、血肿,特别应注意排除有无颈动脉损伤、颈强直、颈后部压痛和颈椎损伤。在触摸颈动脉时,注意其搏动的强弱和节律,观察气管是否居中。

3.胸部

按压胸部,询问伤员有无疼痛。观察胸廓外形,有无伤口、出血和畸形,吸气时胸廓起伏是否对称,有无胸廓反常呼吸。叩诊有无鼓音。

4.腹部

腹部评估的关键是确定有无腹内脏器的损伤。对于腹部开放性损伤,应注意有无腹膜破损及腹内脏器外露情况。评估腹痛、腹胀、腹膜炎的范围与程度。

5.泌尿系统

评估有无尿出血、排尿困难和尿外渗,有无会阴部皮下瘀血。

6.骨盆

观察骨盆有无变形,进行骨盆分离试验,评估骨盆受挤压情况,有无疼痛和不稳定。

7.脊椎

在评估脊椎时,要详细询问伤员病史、受伤方式、受伤时姿势及伤后有无感觉和运动障碍。注意是否有脊柱骨折。若怀疑或确定有脊柱骨折,则要求伤员不能随意改变体位,切不可盲目搬动伤员,使伤员保持身体中轴稳定,以免发生继发性脊髓损伤。

8.四肢

(1)局部情况:大部分四肢骨折伤员有明显的局部表现,如伤肢剧痛、肿胀和功能障碍,局部压痛、畸形、异常活动、骨擦感或骨擦音等。注意两侧对照检查。

(2)血管情况:注意有无血管损伤。尤其对股骨髁上骨折、膝关节脱位、胫骨上段骨折及肱骨髁上骨折伤员,要常规检查远端动脉搏动及有无缺血体征,如有无远端动脉搏动减弱或消失,有无皮肤苍白、皮温降低等。

(3)周围神经情况:检查伤员活动、感觉有无异常。如肱骨中下段、腓骨骨折分别易致桡神经、腓总神经损伤。

第四节　辅助检查

创伤患者存在多部位、多系统的病变,辅助检查能够帮助我们更早、更容易、更准确地了解创伤患者的病情。常用的辅助检查包括影像检查、超声检查、血液检验、肝肾疾病实验室检查等。

一、影像学和超声检查

(一)影像学检查

1. X 线检查

(1)特点:X 线检查空间分辨率显示的结构层次比较丰富,有利于整体观察受检部位的组织结构;但其密度分辨率较低,无法区别组织密度差别小的结构。

(2)临床应用:X 线检查是影像学的基础,是重要的临床诊断方法之一,也是临床上使用最多的、最基本的诊断方法。目前,X 线检查已经在临床上积累了丰富的成熟的经验,在骨骼、胸部、胃肠道方面应用尤其广泛。

2. CT 扫描

(1)特点:CT 扫描可以更好地显示由软组织构成的器官,如脑、脊髓、纵隔、肺、肝、胆、胰以及盆腔器官等,并在良好的解剖图像背景上显示病变的影像。

(2)临床应用:CT 打描有特殊的诊断价值,在临床上(尤其创伤诊断方面)应用广泛。

3. 磁共振成像(MRI)

(1)特点:MRI 对人体没有辐射影响,能够显示更多细节,不仅能显示有形的实体病变,而且能够对脑、心、肝等功能性反应进行精确的判定。

(2)临床应用:MRI 分辨力高,所获得的图像非常清晰、精细,可对人体各部位进行多角度、多平面成像,能更客观、具体地显示人体内的解剖组织及相邻关系,能对病灶进行更好的定位和定性。

(二)超声检查

1. 特点

通过超声检查,可以清晰地显示各脏器及周围器官的各种断面像,图像富于实体感,接近于解剖的真实结构。

2. 临床应用

由于创伤患者病情危重,所以医生在很多情况下需要通过超声检查在第一时间对病情做出判断,根据所获取的信息迅速做出医疗决策,并且需在观察和治疗过程中进行反复动态评估,以便对病情变化和治疗效果及时做出评价。

二、实验室检查

(一)一般血液检验

血液检验不仅是诊断各种血液病的主要依据,而且可为其他系统疾病的诊断和鉴别诊断提供许多信息。在对创伤患者的辅助检查中,血液检查是最常用、最重要的基本内容。

1. 血红蛋白

(1)正常值:成年男性为 120~160g/L;成年女性为 110~150g/L。

(2)临床意义:血红蛋白在对贫血程度的判断上优于红细胞计数。患者如果突发血红蛋白降低,考虑有持续出血的可能。以下两种情况值得注意。①在某些病理情况下,血红蛋白和红细胞的浓度不一定能正确反映全身红细胞总容量的多少。大量失血:主要是血容量的缩小,血浓度变化很小,从血红蛋白等数值上很难反映出有无贫血;水潴留:血浆容量大,红细胞容量正常,但红细胞浓度降低,不易识别有无贫血;脱水:血浆容量小,浓度偏高,即使有贫血也不易识别。②大细胞贫血或小细胞低色素性贫血,两者浓度不成比例。

2.血细胞比容

(1)血细胞比容的正常值:男性为 0.40～0.54,女性为 0.37～0.47。

(2)临床意义:主要用于计算红细胞平均指数,有利于贫血的诊断和分类;可以评估血浆容量有无增减或稀释与浓缩的程度,有助于控制某些疾病治疗的补液量,以及了解体液平衡情况。

(二)肝肾疾病实验室检查

1.蛋白质代谢检查

(1)蛋白质检查:主要包括血清总蛋白、白蛋白、球蛋白、白蛋白/球蛋白(A/G)比值测定。

(2)临床意义:肝脏具有合成白蛋白、脂蛋白、凝血因子、纤溶因子、各种转运蛋白等的功能,在肝脏受损时,合成这些蛋白的功能下降。在肝实质细胞受损、间质细胞增生时,γ 球蛋白(非肝脏合成)生成增加。

2.凝血功能检查

(1)凝血时间(CT)延长:凝血因子Ⅷ、Ⅸ、Ⅺ明显减少。

(2)血浆凝血酶原时间(PT)延长:凝血因子Ⅰ、Ⅱ、Ⅴ、Ⅶ、Ⅹ缺乏。

(3)活化的部分凝血活酶时间(APTT)延长:凝血因子Ⅻ、Ⅺ、Ⅸ、Ⅷ、Ⅹ、Ⅴ、Ⅱ等缺乏。

3.胆红素代谢检查

(1)胆红素代谢检查:主要包括血清总胆红素(STB)、直接胆红素(SDB)、间接胆红素(SIB)。

(2)测定值:STB＝SDB＋SIB。

(3)正常成人 STB:1.7～17.1μmol/L。

(4)病理状态:高胆红素血症,STB ＞ 17.1μmol/L;隐性黄疸,STB 在 17.1～34.2μmol/L。

4.肾功能检查

(1)肾功能检查:主要包括血肌酐与内生肌酐清除率、血尿素、血尿酸测定,用以判断肾小球滤过功能受损的程度。

(2)Cr 正常值:男性 44～132μmol/L,女性 70～106μmol/L。

(3)Ccr 正常值:成年人 80～120mL/min,新生儿 40～65mL/min。

(三)其他实验室常用检测项目

1.C-反应蛋白

C-反应蛋白正常值＜0.6mg/L。在急性心肌梗死、创伤、感染或外科手术时,C-反应蛋白水平迅速增高。C-反应蛋白是非特异性指标,主要结合临床对疾病进行监测。

2. 脑钠肽(NT-proBNP)

脑钠肽(NT-proBNP)正常值<300pg/mL。NT-proBNP 能够早期反映整体甚至局部心脏结构改变导致的功能变化,其含量与心力衰竭严重程度直接相关。相比于 NYHA 心功能分级,NT-proBNT 能更真实地反映心功能的变化。

第五节　创伤急危重症和相关护理

一、胸部创伤

(一)概　述

无论在战时或平时,胸部创伤都很常见。在战时,胸部创伤伤员占伤员总数的 7%～12%。在战场,约 25% 的死亡是由胸部创伤引起的。全球每年因交通事故而死亡的病例中,25% 直接死于胸部创伤,还有 25% 的死亡与胸部创伤有关。在美国,每年有超过 1.6 万例患者因胸部创伤而死亡,占创伤死亡总数的 20%～25%。在我国,胸部创伤约占全部创伤患者的 10%。胸部创伤具有危重症多、多发性损伤多、死亡率高的特点,除可直接损伤胸腔脏器,导致严重的呼吸和循环功能障碍外,还常合并颅脑和腹腔脏器等多发伤,给诊断和治疗带来困难,其主要威胁青壮年人群。

(二)病　因

目前,胸部创伤的主要原因是交通事故、高处坠落伤和挤压伤。根据创伤是否穿破壁层胸膜及造成胸膜腔与外界沟通,一般可分为闭合性和开放性两大类。

(三)发病机制

胸部创伤因致伤原因、暴力种类而伤情各异;但就所造成的创伤严重程度和危害性而言,其主要取决于外力或动能的大小、作用方式和部位以及受伤器官和生物组织特性等。胸部创伤常导致呼吸或(和)循环功能障碍,并且两者互相影响,互为因果,可造成呼吸、循环衰竭的严重不良结局,而呼吸衰竭和循环衰竭也是胸部创伤患者死亡的两大主要原因。

1. 闭合伤急性呼吸功能障碍

(1)外呼吸障碍:由疼痛、胸廓稳定性破坏、胸膜腔负压受损、呼吸道堵塞而引起的呼吸障碍。

(2)肺实质损伤:由肺挫伤、肺爆震伤等因素导致。

2. 急性循环功能障碍

急性循环功能障碍表现为心脏负担增加,血流动力学障碍,微循环障碍和细胞损伤,缺氧和酸中毒。

(四)临床表现

1. 肋骨骨折

在胸部损伤中,肋骨骨折最为常见,常发生在第 4～7 肋骨,可分为单根肋骨骨折和多根肋骨骨折。

（1）症状：局部疼痛、咳嗽，深呼吸或转动体位时加剧，部分患者可有咯血。多根肋骨多处骨折者可有气促、呼吸困难、发绀、休克等表现。

（2）体征：受伤的胸壁有压痛、肿胀，有时可触及骨折断端，并有骨摩擦感；多根肋骨多处骨折者（连枷胸）可有反常呼吸运动、纵隔摆动和皮下气肿。

2.气胸

在胸部损伤中，气胸的发生率仅次于肋骨骨折。气胸是因利器或肋骨断端刺破胸膜、肺及支气管后，空气进入胸膜腔所致的，一般分为闭合性、开放性和张力性三类。

（1）闭合性气胸：肺压缩30%以下者多无明显症状；大量气胸者可出现胸闷、胸痛和气促等，气管向健侧移位，伤侧胸部叩诊呈鼓音，听诊呼吸音减弱或消失。

（2）开放性气胸：患者常有气促、发绀、呼吸困难、循环障碍甚至休克。胸部检查时，可见伤侧胸壁有伤口，呼吸时可听到空气出入胸膜腔伤口的吹风声。胸部及颈部皮肤可触及捻发音。呼、吸气时，两侧胸膜腔压力不均衡而出现周期性变化，使纵隔在吸气时移向健侧，呼气时移向患侧，称为纵隔扑动。纵隔扑动和移位可影响静脉回心血流，而引起严重的循环功能障碍。

（3）张力性气胸：患者主要表现为极度呼吸困难、端坐呼吸、大汗淋漓、发绀、烦躁不安、昏迷、休克甚至窒息。体格检查可见气管向健侧偏移，伤侧胸部饱胀，肋间隙增宽，呼吸幅度减小；可有皮下气肿。胸部叩诊呈高度鼓音，听诊呼吸音消失。很多患者伴有脉搏细速、血压下降等循环障碍的表现。

3.血胸

血胸是指胸部损伤而引起的胸腔积血，是创伤的严重并发症之一。

（1）小量出血：胸腔出血量在500mL以下，患者多无明显临床症状与体征。

（2）中量出血：胸腔出血量在500～1000mL，患者可表现为面色苍白、呼吸困难、脉细而弱、血压下降。检查可发现伤侧胸部叩诊呈浊音，呼吸音减弱，肋间隙饱满，呼吸运动减弱。

（3）大量出血：胸腔出血量在1000mL以上。患者有严重呼吸、循环功能紊乱。检查可见伤侧呼吸运动减弱，肋间隙变平，气管向健侧移位，心界移向健侧。

4.创伤性窒息

创伤性窒息是指钝性暴力作用于胸部所致的上半身皮肤、黏膜、末梢毛细血管瘀血及出血性损害。当胸部与上腹部受到暴力挤压时，患者声门紧闭，胸内压骤然升高，右心房血液逆流至上腔静脉系统，可造成上半身末梢静脉及毛细血管过度充盈扩张甚至破裂出血。

5.肺损伤

（1）局限而不严重的肺损伤常合并肋骨骨折，其症状往往被胸壁损伤所掩盖。

（2）严重肺损伤的常见症状有呼吸困难、发绀、咯血、心动过速及血压下降。听诊肺部有湿啰音，呼吸音减弱或消失。

6.心脏压塞

钝性胸部损伤和火器伤均可造成心包损伤。积血在心包腔内迅速增加，形成张力而影响静脉回流及造成循环功能障碍，可产生心脏压塞。

（1）单纯性心包破裂不多见，大多数无症状，有时有一过性胸痛或心包摩擦音。

（2）当急性出血达120～150mL时，可出现以下症状。①血压下降，脉压变窄，脉搏细弱,甚至出现奇脉。②心音遥远,心动过速,心浊音界增大。③颈静脉怒张,中心静脉压升高。

(五)辅助检查

1. X 线检查

(1)可显示肋骨骨折断裂或断端错位。

(2)气胸时,常显示肺萎陷,透亮度增加,纵隔和心脏向健侧移位。

(3)血胸时,可见大片积液阴影,纵隔可向健侧移位;如合并气胸,则显示液平面。

(4)心脏压塞可见心影扩大,透视下可见心搏微弱。

2. CT 扫描

在气胸时,可出现极低密度的气体影,伴有肺组织的萎缩改变。对于小量气胸、局限性气胸以及肺大疱鉴别,CT 扫描比 X 线检查更敏感和准确。

3. 心电图

心电图在出现心电交替时,对心脏压塞的诊断有特异性。心电交替是心电图上的一种改变,表现为任何单导联上 P 波、QRS 波和 ST-T 的波形和波幅在每个心动周期不同。

4. 超声检查

(1)血胸时,超声检查可显示胸腔积液或液平面征象,对积血多少的判断、穿刺部位的选择均有帮助。

(2)心脏压塞时,超声检查可显示心包内有液平面。

5. 胸腔穿刺

胸腔穿刺抽出积血即可确诊血胸;但若血液凝固,则积血不易抽出或抽出的量很少。

6. 心包穿刺

心包穿刺既可确定诊断,又可缓解部分心脏压塞症状。

7. 动脉血气分析

动脉血气分析有助于了解病情的严重程度,对患者呼吸、循环功能的判断及治疗方案的制定均有重要的参考价值。

(六)治 疗

1. 肋骨骨折的处理

(1)固定胸廓,用胸带加压包扎。对错位明显者,可行骨折内固定术。

(2)有效止痛。

(3)吸氧,保持气道通畅;对有急性呼吸窘迫综合征倾向者,应尽早行气管插管,必要时予以气管切开、机械通气。

(4)在合并血胸、气胸时,应立即放置胸腔引流管。

(5)抗休克治疗,预防和治疗肺部并发症,预防感染。

(6)对出现连枷胸者,应制止胸壁的反常呼吸。①包扎固定法,适用于范围较小的连枷胸。②胸壁外固定,可采用布巾钳重力牵引。③气道内固定法,行气管插管或气管切开术,连接呼吸机行机械通气,使用低水平的 PEEP($4\sim6cmH_2O$)或 CPAP。④手术内固定法。

2．张力性气胸的处理

（1）在紧急处理时，应立即排气减压，在患侧锁骨中线第2或第3肋间用16～18号粗针头刺入排气；胸腔闭式引流，必要时剖胸探查。

（2）给予氧气吸入。

3．开放性血气胸的处理

（1）立即封闭伤口，使开放性伤口变为闭合性伤口。可用5～6层大块无菌凡士林纱布，其大小超过伤口边缘5cm以上，在患者深呼气末封闭伤口，再用棉垫加压包扎。

（2）吸氧，抗休克治疗。

（3）清创缝合，放置胸腔闭式引流管。

4．肺挫伤的处理

（1）及时处理合并伤，有效止痛。

（2）保持呼吸道通畅，必要时行解痉治疗，并给予氧气吸入。若出现呼吸窘迫和低氧血症，应立即行气管插管或气管切开，机械通气治疗。

（3）容量复苏。如合并失血性休克，在大量补充血容量的前提下，应尽可能避免液体超负荷，特别是避免水分及晶体液过多输入。

（4）抗感染治疗。

（5）宜早期、大剂量、短疗程应用肾上腺皮质激素。

（6）手术治疗。

5．心脏压塞的处理

（1）立即行床边心脏超声检查，以协助诊断。

（2）对合并胸内大血管损伤者，应立即行心包穿刺、心包腔引流，解除心脏压塞的症状，积极抗休克治疗，并做好紧急剖胸探查的准备。

（3）持续心电监护，每天做12导联心电图检查1次，严密观察有无心肌挫伤的可能。

6．遵医嘱合理用药

（1）有效止痛：对疼痛剧烈的单纯肋骨骨折患者，可口服止痛药或肌注镇痛剂，如吗啡。但有呼吸困难、低血压者，禁用或慎用吗啡。

（2）应用肌松剂：使用呼吸机的患者，当出现自主呼吸与呼吸机不同步、血氧饱和度仍偏低时，可用肌松剂以抑制患者的自主呼吸，改用机控呼吸。常用的药物有琥珀酰胆碱、维库溴铵、吗啡或地西泮。

（七）护理措施

1．一般护理

（1）使患者取半卧位，伴有休克时可取平卧位。保持呼吸道通畅，勤翻身、拍背，鼓励和协助患者有效咳嗽、排痰。对痰黏稠不易咳出者，可根据医嘱使用祛痰药或雾化吸入治疗，及时清除呼吸道分泌物或异物。

（2）高流量吸氧，保证氧浓度在45％以上。

（3）安慰患者，做好心理护理，使其消除紧张情绪、配合治疗。

（4）意识清醒者应从流质、半流质饮食过渡到普食；对昏迷者，应尽早管饲。

（5）对放置胸腔闭式引流管的患者，做好引流管的护理。

（6）严密监测生命体征。

2.观察要点和并发症预防

（1）创伤性 ARDS 或连枷胸者在使用 PEEP 或 CPAP 时,应严密观察血压变化,防止因胸内压增高而引起心脏回心血量减少,血压下降。用呼吸机者,应做好气道护理,如翻身、拍背、保持气道通畅、雾化,防止呼吸道感染。

（2）严密观察患者的呼吸情况,评估呼吸类型、幅度、节律、深度、频率的变化,注意是否存在反常呼吸,听诊两侧呼吸音是否对称,有无哮鸣音、湿啰音。

（3）持续心电监护,监测血氧饱和度,进行血气分析,密切观察心律、心率、呼吸、血压、中心静脉压的动态变化,根据病情及时准确地给药,合理调整输液、输血速度。

（4）对血胸者,应判断是否存在进行性血胸。若存在以下情况之一,则表明存在进行性血胸:①脉搏逐渐增快,血压持续下降。②经输血补液后,血压不回升或升高后又迅速下降。③重复测定红细胞计数、血红蛋白和血细胞比容等指标,显示这些指标呈继续下降趋势。④X线检查显示胸膜腔阴影继续增大。胸腔闭式引流后,若引流量持续 3h 超过 200mL/h,则应考虑剖胸探查。

（5）在应用镇痛药时,要注意患者呼吸和血压的情况,若发现呼吸抑制、血压下降等异常情况,应及时告知医生。

（6）在有休克征象时,应立即进行液体复苏。如果胸部创伤合并大量血胸或有可疑大血管损伤,则应开放下肢静脉通道;对胸腔损伤的患者,在血压回升后应适当减慢补液速度,防止创伤性湿肺。必要时做好手术准备。

二、腹部创伤

（一）概　述

腹部包括腹壁和腹内脏器。腹部创伤较为常见,伤者死亡率高。腹部创伤的发病率占平时各种损伤的 $0.4\%\sim2.0\%$;在战争年代,腹部创伤的发病率占比更高,达 50% 左右。腹部创伤的危险主要是腹腔实质器官的大出血和空腔脏器破裂造成的腹腔感染。因此,早期诊断和及时处理是降低腹部创伤死亡率和伤残率的重要方面。

（二）病　因

腹部创伤平时多见于交通事故、工农业外伤、生活意外、殴斗、凶杀、灾难事故等;在现代战争中主要为火器伤,致伤物多为弹丸、弹珠、弹片等。根据腹壁有无伤口,腹部创伤可分为开放伤和闭合伤。开放伤的致伤物包括刀等各种锐器,及战时的枪弹、弹片。闭合伤(钝挫伤)多由钝性暴力所致,包括撞击、挤压、高处坠落或突然减速。

（三）发病机制

腹部创伤患者的死亡率与下列因素相关:①受伤距早期救治的时间;②致伤原因;③有无内脏损伤;④内脏损伤的部位、类型、数目;⑤全身合并伤;⑥抢救和治疗技术。

1.出血

实质脏器(如肝、脾、胰、肾)和腹部大血管(如主动脉、下腔静脉、髂血管、门静脉系统)破裂出血,导致失血性休克。

2.感染

空腔脏器(如胃、肠道、胆道系统、膀胱、输尿管)受损,腔内容物溢入腹腔,导致腹膜炎甚至发生中毒性休克。

3.器官功能衰竭

器官功能衰竭大多由严重创伤、失血、感染、肠梗阻、肠瘘、胆瘘、后期各种并发症和多器官功能不全而致。

(四)临床表现

1.全身情况

(1)意识:单纯腹部受伤者大多神志清楚,能回答提问;车祸或腹内大血管损伤伴休克者,有神志淡漠、紧张、惊恐、烦躁不安等表现;合并颅脑伤者中,有部分呈昏迷或半昏迷状态。

(2)面色:多有面色苍白,及出冷汗、口渴等。

(3)呼吸:腹内脏器伤者常呈胸式呼吸。

(4)脉搏与血压:其变化情况由腹部有无内脏伤决定。在有内出血和腹膜炎时,患者脉搏增快,严重休克者血压降低甚至测不出。

(5)休克:无论空腔脏器伤还是实质脏器伤,都可能导致休克。实质脏器伤出血量＞1500mL、出血速度快者,伤后早期就有低血容量性休克;空腔脏器伤如超过12h,易并发中毒性休克。

2.腹痛

腹痛是腹部创伤的主要症状。最先出现疼痛的部位常是损伤脏器所在的部位,但随即会因血液、肠液等在腹内播散而导致腹痛范围扩大。腹痛呈持续性,单纯脾破裂或肠系膜血管破裂出血所致的腹痛一般较轻,常有腹胀。如空腔脏器穿孔致肠液、胆汁和胰液等溢入腹腔,因刺激性强,故腹痛程度较重。

3.恶心、呕吐

腹壁伤者无恶心、呕吐;腹内脏器伤者大多伴恶心及呕吐。

4.腹部体征

腹部体征表现为腹膜刺激征阳性,包括:腹部压痛、反跳痛、腹肌紧张;肠鸣音减弱或消失;移动性浊音。

(五)辅助检查

1.腹部平片

(1)大多数胃、结肠穿孔、破裂者 X 线检查可见腹腔游离气体。

(2)腹部平片能显示枪弹伤者的子弹、弹片位置,但对钝性伤和非投射物穿透伤没有帮助。

2.CT 扫描

通过 CT 扫描,可准确辨别是否存在实质脏器损伤及其来源,并大概判断腹内出血量。

3.超声检查

通过超声检查,可在床边对病情进行动态观察。

(1)可发现腹腔内积气,有助于对空腔脏器破裂、穿孔及时做出诊断。

(2)可发现直径1~2cm的实质性血肿、脏器包膜连续中断和实质破裂等情况,对腹腔积液的发现率很高,对肝、脾、肾等实质脏器损伤的确诊率达90%左右。

4.诊断性腹腔穿刺

根据叩诊或超声定位穿刺,腹腔穿刺抽出液可为透明、浑浊、脓性、血性或含食物残渣和粪便等。根据抽出液体性质判断脏器受损情况,如:抽出液为不凝固血,提示实质脏器破裂出血;穿刺液的淀粉酶含量高,提示胰腺或胃十二指肠损伤。

5.诊断性腹腔灌洗(DPL)

在腹中线取穿刺点,穿刺成功后尝试抽吸,如能从腹腔抽出10mL或更多血液,说明腹腔损伤的概率大,应停止操作;如未抽出血液,则用生理盐水进行腹腔灌洗,把灌洗液送检分析。送检的灌洗液符合以下任何一项者为阳性。

(1)肉眼所见灌洗液为血性,含胆汁、胃肠内容物或证明为尿液。

(2)显微镜下红细胞计数超过100×10^9/L或白细胞计数超过0.5×10^9/L。

(3)淀粉酶含量超过100U/L。

(4)涂片发现细菌。

6.腹腔镜

腹腔镜是评估穿透伤(尤其是膈肌和胸内腹腔脏器伤)最有用的手段。通过腹腔镜,可修复膈肌、实质性腹腔脏器、胃和小肠;通过局部伤口探查,可准确评估伤情。

(六)治 疗

1.非手术治疗

(1)适应证:①通过各项检查,一时不能确定有无内脏损伤且病情较轻或病程较长(超过24h),且腹部体征已减轻或有减轻趋势者。②已明确诊断,确定为轻度的单纯实质性脏器损伤且生命体征稳定或仅轻度变化者。

(2)治疗措施:①抗休克治疗,输液、输血,并做好术前准备工作。②预防和治疗腹腔感染。③禁食、禁水,必要时予以胃肠减压。④有效止痛。⑤营养支持。

2.手术治疗

对持续性低血压、酸中毒(pH<7.2)、体温过低(体温<34℃)和凝血功能障碍者,如进行腹部开放手术,应缩短手术时间。

(1)适应证:①已被确诊为腹腔脏器破裂引起的急性创伤性腹膜炎。②腹痛不消失反而逐渐加重或范围扩大。③腹部出现固定性压痛、反跳痛和腹肌紧张。④肠鸣音减弱或消失,出现腹胀。⑤血流动力学不稳定,全身情况有恶化趋势,口渴、烦躁,脉率升高,体温上升;逐渐出现贫血,血压有下降趋势。⑥内脏外露。⑦胃肠道出血不易控制。⑧腹部平片提示膈下有游离气体,膈肌升高,腹内有异物。

(2)治疗措施:以抢救生命为目的,先止血后修补,探查和确定病因,处理原发病灶,彻底清理腹腔,充分引流,胃肠减压,应用抗生素,补充液体,营养支持,防治电解质紊乱。

(七)护理措施

1. 一般护理

(1)监测生命体征。一般每15～30分钟测量1次血压、脉搏、呼吸,并做前后对比,注意有无进行性恶化的趋势,必要时记录液体出入量,及时发现病情变化。

(2)患者绝对卧床休息,若血压平稳,应取半坐卧位,避免随便搬动,以免加重病情。对于病情稳定者,鼓励多翻身、活动,预防肠粘连。

(3)在未明确诊断前应禁食;待肠蠕动功能恢复后,逐步改流质、半流质饮食。

(4)在未明确诊断前禁止灌肠,以免肠内容物漏出而加重病情。

(5)做好心理护理,消除患者紧张和恐惧心理。

(6)保持呼吸道通畅,以防窒息;及时清除呼吸道分泌物,必要时可行气管插管。

(7)做好营养支持护理。

2. 观察要点

(1)密切观察腹部情况,一般每30分钟检查1次腹部体征。注意腹膜刺激征的程度和范围有无改变,是否出现肝浊音界缩小或消失,有无移动性浊音等。

(2)有胃肠减压者,注意胃管是否通畅,并观察引流液的颜色、性状和量。

(3)加强对切口和引流管的护理,观察切口敷料是否干燥,有无渗血、渗液,切口有无感染,并观察引流液的颜色、性状、量。

3. 预防并发症

(1)腹腔内出血:动态观察腹部体征变化。对疑有腹腔内出血者,应每小时复查红细胞、血红蛋白及血细胞比容,以判断腹腔内是否有继续出血。

(2)水、电解质和酸碱紊乱:禁食期间应合理补充液体,保证水、电解质和酸碱平衡。

(3)腹腔脓肿:注意体温、白细胞等变化,及腹腔引流管是否有浑浊液体引流出或引流液是否有异味,若有,则应及时报告医生并处理。

三、脊柱骨折和脊髓损伤

(一)概　述

脊柱骨折又称脊髓骨折,约占全身骨折的5％～6％。脊柱骨折可以并发脊髓或马尾神经损伤,特别是当颈椎骨折脱位合并脊髓损伤时,能严重致残甚至导致死亡。

脊髓损伤是脊柱骨折的严重并发症,由椎体移位或碎骨片突出于椎管内,而使脊髓或马尾神经产生不同程度的损伤。截瘫是指胸腰段损伤使下肢的感觉与运动功能发生障碍。而颈段脊髓损伤后,双上肢也有神经功能障碍,为四肢瘫痪。

(二)病　因

损伤的主要原因是暴力,其多数由间接暴力引起,少数由直接暴力所致。从高处坠落时,伤者头、肩、臀或足部着地,地面对身体的阻挡使身体猛烈屈曲而产生冲击性外力向上传,导致椎体压缩性骨折。由直接暴力所致的脊椎骨折多见于战伤、爆炸伤、直接撞伤等。

(三)发病机制

脊柱分成前、中、后三柱。中柱和后柱包裹了脊髓和马尾神经,该部分损伤可以累及神经系统;特别是中柱损伤,碎骨片和髓核组织可以突入椎管的前半部而致脊髓损伤。胸腰段脊柱($T_{10}\sim L_2$)处于两个生理弧度的交汇处,是应力集中之处,也是常见的易发生骨折的部分。

脊髓损伤根据所受暴力打击的部位和程度,有不同程度的脊髓神经受损的病理表现。

1. 脊髓震荡

脊髓震荡表现为损伤平面以下的感觉、运动、括约肌功能完全丧失,但其为暂时性的功能抑制,在数分钟或数小时内可完全恢复。

2. 脊髓挫裂伤

脊髓挫裂伤可以表现为轻度出血和水肿,也可以是脊髓完全挫伤或断裂。

3. 脊髓受压

脊髓受压是因为突入椎管的移位椎体、碎骨块、椎间盘等直接压迫脊髓而导致脊髓发生出血、水肿、缺血变性等改变。

(四)临床表现

1. 症状

(1)局部疼痛:颈椎骨折患者可有头颈部疼痛,不能活动;胸腰椎骨折患者因腰背部肌痉挛、局部疼痛,可有不能站立或站立时腰背部无力、疼痛加剧等表现。

(2)腹胀、腹痛:腹膜后血肿对自主神经产生刺激,导致肠蠕动减慢,患者可有腹胀、腹痛等症状。

2. 体征

(1)局部压痛和肿胀:表现为损伤部位肿胀,有明显压痛。

(2)活动受限和脊柱畸形:颈、胸、腰段骨折患者常表现为活动受限和后突畸形。严重者常合并脊髓损伤而截瘫,丧失全部或部分生活自理能力。

3. 合并脊髓和神经损伤

(1)运动障碍脊髓休克期:脊髓损伤节段以下表现为软瘫,反射消失。休克期过后,脊髓横断伤患者则可出现上运动神经元性瘫痪、肌张力增高等。

(2)括约肌功能障碍:脊髓休克期表现为尿潴留。休克期过后,若脊髓损伤在骶髓平面以上,可形成自动反射膀胱,但不能随意排尿。若脊髓损伤平面在圆锥部骶髓,或为骶神经根损伤,则可出现二便潴留或失禁。

(3)不完全性脊髓损伤:损伤平面远侧脊髓运动或感觉仍有部分功能保存。

(五)辅助检查

1. 神经系统检查

(1)美国脊髓损伤学会(ASIA)的标准检查为脊髓和外周神经功能的评估提供了详细的分级。其中,ASIA E 代表正常,ASIA A 代表完全瘫痪。

(2)通过检查 28 对皮节测定感觉功能,判断患者能否感知尖头物体所致的疼痛。

（3）运动检查是指患者对抗检查者施加的外力或重力的能力,将运动功能分为 1～5 级并记录。

（4）能代表脊髓关键功能的体节共有 10 节,应逐一检查,这些肌肉的评分为 0～5 级。

（5）直肠有无张力对预后的影响具有重要作用,可提示神经功能恢复的潜在可能性。

2.影像学检查

（1）X 线检查:有助于明确脊椎骨折的部位、类型和移位情况。

（2）CT 扫描:用于检查椎体的骨折情况,判定移位骨折块侵犯椎管的程度,发现突入椎管的骨块或椎间盘。

（3）MRI:对判定脊髓损伤的程度和范围极有价值。MRI 可显示脊髓损伤早期的水肿、出血,并可显示脊髓损伤的各种病理变化。

3.肌电图检查

通过肌电图检查,可以测量肌肉的电传导情况,鉴别脊髓完整性水平。

4.实验室检查

除常规检查外,血气分析检查可有助于判断有通气不足风险患者的呼吸状况。

(六)治 疗

1.急救和搬运

（1）选择脊柱的制动体位。在搬运时,可选择受伤后的体位或选择保持脊柱成一条直线的中立位。

（2）选择用脊柱固定板(如无,可用门板)进行固定,并用毛巾、衣物等填充固定板与背部之间的空隙,用固定带将头、颈、胸腹部固定于板上。

（3）必须先制动后搬运。在为脊柱、脊髓损伤的患者实施急救和搬运时,宜用木板搬运,不要用软担架。禁用搂抱或抬头、抬腿的方法搬运。

（4）对颈椎损伤者,要托住其头部,沿纵轴略加牵引与躯干一起滚动。搬动中要观察伤者呼吸道有无阻塞,若有则应及时解除,并检查呼吸、心率和血压等变化。

（5）对于合并严重的颅脑损伤、胸部或腹部脏器损伤、四肢血管伤危及生命安全者,应首先抢救。

2.急诊处置

（1）对有多发伤、意识水平改变、损伤累及头颈部的患者,应加强监护。此类患者往往无法告知疼痛加剧或损伤部位的疼痛等,使医护人员无法及时发现神经损伤进一步加重的情况。

（2）医护人员在完成 ABC 检查,并对致命损伤进行初步处置后,就应开始第二步诊断治疗程序,包括全面检查神经系统、评估患者的神经功能及损伤情况等。

（3）体格检查应包括全身情况,从头开始,对脊柱的各个节段逐一进行细致评估,判断是否存在脊柱骨折或不稳定。

（4）卧硬板床。胸、腰椎骨折和脱位,或单纯压缩性骨折椎体压缩不超过 1/3 者,可仰卧于木板床,在骨折部加枕垫,使脊柱过伸。

（5）复位固定。对颈椎骨折和脱位较轻者,用枕颌吊带做卧床牵引复位;对有明显压缩移位者,做持续颅骨牵引复位。牵引重量一般为 3～5kg,复位后用头、颈、胸石膏固定 3 个月。胸、腰椎复位后,用石膏背心、腰围或支具固定。

(6)脊柱骨折合并脊髓损伤处理。损伤脊髓的功能能否恢复主要取决于脊髓损伤的程度。保证脊髓功能恢复的首要问题是及早解除对脊髓的压迫。其手术方法有切开复位内固定术和减压术两种。手术的目的是直接或间接地解除骨折块或脱位对脊髓神经根的压迫,稳定脊柱。

(7)药物治疗。①脱水疗法:甘露醇静脉滴注,以减轻脊髓水肿。②激素治疗:地塞米松 $10\sim20$mg 静脉滴注,对缓解脊髓的创伤性反应有一定作用。③药物促进神经功能恢复:如三磷酸胞苷二钠,维生素 B_1、B_6、B_{12} 等。④支持疗法:注意维持患者的水和电解质平衡,补充热量、营养和维生素。

(七)护理措施

1. 监护与治疗

(1)患者平卧于硬板床,保持脊柱平直。对于颈椎及高位胸椎损伤患者,应用颈托固定颈部,并用沙袋制动。

(2)正确搬运、固定患者。用硬质担架运送,由 $2\sim3$ 人扶患者躯干、骨盆、肢体,轴线移动。对于颈椎损伤患者,搬运时应有专人保护头部,沿纵轴向上牵引,使患者头、颈随躯干一同移动。

(3)监测并记录患者的生命体征,观察其呼吸形态、频率,给予吸氧,血氧饱和度应高于 90%。对呼吸功能障碍患者,应尽早进行气管切开和机械通气。

(4)伤后早期禁食。

(5)对尿潴留患者,应及时留置导尿。

2. 健康宣教

(1)保持个人卫生清洁,皮肤完整,预防压力性损伤的发生。有条件的,可使用特制翻身床、气垫床等。

(2)尽量促使患者早期进行活动和功能锻炼,避免发生失用性肌萎缩和关节僵硬。

(3)在患者可进食后,鼓励其多食富含膳食纤维的食物,多饮水。

(4)保持大便通畅。

四、骨盆骨折

(一)概 述

骨盆骨折多由直接暴力挤压骨盆所致,多伴有合并症和多发伤。

(二)病 因

骨盆骨折的常见病因有交通事故、意外摔倒或高处坠落等。年轻人骨盆骨折主要是由交通事故和高处坠落引起的。老年人骨盆骨折常见的原因是摔倒。

(三)发病机制

引发骨盆骨折的主要原因是暴力,因骨盆环受到暴力的撞击而发生,严重的常合并广泛软组织损伤、盆腔脏器伤或其他骨骼及内脏伤。根据骨盆损伤部位、损伤机制、受暴力打击的方向、完整性和稳定性,骨盆骨折可有多种分类方法。

1.根据损伤部位进行分类,骨盆骨折可分为撕脱性骨折,骨盆环的孤立性骨折,骨盆环的双骨折或骨折脱位,骶尾骨骨折,髋臼骨折合并股骨头中心性脱位。

2.根据骨盆是否稳定进行分类,骨盆骨折可分为 A 型(稳定骨折),B 型(旋转不稳定骨折),C 型(旋转与垂直不稳定骨折)。

3.根据暴力的方向进行分类,骨盆骨折可分为侧方压缩型(LC)骨折,前后压缩型(APC)骨折,垂直压缩型(VS)骨折,混合型(CM)骨折。

(四)临床表现

1.血压下降或休克。

2.局部肿胀、压痛、畸形、骨盆反常活动、会阴部瘀斑。

3.骨盆分离试验和骨盆挤压试验阳性。检查者双手交叉撑开患者的两髂嵴,使两骶髂关节的关节面更紧贴水平面,骨折的骨盆前环产生分离,如出现疼痛,即为骨盆分离试验阳性。双手挤压患者的两髂嵴,若伤处仍出现疼痛,则为骨盆挤压试验阳性。

(五)辅助检查

1.影像学检查

(1)X 线检查:能显示骨盆骨折的基本征象。

(2)CT 扫描:为骨盆提供连续的横断面扫描,能发现一些 X 线检查不能显示的骨折。此外,CT 扫描特别适用于为髋臼骨折诊断提供信息。

(3)螺旋 CT 扫描:可以形成清晰的三维立体图像,使骨盆完整、直观、立体地展现出来,这对骨折类型的判断和治疗方案的确定有指导意义。

(4)其他:如 MRI、DSA、核素扫描等,也有一定的适用范围。

2.实验室检查

(1)血常规检查:根据血红蛋白指标判断机体失血情况,决定伤者是否需要输血。

(2)凝血功能检查:包括血小板计数、凝血酶原时间测定等。及时给予新鲜冻干血浆和血小板,以维持凝血系统与抗凝系统的平衡。

(六)治　疗

1.有效控制骨盆损伤失血

(1)骨盆固定:急救早期,可在患者股骨粗隆水平处简单使用床单包裹、拉紧;对于合并腹部开放损伤者,可用纱布进行腹腔填塞。

(2)外固定支架或 C 臂夹固定:在急诊多用外固定支架或 C 臂夹,外固定器在固定不稳定骨盆骨折的同时,具有控制出血的作用。

(3)动脉栓塞:对于在积极液体复苏和固定骨盆后仍处于休克状态的伤员,在排除胸、腹内出血的前提下,应行经股动脉插管髂动脉造影术;若发现动脉出血,应立即对出血血管行栓塞术。

2.重建期治疗

(1)保守治疗:在大多数情况下,对骨盆骨折主要采取非手术治疗方法,一般采用卧硬板床、骨盆悬吊牵引、股骨髁上牵引和手法复位等传统的非手术疗法。

(2)手术治疗:严重的骨盆骨折需要手术治疗,主要的手术方法有外固定手术、切开内固定术。

(七)护理措施

1.监护与治疗

(1)监测患者体温、血压、脉搏、心率、氧饱和度等生命体征,观察其病情变化。

(2)迅速建立静脉通道,进行液体复苏,补充有效血容量,必要时输血。

(3)评估患者有无失血性休克的征象,观察有无面色苍白、四肢湿冷、口渴、意识淡漠、烦躁不安等,监测每小时尿量。

(4)早期固定,避免骨折断端移位而导致疼痛。对于骨盆托带悬吊牵引者,要保持吊带平衡,保证吊带宽度、长度适宜。

(5)尽量少搬动患者。搬动时,将患者放置于平板担架上移动,以免造成二次损伤和出血。

(6)动态评估疼痛的程度。对于疼痛严重且诊断明确者,遵医嘱使用止痛药物,并及时评估药效。

(7)对于合并内脏损伤者,在扩容的同时积极做好手术准备。

五、四肢骨折

(一)概　述

四肢骨折包括上肢骨折和下肢骨折。常见的上肢骨折包括肱骨干骨折、肱骨髁上骨折、尺桡骨干双骨折、Colles骨折;下肢骨折包括股骨颈骨折、股骨干骨折和胫腓骨骨折。虽然四肢损伤极少危及生命,但四肢创伤的潜在威胁不容忽视,其在评价和治疗初期易被忽略。完善的创伤治疗包括早期评估和创伤四肢的固定;对于复杂的损伤,可以与血管和整形外科共同处理。

(二)病　因

造成骨折的主要原因是各种意外和交通事故创伤。

(三)发病机制

1.高能量撞击导致粉碎性或开放性骨折,相关软组织损伤严重,局部有渗出、水肿。

2.可造成挤压伤。在初期,可有轻微疼痛和肿胀,腔隙间压力在数小时内可增加,严重者发生骨筋膜室综合征。其典型表现是在闭合的间隙中有肌肉组织创伤或自发出血。若水肿或出血增加,筋膜室内的压力增加,供给肌肉和神经组织的微循环血流减少至临界水平,可发生缺血甚至坏死。骨筋膜室综合征患者首先表现为疼痛,然后感觉减退甚至运动无力,必须立即行切开减压术。

(四)分　类

1. 根据骨折处皮肤、黏膜的完整性,可分为闭合性骨折和开放性骨折。
2. 根据骨折程度和形态,可分为不完全骨折和完全骨折。
3. 根据骨折端的稳定程度,可分为稳定性骨折和不稳定性骨折。

(五)临床表现

大多数骨折只引起局部症状,严重的骨折和多发骨折可导致全身反应。

1. 全身表现

多发性骨折、骨盆骨折、股骨骨折、脊柱骨折及严重的开放性骨折患者,常因广泛的软组织损伤、大量出血、剧烈疼痛或并发内脏损伤等而出现休克症状。

2. 局部表现

(1)骨折的一般表现:局部疼痛、肿胀和功能障碍。
(2)骨折的特有体征:畸形、反常活动、骨擦音或骨擦感。

(六)辅助检查

1. X线检查

X线检查对骨折的诊断和治疗具有重要价值。对疑有骨折者,应常规行X线检查。

2. CT扫描

对骨折不明确但又不能排除,以及复杂骨折者,可行CT检查。

(七)治　疗

1. 急救处置

骨折急救处置的原则是用最简单且有效的方法抢救生命、保护患肢、迅速转运,以此患者得到妥善处理。

(1)抢救休克:首先检查并评估患者全身情况,对有休克征象的患者应先纠正休克,注意保暖,减少搬动,有条件时应立即输液、输血。

(2)包扎伤口:对于有出血伤口或大面积软组织撕裂伤的开放性骨折患者,应立即用急救包、绷带等予以压迫包扎,以达到止血的目的。对大血管出血者,当加压包扎止血不理想时,可采用止血带止血,并记录所用压力和时间。

(3)妥善固定:对于骨折,固定是重要的急救措施。凡疑有骨折者,均应按骨折处理。对于闭合性骨折者,急救时不必脱去患肢的衣裤和鞋袜,避免过多的搬动。若患肢肿胀严重,则可剪开患肢衣袖或裤脚,减轻压迫。

(4)迅速转运:经妥善固定后,应立即将患者送至就近医院治疗。

2. 治疗原则

(1)复位:是指骨折后发生移位的骨折断端重新恢复正常或接近原有解剖关系,以恢复骨骼的支架作用。复位的方法有闭合复位和手术复位两种。

(2)固定:骨折复位后,要将其固定使其逐渐愈合。常用的固定方法有外固定和内固定。

(3)功能锻炼:通过主动或被动活动未被固定的关节,防止肌肉萎缩、关节粘连和关节囊挛缩等,促进骨折愈合。

(八)护理措施

1.监护与治疗

(1)在急性期,密切观察患者的意识、呼吸、血压、尿量、末梢循环等,综合评估全身状况,预防和纠正休克。对生命体征不稳定者,要建立静脉通路,补液、输血。

(2)固定患肢,避免不必要的搬动,防止二次损伤。评估患者的疼痛程度、性质,及时报告医生,采取适当的物理和药物止痛措施,并及时评估止痛的效果。

(3)取合适的体位,肢体按治疗要求摆放固定,注意保暖。观察患肢皮肤的颜色、皮温、肿胀情况,抬高患肢以减轻肿胀、促进静脉回流。

(4)定时给卧床患者翻身,做好皮肤护理,预防压力性损伤。

(5)恢复期积极预防感染,观察伤口、骨牵引针孔有无红肿、脓液渗出,遵医嘱使用抗生素。

2.健康宣教

(1)向患者宣传功能锻炼的意义和方法,指导患者科学地进行功能锻炼。尽可能早期恢复功能锻炼,并进行康复治疗。

(2)安排合理饮食,保持机体代谢需要,加强营养。

(3)积极做好心理护理,疏导患者恐惧、惊慌的情绪。

六、多发伤

(一)概　述

多发伤是指同一致伤因子引起的两处或两处以上解剖部位或脏器的创伤,且至少有一处损伤是危及生命的。其临床特点是:应激反应严重,伤情变化快,死亡率高;伤情重,常有严重低氧血症,休克发生率高;病情复杂,容易漏诊、误诊;伤后并发症多,并发感染率高。

(二)病　因

多发伤常由高处坠落、交通事故、埋压、爆炸等引起,其病因可分为直接性暴力和间接性暴力、混合性暴力。

(三)发病机制

严重多发性创伤患者常有一系列复杂的应激反应。创伤后,机体可发生一系列危及组织功能的病理生理变化,如血容量急性减少、组织低灌注与缺氧等,且长时间难以得到改善。这些严重紊乱使伤情变化快,常可迅速导致一系列并发症而危及生命,患者死亡率较高。

(四)临床表现

1.多部位和多样性伤情

多发伤表现为损伤部位多、范围广,开放性损伤与闭合性损伤、钝性伤与锐性伤、明显性损伤与隐匿性损伤并存;且同一解剖部位可发生多处损伤。

(1)颅脑损伤，可有颅底骨折，伴有昏迷的颅内血肿、脑挫伤、脑疝，颌面部骨折等。

(2)颈部损伤，表现为颈部外伤伴有大血管损伤、血肿，颈椎损伤，气管移位，气道阻塞等。

(3)胸部损伤，表现为多发肋骨骨折，连枷胸及反常呼吸，张力性气胸、血气胸，肺挫伤，纵隔、心、大血管和气管损伤，心脏压塞，膈疝等。

(4)腹部损伤，常为开放性腹部损伤、腹内脏器损伤、腹内出血、腹膜后大血肿等。

(5)泌尿生殖系统，表现为肾破裂、膀胱破裂、尿道断裂、阴道破裂、子宫破裂。

(6)骨盆骨折伴休克。

(7)脊椎骨折伴神经系统损伤。

(8)四肢骨折，四肢广泛撕脱伤。

2.非对称性表现

非对称性表现是指损伤部位及严重程度与表现不同。

3.创伤性休克

可有多种休克状态共存。

4.意识障碍

意识障碍可由颅脑性因素或非颅脑性因素导致，且颅脑性脑损害与非颅脑性脑损害可并存。

(五)辅助检查

1.影像学检查

(1)在评估中应早期应用胸部与骨盆成像。

(2)如果在进行体格检查时考虑颈部有某种损伤，那么CT扫描应作为首选的影像学检查方法，其比X线检查更为有效。

(3)早期影像学评估能提供关于致命性损伤的重要信息。在伴有严重胸部钝挫伤的情况下，CT扫描是首选的检查方法。

(4)对于严重胸部钝挫伤患者，通过胸部超声检查可以发现需紧急处理的致命性的血胸或气胸。

(5)骨盆影像学检查对骨盆严重创伤的诊断非常有用。

(6)胸腰椎及肢体影像学检查可推后，直至更优先的重要部位的评估和干预完成。

2.实验室检查

(1)血气分析：乳酸与碱剩余可用于评价复苏效果。

(2)凝血功能：定期检测INR和纤维蛋白原确定凝血功能。

(3)血型鉴定：交叉配血实验决定输血血型。

(4)其他检测：电解质、血尿素氮、肌酐、血常规等监测全身状态。

(六)治　疗

1.现场急救

(1)脱离危险环境。

(2)进行心肺脑复苏，保持呼吸道通畅，解除呼吸道梗阻。

(3)固定骨折断端,处理伤口,控制活动性出血,抗休克。

(4)安全转运。

2.院内急救

(1)控制出血,积极进行抗休克治疗。

(2)手术治疗,在充分复苏的前提下,以最快的速度修补损伤的脏器,减轻伤员负担,降低手术风险,挽救伤员生命。

(3)维护器官功能,预防感染,营养支持。

3.紧急救护牢记 VIPCO 程序

(1)V:通气。

(2)I:输液、抗休克。

(3)P:心肺脑复苏。

(4)C:控制出血。

(5)O:确定性手术治疗。

(七)护理措施

1.监护与治疗

(1)根据病情安置合适的体位。昏迷者保持呼吸道通畅;休克无禁忌者取休克卧位(头与双下肢均抬高 20°左右);低温者,注意保暖。

(2)保持气道畅通,吸氧。

(3)迅速开放静脉通道,遵医嘱补液,根据病情调节输液量和速度。

(4)加强监护,建立重症监测系统,定时监测患者的生命体征,严密观察伤情变化。

(5)对有手术指征者,应尽快做好术前准备工作。

2.多发伤的护理要点

(1)以脑外伤为主的多发伤的护理要点:①保持呼吸道通畅,充分给氧。②严密观察患者生命体征,评估其意识、瞳孔、精神状态、运动与感觉的变化。③观察耳、鼻有无溢血、溢液。④遵医嘱准时、及时地应用激素、抗生素及降低颅内压的药物,观察用药后反应。注意防治脑水肿,交替使用 20%甘露醇溶液与呋塞米,也可用胶体液(如白蛋白、血浆)提高胶体渗透压,限制输液量,防止脑疝的发生。但这与抗休克措施相矛盾,应兼顾两者,灵活掌握。

(2)以胸外伤为主的多发伤的护理要点:①紧急解除呼吸道阻塞。②若有出血性休克,应迅速建立 2 条上肢静脉通路,或深静脉穿刺进行 CVP 等血流动力学监测,纠正休克。③监测生命体征、心电监护及血氧饱和度。④对有血气胸者,应及时做胸腔闭式引流,解除心肺受压。⑤当连枷胸反常呼吸严重时,应对活动的胸壁进行加压固定包扎,以减少反常呼吸,并行气管插管、人工机械通气。

(3)以腹部外伤为主的多发伤的护理要点:①监测生命体征、心电监护、CVP、SpO_2,积极纠正休克。②注意腹部体征的变化,积极做好手术准备。③留置导尿,观察每小时尿量、颜色及性状。

(4)合并脊柱损伤及四肢骨折的多发伤的护理要点:①监测生命体征变化,对后腹膜血肿伴有休克者,予以抗休克治疗。②注意有无脊髓休克及肢体截瘫的情况。③对脊髓损伤者,应减少不必要的搬动,翻身时保持颈、胸、腰椎呈一条直线,防止扭曲及神经损伤。④预防压力性损伤的发生。⑤对四肢骨折者,应及时牵引或固定,并注意伤肢的血液循环和肿胀情况,防止骨筋膜室综合征;抬高患肢,保持功能位,促进血液循环。

(5)合并肾挫伤的多发伤的护理要点:①积极防治休克,保护心肺功能和肾功能。②积极做好手术准备,对危及生命的损伤、肾裂伤及血管撕裂伤做紧急手术处理。③肾挫伤患者卧床休息,止血、留置导尿。留置导尿时,要观察每小时尿量、颜色、性状,并记录24小时液体出入量。

3. 预防并发症

(1)多发伤的某些脏器伤是渐进性的,早期并不一定显著。昏迷、休克伤员的伤情常被掩盖,应注意密切观察。若出现用某部位伤难以解释的严重的全身情况,则必须警惕其他部位伤。

(2)应严格执行无菌操作。创伤后,机体免疫功能受到抑制,伤口污染严重,肠道细菌易位,再加上侵入性导管的使用,感染进一步加重,应早期、足量使用抗生素。

(3)对伴有脊柱损伤的患者,要注意有无脊髓休克症状,如皮肤颜色、血压、体温、心率及神志的变化。

(4)在多发伤的整个护理过程中,既要考虑多发伤对每个创伤部位的影响,也要考虑每个创伤部位对机体的影响。对可能发生的并发症(如急性呼吸窘迫综合征、肾衰竭、心功能衰竭和多器官功能衰竭等),应仔细观察并采取积极有效的护理措施。

(5)预防压力性损伤。

参考文献

[1] 陈孝平,王建平,赵继宗.外科学[M]. 9 版. 北京:人民卫生出版社,2018.

[2] 蒋国平.急重症医学新进展[M]. 北京:中国环境出版社,2013.

[3] 李乐之,路潜.外科护理学[M].5 版.北京:人民卫生出版社,2012.

[4] 王亦璁.骨与关节损伤[M].5 版.北京:人民卫生出版社,2012.

[5] 姚永明. 急危重症病理生理学[M].北京:科学出版社,2013.

[6] 张波,桂莉.急危重症护理学[M].3 版.北京:人民卫生出版社,2012.

[7] Coccolini F,Roberts D,Ansaloni L,et al. The open abdomen in trauma and non-trauma patients:WSES guidelines[J]. World J Emerg Surg, 2018, 13(7):1-16.

[8] [美]Marx Hockberger Walls.罗森急诊医学[M].7 版.李春盛主译.北京:北京大学医学出版社,2013.

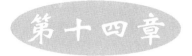

多系统病变

第一节 多器官功能障碍综合征

一、概　述

20世纪90年代,将70年代提出的"多器官衰竭""多系统器官衰竭""序贯性系统衰竭""创伤后脓毒综合征"等命名进一步修订为多器官功能障碍综合征(multiple organ dysfunction syndrome, MODS)MODS既不是一种独立的疾病,也不是单一脏器的功能障碍,而是涉及多器官的病理生理变化。它的发生不是一个独立的事件,而是一连串病理过程中的一个阶段,是一个复杂的综合征。目前认为,MODS不仅与感染、创伤等直接损伤有关,而且在某种程度上与机体自身对感染、创伤的免疫炎症反应有更为本质的联系。也就是说,MODS的最大威胁来自失控的炎症反应。对机体炎症反应的深刻认识有利于早期识别MODS的病理生理紊乱,并促进早期积极干预。随着医学的进步及其他危重症患者治愈率的提高,MODS的威胁也日渐突出,MODS已成为ICU内患者死亡的最主要原因之一,被认为是创伤及感染后最严重的并发症。

二、定　义

多器官功能障碍综合征(MODS)主要指机体在遭受严重创伤、感染、中毒、大面积烧伤等损害后24h,同时或序贯性出现两个或两个以上脏器功能失常甚至衰竭的临床综合征。在鉴别MODS时应满足以下几点。①原发致病因素是急性的,继发受损器官可发生在远离原发伤的部位,不能将慢性疾病器官退化失代偿期归属于MODS。②表现为多发的、进行性的、动态的器官功能不全。③机体原有器官功能基本健康,功能障碍是可逆的,可在其发展的任何阶段进行干预治疗,并有望恢复。④致病因素与发生MODS的间隔时间超过24h,常呈序贯性器官受累。⑤一些在病因学上互不关联的疾病或同时发生的脏器功能衰竭,虽也涉及多个脏器,但不纳入MODS范畴。

三、发病机制

MODS的发病机制至今仍不十分明确。一般来说,正常情况下感染和组织损伤时,局部炎症反应对清除细菌和修复损伤组织都是必要的，具有保护性作用。但在炎症反应异常放大或失控时，炎症反应对机体的作用可从保护性转变为损害性，导致自身组织细胞死亡和器官衰竭。任何能够导致机体免疫炎症反应紊乱的疾病都可以引起 MODS，包括感染性疾病（如严重感染、重症肺炎、重症急性胰腺炎后期等）和非感染性疾病（如创伤、烧伤、休克、重症急性胰腺炎早期等）。从本质上来看，MODS 是机体炎症反应失控的结果：感染、创伤是机体炎症反应的促发因素，而机体炎症反应的失控最终导致机体自身性破坏。

（一）基本发病机制

机体炎症反应失控的表现有炎症细胞激活和炎症介质的异常释放，组织缺氧和自由基损伤，肠道屏障功能破坏及细菌和（或）毒素易位，这也构成了 MODS 炎症反应失控的 3 个互相重叠的发病机制学说——炎症反应学说、自由基学说和肠道动力学说（见图 14-1-1）。

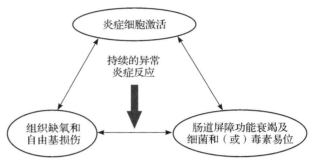

图 14-1-1　MODS 的发病机制

（二）二次打击学说

MODS 往往是多元性和序贯性损伤的结果，而不是单一打击的结果。1985 年，Dietch 提出了 MODS 的二次打击学说，他将创伤、感染、烧伤、休克等早期直接损伤作为第一次打击，其所造成的组织器官损伤可能是轻微的，不足以引起明显的临床症状，但重要的是早期损伤激活了机体免疫系统，尽管炎症反应的程度轻微，但炎症细胞已经处于预激活状态。此后，如病情稳定，炎症反应逐渐缓解，则损伤组织得以修复；如病情进展恶化或继发感染、休克等，则构成第二次或第三次打击。第二次打击使已处于预激活状态的机体免疫系统暴发性激活，大量炎症细胞活化、炎症介质释放，造成炎症反应失控，导致组织器官的致命性损害。第二次打击的强度可能不如第一次打击，但其导致的炎症反应暴发性激活往往是致命的（见图 14-1-2）。若第一次打击强度足够大，可直接强烈激活机体炎症反应，导致 MODS，这属于原发性 MODS。但大多数 MODS 是多元性和序贯性损伤的结果，这类 MODS 属于继发性 MODS。

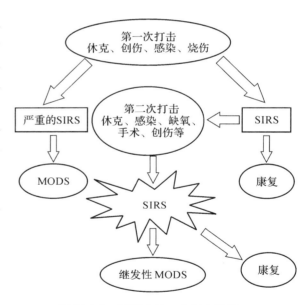

图 14-1-2　MODS 的二次打击学说

四、评　估

（一）MODS 的临床特点

1. 缺乏特异性。在病理学上，MODS 的主要病理变化是广泛的急性炎症反应，以缺血坏死为主；慢性器官衰竭则以坏死增生为主，同时伴有器官萎缩、纤维化。

2. 发展迅猛。MODS 往往来势凶猛，病情急剧发展，死亡率很高。

3. 有望逆转。只要有效遏制炎症的发展，器官衰竭有望逆转，一般不遗留器官损伤的痕迹或转入慢性病程。

（二）SIRS 在 MODS 发病中的影响

无论是感染性病因还是非感染性病因，都通过细胞因子和炎症介质过度释放而引起 MODS。SIRS 是 MODS 发生的基础，SIRS 未及时治疗或治疗失败最终必然导致 MODS（见图 14-1-3）。SIRS 是 MODS 的一个危险因素。

全身炎症反应综合征（SIRS）
全身感染（sepsis）
严重全身性感染（severe sepsis）
感染性休克（septic shck）
多脏器功能障碍（MODS）
多脏器功能衰竭（MOF）

图 14-1-3　SIRS 在 MODS 发病中的影响

（三）MODS 病死率与累及脏器数相关

任何单一器官系统持续衰竭 24 小时以上的患者死亡率约为 40%。两个系统以上衰竭的患者死亡率为 60%。若涉及三个系统衰竭＞72 小时以上，则患者死亡率几近 100%。可见，MODS 的死亡率不仅与衰竭的器官数量相关，而且与衰竭的时间呈正相关。继发于腹腔感染的死亡率要高于创伤后 MODS；年龄＞65 岁的患者不仅生理紊乱后易致 MODS，而且死亡率也较高。

（四）评估方法

目前常见的评估 MODS 严重程度的评分系统有 APACHE Ⅱ评分、SOFA 评分。SOFA 评分是通过测定主要器官功能损害程度对患者进行预后判断的评分系统，通常建议在入住 ICU 后 24h 计算该评分，之后每 48 小时再行计算，因此被称为"序贯"器官衰竭评估。

SOFA 评分 0 分：功能基本正常，ICU 内死亡率＜5%。

SOFA 评分 4 分：功能显著损害，ICU 内死亡率＞50%。

MODS 评分是由 Marshall 提出的对多器官功能障碍的评分标准，以 6 个脏器系统的生化指标来衡量，每个系统得分有 0～4 五个级别（见表 14-1-1）。MODS 评分越高，患者死亡率越高。0 分，无死亡发生；9～12 分，死亡率小于 25%；13～16 分，死亡率 50%；17～20 分，死亡率 75%；>20 分，死亡率 100%。

表 14-1-1　MODS 评分表

器官系统	分数					评分
	0	1	2	3	4	
呼吸（PaO_2/FiO_2）（mmHg）	>300	226～300	151～225	76～150	≤75	
肾脏（血肌酐，$\mu mol/L$）× $\mu mol/L$	≤100	101～200	201～350	351～500	>500	
肝脏（胆红素，$\mu mol/L$）× $\mu mol/L$	≤20	21～60	61～120	121～240	>240	
心血管（PAR＝HR×CVP/MAP）	≤10.0	10.1～15.0	15.1～20.0	20.1～30.0	>30	
血液（血小板，×$10^9/L$）	>120	81～120	51～80	21～50	≤20	
神经系统（GCS 评分）	15	13～14	10～12	7～9	≤6	
总分						

注：PaO_2/FiO_2 的计算，无论用或不用呼吸机和用 peep 与否；血清肌酐计算，是指无血液透析的状态。

多器官功能障碍总得分（MOD score）为各系统最高分的总和，$S_{max}＝24$ 分。该评分与患者死亡率呈正相关，每 24 小时评估 1 次即为每日得分，其变化量反映器官功能障碍的进展情况（见表 14-1-2）。

表 14-1-2　多器官功能障碍总得分（MOD score）

MOD 得分	病死率
0 分	无死亡
9～12 分	死亡率<25%
13～16 分	死亡率 50%
17～20 分	死亡率 75%
>20 分	死亡率 100%

（五）MODS 的临床病因

1. 组织损伤

组织损伤如严重创伤、大手术、大面积深部烧伤等。

2. 感染

感染为 MODS 的主要原因，尤其脓毒血症、腹腔脓肿、急性坏死性胰腺炎、肠道功能紊乱、肠道感染及肺部感染等。

3. 休克

休克有创伤出血性休克和感染性休克。

4. "再灌注"损伤

"再灌注"损伤指心脏、呼吸骤停后造成的各脏器缺血、缺氧，复苏后又引起的并发症。

5.其他

(1)如持续吸入高浓度氧,可破坏肺泡表面活性物质,损伤肺血管内皮细胞。

(2)应用血液透析及床旁超滤所造成的不均衡综合征,可引起血小板减少和出血。

(3)治疗休克时使用大剂量的血管活性药物后,继而造成组织灌注不足、缺血、缺氧。

(4)大量补液引起心肺负荷过大,微循环中细小凝集块出现,凝血因子消耗,微循环障碍,以致弥散性血管内凝血。

(5)严重的水、电解质和酸碱紊乱。

(6)凝血功能紊乱。

(7)肠道黏膜屏障受损。

(8)高龄老人,器官功能处于临界状态,许多不严重的应激因素即可导致 MODS。

(9)毒物和中毒。

6.MODS 的高危诱发因素

(1)持续存在感染灶、炎症病灶。

(2)复苏不充分或延迟复苏。

(3)基础脏器功能障碍。

(4)年龄>55 岁。

(5)大量反复输血。

(6)创伤严重评分≥25 分。

(7)嗜酒,营养不良,长期禁食。

(8)糖尿病,免疫抑制治疗,恶性肿瘤,手术意外,肠道缺血性损伤等。

(9)应用抑制胃酸药物,高血糖,高钠血症,高乳酸血症,高渗血症。

五、MODS 的特征性临床表现

MODS 病程大约为 14~21d,并经历 4 个阶段。每个阶段都有其典型的临床特征(见表 14-1-3)。

表 14-1-3 MODS 的临床分期和特征

临床表现	第 1 阶段	第 2 阶段	第 3 阶段	第 4 阶段
一般情况	正常或轻度烦躁	急性病容,烦躁	一般情况差	濒死感
循环系统	容量需要增加	高动力状态,容量依赖	休克,心排血量下降,水肿	依赖血管活性药物维持血压,水肿,SvO_2下降
呼吸系统	轻度呼吸性碱中毒	呼吸急促,呼吸性碱中毒,低氧血症	严重低氧血症,ARDS	高碳酸血症,气压伤
肾脏	少尿,对利尿剂反应差	肌酐清除率下降,轻度氮质血症	氮质血症,有血液透析指征	少尿,血液透析时循环不稳定
胃肠道	胃肠胀气	不能耐受食物	肠梗阻,应激性溃疡	腹泻,缺血性肠炎
肝脏	正常或轻度胆汁淤积	高胆红素血症,PT延长	临床黄疸	转氨酶水平升高,严重黄疸

续表

临床表现	第1阶段	第2阶段	第3阶段	第4阶段
代谢	高血糖,胰岛素需要量增加	高分解代谢	代谢性酸中毒,高血糖	骨骼肌萎缩,乳酸酸中毒
神经系统	意识模糊	嗜睡	昏迷	昏迷
血液系统	正常或轻度异常	血小板计数降低,白细胞计数增多或减少	凝血功能异常	不能纠正的凝血功能障碍

(一)循环不稳定

由于多种炎症介质对心血管系统均有作用,故血液循环最易受累。几乎所有的病例至少在病程早、中期会出现"高排低阻"的高动力型循环状态。心排血量可达到10L/min以上,外周阻力低,并可因此造成休克而需升压药来维持血压。

(二)高代谢

全身感染和MODS通常伴有严重营养不良,其代谢模式有三大特点。

1.持续性高代谢,代谢率可达1.5倍以上。

2.耗能途径异常。在饥饿状态下,机体主要通过分解脂肪获得能量;但在全身感染时,机体则通过分解蛋白质获取能量,糖的利用受限制。

3.对外源性营养物质反应较差。补充外源营养并不能有效阻止自身消耗,提示"自噬代谢"。

(三)组织细胞缺氧

高代谢和循环功能紊乱往往造成氧供和氧需不匹配,使机体组织细胞处于缺氧状态,临床主要表现为"氧供依赖"和"乳酸性酸中毒"。

六、治　疗

(一)防治原则

1.快速和充分复苏,防止缺血-再灌注损伤。

(1)早期目标是抗休克治疗。在最初的6h内,争分夺秒完成休克复苏,达到中心静脉压8～12mmHg,平均动脉压≥65mmHg,尿量≥0.5mL/(kg·h),上腔静脉血氧饱和度≥65%或混合静脉血氧饱和度≥70%。

(2)防止隐性代偿性休克发生,早期实施胃黏膜pH_i监测。若监测pH_i<7.320,则无论MODS的发生率还是患者死亡率都可明显上升。

(3)早期使用足量的抗氧化剂和氧自由清除剂,临床推荐的有维生素C、维生素E、谷胱甘肽等。

2.清除坏死组织和感染灶,控制脓毒血症。合理应用抗生素,在使用前应进行恰当的细菌培养。选用一种或一组抗生素后,应在用药72h后判断其疗效,一般不宜频繁更换。当严重感染经抗生素积极治疗未能取得预期效果且疑有真菌感染时,应及时合理选用抗真菌药物,原有抗生素不宜立即全部撤除。

3.尽量减少侵入性诊疗操作。

4.加强环境管理,避免医院内交叉感染。

5.提高患者免疫力,避免滥用免疫抑制剂。

6.积极进行外科处理,早期清创、引流、切除或转流。

7.加强循环支持,维持有效血容量及有效的心脏功能支持。

8.加强呼吸支持,保持气道通畅,进行有效、合理的氧疗,必要时行机械通气。

9.给予营养支持和维护肠道功能。针对高代谢和脏器功能衰竭情况,设计合理的营养支持方案。

(二)肾脏功能维护

1.持续肾脏替代疗法。床旁血液滤过,扩张血管,维持血压,保证肾脏灌注压和血流量。

2.应激性溃疡的防治。若患者既往无胃病史,突发呕血、黑便,或在胃肠减压中出现血性或咖啡色胃液,则应首先怀疑应激性溃疡。临床建议使用生长抑素治疗胃肠道出血,如施他宁、奥曲肽。

3.中枢神经系统的支持。除颅脑损伤可导致昏迷外,脑外的其他器官功能障碍或全身代谢疾病也可导致昏迷,如肝性脑病、胰性脑病、肺性脑病等。昏迷的治疗原则如下。①病因治疗。②急救治疗:保持呼吸道通畅,纠正休克,保温补液;有颅内压增高或发生脑疝者,除给予脱水剂外,必要时应行脑室穿刺引流。③复苏治疗:促进神经功能恢复。

4.免疫调理治疗。

5.中医药治疗。

七、护理措施

(一)基础护理

1.严密进行心电、血压及经皮脉搏血氧饱和度监测。

2.保持病房内空气新鲜,室内温、湿度适宜;床边设施每日擦拭消毒。

3.宜使用交替式充气床垫;在患者生命体征平稳的情况下,应定时为其翻身、叩背;保持床单位清洁干燥、无碎屑;加强皮肤护理,预防压力性损伤。

4.严格执行无菌操作和隔离制度,因为 MODS 的发生与感染密切相关,所以患者最好住单间,限制探视,减少人员流动,患者一切用物应严格消毒处理。

(二)心理护理

在面对"死亡威胁"以及周围陌生环境和医疗场所的紧张气氛时,危重症患者可能有紧张情绪;且有创抢救操作带来的痛苦,以及不能接触家人的状态,可能更加重患者的紧张情绪。因此,医护人员在抢救和护理工作中要忙而不乱,动作敏捷轻巧,以增加患者的安全感,更要注意保护性医疗。做好生活护理,寻找有效沟通方法,态度和蔼,取得患者的信任。避免在患者面前议论病情。各项操作集中进行,并注意保护隐私,耐心听取患者主诉和需求,尽可能帮助解决,以减轻患者的心理压力。

(三)专科护理

1.病情观察

(1)意识:脑损伤患者可出现嗜睡、意识模糊、谵妄、昏迷等。注意观察患者的瞳孔大小、对光反应及压眶反应。

(2)体温:在严重感染合并脓毒血症休克时,患者体内温度可达到40℃以上,而皮温可低于35℃以下,提示病情严重。

(3)心率:注意心律有无异常,同时注意观察心率与脉率是否一致,有无短绌脉。

(4)呼吸:注意呼吸的快慢、深浅,呼吸是否规则;观察是否伴有发绀、哮鸣音、三凹征、强迫体位及胸膜式呼吸变化等;观察有无深大的库-斯莫式呼吸、深浅快慢周期性变化的陈-施呼吸、周期性呼吸暂停的毕氏呼吸、反常呼吸以及点头样呼吸等。

(5)尿:注意尿的量、颜色、比重、酸碱度,及血中尿素氮、肌酐的变化,警惕非少尿性肾衰竭。

(6)皮肤:注意皮肤的颜色、湿度、弹性、皮疹、出血点、瘀斑等,观察有无缺氧、脱水、过敏、弥散性血管内凝血的征象。

2.对症护理

(1)循环功能支持:严密监测心功能及前、后负荷,注意心率、心律、血压、脉压的变化。根据医嘱正确使用洋地黄制剂、利尿剂、血管活性药物。确定输液量,用输液泵或微量泵来控制输液速度,根据医嘱要求范围具体调整。护士应熟悉血流动力学监测的相关事宜,进行血流动力学监测和记录(见第八章第四节)。

(2)呼吸功能支持:患者在 MODS 早期可出现低氧血症,应立即给予氧气吸入,使动脉血氧分压(PaO_2)保持在 60mmHg 以上;如病情进一步发展,应尽早用呼吸机进行辅助通气治疗。在呼吸机治疗期间,应严密观察各参数变化,注意有无通气过度或通气不足的并发症。应用血气分析观察 PaO_2 与 $PaCO_2$ 的动态变化。严格执行呼吸机相关性肺炎预防集束化策略的相关措施。

(3)肾脏功能支持:每小时观察尿量变化,严格记录 24 小时液体出入量,包括尿液、粪便、引流量、呕吐量及出汗量等。在条件允许的情况下,应每日使用称重床测量体重。注意血肌酐及尿素氮的变化。防治电解质紊乱,尤其是高钾血症,密切观察心电图及电解质变化,一旦发现高钾血症应立即通知医生处理。如发现患者血压升高、头痛、呕吐、抽搐甚至昏迷等脑水肿表现,或咳血性泡沫样痰液等肺水肿表现,都应立即通知医生,采取急救措施。在行床旁血液滤过的肾脏替代治疗时,应做好相应护理。

(4)急性胃黏膜、肠道病变的护理:创伤所导致的感染、休克、缺氧、营养不良和其他应激因素均可使胃肠道成为受损的靶器官而发生形态和功能的改变,应警惕应激性溃疡的发生。创伤后48～72h 是发生应激性溃疡的高峰期,故应常规留置胃管,以便观察有无咖啡色或血性胃液。如果发生消化道出血,出血量多者可出现脉速、低血压乃至发生休克。观察患者腹部症状、体征及肠鸣音变化。遵医嘱及时应用止血剂。

(5)指标变化的监测:重点了解患者肝功能、肾功能、电解质、凝血功能及血常规的相关指标,以便了解病情变化的程度。如实验室指标有瞬间较大差异的改变,应及时向医生汇报。

3.康复护理

待患者生命体征平稳,处于疾病恢复期时,应及早进行功能康复锻炼。为患者制订的早期运动康复计划应以患者耐受为主,并循序渐进地逐项落实,最大限度地恢复各器官功能,并尽早撤离呼吸机。

第二节 烧 伤

一、概 述

烧伤是指由热力[如沸液(水、油)、炽热金属(液体或固体)、火焰、蒸气和高温气体等]所致的组织损害,主要是皮肤损害。习惯上,把由电能、化学物质、放射线等所致的组织损害均称为烧伤;实际上,在诊断、分类统计上应将它们分别区分为热力烧伤、电(流)烧伤、化学性烧伤和放射性烧伤。

二、烧伤病理生理分期

(一)体液渗出期(休克期)

体液渗出期(休克期)主要指烧伤后的 48h 内,重者超过 72h。烧伤后的 6～8h,渗出最快,大量血浆样液体自创面渗出或渗入组织间隙,引起组织损伤及细胞代谢障碍,导致细胞内水肿、血容量不足甚至发生休克。

(二)急性感染期

在急性感染期,由于机体免疫力处于抑制状态,所以对病原菌的易感性很高,发生全身性感染的概率很高,预后也很严重。

(三)修复期

修复期时间的长短受创面深度及有无感染影响。浅度烧伤多能自行修复,深Ⅱ度烧伤可依靠残存的肌上皮岛融合修复,Ⅲ度烧伤靠皮肤移植修复。

烧伤的治疗与护理原则:保护烧伤区域,防止和清除外源性污染,防治低血容量性休克,预防局部和全身性感染;用非手术和手术的方法促使创面早日愈合,尽量减少瘢痕增生所造成的功能障碍和畸形,防治并发症。

三、烧伤面积计算及评估

(一)中国九分法

1.中国九分法适用于较大面积烧伤的评估(见表 14-2-1 和图 14-2-1)。将全身体表面划分为 11 个 9% 的等份,另加 1%,构成 100%。

表 14-2-1　中国九分法

	部位	占成人体表的百分比(%)		占儿童体表的百分比(%)
头颈	发部	3	9	9+(12-年龄)
	面部	3		
	颈部	3		
双上肢	双上臂	7	9×2	9×2
	双前臂	6		
	双手	5		
躯干	躯干前	13	9×3	9×3
	躯干后	13		
	会阴	1		
双下肢	双臀	5*	9×5+1	9×5+1-(12-年龄)
	双大腿	21		
	双小腿	13		
	双足	7*		

注：* 成年女性的双臀和双足各占 6%。

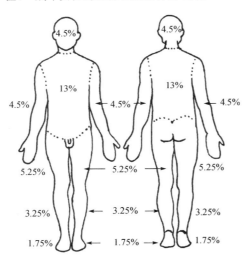

图 14-2-1　中国九分法

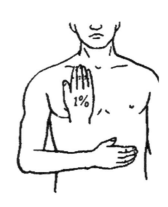

图 14-2-2　手掌法

2.烧伤新九分法将体表面积分成 11 个 9% 与 1 个 1%。其中,头颈部占 1 个 9%(发部 3%,面部 3%,颈部 3%),双上肢占 2 个 9%(双手 5%,双前臂 6%,双上臂 7%),躯干占 3 个 9%(腹侧 13%,背侧 13%,会阴部 1%),双下肢占 5 个 9% 及 1 个 1%(双臀 5%,双足 7%,双小腿 13%,双大腿 21%)。

(二)手掌法

手掌法是指不论年龄大小与性别,均以患者自己手掌面积的大小来估计。具体操作:五指并拢的手掌面积占全身体表面积的 1%(见图 14-2-2)。对于小面积烧伤,以手掌法来计算;对于大面积烧伤,则以手掌法减去未烧伤的面积更为方便。烧伤分度见表 14-2-2 和图 14-2-3。

表 14-2-2　烧伤分度

分度	局部表现	感觉
Ⅰ度(红斑)	仅伤及表皮层;轻度红、肿,加压后变白,干燥,无水疱;愈后无瘢痕	疼痛、烧灼感
浅Ⅱ度(水疱)	伤及真皮层的上 1/2;水疱较大,去疱皮后创面潮湿、鲜红,水肿明显;愈后有瘢痕	剧痛、过敏
深Ⅱ度	伤及真皮层的下 1/2;可有或无水疱,基底苍白,水肿,干燥后可见网状栓塞血管;愈后有瘢痕形成并挛缩	迟钝
Ⅲ度(焦痂)	伤及皮肤全层,甚至伤及皮下组织、肌肉、骨骼等;蜡白或焦黄甚至碳化、坚韧,干后可见树枝状栓塞血管;愈合只能从创周开始,需植皮才能长好	消失

(三)烧伤严重程度评估

伤情判断最基本的要求是烧伤面积和深度,还应兼顾呼吸道损伤的程度。烧伤深度见图 14-2-3。

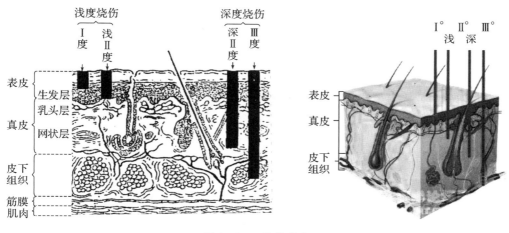

图 14-2-3　烧伤分度

四、护理要点

(一)急　救

尽快去除各种潜在的可引起烧伤的物质,冷疗烧伤局部,可以使用冰水或冷水,以减轻疼痛及降低死亡率。在应用冷疗时,要注意制冷剂可能造成的损伤,关注制冷剂的温度和冷疗时间。如果是化学性烧伤,急救时应识别化学制剂的种类,去除所有污染的衣物,并用水冲洗局部 45min。

(二)烧伤休克期的护理要点

1.准确记录尿量

成年人尿量应维持在 30～50mL/h,小儿尿量一般在 20mL/h。吸入性烧伤或合并颅脑伤的患者,尿量应维持在 20mL/h 左右。若尿量过少,说明有效循环血量不足,应加快补液速度;反之,则应减慢补液速度。如为血红蛋白尿或肌红蛋白尿,则应输入 5%碳酸氢钠溶液,以碱化尿液,防止肾小管阻塞而致急性肾衰竭。

2.遵医嘱补液

若患者心率快、烦躁、口渴、皮肤弹性差等,提示补液量不足,应加快补液速度。中心静脉压监测有助于了解循环血量和右心功能:若中心静脉压小于 0.49kPa(5cmH_2O),表示血容量不足;大于 1.47～1.96kPa(15～20cmH_2O),表示右心功能不良。

3.保护创面,防止污染

因早期清创有可能加重烧伤休克,故对休克期患者不宜彻底清创。烧伤早期治疗复杂,接触医务人员较多,容易引起创面污染。因此,早期应注意消毒隔离,限制室内人员流动,接触创面的物品皆应消毒;及时清除过多的渗液,随时更换浸湿的敷料被单,保持创面干净。

4.保持患者安静

应使患者保持安静,不宜过多搬动患者。对休克严重、烦躁不安的患者,可用约束带予以固定,防止其坠床和碰伤。

(三)烧伤创面的护理要点

1.包扎疗法

包扎疗法的护理要点如下:包扎敷料宜吸水、宜厚(一般厚度为 3～5cm);包扎压力均匀,包扎范围超过创面 5cm 以上;包扎好后,抬高肢体,保持功能位;经常观察末梢循环情况,注意观察有无青紫、发凉、麻木、疼痛、水肿等;保持外敷料干净,如有渗液浸湿或被大小便污染,或包扎敷料有异味、臭味,应及时更换外敷料;大腿根部、腋下包扎敷料后,应尽量将肢体分开;下肢包扎后用拱形护理支架,避免衣被与皮肤直接接触;炎热季节要防止中暑。

2.暴露疗法

室温维持在 28～32℃,室内湿度以 70%左右为宜;注意消毒隔离、无菌操作,防止交叉感染;保持创面干燥,并随时用无菌吸水敷料或棉签将渗液吸干;在头面部及两耳烧伤创面暴露时,更应注意清除渗液。适当约束暴露的肢体,防止抓伤、擦伤;尽量保持焦痂干燥完整,可用银剂外用剂等局部抗菌药物涂擦 2～4d,每日 4～6 次。要定时翻身,避免长期受压而加深创面;当发现痂下积脓或液化时,应及时清除引流;对环形烧伤的肢体,要注意观察末梢循环情况;在胸部Ⅲ度烧伤时,应注意患者的呼吸情况。创面暴露应彻底,不盖任何敷料或被单等。

半暴露疗法是创面清创后,覆盖一层抗菌药物纱布,然后暴露于空气中。纱布须与创面紧贴,不留空隙,以免形成死腔积液,积脓于其中。此疗法适宜于不便包扎的躯干、颈、肩、腋、腹股沟会阴以及口鼻周围部分创面。

(四)烧伤感染的护理要点

1.严格执行消毒隔离制度,加强对病室公共区域的消毒与管理。

2.严密观察患者病情,重点注意体温、脉搏、呼吸、精神状态、胃肠功能以及创面的变化,以尽早发现感染迹象,判断感染进程。

3.对危重症患者应做好口腔、会阴护理,防止大小便污染创面,防止褥疮及吸入性肺炎。

4.加强鼻饲管、导尿管、静脉留置管护理,严格执行无菌操作。

5.加强心理护理。

五、护理措施

(一)维持有效呼吸

1.保持呼吸道通畅

及时清除口鼻和呼吸道分泌物,促进分泌物排出,并加强观察。

2.吸氧

一般用鼻导管或面罩给氧,氧流量为 4～5L/min。

3.加强气管插管或气管切开术后的护理

严格执行无菌操作,正确进行气管内吸引,蒸气或雾化吸入含有抗菌药物、糜蛋白酶的液体。

4.呼吸机辅助呼吸的护理和管理

定时吸痰;充分湿化气道;观察生命体征;加强呼吸机管道的管理。

(二)维持有效循环

1.建立静脉通道

迅速建立 2～3 条能快速输液的静脉通道,保证各种液体及时输入,尽早恢复有效循环血量。

2.合理安排输液种类和速度

遵循"先晶后胶,先盐后糖,先快后慢"的输液原则,合理安排输液种类和速度。对休克的患者可使用去甲肾上腺素和血管加压素。在充分补充血容量的基础上,适当应用血管活性药物可更好地改善微循环,当血压明显降低,短期内又难以扩容使血压恢复时,可使用缩血管药物。在充分扩容,仍有皮肤湿冷等表现时,可使用血管扩张药物(如多巴胺)。

3.观察液体复苏的效果

根据患者尿量、心率、末梢循环、精神状态及中心静脉压等,判断液体复苏的效果。液体复苏的治疗目标为平均动脉压 65mmHg 及以上,乳酸水平恢复正常。

(三)加强创面护理,促进愈合

抬高肢体,减轻水肿,保持敷料的清洁与干燥。适当约束肢体,定时翻身。

(四)心理护理

耐心倾听,耐心解释病情,充分利用社会支持系统。

(五)营养支持

指导患者进食清淡、易消化饮食,少量多餐。口周烧伤者可用吸管吸入牛奶、菜汤、骨头汤等,由少到多,以后进高蛋白、高热量、高维生素饮食。经口摄入不足者,可经鼻饲肠内营养剂或经肠外补充营养,以保证足够的营养素,增强抗病能力。

(六)并发症的观察和护理

1.感染

(1)严密观察患者的情况,尤其对烧伤面积＞15％的患者,应连续监测有无脓毒症的表现。若患者出现寒战、高热、脉搏增快、呼吸急促、血流动力学不稳定、高血糖等情况,或创面出现脓性分泌物或坏死,或血白细胞及中性粒细胞数增多,则应警惕并发感染的可能。若细菌培养阳性或临床对抗生素治疗有反应,则可确诊为菌血症。

(2)加强创面护理,及时更换敷料,保持创面清洁、干燥。①含银化合物和敷料是有效的局部抗菌剂,但银还有细胞毒性作用,可能延迟伤口的愈合。银离子敷料适合深度烧伤的患者,长效银剂也可用于有希望自愈的浅表伤口。②甲磺酰胺是一种有效的局部抗菌剂,但缺乏抗真菌活性。甲磺酰胺是深部或感染性烧伤和耳朵深度烧伤的理想选择。但因为甲磺酰胺对角质形成细胞和成纤维细胞具有细胞毒性,因此它不太适合预期会自愈的浅表烧伤创面。③局部抗菌溶液,如Dakin's溶液和乙酸,具有广谱抗菌效果和罕见的耐药性,并且对生物膜有效,因此,它们对慢性、大量定植和感染伤口均有作用。④局部抗生素软膏可提供有限的抗菌覆盖以及湿润的愈合环境,适合小的浅表烧伤,包括面部浅表烧伤。

(3)在应用抗生素之前,应进行细菌培养;在诊断脓毒症后,应尽快经验性使用广谱抗生素,并注意控制和清除感染源。培养结果出来后,需要立即针对性应用敏感菌抗生素。应避免全身预防性应用抗生素。

(4)对烧伤面积＞15％～20％或气管插管的患者,应严密监测有无肺部感染的征象。严格掌握留置导尿的指征,尽可能缩短留置时间。

(5)创伤性烧伤创面感染的诊断金标准是细菌培养阳性,证实非烧伤皮肤组织存在微生物侵袭。诊断基础是105个CFU(菌落形成单位)/g的病原体组织密度。在有证据表明有创性烧伤创面感染时,需要紧急手术切除和(或)清创。对烧伤患者,在伤后5～10d不应给予预防性抗生素。因广谱抗生素易致使正常菌群失调,机体免疫力下降,并发侵袭性真菌感染。而侵袭性真菌感染是大面积烧伤患者死亡的主要原因之一。

2.应激性溃疡

患者呕吐时,应取侧卧位,防止误吸。给胃肠减压,遵医嘱使用奥美拉唑、前列腺素、生长抑素等,抑制胃酸分泌,保护胃黏膜,防止应激性溃疡及再出血。对严重出血者,应做好手术前准备。

(七)功能锻炼

1.维持功能位

患者伤后应被置于双上肢外展90°,双下肢伸直、略微分开的平卧位;翻身、俯卧位及侧卧位时也应注意维持体位。

2. 被动活动

患者伤后可在护士或其他负责康复治疗的医务人员帮助下，每日进行各关节的被动活动，活动应缓慢而轻柔。被动活动时，应包括关节各个方向的活动。对于已经失去神经支配或肌腱断裂而不能主动练习的患者，应协助其练习直至神经、肌腱修复手术后能进行主动运动练习。

3. 主动活动

主动活动是促进烧伤患者全身功能恢复的最重要的锻炼方法。活动应按渐进性运动原则，自伤后之日开始，坚持进行数月甚至数年。主动渐进性活动包括床上活动、床上或座椅坐起、转身、站立、爬楼梯、步行、独立运动、器械运动等。

4. 职业疗法

职业疗法是指通过一定形式的劳动或者娱乐活动来改善肢体的功能，促进患者恢复工作和生活，改善其情绪和心理状态。

(八)健康教育

健康教育内容包括以下几个方面。①防火、防烫伤安全教育。②烧伤患者早期急救处理教育。③烧伤患者后期功能锻炼教育。④烧伤患者心理教育。

(九)出院指导

出院指导包括以下几个方面。①穿柔软、透气性强的棉质衣裤。②避免阳光照射，出门打伞或戴帽，以免紫外线侵害皮肤而加重色素沉着。③防止受伤皮肤摩擦、受压，以免起水疱。④用清水清洁皮肤，忌用肥皂等碱性物品，以免刺激皮肤。⑤深度烧伤患者因汗腺被破坏，故应多待在清凉通风的环境里。⑥多食富含维生素 C、维生素 E 的新鲜水果和蔬菜，淡化色素沉着。⑦烧伤创面愈合后，若留下明显红色或黑色色素沉着，应立即到烧伤康复中心接受治疗。⑧根据皮肤色素沉着的深浅，制订皮肤护理计划，隔日护理 1 次，每 10 次为 1 个疗程。⑨做皮肤护理期间，应少晒太阳，以免影响治疗效果；同时可用按摩油、中药冷敷的方式减少色素沉着。⑩应坚持一切日常生活自理，坚持职业操作训练。⑪重视家属对患者身体恢复的作用，取得家属的积极配合。

第三节　移植物抗宿主病

一、概　述

免疫功能损伤的受者在接受具有免疫能力的供者的移植物时，可出现移植物抗宿主病(GVHD)，也称器官排斥反应。

二、分　类

GVHD 按 100 天分量法可分为急性和慢性两类。急性 GVHD 发生于移植后的 100 天内，它是患者骨髓移植后死亡的主要原因。慢性 GVHD 发生于移植 100d 后，它涉及影响多器官的自身免疫应答。老年患者和曾经患过 GVHD 的患者最易出现慢性 GVHD。由急性 GVHD 转为慢性 GVHD 的患者，死亡率极高。

三、病　因

GVHD 的病因包括免疫功能受损、对供者的移植物不相容，或者输注含有活性淋巴细胞的不相容血液制品。组织相容性相同的器官移植受者发生 GVHD 的概率小于 50%。而在出现抗原不匹配时，患者死亡率高于 60%。GVHD 患者通常死于脓毒症。

四、发病机制

发生 GVHD 的三个必要条件是移植物存在免疫活性细胞、宿主将移植物视为"非己"以及宿主对移植物无反应。宿主与移植物细胞不相容，移植物细胞对宿主 II 型抗原致敏并可能攻击宿主细胞。尽管 GVHD 患者的活动期组织活检通常显示有嗜酸性粒细胞、单核细胞、吞噬细胞和组织细胞的浸润，但其确切机制仍不清楚。

五、临床表现

急性 GVHD 患者的临床表现有皮疹（移植后 10～30d）、痉挛性腹痛、严重腹泻、胃肠道出血和黄疸。慢性 GVHD 患者可出现类似硬皮病的皮肤改变，最终可导致溃疡形成、关节挛缩和食管运动能力受损。

六、辅助检查

移植物成活的关键通常在于早期识别 GVHD，但没有单一的或联合的检测能为确诊提供依据。化验检查仅能提供非特异性证据，如移植后粒缺期感染植入综合征、放化疗损伤及药物不良反应等鉴别不清。GVHD 的诊断通常是排除性的，或通过对器官特异性功能检查、实验室检查和组织活检来协助诊断。

1. 组织活检

组织活检可为诊断提供更精确、可靠的信息，特别是在心脏、肝和肾移植中。GVHD 时进行组织活检通常可见具有免疫活性的 T 淋巴细胞，同时伴有淋巴细胞的浸润和组织损伤。反复组织活检有助于识别排斥反应早期的特征性组织学改变，并与以前的组织活检比较其变化程度，以便监测治疗过程和确定移植是否成功。

2. 肝功能检查

通过肝功能检查，可监测胆红素、血清碱性磷酸酶、谷丙转氨酶和谷草转氨酶水平。

七、治　疗

1. 药物预防

在移植后的头 3～12 个月，可应用免疫抑制剂甲氨蝶呤（可合用或不合用泼尼松）、抗胸腺细胞球蛋白、环孢素、环磷酰胺（环磷氮芥）或他克莫司预防 GVHD。

2. 药物治疗

急性 GVHD 一线皮质激素治疗的剂量与疗程，根据 GVHD 的分度而不同。为了进一步提高疗效,也可同时加用其他药物,如抗 CD_3 单抗等,多种药物尝试治疗激素耐药的 GVHD,如吗替麦考酚酯、抗白介素 2 受体抗体等。慢性 GVHD 的治疗主要包括免疫抑制剂或免疫调节剂的全身应用,及综合辅助治疗和支持治疗。

八、护理措施

(一)评估与监测

1. 至少每 4 小时监测患者的生命体征 1 次。如果患者体温升高,应及时通知医生。
2. 观察患者皮肤颜色,尤其巩膜的颜色,评估有无黄疸。观察有无黑色尿液和黏土样大便。
3. 评价液体平衡情况,密切监测液体出入量。
4. 密切监测肝功能酶学改变。
5. 评估患者的肠排空情况和有无肠鸣音,警惕严重腹泻。
6. 评估患者有无脓毒症的症状和体征。

(二)基础护理

仔细检查患者皮肤红斑情况,尤其注意足底和手掌。如果出现红斑,应给予细致的皮肤护理。

(三)药物护理

1. 遵医嘱静脉补液,维持水合状态,必要时进行血流动力学监测。
2. 遵医嘱给予免疫抑制剂,并观察药物的疗效及不良反应。

第四节　中　毒

一、概　述

当外界某化学物质进入人体后,与人体组织发生反应,引起人体发生暂时或持久性损害的过程称为中毒。在临床上,中毒可以分为急性中毒(毒物进入体内后 24 小时内发病)、慢性中毒(毒物进入体内后 2 个月后发病)、亚急性中毒(介于急性和亚亚急性中毒之间)。急性中毒是指机体在接触大量或毒性较剧烈的毒物后,达到中毒量,导致机体在短时间内产生一系列病理、生理变化,甚至危及生命的过程。这些毒物主要包括工业毒物、农业毒物、药物过量及天然毒物等。前三者被称为化学毒物。大部分到急诊就诊的中毒患者为口服过量药物的成年患者。其他常见的中毒还包括儿童误服中毒,及通过吸烟、嗅吸法及静脉途径的药物滥用等。慢性中毒常见于环境、工业及农业化学物质接触,药物的不良反应或者相互作用等。目前,能引起中毒的化学物质及动、植物品种日益增多,急性中毒的发病率也较以前明显增高。其中,急性中毒起病突然,病情发展快,可以很快危及患者生命,必须尽快甄别并采取紧急救治措施。

二、护理评估

(一)耐心询问,采集中毒病史

1.明确中毒时间、毒物种类、中毒途径、中毒量

(1)对生产者,重点询问职业史、工种、生产过程、接触的毒物种类及数量、中毒途径及同伴的发病情况。

(2)对非生产者,应了解中毒者的生活、精神状态、社会家庭情况,及本人或家人经常服用的药物。

(3)明确有关原发病病史,查明中毒前后情况,例如既往的医疗记录、用药记录等。当怀疑内容物并非容器原装物时,需根据外包装标签重新核对物品。

2.明确中毒后现场的抢救情况

(1)如为群体中毒事件,应询问现场情况,核实具体的毒物种类、中毒途径。例如呼吸道中毒时,应尽可能了解发生中毒时空气中毒物的浓度、风向风速、中毒者的位置及与毒源的距离等。

(2)现场人员应尽可能将中毒者身边可能盛放毒物的容器、药袋及剩余毒物等带至医院。属于危险药品并可能危害医院内工作人员的,应将其装在密封容器内再带至医院或在现场先进行安全防范处理。必须进行精确的毒物鉴定,从而能在危险品系统中查询。

(二)认真检查,明确与中毒相关的体征

临床检查可以在询问病史前或与询问病史同时进行。不同毒物中毒常有其特殊的临床表现,称之为"毒物指纹"。在紧急情况下,应根据中毒患者的临床表现和简要病史,立即做出初步诊断,并采取相应治疗措施。

1.常见毒物中毒的临床特异性表现

(1)呼气、呕吐物和体表的气味:①蒜臭味:有机磷毒物、无机磷、砷、铊及其化合物。②酒味:乙醇及醇类化合物。③酚味:苯酚、甲酚。④刺鼻甜味(酮味):丙酮、氯仿。⑤醚味:乙醚及醚类中毒。⑥辛辣味:氯乙酰乙酯。⑦香蕉味:醋酸乙酯、醋酸乙戊酯等。⑧梨味:水合氯醛。⑨鞋油味:硝基苯。⑩冬青味:柳酸甲酯、水杨酸甲酯。⑪水果香味:硝酸异戊酯、醋酸乙酯。⑫尿味:氨、硝酸铵。⑬其他特殊气味:汽油、煤油、苯、松节油、硝基苯等。

(2)皮肤黏膜状况及颜色:①樱桃红:氰化物、一氧化碳。②潮红:乙醇、阿托品类、抗组胺类。③发绀:亚硝酸盐、一氧化氮、氯酸盐、磺胺、非那西丁、苯氨基与硝基化合物、对苯二酚。④紫癜:毒蛇和毒虫咬伤、硫酸盐。⑤黄疸:四氯化碳、砷、磷化合物、蛇毒、毒蘑。⑥多汗:有机磷毒物、毒蘑、毒扁豆碱、毛果芸香碱、吗啡、吲哚美辛、硫酸盐。⑦无汗:抗胆碱药(阿托品)、BZ失能剂、曼陀罗等茄科植物。⑧红斑、水疱:芥子气、路易士剂、硫酸二甲酯。⑨皮肤及口腔黏膜灼伤:强酸、强碱、甲醛、苯酚、甲酚(硝酸灼伤呈黄色,盐酸灼伤呈棕色,硫酸灼伤呈黑色)。⑩接触性皮炎:多种工业毒物、染料、油漆、塑料、有机汞、苯酚、巴豆、有机磷农药。⑪光敏性皮炎:沥青、焦油、木酚油。⑫脱发:铊、砷、维生素A、氯丁二烯。⑬指甲现白色横纹:铊、砷。

(3)眼部表现:①眼结膜充血:各种刺激性气体中毒。②球结膜水肿:各种中毒导致的

脑水肿。③瞳孔缩小:有机磷毒物、毒扁豆碱、毛果芸香碱、毒蕈、阿片类、巴比妥类、氯丙嗪。④瞳孔扩大:抗胆碱药、曼陀罗、BZ 失能剂、抗组胺类、三环类抗抑郁药、苯丙胺类、可卡因。⑤眼球震颤:苯妥英那、巴比妥类。⑥视力障碍:有机磷毒物、甲醇、肉毒、苯丙胺。⑦视力幻觉:麦角酸二乙胺、抗胆碱药、曼陀罗、BZ 失能剂。

（4）口腔表现:①流涎:有机磷毒物、毒蕈、毒扁豆碱、毛果芸香碱、砷、汞化合物。②口干:抗胆碱药、曼陀罗、BZ 失能剂、抗组胺类、苯丙胺类。

（5）神经系统:①嗜睡、昏迷:镇静催眠药、抗组胺药、抗抑郁药、醇、阿片类、有机磷毒物、有机溶剂(苯、汽油)、窒息性毒物(一氧化碳、硫化氢、氰化物)。②谵妄:抗胆碱药(阿托品)、乙醇、抗组胺类、曼陀罗、安眠酮、水合氯醛、硫酸盐。③抽搐惊厥:毒鼠强、氟乙酰胺、有机磷、毒扁豆碱、毒蕈、抗组胺药、氰化物、肼类化合物(异烟肼)、三环类抗抑郁药、硫酸盐、中枢兴奋剂、窒息性毒物。④肌肉颤动:有机磷毒物、氨基甲酸类杀虫剂。⑤瘫痪:箭毒、肉毒、高效镇痛剂、可溶性钡盐、蛇毒。⑥精神失常:四乙铅、二硫化碳、一氧化碳、有机溶剂、乙醇、阿托品、抗组胺药中毒以及戒断综合征。⑦肢体麻木:砷、铊中毒、有机磷毒物、迟发性神经病。

（6）消化系统:①呕吐:有机磷毒物、毒蕈、毒扁豆碱、重金属盐类、腐蚀性毒物。②腹绞痛:有机磷毒物、毒蕈、毒扁豆碱、乌头碱、巴豆、砷、汞、磷化物、腐蚀性毒物。③腹泻:有机磷毒物、毒蕈、砷、汞化合物、巴豆、蓖麻子。

（7）呼吸系统:①呼吸加快:呼吸兴奋剂(甲醇)、抗胆碱药、曼陀罗、水杨酸类、刺激性气体等。②呼吸减慢:阿片类、镇静安眠类、有机磷毒物、蛇毒、高效镇痛剂、中毒性脑水肿致呼吸抑制和麻痹。③哮喘:刺激性气体(光气、氮氧化物、氯、氯化氢、二氧化硫、氨)、有机磷毒物。④肺水肿:刺激性气体、有机磷毒物、毒蕈、百草枯。⑤咳嗽咳痰:刺激性气体中毒。

（8）循环系统:①心率加快:抗胆碱药、曼陀罗、拟肾上腺素药、甲状腺(片)、可卡因、醇类。②心率减慢:有机磷毒物、毒扁豆碱、毛果芸香碱、毒蕈、乌头碱、可溶性钡盐、洋地黄类、β 受体阻断剂、钙拮抗剂。③血压升高:苯丙胺、拟肾上腺素药。④血压下降:亚硝酸盐、氯丙嗪、各种降压药。⑤心律失常:洋地黄、夹竹桃、草乌、蟾蜍等迷走神经兴奋剂,三环类抗抑郁药等交感神经兴奋剂,以及氨茶碱中毒。⑥心脏停搏:由毒物直接作用于心肌所致(洋地黄、奎尼丁、氨茶碱、锑剂等)。⑦缺氧:窒息性毒物、低血钾、可溶性钡盐、棉酚、排钾利尿剂。⑧休克:三氧化二砷、强酸、强碱、巴比妥类等。⑨心肌损害:依米丁、锑、砷、有机磷杀虫剂等。

（9）泌尿系统:①尿色呈红色(肉眼血尿):杀虫剂、磺胺类、斑蝥。②葡萄酒或酱油色(溶血):砷化氢、毒蕈、苯胺类、硝基苯。③蓝色:亚甲蓝。④棕黑色:酚、亚硝酸盐。⑤棕红色:安替比林、辛可芬、山道年。⑥绿色:麝香、草酚。

（10）血液系统:①血管壁受损:一氧化碳、硫化氢、氰化物。②凝血因子合成障碍:四氧化碳、氯苯、苯胺、砷、磷。③影响血小板功能:氧化汞、砷化氢、乙二醇、铅。

2.常见毒物（药物）中毒的临床综合表现

对特定的一类物质的中毒症候群进行归类,可以为临床提供重要信息来缩小鉴别诊断的范围。

（1）阿片类药:主要中毒表现为三联征,即中枢抑制、瞳孔缩小、呼吸抑制;次要中毒表现为低温和心动过缓。

（2）拟交感药：躁动、瞳孔扩大、多汗、心动过速、高热、血压升高、抽搐、横纹肌溶解、心肌梗死、脑出血。

（3）胆碱能药：恶心、呕吐、流涎、多痰、多汗、肌颤、无力、抽搐、心动过缓、瞳孔扩大或缩小以及呼吸衰竭。

（4）抗胆碱药：躁动、谵妄、瞳孔扩大、口干、皮肤干燥潮红、高热、尿潴留、惊厥、心律不齐、横纹肌溶解。

（5）水杨酸类药：意识改变、呼吸性碱中毒、代谢性酸中毒、耳鸣、呼吸深快、心动过速、多汗、恶心、呕吐、低温、肺水肿、酮尿。

（6）抗抑郁药：5-羟色胺综合征，即意识改变、肌张力增加、腱反射亢进、高热、全身震颤。

3.鉴别特殊情况

在多种药物共同作用时，不一定有特异性的临床表现。因此，体格检查时还需注意有无静脉注射的痕迹，常见的注射部位有肘部，罕见的注射部位有舌下和足背。不明原因的危重情况甚至可能是由体内携带的可卡因、海洛因或安非他命等药物的包装破裂所致的，此时需进行直肠、阴道或腹部X线检查。

（三）毒物鉴定，实验室检查

1.采集标本进行毒物鉴定

尽快让家属找到毒物的盛器和剩余的毒物，同时也应特别注意选择性采集和保留标本（呕吐物、排泄物、唾液、血、尿）。因有些标本放置过久易被破坏而不能鉴定，故在有条件时应立即送检，无条件时应放置冰箱内，但不得加防腐剂。

2.实验室检查

应常规留取剩余的毒物或含毒标本，或测定毒物在机体内的代谢产物等。确定毒物可以提高抢救效率，同时也是必要的法律证据资料。

三、治　疗

（一）立即终止接触毒物

尽快使患者脱离中毒环境，初步维持患者的生命体征稳定。

（二）清除尚未吸收的毒物

采取催吐、洗胃、导泻、灌肠等方法清除胃肠道毒物；用清水冲洗清除皮肤上、眼内、伤口内的毒物。

（三）促进已吸收毒物的排出

可采用利尿、氧疗、人工透析、血液灌注等治疗促进已吸收毒物的排出。

（四）特效解毒剂的应用

1.金属解毒剂，如依地酸二钠钙、二乙烯三胺五乙酸（DTPA）等。

2.高铁血红蛋白血症解毒剂，如亚甲蓝。

3．氰化物解毒剂，如亚硝酸盐-硫代硫酸钠。

4．有机磷杀虫剂解毒剂，如阿托品、解磷定等。

四、护　理

（一）基础护理

1．尽可能将患者安置在单间，保持病室安静、整齐、清洁，减少探视。注意房间的空气流通，保持适宜的温度和湿度。

2．对毒物进入眼内或球结膜水肿的患者，要做好眼睛的护理，应用生理盐水或凡士林纱布盖眼，并根据医嘱定时滴入眼药水或涂抹眼药膏，以防止炎症和角膜溃疡。

3．对口服毒物的患者，要保持口腔清洁，进行口腔护理（每日 2 次）时动作要轻，以防损伤黏膜。并应根据毒物的种类禁食数天，然后从流质过渡至普通饮食。对意识清醒者，应鼓励其多饮水，促进毒物排泄，预防泌尿系统感染。有黏膜溃烂的患者要随时用漱口水漱口，防止口腔感染。

4．对昏迷者，应按时翻身，预防压力性损伤；进行肢体功能锻炼，预防肌肉萎缩。

5．对体温过高者，应及时降温，减少盖被，冷敷头部。对体温持续不降者，可用乙醇擦浴或低温灌肠；在应用解热药时注意避免过量，防止大量出汗而造成失水、休克。

（二）心理护理

一些中毒者有自杀倾向，因此在抢救及治疗期间最好有专人护理，避免患者单独在房内，以免再次发生意外。由于中毒原因、药物品种及中毒途径不一，所以患者病情轻重程度不一，对治疗的反应亦不同。护理人员应根据患者不同的心理状态，耐心解说，给予疏导，消除患者的惊慌、焦虑、暴躁等情绪，在生活上关心患者。对病情较重者，应及时向患者家属通报病情。护士应及时向其家属或单位同事了解患者的性格特点和服药前的情绪变化，以便有针对性地做好疏导工作，提高患者生活的勇气，使其树立治疗疾病的信心，积极配合治疗，争取早日康复。

（三）专科护理

1．密切观察患者病情变化

（1）对中毒患者，需专人护理，应尽可能进行持续的心电监护；对缺氧者，要行氧饱和度监测，以便随时调节吸入氧浓度。

（2）注意患者意识改变。有些患者入院时神志清楚，但随着毒物的吸收很快出现昏迷。因此，需观察患者意识、瞳孔及神经反射的变化，以了解疾病转归。

（3）留取患者血、尿、呕吐物标本，测定肝功能、肾功能、血常规、尿常规、凝血功能、血气分析、电解质等实验室指标。

（4）监测患者尿量、中心静脉压、心电图、脑电图等。

2．呼吸道管理

呕吐者应取侧卧位，防止误吸，及时清除呕吐物；对意识不清的舌根后坠者，应放置口咽通气管；对呼吸中枢高度抑制、呼吸无力、口唇青紫、憋气、呼吸困难等患者，应立即行气管插管或气管切开(详见第九章)。

3.治疗护理

(1)应用阿托品的护理：①应及时、准确、正确记录阿托品用药时间、剂量和效果。②对躁动的患者,应注意保护,防止外伤或坠床。③阿托品的应用原则是早期、足量、反复。④密切观察患者病情变化,注意是否达到阿托品化或有无阿托品中毒的表现。阿托品化的指标有皮肤干燥,颈面部皮肤潮红,心率增快(90～100 次/min),肺部啰音减少或消失,瞳孔较前散大,体温轻度升高。注意识别假象,如呼吸衰竭患者及老年人在应用阿托品后,颈面部皮肤可不潮红。眼部被有机磷农药污染及有眼部疾病的患者,瞳孔可不散大。而当毒物累及动眼神经时,可使动眼神经麻痹、瞳孔散大。老年支气管感染及并发肺炎者,肺部啰音可不消失。⑤在大剂量应用阿托品时,若剂量掌握不好,容易出现阿托品中毒,如排除感染引起的高热(39℃以上),或出现神志清转昏迷、肺部啰音消失又重现、症状好转又加重、躁动又昏迷或抽搐等表现,则阿托品应停用或减量。

(2)应用胆碱酯酶复能剂的护理：①氯解磷定是解救有机磷农药中毒的首选复能剂,应用原则为早期、适量、反复、个体化,直至 M 样症状明显好转或达到"阿托品化"后维持治疗。若剂量过大、注射过快或未经稀释直接注射,则可引起中毒(头晕、头痛、恶心、呕吐、视力模糊、复视、血压升高、肌颤、抽搐、昏迷、呼吸衰竭甚至死亡)。②复能剂禁忌与碱性溶液配伍,因易水解成剧毒氰化物。③中毒超过 3d 或者慢性中毒者,体内的乙酰胆碱酯酶已老化,复能剂难以使其复能。

(3)遵医嘱应用其他特殊解毒药：需严格掌握剂量,防止药液外渗,并严密观察疗效及不良反应。

(4)血液透析和血液灌流的护理：①做好解释和安慰。对昏迷者,应向其家属说明此疗法的作用。密切观察患者的病情变化,及时记录生命体征。②操作过程应严格无菌,迅速建立血管通路。对重度有机磷中毒者,在进行血液灌流时,大量毒素被吸出后,会迅速出现阿托品化,护理人员要仔细观察病情变化,以指导治疗及确定进行血液灌流的时间。记录置换的液体出入量,及时补充胶体或晶体溶液,行留置导尿,观察每小时尿量。③治疗后,为防止发生动静脉穿刺点出血、血栓及感染等并发症,最好有专人护理并严密观察,观察内容包括有无出血、红肿、下肢肿痛及下肢温度变化和足背搏动情况。

(5)对于一氧化碳中毒的患者,有条件时应给予高压氧治疗。在进氧舱前,要充分了解患者的病情及救治检查的全过程,尤其注意有无颅内高压。给患者换上纯棉衣服,化纤衣物及尿布均不能带入氧舱内,避免静电起火。治疗前吸尽痰液,保持呼吸道通畅,取下义齿防止意外。通过心电图和心脏生物标志物检查,能够预测中度和重度一氧化碳中毒患者是否存在不良预后。

(四)康复护理

中毒患者多数预后良好,急性重度中毒者病死率较高,而死亡的主要原因是呼吸肌麻痹或呼吸中枢受抑制导致的呼吸衰竭。及时有效的抢救措施可以挽救患者的生命;恢复期的精心护理可以提高患者的生活质量。并要积极开展健康教育,避免再次发生中毒。

1.对昏迷时间较长或发生迟发性脑病的患者,应向家属传播有关护理常识,如定时翻身、拍背,鼓励患者咳嗽、咳痰,进行语言和肢体功能训练,预防压力性损伤、坠积性肺炎、肌肉萎缩等。

2.对有心理障碍的患者,建议其进行心理咨询或接受心理治疗,保持乐观情绪,参加有意义的娱乐活动或体育锻炼。帮助其获得更多的社会支持。

3.指导患者按时服药,合理饮食,适当休息,定期复查。

4.对有机磷中毒的患者,在恢复期仍应密切观察,如病情反复,应立即治疗。恢复期患者对有机磷的敏感性增高,只要少量接触即可发生中毒。因此,需告知患者痊愈后3个月内不能再接触有机磷。

5.从事有机磷生产或经常接触有毒物质的人员应严格执行各项操作规程,做好防范。

第五节 中 暑

一、概 述

中暑是指在高温环境下,机体因体内热平衡和(或)水、电解质紊乱等而引起的一种以中枢神经系统和(或)心血管系统障碍以及人体体温调节功能紊乱为主要表现的临床综合征。中暑的主要原因有高温、高湿、通风不良等。

二、护理评估

(一)病 史

对突发高热、皮肤干燥、肌肉痉挛、无汗伴有中枢神经症状的患者,需询问其是否处于高热环境下,是否存在中暑的致病因素及诱发因素。

(二)症状与体征

1.先兆中暑

先兆中暑的症状与体征有在高温环境中逗留一定时间后,出现头晕、全身乏力、过量出汗、口渴、心悸、胸闷、体温正常或略升高(不超过38℃)。如及时脱离高温环境,稍休息后,短时间内可恢复正常。

2.轻症中暑

轻症中暑的症状与体征是具备先兆中暑的条件,且体温在38℃以上,面色潮红、心率加快、皮肤灼热,或出现早期周围循环衰竭的表现,如面色苍白、四肢皮肤湿冷、脉搏细数、血压下降等。若及时有效地采取降温、补充水分和盐分等措施,则可于数小时内恢复正常。

3.重症中暑

上述症状继续发展,患者出现呼吸急促、体温超过40℃、意识模糊、烦躁、抽搐甚至昏迷,即为重度中暑。重症中暑又可分热射病、热衰竭、热痉挛。

(1)热射病:可分为劳力型热射病与经典型热射病。①劳力型热射病:见于健康年轻人,在高温、高湿环境下进行高强度训练或从事重体力劳动一段时间后,突发全身不适,体温可迅速升至40℃以上,皮肤干燥、灼热,开始表现为大汗、冷汗,继而无汗,伴有神经系统症状,如头痛、头晕，甚至出现谵妄、嗜睡或昏迷。同时，还可能伴有严重的横纹肌溶解。因此，劳力型热射病在发病早期即可出现急性肾功能衰竭、急性肝功能损害、弥散性血管内凝血等，病死率极高。②经典型热射病：多见于老年人或心血管疾病患者，一般为逐渐起病，1～2d后症状加重，体温可高达40～42℃，并伴有神经系统症状，如谵妄、意识模糊、昏迷等，部分患者会出现心衰、肾衰表现。

（2）热衰竭：指在热应激后，表现为以血容量不足为特征的一组临床综合征，主要因出汗过多，形成低渗性脱水，继而导致周围循环衰竭，一般无明显神经系统损害。患者可出现头晕、胸闷、面色苍白、皮肤湿冷、脉搏细数、体位性昏厥、血压下降、抽搐甚至昏迷。

（3）热痉挛：多见于青壮年，临床表现为一种短暂、间歇发作的肌肉痉挛伴收缩痛。好发部位在活动较多的四肢肌肉、咀嚼肌、腹直肌等，最常见于腓肠肌。热痉挛的发作特点为痉挛性、对称性和阵发性。阵发性痛性痉挛不超过数分钟，多能自行缓解。常发生于初次进入高温环境工作或运动量过大时，大量出汗且仅补充水分者。

（三）实验室检查

1.血常规检查示外周血白细胞总数增高，以中性粒细胞增高为主。

2.尿常规检查示可有不同程度的蛋白尿、血尿、管型尿改变。

3.肾功能检查示血尿素氮、血肌酐水平可升高。

4.血清电解质检查示可有高钾、低氯、低钠血症。

三、急救治疗

早期有效的治疗是决定预后的关键。早期急救措施包括迅速降低核心体温、血液净化、防治弥散性血管内凝血等。具体措施可以概括为"九早一禁"：早降温、早扩容、早血液净化、早镇静、早气管插管、早纠正凝血功能障碍、早抗炎、早肠内营养、早免疫调节；凝血功能紊乱期间禁止手术。中暑护理评估和急救流程见图14-5-1。

（一）降　温

使核心体温在10～40min内迅速降至39℃以下；2h内降至38.5℃以下。

1.环境要求

迅速使患者脱离高温环境，并将患者安置于20～25℃的通风环境中。

2.快速降温

（1）去除衣物，扇风，加快蒸发、对流散热。

（2）用凉水擦拭全身。

（3）使用降温毯。

（4）将冰袋置于散热较快的区域，如双侧腹股沟、颈部、腋下。

3.药物降温

药物降温必须与物理降温同时使用，药物降温可防止肌肉震颤，减少机体分解代谢，从而减少机体产热；同时扩张周围血管，增加散热。

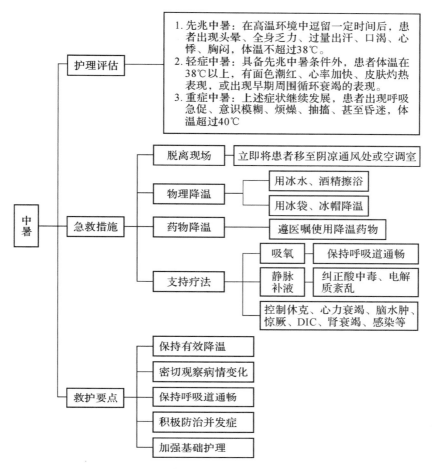

图 14-5-1　中暑护理评估和急救流程

(二)立即建立静脉通路,配合抢救

迅速建立 2～3 条能快速输液的静脉通路,保证各种液体及时输入。

(三)吸氧,保持呼吸道通畅

中暑患者代谢率高,动脉内含氧量低,缺氧时脑细胞代谢可严重受损。对意识模糊、昏迷和过度换气的患者,应立即给予高流量吸氧(4～6L/min)。注意保持呼吸道通畅。昏迷患者应取侧卧位,防止舌后坠阻塞气道。若清理呼吸道无效,应及时向医生汇报并做好机械通气的准备。

(四)控制脑水肿,防止抽搐

对烦躁不安和抽搐的患者,遵医嘱用药,做好安全防护,防止患者发生舌咬伤或自伤。

(五)防止各类并发症

严密观察患者的生命体征、意识、末梢循环、尿量、水电解质的变化,及时进行相关辅助检查。

四、护理观察要点

(一)保持有效降温

1.注意将患者所处环境温度保持在 20～25℃。

2.冰袋应用棉布或毛巾包裹,避免直接接触皮肤,防止冻伤。放置冰袋的位置应准确有效。

3.在用酒精或冰水擦浴的降温过程中,须按摩患者四肢及躯干,以防止周围血管过度收缩而导致皮肤淤滞。

(二)密切观察病情变化

1.监测体温变化

每 15～30 分钟监测 1 次体温。降温过程中,注意患者心率、血压和神志的变化。体温骤降时,要防止虚脱或休克;体温居高不下时,要防止高热惊厥。

2.观察治疗效果

观察患者末梢循环情况。如患者高热而四肢末梢发绀,提示病情加重;经治疗后体温下降,四肢末梢转暖,发绀减轻或消失,提示治疗有效。

3.观察伴随症状

观察患者有无寒战、咳嗽、呕吐、腹泻或出血等症状。

(三)保持呼吸道通畅

保持呼吸道通畅,对使用药物降温的患者,要注意有无呼吸抑制等呼吸形态的改变;若有,应立即停止药物降温。

(四)并发症观察要点

1.急性肾衰竭监护

留置导尿,准确记录尿量,注意尿常规、肾功能改变,必要时协助医生行血液透析治疗。

2.水电解质失衡监护

密切观察患者生命体征、末梢循环及血气、血生化的变化,及时纠正水电解质紊乱。

3.脑水肿的监护

密切监测患者神志、瞳孔、生命体征的变化,遵医嘱用药。

4.感染与弥散性血管内凝血的监护

严密监测患者体温变化,以及血常规、CRP、凝血全套等提示感染严重程度和凝血功能的指标,以防弥散性血管内凝血的发生。监测皮肤、黏膜、穿刺部位有无出血倾向,减少不必要的穿刺。观察患者有无呕吐、腹泻,以及呕吐物和排泄物颜色、性状和量的改变。若有,尽量减少不必要的搬动,向医生汇报以明确诊断,配合抢救。

(五)加强基础护理

1. 皮肤护理

保持床单干燥、整洁,加强翻身,防止压力性损伤。

2. 口腔护理

定期做好口腔清洁,防止感染及黏膜破溃。

3. 高热惊厥的护理

加强安全防护措施,防止坠床和跌倒,抽搐时防止舌咬伤和自伤。

4. 饮食护理

饮食以半流质为主,加强多种营养支持。

5. 心理护理

安抚患者,给予患者适当的心理支持。

参考文献

[1]陈孝平,王建平,赵继宗. 外科学[M].9 版. 北京:人民卫生出版社,2018.

[2]刘昊,陈英,徐珊,等. 奥曲肽联合泮托拉唑治疗非静脉曲张性上消化道出血疗效的 Meta 分析[J]. 胃肠病学和肝病学杂志,2016,25(3):265-272.

[3]全军重症医疗专业委员会.2015 热射病规范化诊断与治疗专家共识(草案)[J].解放军医学杂志,2015,40(1):1-7.

[4][美]Marx Hockberger Walls.罗森急诊医学[M].7 版.李春盛主译.北京:北京大学医学出版社,2013.

[5]姚永明.急危重症病理生理学[M].北京:科学出版社,2013.

[6]中国医师协会急诊医师分会. 急性有机磷农药中毒诊治临床专家共识(2016)[J].中国急救医学,2016,36(12):1057-1065.

[7]ISBI Practice Guidelines for Burn Care, Part 2[J]. Burns, 2018, 44(7):1617-1706.

[8]Nardone G, Compare D, Martino A, et al. Pharmacological treatment of gastrointestinal bleeding due to angiodysplasias: A position paper of the Italian Society of Gastroenterology (SIGE)[J]. Dig Liver Dis, 2018,50(6):542-548.

[9]Wolf SJ, Maloney GE, Shih RD, et al. Clinical Policy: Critical Issues in the Evaluation and Management of Adult Patients Presenting to the Emergency Department With Acute Carbon Monoxide Poisoning[J]. Ann Emerg Med, 2017, 69(1):98-107.

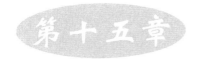

肠外肠内营养

第一节　概　述

急危重症患者多有急性严重创伤、严重感染或器官急慢性障碍，他们多呈高代谢状态，分解代谢常高于合成代谢。对于急危重症患者，营养支持是重要的治疗措施，可以保持急危重症患者机体的组织、器官、结构功能，维护细胞代谢，参与生理功能调控与组织修复，促进患者健康。

一、营养评估

营养评估是指通过人体组成测定、人体测量、生化检查、临床检查以及多项综合营养评定方法等，判定人体的营养状况，确定营养不良的类型和程度，估计营养不良所致后果的危害，评估营养支持的疗效。

2016 年，美国胃肠病学会（American College of Gastroenterology，ACG）推荐在启动营养治疗（肠内或肠外）之前，应该先对患者的营养风险进行有效的评估。可采用的评估工具主要为营养风险筛查（NRS 2002）。

临床工作人员通过床边问诊和简单的人体测量，对以下四个方面进行评定。①原发疾病的严重程度，以及对营养状态的影响。②近 3 个月体重的丢失情况。③近 1 周膳食摄入量较之前的变化情况。④体质指数（body mass index，BMI）。

同时，NRS 2002 将年龄纳入评估营养风险的指标之一。对于 70 岁以上的患者，在上述四个方面得分的基础上增加 1 分。NRS 2002 总分为 0～7 分。NRS 2002 评分≥3 分说明存在营养风险，需要给予营养支持。

二、营养支持原则

营养支持原则如下。①胃肠功能存在，优先选择肠内营养。②肠内营养不足时，可用肠外营养补充，优先选择外周静脉肠外营养。③营养需求高或希望短期改善营养时，可采用肠外营养。④在需要较长时间营养支持时，应尽量应用肠内营养。

第二节　肠内营养

一、肠内营养的特点

1. 肠道功能需要消化液和多肽的维护。
2. 营养素经肠道、门静脉吸收时，机体利用高。
3. 营养素可以改善和维护肠道黏膜的结构和功能。
4. 肠内营养的营养代谢耗能低于肠外营养，肠内营养/肠外营养＝1/1.2。
5. 肠内营养所需技术、设备、使用和管理费用低于肠外营养。
6. 肠内营养的价格效益比高于肠外营养。

二、肠内营养的时机和适用人群

（一）早期肠内营养（入 ICU 48h 内）

1. 创伤性颅脑损伤、卒中、脊髓损伤、接受治疗性低体温患者。
2. 稳定的低氧血症、代偿性的高碳酸血症或酸中毒患者。
3. 接受体外膜肺氧合（extra corporeal membrane oxygenation，ECMO）的患者。
4. 腹泻、重症急性胰腺炎、接受胃肠道手术、腹主动脉手术者。
5. 腹内高压，无腹腔间隔室综合征者。
6. 代谢紊乱得到控制的急性肝功能衰竭患者。

（二）延迟肠内营养（入 ICU 48h 后）

1. 活动性上消化道出血、肠缺血、胃潴留量大于 500mL/6h 者。
2. 无法获得可靠的瘘口远端喂养途径的高排性肠瘘患者。
3. 腹腔间隔室综合征患者。

三、肠内营养路径选择

肠内营养给药途径可经口服或管饲，给药途径选择取决于患者的疾病类型、身体状况、胃肠功能等情况（见图 15-1-1）。

四、饮食的种类

肠内营养制剂按氮源分为三大类：氨基酸型、短肽型（这两类也称为要素型）、整蛋白型（也称为非要素型）。上述三类又可各分为平衡型和疾病适用型。选择路径见图 15-1-2。

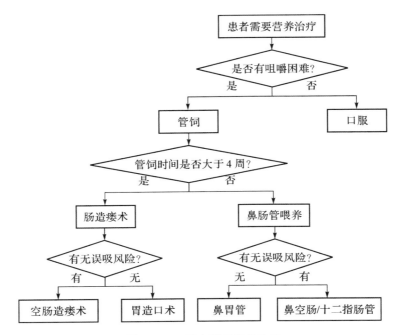

图 15-1-1　肠内营养路径选择

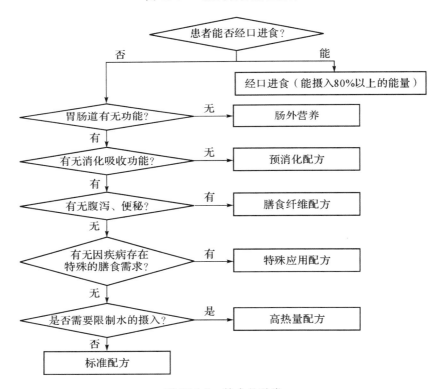

图 15-1-2　饮食的种类

五、肠内营养的并发症

(一)胃肠道并发症

1. 腹泻

腹泻由乳糖不耐受、低蛋白血症、感染、菌群失调、药物因素等所致。通过回顾性分析患者的营养制剂配方,大便培养排除是否存在细菌毒素,分析患者的用药情况排除药物因素等,寻找腹泻的原因。若腹泻持续存在,首先考虑改变营养制剂输注方式,将间歇输注改为持续输注,并减慢输注速度;其次,改用含膳食纤维的配方或采用要素饮食。

2. 便秘

便秘通常由长期卧床不活动、肠道动力降低、水摄入过少、膳食纤维缺少等所致。评估时要注意便秘与肠梗阻相鉴别。若确认为便秘,则可通过纠正低钾血症、改用含膳食纤维配方、增加活动及水分摄入等缓解,必要时使用缓泻剂。

3. 恶心和呕吐

很多危重症患者本身患有容易发生恶心、呕吐的疾病,某些药物(如抗肿瘤药物等)也可引起恶心、呕吐。在营养支持过程中,胃排空障碍是发生恶心、呕吐最常见的原因。通过评估胃残余量可判断胃排空的情况,当发现胃排空障碍时,可减慢输注速度或使用胃肠动力药物。

(二)机械性并发症

1. 误吸

误吸是极严重的甚至可能危及生命的并发症,尤其对于机械通气的危重症患者,无症状误吸的发生率远高于可见的液体误吸。误吸时,患者表现为呼吸困难、呼吸急促、呛咳、喘息、心动过速、焦虑和发绀。

误吸危险因素包括咽反射减弱、意识障碍、仰卧位床头过低、管饲导管过粗及胃肠反流等。若经连续2次评估,患者胃潴留都大于200mL,则需减慢输注速度或暂停肠内营养。患者选择半卧位(床头抬高30°~45°),选择空肠营养。

2. 导管相关并发症

导管相关并发症包括导管堵塞、移位、消化道黏膜受损或穿孔。

(三)代谢性并发症

1. 水电解质失衡

如脱水、高钠、高氯等。

2. 血糖紊乱

低血糖、高血糖。

3. 再喂养综合征

重度营养不良或长期禁食患者再次喂养时可发生再喂养综合征。过快的再喂养(尤其是碳水化合物)可造成一系列代谢和病理生理学改变,包括水钠潴留、心力衰竭、低钾血症、低镁血症,以及维生素 B_1 迅速消耗所致的 Wernicke 脑病和(或)心肌病,从而影响心、肺、肝脏、神经肌肉等的功能,严重者可导致死亡。为预防再喂养综合征的发生,应识别高危患者,能量供给遵循小心逐步增加的原则(1～10d 加至全量),并在营养支持期间严密监测容量指标。

六、危重症患者早期肠内营养策略

1. 对不耐受喂养或有新发症状(如腹痛、腹胀或腹内压升高)者,不应增加肠内营养(enteral nutrition,EN),而应根据症状轻重以及是否存在凶险的病理过程(如肠系膜缺血),决定是继续慢速予以肠内营养还是终止肠内营养。

2. 对于以下情况,建议早期使用肠内营养。①重症成年患者。②重症急性胰腺炎。③消化道手术后。④外伤性脑损伤。⑤腹部创伤,胃肠道连续性正常或已恢复。⑥脊髓损伤。⑦卒中(出血性或缺血性)。⑧腹主动脉瘤术后。⑨腹腔开放。⑩急性肝衰竭患者(在急性危及生命的代谢紊乱或不用肝功能支持策略得到控制后,不论肝性脑病级别,均建议使用)。⑪无肠鸣音,但不考虑存在肠缺血或肠梗阻。⑫腹泻。⑬腹腔高压但不存在腹腔间隔室综合征的患者。如果在予以肠内营养后,腹内压进行性升高,则应减少喂养或暂停肠内营养。⑭神经肌肉阻滞剂治疗。⑮低温治疗患者启动低剂量早期肠内营养,复温后逐渐增加剂量。⑯俯卧位通气。⑰ECMO 治疗。

3. 对于以下情况,建议实施延迟肠内营养。①休克未控制、血流动力学与组织灌注目标尚未达成的患者。②危及生命的低氧血症、高碳酸血症和酸中毒未控制的患者。③活动性上消化道出血患者。④胃潴留量＞500mL/6h 的患者。⑤有明显肠缺血或肠梗阻的患者。⑥腹腔间隔室综合征患者。⑦无法获得可靠瘘管远端喂养途径的高流量肠瘘患者。

第三节　肠外营养

肠外营养是指经静脉给予营养物质的一种方法。

一、肠外营养的时机和适用人群

1. 不能进食或经肠内途径摄入不能达到每日所需营养素者,及胃肠道吸收功能障碍者,如广泛小肠切除(＞70％)、小肠疾病、放射性肠炎患者。

2. 有消化道功能障碍的严重营养不良患者。

3. 无法进行或不能耐受肠内营养的重症胰腺炎患者。

4. 骨髓移植患者。

二、适应证

1. 胃肠道吸收功能障碍,如大量小肠(＞70％)切除、放射性肠炎、系统性红斑狼疮、胶原性疾病患者等。

2. 大剂量化疗、放疗和骨髓移植的患者。

3. 中、重度急性胰腺炎患者。

4. 重度分解代谢、烧伤面积大于 50％、大手术、脓毒血症的患者。

5. 严重营养不良伴胃肠功能障碍者。

6. 大的手术创伤及复合性外伤患者。

7. 中度应激患者。

8. 妊娠剧吐或神经性拒食患者。

9. 需接受大手术或强烈化疗的中度营养不良者。

10. 入院后 7～10d 不能建立充足肠内营养的患者。

三、营养液的组成

(一)碳水化合物

碳水化合物是为人体供能的主要物质,每日所需量根据患者的体重、消耗量、创伤及感染程度而定。常用种类有葡萄糖(5％、10％、25％、50％)、果糖、转化糖、木糖醇、山梨醇、麦芽糖等。

(二)脂　肪

(1)脂肪乳剂:如植物油、乳化剂、等渗剂等。特点为热量高、含有必需脂肪酸、渗透压低、无利尿作用、不从尿粪中丢失等。

(2)中、长链脂肪酸:特点为供能快、对免疫系统功能无影响、对肝功能影响小。

(3)结构脂肪酸:如鱼油脂肪酸,特点是可防止血管硬化及血小板凝聚。

(三)维生素

(1)水溶性维生素:人体内无储备,禁食期间需要补给,临床应用的种类有注射用水溶性维生素等。

(2)脂溶性维生素:人体内有储备,不能长期使用,临床使用的种类有脂溶性维生素注射液等。

(四)电解质

(1)钾:肾功能正常时,每天补给 2～3g。

(2)钠:每天需要 4.5～9g。

(五)微量元素

在短期营养支持时,微量元素可用也可不用;在长期营养支持时,必须用微量元素。常用制剂有多种微量元素注射液,常用片剂有多维生素片。

(六)水

成年人每天需要水 30mL/kg。

四、营养途径

(一)外周静脉途径

因营养液的渗透压较高,外周静脉途径短期内应用即可导致血栓性静脉炎的发生,因此仅限用于只需短期(通常小于 7d)肠外营养支持的患者,且营养液中葡萄糖与氨基酸的浓度不宜过高。输注时通常选择前臂静脉,输注期间需关注有无静脉炎发生。

(二)中心静脉途径

在预计肠外营养时间超过 1 周时,应考虑中心静脉途径。上腔静脉因血流速度快,血管管径较大,可明显降低血栓性静脉炎的发生率,因此中心静脉途径被认为是进行有效长期肠外营养支持治疗的最合适的途径。最常用锁骨下静脉或颈内静脉穿刺置管。在中心静脉导管输注含脂肪乳剂的营养液期间,应积极执行 CVC 导管的冲封管制度,输液期间每 4 小时冲管,并在输注结束后冲封管。

五、输注形式

肠外营养在早期主要使用多瓶输注系统,即将电解质和维生素分别添加入氨基酸、葡萄糖、脂肪乳剂中,然后采用 Y 形管串联输注。自 1972 年起出现"全合一"的输注形式,即将所有肠外营养成分混合在一个容器中输注。"全合一"系统的优点在于营养物质能被更好地利用和吸收,降低输注系统的污染风险,并减少代谢并发症。

六、代谢并发症

1.糖代谢异常,常表现为高血糖、低血糖、糖尿和渗透性利尿。
2.蛋白质代谢异常,常表现为高血氨和高氯性代谢性酸中毒。
3.脂肪代谢异常,常表现为必需脂肪酸缺乏和高脂血症。
4.电解质和微量元素失衡。
5.肝脏和胆管并发症,可表现为肝功能障碍、胆石症、胆囊淤积等。
6.代谢性骨病,表现为骨软化、病理性骨折等。

第四节　营养支持的监测

一、体　重

体重是评估营养状态的一项重要指标,用理想体重百分率表示。对 TPN 早期的患者,应每周测体重 1～2 次。注意水钠潴留所致的假性体重增加。

二、上臂中点肌肉周径

上臂中点肌肉周径可用于判断肌肉存储情况,可间接反映机体蛋白质状况,每周测 1 次。

三、血常规监测

血常规监测包括红细胞计数、血小板计数、白细胞计数加分类，每周检测 2 次。总淋巴细胞计数是反映免疫功能的一项简易指标。

四、氮平衡

体内代谢过程产生的氮大部分经尿排出，小部分经汗和粪排出。氮平衡可通过以下公式计算：

氮丢失量（g/d）＝ $1.2 \times$ ［尿尿素氮（UUN）mg/dL × 尿量 mL × 1g/1000mg × 1dL/100mL］＋2g/d。2g/d 是指每天从粪便和皮肤丢失的氮量。

每周测定氮平衡。正氮平衡常反映患者疾病恢复情况，而非营养支持的结果。在急性分解代谢反应期间，正氮平衡常常难以实现，故不应以此作为治疗目标。

五、血生化指标及电解质监测

全肠外营养期间，每周监测血生化指标和电解质磷、钙、镁的浓度，并检查肝功能、甘油三酯、胆固醇、前白蛋白和转铁蛋白水平。

六、血糖与尿糖监测

有效控制血糖能够降低危重症患者的病死率。因此，在开始肠内和（或）肠外营养时，应特别注意监测血糖水平。

第五节　器官功能障碍患者的营养支持

一、心功能不全

1. 心功能不全患者对容量存在不耐受的情况，为避免直接增加心脏的负担，首选肠内营养途径；在不能实施肠内营养或肠内营养不足时，才考虑肠外营养。需要限制水、盐摄入的总量，在无额外液体丢失的情况下，摄入液体量为 1500～2000mL/d，能量用葡萄糖和脂肪乳剂供给。

2. 脂肪乳剂需控制用量和输注速度，否则会增加血中游离脂肪酸的浓度，加重心肌损害。

二、肺功能不全

1. 急性呼吸衰竭患者常伴有高代谢状态和对容量的不耐受。在无额外液体丢失的情况下，摄入液体量为 1500～2000mL/d，防止水分过多而引起肺水肿。

2. 营养物质的选择要尽量考虑减少 CO_2 的产生，但 CO_2 的产生量与提供的总热量有关，而非碳水化合物与脂肪的比值。

3. 给予充足的蛋白质，增强膈肌和辅助呼吸肌的力量，有利于机械通气患者顺利脱机。

三、肝功能不全

1.急性肝功能衰竭患者可因内毒素清除力下降而处于高代谢状态;而慢性肝功能衰竭患者则多伴有能量消耗下降。

2.慢性肝功能衰竭患者出现低白蛋白血症、ADH和醛固酮水平升高,从而导致水、钠潴留以及钾、锌、镁的丢失。此时,应严格限制水、盐的摄入量,以助于改善水肿和腹水情况。

3.肝功能衰竭患者常常发生低血糖。给予标准剂量的碳水化合物可以防止低血糖的发生。

4.蛋白质的摄入量应控制在 $1g/(kg \cdot d)$ 以内。在患者出现肝性脑病时,要减少蛋白质的摄入。补充支链氨基酸,因为它不仅可以增加可用的氨基酸量,还可以调节支链氨基酸与芳香族氨基酸的比例,改善肝性脑病。

四、肾功能不全

1.为减少血中尿素氮的蓄积,对肾功能不全患者通常采取限制蛋白质摄入的方法。对于未进行透析治疗的慢性肾衰竭患者,若尿毒症加重,则应将蛋白质摄入量控制在 $0.5\sim0.8g/(kg \cdot d)$ 。

2.对肾功能不全的患者,要限制液体入量,宜用高能量、高浓度物质,如脂肪乳剂、高渗葡萄糖等。

3.需要肾脏替代治疗的急性肾衰竭患者可因炎症介质释放而处于高代谢的状态,且碳水化合物和氨基酸可能发生额外丢失,所以要补充碳水化合物和氨基酸,并控制在高于正常的水平。

参考文献

[1] 江利冰,李瑞杰,刘丽丽,等. 欧洲重症监护医学会危重症患者早期肠内营养临床实践指南[J]. 中华急诊医学杂志,2017,26(3):270-271.

[2] 王新颖. 2016年成人危重症患者营养支持治疗实施与评价指南解读[J]. 肠外与肠内营养,2016,23(5):263-269.

[3] 周月琴,张爱琴. 外科重症病人早期肠内营养执行流程的研究进展[J]. 肠外与肠内营养,2017,24(6):374-376,380.

缩略词表

（按英文缩写排序）

英文缩写	英文全称	中文全称
5-HT$_3$R	5-HT$_3$ recepter	5-羟色胺受体
ABP	arterial blood pressure	有创动脉血压
ACEI	angiotensin I -converting enzyme inhibitor	血管紧张素 I 转化酶抑制剂
ACS	abdomminalcompertement syndrome	腹腔间隔室综合征
ACT	active clotting time	活化凝血时间
ACTH	adrenocorticotrophic hormone	促肾上腺皮质激素
ADH	antidiuretic hormone	抗利尿激素
AECOPD	acute exacerbation of chronic obstructive pulmonary diseases	慢性阻塞性肺疾病急性加重
AHF	acute heart failure	急性肝功能衰竭
AL	acute leukemia	急性白血病
ALL	acute lymphoblastic leukemia	急性淋巴细胞白血病
AML	acute myelocytic leukemia	急性髓细胞白血病
AML-M0	minimally differentiated AML	急性髓系白血病微分化型
AML-M1	AML without maturation	急性粒细胞白血病未分化型
AML-M2	AML with maturation	急性粒细胞性白血病部分分化型
AML-M3	acute promyelocytic leukemia	急性早幼粒细胞白血病
AML-M4	acute myelomonocytic leukemia	急性粒-单核细胞白血病
AML-M5	acute monocytic leukemia	急性单核细胞白血病
AML-M6	erythroleukemia	急性红白血病
AML-M7	acute megakaryocytic leukemia	急性巨核细胞白血病
ANP	atrialnatriureticpeptide	心房利钠肽
APACHE II	acute physiology and chronic health evaluation	急性生理与慢性健康评分
APP	abdomminalperfusion pressure	腹腔灌注压
APTT	acivated partial thromboplastin time	活化部分凝血酶时间

续表

英文缩写	英文全称	中文全称
ARDS	acute respiratory distress syndrome	成人呼吸窘迫综合征
ARF	acute respiratory failure	急性呼吸衰竭
ATS	Australasian Triage Scale	澳大利亚预检标尺
AVM	arteriovenous malformation	动静脉畸形
AVP	vasopressin	血管加压素
BELS	bioarificial extra corporeal liver support system	生物人工体外肝脏支持系统
BFU-E	burst forming unite-erythroid	早期红系造血祖细胞
BiPAP	bilevle positive airway pressure	双水平气道正压通气
BMI	body mass index	体重指数
BVM	bag-valve-mask	球囊面罩
CABG	coronary artery bypass graft	冠状动脉旁路移植术
CD	Crohn's disease	克罗恩病
CEP	cerebral evoked potential	脑诱发电位
CFU-E	colony forming unit-erythrocyte	红细胞祖细胞
CFU-F	colony forming unit of fibroblastoid cells	成纤维母细胞祖细胞
CFU-G	colony forming unit-granulocyte	粒细胞祖细胞
CFU-GEMM	colony forming unit-granulocyte, erythrocyte, monocyte and megakaryocyte	粒细胞,红细胞,单核细胞及巨核细胞集落形成单位
CFU-L	colony forming unit of unit-lymphocyte	淋巴细胞祖细胞
CFU-Leu	leukocyte colony-forming unit	白血病祖细胞
CFU-M	characteristics of megakaryocyte colony	巨核细胞祖细胞
CFU-Meg	colony forming unit-megakaryocyte, erythrocyte and granulocyte	巨核细胞,红细胞及粒细胞祖细胞
CI	cardiac index	心指数
$CMRO_2$	cerebral metabolic rate of oxygen	脑氧代谢率
CMZ	carbimazole	卡比马唑
CNS	central nervous system	中枢神经系统
CO	cardiac output	心排血量
COPD	chronic obstructive pulmonary diseases	慢性阻塞性肺疾病
CPAP	continuous positive airway pressure	持续气道正压通气
CPP	coronary perfusion pressure	冠状动脉灌注压
CR	complete remission	完全缓解

续表

英文缩写	英文全称	中文全称
CRP	C-reactive protein	C-反应蛋白
CSF	cerebrospinal fluid	脑脊液
CT	computed tomography	电子计算机断层扫描
CT	calcitionin	降钙素
CTA	CT angiography	CT 血管造影
CTAS	Canadian Triage and Acuity Scale	加拿大急诊预检标尺
CVP	central venous pressure	中心静脉压
DDAVP	1-deoxy-8-dextrorotatory-arginine vasopressin	1-脱氧-8-右旋-精氨酸血管加压素
DIC	disseminated intravascular coagulation	弥散性血管内凝血
DKA	diabetes ketoacidosis	糖尿病酮症酸中毒
DSA	digital substractionangiography	数字减影血管造影
DVT	deep venous thrombosis	深静脉血栓
ECF	extracellular fluid	细胞外液
ECMO	extracorporeal membrane oxygenation	体外膜肺氧合
EEG	electroencephalo-graph	脑电图
ELAD	extra corporeal liver assist device	体外肝脏支持装置
ELWI	external venous lung water index	血管外肺水指数
ERCP	endoscopic restrogradecholangiopancreatrography	逆行性胰胆管造影
ESI	emergency severity index	急诊严重指数
$ETCO_2$	end-expiratory CO_2 concentration	呼气末 CO_2 浓度
FFP	fresh frozen plasma	新鲜冰冻血浆
FSH	follicle Stimulating Hormone	卵泡刺激素
FT_3	free triiodothyronine	游离 T_3
FT_4	free tetraiodothyronine	游离 T_4
GBS	guillain-barre syndrome	格林-巴利综合征
G-CSF	Granulocyte Colony Stimulating Factor	粒细胞集落刺激因子
GEDI	global end-diastolic volume index	全心舒张末期容积指数
GH	growth hormone	生长激素
GM-CSF	granulocyte-macrophage colony stimulating factor	粒细胞-巨噬细胞集落刺激因子
GP	glycoprotein	血小板膜糖蛋白
HDL	high-density lipoprotein	高密度脂蛋白

续表

英文缩写	英文全称	中文全称
HHS	hyperglycemic hyperosmolar status	高血糖高渗状态
HLD	hepatolenticular degeneration	肝豆状核变性
HPA 轴	hypothalamic-pituitary-adrenal axis	下丘脑-垂体-肾上腺轴
IABP	intra-aortic balloon pump therapy	主动脉球囊反搏
IAH	intra-abdominal hyptertension	腹内高压
IAP	intra-abdominal pressure	腹腔压力
ICD	implantable cardioverter defibrillator	植入心律转复除颤器
ICF	intracellular fluid	细胞内液
ICP	intracranial pressure	颅内压
IL-1	interleukin-1	白细胞介素-1
INR	international normalized ratio	凝血酶原时间与国际化保准比值
ISF	interstitial fluid	组织间液
ITBI	intrathoracic blood volume index	胸腔内血容积指数
ITP	idiopathic thrombocytopenic purpura	特发性血小板减少性紫癜
LDL	low density lipoprotein	低密度脂蛋白
LH	luteinizing hormone	黄体生成激素
LPS	lipopolysaccharide	脂多糖
L-T$_4$	levothyroxine	左旋甲状腺素
LVAD	left ventricular assist device	左心辅助装置
MARS	molecular absorbent recirculating system	分子吸附再循环系统
Meckel's 憩室	Meckel'ssdiverticulum	梅克尔憩室
MM	methimazole	甲硫咪唑
MoAb	monoclonal antibody	单克隆抗体
MRCP	magnetic resonance cholangiopancreatography	磁共振下胰胆管成像技术
MRI	Magnetic Resonance Imaging	核磁共振成像
MSH	Melanocyte Stimulating Hormone	黑色素细胞刺激素
MTOS	major trauma outcome study	严重创伤结局研究
MTS	Manchester triage scale	曼彻斯特预检标尺
MTU	methylthiouracil	甲基硫氧嘧啶
NADH	nicotinamide adenine dinucleotide	还原型辅酶 I
NPH	neutral protamine hagedorn	中效胰岛素

续表

英文缩写	英文全称	中文全称
NSTEMI	non-ST segment elevated myocardial infarction	非 ST 段抬高急性心肌梗死
NTS	National triage scale	国家预检标尺
Oddi	Oddi sphincter	奥狄括约肌
OGTT	oral glucose tolerance test	口服葡萄糖耐量试验
OXT	oxytocin	催产素
$PaCO_2$	arterial partial pressure of carbon dioxide	动脉血二氧化碳分压
PAF	platelet activating factor	血小板活化因子
PAIg	platelet associated immunoglobulin	血小板抗体/血小板相关免疫球蛋白
PAIgG	platelet-associated IgG	血小板表面相关 IgG
PaO_2	arterial partial pressure of oxygen	动脉血氧分压
PAP	pulmonary artery pressure	肺动脉压
PAWP	pulmonary artery wedge pressure	肺动脉楔压
PCO_2	partial pressure of carbon dioxide	二氧化碳分压
PCT	procalcitonin	降钙素原
pH	power of hydrogen	酸碱度
PH	pulmonary hypertension	肺动脉高压
pH_i	gastric intramucosal pH	胃黏膜内 pH 值
PO_2	partial pressure of oxygen	氧分压
PPO	platelet peroxidase	电镜下髓过氧化物酶染色
PPV	pulse pressure variation	脉压变异
PRBC	packed red blood cell	浓缩红细胞
PRL	prolactin	泌乳素
Ps	probability of survival	预测存活概率
PT	prothrombintime	凝血酶原时间
PTH	parathyroid hormone	甲状旁腺激素
PTT	partial thromboplastin time	部分凝血活酶时间
PTU	propylthiouracil	丙硫氧嘧啶
RI	regular insulin	短效胰岛素
ROM	range of motion	关节活动度
RS	Reye syndrome	瑞氏综合征
RVAD	right ventricular assist device	右心辅助装置

续表

英文缩写	英文全称	中文全称
SaO$_2$	arterial oxygen saturation	动脉血氧饱和度
SIRS	systemic inflammatory response syndrome	全身炎症反应综合征
SOFA	sequential organ failure assessment	序贯器官衰竭功能评分
SpO$_2$	pulse blood oxygen	脉搏血氧
STEMI	ST segment elevated myocardial infarction	ST 段抬高急性心肌梗死
SV	stroke volume	每搏输出量
SvO$_2$	mixed venous oxygen saturation	混合静脉血氧饱和度
SVV	stroke volume variation	每搏输出量变异
T$_3$	triiodothyronine	血总三碘甲状腺原氨酸
T$_4$	tetraiodothyronine	甲状腺素
TBG	thyroxine binding globulin	甲状腺结合球蛋白
TdT	terminal deoxyribonucleotidyltransferase	末端脱氧核苷酸转移酶
TEG	thrombelastography	血栓弹力图
TIA	transient ischemic attacks	短暂性脑缺血发作
TNF	tumor necrosis factor	肿瘤坏死因子
TNF-α	tumor necrisis factor-α	肿瘤坏死因子-α
TPN	total parenteral nutrition	全胃肠外营养
TSH	thyroid stimulating hormone	促甲状腺激素
TT	thrombin time	血浆凝血酶时间
UAP	unstable angina pectoris	不稳定型心绞痛
V/Q	ventilation/perfusion ratio	通气-血流灌注比
VTE	venous thromboembolism	静脉血栓栓塞症